国际创伤急救技术标准

国际创伤生命支持教程

International Trauma Life Support for
Emergency Care Providers

中文翻译版
原书第9版

主编　〔美〕罗伊·L.艾尔森（Roy L. Alson）
　　　〔英〕韩克依（Kyee H. Han）
　　　〔美〕约翰·E.坎贝尔（John E. Campbell）
主审　张文中　杨　桦
主译　陈　志

科学出版社

北京

图字：01-2020-0162

内 容 简 介

本书是由全球公益性学术组织即国际创伤生命支持组织编写的一部教程，其目的在于通过培训使紧急医疗救护人员掌握科学的、规范化的创伤急救评估和处理技术，以期在现场救治时尽可能减少危重创伤的死亡和伤残。全书共 3 篇 21 章，分别从创伤通用技术、各部位创伤和特殊人群创伤三个方面，阐述了各种创伤及救治的相关知识。其中，创伤通用技术篇包含创伤性疾病概论、患者评估与处置、评估技术、休克与出血控制、休克和出血控制与气道管理技术；各部位损伤篇包括胸部、头部、脊柱、腹部、四肢等的创伤生命支持技术；特殊人群创伤篇，包含烧伤及儿童、老年人、孕妇等特殊人群的创伤急救知识等，文中附有大量的操作步骤图和急救流程图，便于阅读理解。同时，为更好地掌握各种急救设备的使用，还收录了 11 项可选技能训练的学习资料，供感兴趣的读者学习。第 9 版对每章内容都做了重要和先进的调整，增加了部分更新的内容。

本书适合各地急救中心急救人员，各级医院的外科急诊科室医师、危重症科室医师及相关学科的医师阅读参考。

图书在版编目（CIP）数据

国际创伤生命支持教程：原书第九版 /（美）罗伊 L. 艾尔森（Roy L. Alson），（英）韩克依（Kyee H. Han），（美）约翰·E. 坎贝尔（John E. Campbell）主编；陈志主译 . —北京：科学出版社，2021.11
书名原文：International Trauma Life Support for Emergency Care Providers
ISBN 978-7-03-070199-2

Ⅰ . ①国… Ⅱ . ①罗… ②韩… ③约… ④陈… Ⅲ . ①创伤—急救—教材 Ⅳ . ① R641.059.7

中国版本图书馆 CIP 数据核字（2021）第 215001 号

责任编辑：郭 威 / 责任校对：张 娟
责任印制：霍 兵 / 封面设计：龙 岩

科 学 出 版 社 出版

北京东黄城根北街 16 号
邮政编码：100717
http://www.sciencep.com

三河市春园印刷有限公司印刷

科学出版社发行 各地新华书店经销

*

2021 年 11 月第 一 版 开本：889×1194 1/16
2024 年 4 月第三次印刷 印张：27
字数：933 000

定价：288.00 元
（如有印装质量问题，我社负责调换）

献　词

约翰·E.坎贝尔　博士

1943—2018

创始人，主席和团队领袖，慈善家和利他主义者，老师和导师，朋友

坎贝尔博士以院前创伤急救培训方面的开创性工作成果和持续发展而享誉全球，他于1982年创立了基础创伤生命支持（BTLS）项目。这是全球首个专门针对院前创伤评估和创伤护理的课程。1982年8月23日，坎贝尔博士在美国亚拉巴马州东南部紧急医疗服务系统（EMS）举办了第一期BTLS课程。第一期BTLS课程的目的是为学生提供认识、评估和护理严重创伤患者的知识和经验，并确保及时转运去急诊室。教导学生识别需要"及时转运"的情况。从一开始，患者评估就一直是BTLS/ITLS（国际创伤生命支持）课程的核心。

ITLS在美国亚拉巴马州起步较慢，这是坎贝尔博士为护理人员开设的本地课程，旨在学习高级创伤生命支持（ATLS）的原理，以改善为创伤患者提供的护理。ITLS现在是一家全球性组织，提供15种类型的创伤课程，每年在全球40多个国家/地区教授30 000多名学生。自从该项目开始以来，坎贝尔博士的工作已经涉及全球80万多名创伤护理提供者及他们所护理的数百万患者。

坎贝尔博士的项目从一开始就以当前的研究为基础，同时保持了一种保守且无争议的方法。他希望该课程简单、实用，并且要足够短，以便在两天内教授完成。坎贝尔博士还认识到使课程适应当地紧急医疗服务系统之间的地区差异的重要性。

"我无法形容，这简直是有点传奇"坎贝尔博士在谈到ITLS在全球范围内的发展时说，"当初这只是一个想法，现在它的时机已经到了，而我碰巧是一个它刚开始时恰好在那里的人。现在它仍然和当时一样重要"。

坎贝尔博士留下了坚定不移的奉献精神和卓越的创伤护理经验。在他教授的ITLS培训和教育的影响下，无论是在个人生活上还是在专业上，成千上万的学生、讲师、同事和朋友受他影响，并将怀念他。

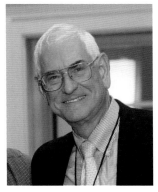

国际创伤生命支持中心：我们的创始人和总裁、美国急诊医学院院士约翰·E.坎贝尔医学博士，于2018年8月在家中离世。享年75岁。

国际创伤生命支持中心将继承坎贝尔博士的使命，通过继续为创伤急救人员和他们所服务的患者开发基于现场评估而灵活处置的创新课程、项目和服务，在全世界范围内改善创伤护理。在马萨诸塞州董事会主席Jonathan L. Epstein（MEMS, NPR）和北卡罗来纳州主编罗伊·L.艾尔森（PhD, MD，FACEP, FAEMS）的带领下，ITLS董事会和编者委员会将继续前行。

翻译委员会名单

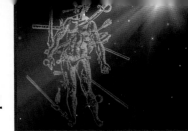

统　　筹　国际创伤生命支持中国分部（120）

指　　导　刘　谦　焦雅辉

顾　　问　于鲁明　李　昂　王　斐　曹　昱　鲍　华　田家政　Roy L. Alson　Ginny Kennedy Palys

主　　审　张文中　杨　桦

主　　译　陈　志

译　　者（以姓氏笔画为序）

王　强　王江山　文玉伟　左明章　冯　迟　刘定武　孙　昇

孙知寒　李　莹　杨　磊　何忠杰　张　帆　张召蒙　张雪娇

陈　志　陈世铮　陈瑞丰　武立梅　周必业　单　毅　赵　斌

赵元立　赵晓东　赵敏捷　黄立锋　韩鹏达　雷　畅　熊　辉

瞿　杰

学术委员会

Roy L. Alson　　Tony Connelly　　Russell Bieniek　　Peter Macintyre

Major Eric Roy　Neil Christen　　Richard N. Bradley　Liz Cloughessy

Miles Darby　　Alessandro Dente　Aaron Jeanette

付小兵　姜保国　唐佩福　于学忠　陈玉国　吕传柱　王天兵

张国强　赵晓东　秦　俭　李立环　敖虎山　刘　进　姚尚龙

俞卫峰　马正兴

编辑委员会

王小刚　温新华　杜振和　孙　粤　田　力　尹宝荣　赵　晔

徐思勤　聂冬妮　李万国

鸣谢单位

北京急救中心、北京协和医院、北京大学第一医院、北京大学人民医院、中国人民解放军总医院、北京积水潭医院、中国医学科学院阜外医院、北京天坛医院、卫生部北京医院、空军军医大学西京医院、四川大学华西临床医学院、武汉协和医院、上海交通大学附属瑞金医院、北京胸科医院、中国康复研究中心、北京妇产医院、北京儿童医院、上海交通大学医学院、中国海军军医大学第一附属医院、中南大学湘雅二医院、武汉市急救中心、深圳市急救中心、海口市120急救中心、银川市紧急救援中心、杭州市急救中心、黑龙江省急救中心、宁波市急救中心、大连市中心医院、沈阳急救中心、济南市急救中心、青岛市急救中心、烟台市120急救指挥中心、温州市急救中心、天津北大医疗海洋石油医院、柳州市工人医院、乌鲁木齐市急救中心、首都机场集团紧急医学救援中心、包头市120医疗急救指挥中心、镇江市急救中心

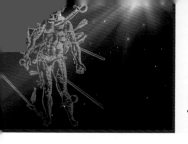

主编简介

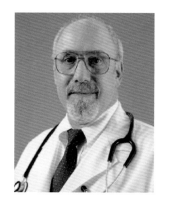

罗伊·L.艾尔森　PhD, MD, FACEP, FAEMS

罗伊·L.艾尔森博士是维克森林大学医学院的急诊医学名誉教授，也是维克森林大学院前和灾难医学办公室的前任主任。他还是维克森林大学儿童创伤儿科学研究所的副教授，并在位于科罗拉多州帕克市的岩景大学（Rocky Vista）骨科医学学院军事医学系兼职副教授。

1974年，他在弗吉尼亚大学获得本科学位，并于1982年和1985年在维克森林大学鲍曼·格雷医学院获得哲学博士和医学博士学位。他在宾夕法尼亚州匹兹堡的阿勒格尼总医院完成急诊医学高级专科住院医师实习期，而且通过了美国急诊医学委员会的急诊医学、急诊医学服务的认证。

研究生时，艾尔森博士成为温斯顿塞拉姆救援队的成员，开始作为一名医疗救护员服务于福赛斯县的急救医疗事业。在完成实习期后，艾尔森博士回到维克森林大学，担任医学主任助理，为福赛斯县医疗急救系统服务14年，之后的2003～2019年，他晋升为医学主任并致力于医疗急诊工作。此外，他还积极参与个人急诊医疗的教育工作。

20世纪80年代，艾尔森博士开始参与国际创伤生命支持课程。他担任北卡罗来纳分会医疗主任15年。自20世纪90年代，他已经是国际创伤生命支持编委会成员，也是一名特约作者。他是该教科书第8版的联合主编。除急诊医学外，灾难医学也是他关注的领域。艾尔森博士也是北卡罗来纳州医疗反应系统课程的医疗主任。2011～2016年，他担任美国急诊医师学院灾害防备与反应委员会主席，还是美国急诊医师学会急诊医学委员会成员，也担任2014～2016年度国家急诊医学委员会灾难应急协会主席。

他加入国家灾害医疗系统28年，目前是国际医疗外科响应团队——东方队的成员。他之前也是北卡罗来纳州灾难医疗援助队指挥官和副指挥官，以及国家医疗应急响应小组的副指挥官。

艾尔森博士曾参与许多国家的灾难救援，他一直以严厉并富有激情的形式教授分娩护理，并参与国家级和国际级院前创伤医疗及灾难医疗的授课工作。

他和他的妻子丽贝卡目前居住在北卡罗来纳州的温斯顿塞拉姆。

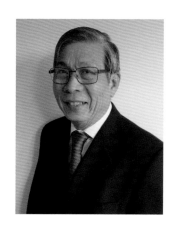

韩克依　MBBS, FRCS, FRCEM

韩克依博士是米德尔斯堡詹姆斯·库克大学医学院创伤和急诊医学的顾问，该医院是英格兰东北部地区的主要创伤中心。他也是英国国家医疗服务体系信托基金会东北救护车服务系统的名誉医疗主任。1976年，韩博士在缅甸仰光的医学研究所完成了本科医学培训。在英国伯明翰完成实习和外科高级住院医师轮训后，他注册了外科医生，并于1981年获得FRCS证书。在莱斯特获得心胸外科手术经验后，韩博士决定在一个新兴的专业从事职业，当时该专业在英国被称为"事故和急诊医学"（A & E）。他进入位于纽卡斯尔泰恩和米德尔斯堡综合医院的皇家维多利亚医院（RVI）的Northern Deanery住院医师/专家培训项目。

韩博士获得专业培训（CCST）的结业证书后，于1990年被任命为马迪根综合医院的顾问。在其作为急诊医师的工作生涯中，他担任过许多管理、培训和咨询的职务，包括A & E的临床主任、纽卡斯尔大学的名誉高级讲师、Northern Deanery的专业培训委员会主席、皇家急诊医学委员会的大学审查员和区域主席。韩博士还曾担任北泰恩赛德临床调试小组董事会中的二级护理专家医生。

处理严重受伤一直是韩博士的兴趣。在职业生涯的早期，他就意识到院前急救会直接影响患者的预后，因此他一直投入大量时间进行紧急救援系统（救护车、消防、警察）和圣约翰救护车等志愿机构的院前培训。他曾担任郡外科医师和郡医疗卫生官员多年，因此于2004年被授予圣约翰勋章（Brother）。韩博士是大北方航空救护服务局的受托人（GNAAS），这是一个由英格兰提供直升机紧急医疗服务（HEMS）的公共资助组织。其部署了一个医师和护理人员小组，以在现场提供加强的医疗服务。

韩博士于1995年加入ITLS。他曾担任东蒂斯（Tees East）和北约克郡分会，以及克利夫兰消防和救援服务培训中心医疗主任的职务，目前担任英格兰东北部分会医疗主任。自2011年以来，他一直担任编辑委员会委员兼特约作者。他领导研究工作组和研究论坛，这是年度国际创伤大会的组成部分。

在整个职业生涯中，韩博士始终积极地欢迎、促进并与任何能够提高患者预后的院前急诊服务合作。在国际上，他率领一支由ITLS指导的英国团队对马拉维、利隆圭的培训师进行了两次培训。此后，该培训已在马拉维所有地区的创伤急救人员间进行了串联式普及，那里的创伤和死亡率很高。最近，ITLS董事会计划在欧洲试行区域性ITLS论坛，韩博士担任该组的联合主席，成功地拉近了欧洲ITLS大家庭的距离。在此版本中，他与艾尔森教授一起担任主编。

他和他的妻子萨莉居住在英国蒂斯河畔斯托克顿（Stockes on Tees）的诺顿（Norton）。

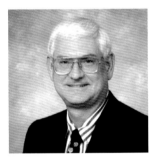

约翰·E.坎贝尔　MD, FACEP

坎贝尔博士于1966年在奥本大学获得药剂学学士学位，于1970年在亚拉巴马大学伯明翰分校获得医学博士学位。他在急诊医学界耕耘四十载，先后在亚拉巴马州、佐治亚州、新墨西哥州和得克萨斯州执业。1972年受邀给克莱县的救援队员讲授医疗急救员（EMT）基础课程时，他对院前急救产生了浓厚的兴趣。他至今仍然是这一优秀团体的名誉成员。从那时起，他作为医疗主任一直担任着EMT和急救员的培训项目。他最近已卸任了亚拉巴马州急救医学和创伤医务总监的职务。

从最初的基础创伤生命支持课程发展成名为"国际创伤生命支持"（ITLS）的教授创伤护理的国际组织，坎贝尔博士自该组织成立以来一直担任主席。

坎贝尔博士是第1版《基础创伤生命支持》教科书的作者，并持续担任编辑工作，直到现在已经命名为《国际创伤生命支持教程》的最新版本教材。他还参与编写了《国土安全与应急医疗响应》和《军事战术急诊医学》两部书。

他是亚拉巴马大学伯明翰分校医学院急诊医学科教研室的成员。1991年，由于在EMS领域的杰出贡献，他成为第一个获得美国急诊医学学会EMS领域杰出成就奖的人。2001年，他获得了国家EMS医师协会颁发的罗纳德D.斯图尔特终身成就奖。他于2018年8月逝世。

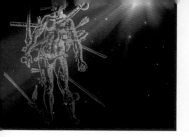

国际创伤生命支持中国分部（120）介绍

　　国际创伤生命支持（ITLS）是一个全球性、公益性的学术组织，致力于通过早期提供科学的、规范的创伤急救诊疗技术，减少危重创伤的死亡与伤残。迄今，ITLS教科书已被翻译成10种语言在全球35个国家开展了创伤急救标准化培训工作，是国际公认具有权威性的创伤技术标准和规范化的急救课程。

　　为了规范我国广大医疗急救专业人员的创伤救治技术，提高创伤综合救治水平，2011年在国家卫生和计划生育委员会医政医管局和中国医院协会的领导下，北京急救中心联合中国医院协会急救中心（站）分会、中华医学会创伤学分会、中华医学会急诊医学分会、中华医学会麻醉学分会，经ITLS总部批准，在北京急救中心附属北京急救医疗培训中心成立了国际创伤生命支持中国分部（120），面向全国医疗救护专业人员提供ITLS培训课程，推广ITLS技术。截至2021年8月，ITLS中国分部先后在杭州120、深圳120、上海交通大学医学院、上海长海医院、中南大学湘雅二医院等医疗机构建立了24家ITLS培训基地，培养了248名国际创伤生命支持协会认证导师，近万名医疗急救专业人员通过考核获得了国际创伤生命支持提供者证书。中国分部医疗主任陈志连续2届蝉联国际创伤生命支持中心核心理事会理事，是亚洲唯一代表。未来ITLS中国分部将在中国大陆地区大力开展国际创伤生命支持培训工作。

　　国际创伤生命支持中国分部（120）管理机构设在北京急救中心附属北京急救医疗培训中心（后文简称"中心"）。该中心是国内第一家专业从事急救医学培训的学术机构。依托北京急救中心的专业基础，中心自建立以来先后成为北京大学医学部急救教学基地、美国心脏协会认证培训中心、国际野外医学中国120培训总基地、全国急救科普培训基地，并创立了国内首家急救科技馆。经过不断积累，中心在院前急救专业培训和社会公众普及急救培训方面都代表了中国行业发展的最高水平。其先后承担了2008年北京夏季奥运会和2022年冬季奥运会医疗保障临床急救培训工作。同时中心也是第四届至第七届全国急救大赛项目设计和统筹单位，并从2002年开始在全国各省市开展了急救导师规范化培训工作，为各省市培养了大批专业化、标准化的急救培训专业导师，获得了良好的行业成绩及社会效果。

　　未来，国际创伤生命支持中国分部（120）将在国家卫生和健康委员会的领导下，在各专业协会支持下，于各大区域医疗中心继续大力发展ITLS国际认证培训基地，并逐步建立全国三级培训网络，扩大讲师队伍，提高培训质量，结合国情制定技术规范，进一步推广国际创伤生命支持技术，为提高我国创伤紧急救治水平做出贡献。

附:

国际创伤生命支持（ITLS）中国项目组成员

指　　导	刘　谦　焦亚辉
顾　　问	于鲁明　李　昂　王　斐　曹　昱　鲍　华　田家政　Roy L. Alson　Ginny Kennedy Palys
主　　任	张文中
医疗主任	陈　志

学术委员会	Roy L. Alson　　Tony Connelly　　Russell Bieniek　　Peter Macintyre
	Major Eric Roy　　Neil Christen　　Richard N. Bradley
	Liz Cloughessy　　Miles Darby　　Alessandro Dente　　Aaron Jeanette

	付小兵	姜保国	唐佩福	陈玉国	黎志宏	江旺祥	殷志韬	刘家良	孙　勇
	张军根	田纪安	周　强	盛学岐	金惠铭	吕传柱	王天兵	邵　莉	张为远
	都定元	马正兴	李立环	敖虎山	于学忠	董佰卓	曾赴云	刘兆琪	曹金美
	谢湘涛	秦　俭	熊利泽	姚尚龙	刘　进	俞卫峰	赵晓东	左明章	钱素云
	许硕贵	赵元立	赵　斌	刘　智	陆一鸣	何忠杰	熊　辉	李　迟	王彦斌
	杨明辉	杨　磊	孙知寒	吴　君	甘　桦	冯燕玲	周　波	周复兵	周茂森
	付　杰	王　钢	张晓梅	乐　蕙	鲁美丽	张　涛	朱　瑾	段宝华	李　瑛
	窦　鹏	李常路	孙远新	常黎明	马丽萍	鲁美丽	王雪梅	王君业	邓旺生
	丁一鹏	鲍德林	张小梅	袁晓光	温新华	王小刚	黄新颖	黄　珂	章　衡
课程统筹	孙　粤	田　力	尹宝荣	赵　晔	徐思勤	聂冬妮	杜振和	李万国	王丽娟
	郑柳婷	段宝华	李　薇	修子冉	姜　红	张晨玥	杨国浩	何　芳	王秀玲
	金晓胜	李　涛	乔　莉	韦秋银	乐　蕙	支勇翔	吴明顺	卜　磊	徐　琦
	周子钦	孙士县	赵　虹						

参加ITLS课程或建设ITLS培训基地可与ITLS中国分部（120）联系

地址： 北京市前门西大街103号北京急救中心主楼三层

电话： 010-66098042　　010-66098044

邮箱： pxzx120@wjw.beijing.gov.cn

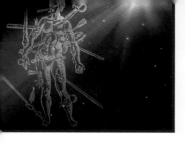

译序一

　　创伤和意外伤害主要是指由道路交通事故伤、烧伤、各种工矿事故及中毒等所造成的人员伤害和死亡。据资料统计，目前创伤和意外伤害造成的损伤和死亡在我国疾病死亡谱中已跃居第4位，在45岁以下青壮年中则高居榜首。创伤和意外伤害已经成为威胁我国人民生命健康、降低生活和工作质量、显著减少劳动力及影响和谐社会发展与稳定的重要因素之一。因此，加强创伤和意外伤害的防控，既是国家发展的重大战略需求，也是应对疾病谱变化的重要措施之一，应当引起全社会的高度重视并积极采取措施加以应对。

　　降低创伤和意外伤害早期死亡率、提高救治成功率和降低后期伤残率的关键在于其早期救治的现场性、时效性和医护人员与大众的参与性。而实现这一目标的重要措施在于大幅度提高医护人员和大众对创伤急救知识的了解与基本技术的掌握。因此，一部比较系统和全面介绍创伤和意外伤害早期救治技术和方法的专著对实现这一目标至关重要。《国际创伤生命支持教程》一书的翻译和出版，无疑为我们提供了这样一部十分有益的参考教材。这本书对涉及创伤和意外伤害救治的各类技术进行了介绍，具有深入浅出、图文并茂，以及可读性和可操作性强等特点。可喜的是，参与这本书翻译的部分专家已经利用此教材在北京和深圳等城市开展了相关培训工作并取得了良好的效果。

　　作为中华医学会创伤学分会前任主任委员，我一直在为如何进一步提高我国人民对严重创伤危害性的认识和进一步普及有关创伤急救知识和技术进行着不懈的努力。本书的出版发行无疑为我实现这一梦想提供了重要途径。为此，我感谢这本书的作者和翻译者们付出的辛勤劳动，祝贺这本专著的出版发行并欣然为其作序。

中国工程院院士
中华医学会组织修复与再生分会主任委员
中华医学会创伤学分会前任主任委员
解放军总医院生命科学院院长

译序二

　　创伤是世界各国普遍存在且急需解决的重大公共卫生问题。据统计，仅2014年全球因创伤住院治疗的人数就高达6000万人次，死亡人数高达500万人次，占全部死亡人数的10%，是人类第四位死亡原因，是45岁以下人群的首位死亡原因。伴随人类社会发展进程，现代创伤从规模、人数及发生、发展机制上，都更为复杂。中国在改革开放以来的40多年里，随着经济的巨大进步，工业化水平的逐年提升，意外伤害事故也随之增加。目前我国每年因创伤死亡的人数超过70万，创伤是继恶性肿瘤和心、脑、呼吸道疾病后的第五大死亡原因，同时其也成为和平时期一项严重的社会问题。然而目前我国创伤急救体系的建设仍然处于初级阶段，创伤急救临床技术的发展也相对缓慢。

　　为发展具有中国特色的现代急救事业，促进中国急救体系的完善与进步，实现健康中国的伟大蓝图，必须大力开展对广大临床医护人员创伤急救的标准化技能培训工作。通过学习和应用科学高效的创伤生命支持诊疗技术，全面提升我国急救系统救治水平，减少危重创伤的死亡与伤残。

　　《国际创伤生命支持教程》为我们实现上述目标提供了良好的教材。本书对创伤救护现场的伤情评估、及时有效的医疗干预、严谨高效的团队运行，以及危重创伤救护的各类诊疗技术进行了深入浅出、图文并茂的介绍，为急诊、急救、麻醉、创伤、危重病等专业人员提供了实用的创伤临床救治指南。本书的出版及伴随其相关的培训项目一定会为中国创伤急救事业的发展和提升发挥巨大的作用。

　　谨为序。

中国医院协会急救中心（站）分会主任委员

北京急救中心主任

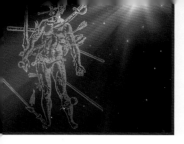

译序三

　　中国是一个人口大国，也是一个重大自然灾害频发的大国，各种交通事故、工伤事故也经常发生。所以，应该在中国对广大医护人员和人民群众开展创伤急救的标准化培训、制定院前及急诊创伤急救技术临床指南、规范创伤生命支持操作流程和技术标准、学习和应用科学规范的创伤急救诊疗技术，进而提升广大医护人员和人民群众的创伤急救水平，显著减少危重创伤的死亡与伤残是国家的重大需求。

　　《国际创伤生命支持教程》在全世界已被翻译成多种语言。经国际创伤生命支持（ITLS）总部授权，中国分部组织数十位知名创伤急诊急救专家将《国际创伤生命支持》第7版、第8版翻译成中文教材。欣闻《国际创伤生命支持》第9版中文版教程将正式出版，这本书将为大力开展创伤急救标准化的教学培训工作，进一步规范临床医务人员创伤生命支持操作流程和技术标准，在临床中推广科学高效的创伤急救技术，全面提升我国急救系统广大一线工作者的救治水平，减少危重创伤的死亡与伤残，提供一个实用的创伤临床诊疗指南。由于华人占世界人口的1/5，《国际创伤生命支持教程》中文版无疑对在全世界，特别是在中国，更好地开展标准化创伤急救工作起到巨大的作用。

中华医学会麻醉学分会前任主任委员
四川大学华西医院麻醉与重症医学教研室主任

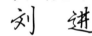

刘　进

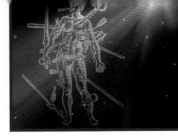

　　人类社会发展的全过程一直伴随着创伤的发生。随着交通、工矿等事故的增多，以及地震、泥石流等灾害的频频出现，创伤已成为危害国民健康最主要的问题之一。据统计，我国每年有70万～75万人因创伤死亡，约占年度死亡总人数的9%。而在45岁以下人群中，创伤性死亡是第一位的死因。近年来，在各级政府和主管部门领导的重视下，通过广大急诊急救医务工作者的努力，已经逐步形成具有我国特色的创伤急救体系。但由于各种原因，我国危重创伤的早期救治还存在诸多问题。院前和急诊的医疗人员普遍缺乏系统化、专业化、规范化的创伤急救培训，技术不规范，流程不合理，导致我国危重创伤紧急抢救能力和效果与社会经济发展水平的严重不相符。

　　国际创伤生命支持（ITLS）组织是专门研究创伤早期救治的权威性学术机构，其专业性在国际上享有很高声誉。其制订的课程和技术标准已被全球很多国家认可并推广。ITLS技术可以概括为1个核心、2个支点、3个体系，即以快速准确的患者评估为核心，以高效的团队运行和及时的早期干预为支点，在危重创伤早期救治工作中建立统一规范、严谨实用的思维体系、技术体系和流程体系。这也正是我国创伤救治工作中急需解决的瓶颈问题。作为中华医学会急诊医学分会前主任委员和中国医师协会急诊医师分会会长，我和全体同道一直致力于提高我国创伤急救医疗水平。欣闻国际创伤生命支持中国分部（120）将其教学专著翻译成中文版，我想此书的出版对我国创伤救治技术的规范化、标准化具有重要的现实意义。特别欣慰的是，国际创伤生命支持中国分部（120）已经在国内18个城市建立了24家培训基地，在创伤急救相关专业医疗人员中大力开展了ITLS技术培训工作，并取得了良好的效果。相信伴随着本书的出版，一定能进一步向广大基层医务人员普及和推广ITLS技术，让更多的专业人员用更规范、更有效的医疗技能从事创伤救治，维护国民健康，为提高我国对危重创伤患者的急诊急救医疗水平做出新的贡献。

　　乐为序。

中华医学会急诊医学分会前主任委员

中国医师协会急诊医师分会会长

协和医院急诊科主任

于学忠

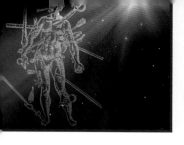

译者前言

国际创伤生命支持（ITLS）是一个全球性、公益性的学术组织，致力于通过早期提供科学的、规范的创伤急救诊疗技术，减少危重创伤的死亡与伤残。ITLS的宗旨是在循证医学基础上研究、制定院前及急诊创伤急救技术临床指南，并开展标准化培训工作。在创伤救护现场，ITLS强调快速准确的伤情评估、及时有效的医疗干预和严谨高效的团队运行。迄今，ITLS教科书已被翻译成10种语言在全球35个国家和地区开展了创伤急救标准化培训工作，是国际公认具有权威性的创伤技术标准和规范化的急救课程。ITLS教程被美国急症医学院（ACEP）及国家院前急症医生协会（NAEMSP）认证为创伤急救技术标准，同时也是美国交通部处理交通伤的医疗救护标准，具有极高的国际声誉。截至2020年，在全球共有135万名专业人员取得了ITLS提供者证书。

为了规范我国广大医疗急救专业人员的创伤救治技术，提高创伤综合救治水平，2011年在国家卫生和计划生育委员会医政医管局和中国医院协会的领导下，北京急救中心联合中国医院协会急救中心（站）分会、中华医学会创伤学分会、中华医学会急诊医学分会、中华医学会麻醉学分会，经ITLS总部批准，在北京急救中心附属北京急救医疗培训中心成立了国际创伤生命支持中国分部（120），面向全国医疗救护专业人员提供ITLS培训课程，推广ITLS技术。截至2020年，ITLS中国分部先后在北京急救中心、武汉市急救中心、深圳市急救中心、上海交通大学医学院、中国海军军医大学第一附属医院、中南大学湘雅二医院、海口市120急救中心、银川市紧急救援中心、杭州市急救中心、黑龙江省急救中心、宁波市急救中心、大连市中心医院、沈阳急救中心、济南市急救中心、青岛市急救中心、烟台市120急救指挥中心、温州市急救中心、天津北大医疗海洋石油医院、柳州市工人医院、乌鲁木齐市急救中心、首都机场集团紧急医学救援中心、包头市120医疗急救指挥中心、镇江市急救中心等医疗机构建立了24家ITLS国际认证培训基地和15家待建基地，培养了248名国际创伤生命支持协会认证导师，近万名医疗急救专业人员通过考核获得了国际创伤生命支持提供者证书。

北京急救中心附属北京急救医疗培训中心翻译了《国际创伤生命支持教程》第7～8版。同时，针对国内需求，完善了课程体系。其中，ITLS标准课程（即高级创伤生命支持）适合于专业医务人员。ITLS的基础创伤生命支持课程（BTLS）适合普通消防队员、社会救援队员等高风险岗位人群，医学破拆课程（Access）是针对在狭窄空间破拆解救提供必要的医疗救助需求，是国内唯一一个将医疗技术与破拆技术相结合的专业课程，适合专业医务人员和消防队员共同学习。战术创伤生命支持课程（MTLS）是研究医疗人员如何在不安全的现场（如战场或恐怖袭击等）进行创伤救护的课程。本书是ITLS标准课程（即高级创伤生命支持）标准教材。

新形势下，为进一步规范创伤生命支持操作流程和技术标准，切实提升广大医护人员创伤急救水平，经ITLS学会授权，组织国内知名专家翻译了《国际创伤生命支持教程》第9版。本教程总结了近年来国家创伤急救临床循证的最新结果，深入浅出、图文并茂，为急诊、急救、创伤、麻醉、危重病等专业人员提供了实用的创伤临床诊疗指南。

国际创伤生命支持中国分部（120）

2021年7月

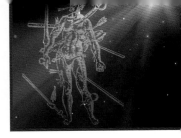

我们对第9版《国际创伤生命支持教程》进行了重新编排，以一种更具功能性的方法来评估和管理院前环境中的创伤患者。这本书分为四个部分。

第一篇"创伤通用技术"包括第1～7章。这些主题是创伤患者救援的核心，包括损伤机制、创伤患者评估、出血控制，以及休克和气道管理。在有关临床主题的每个讲义章节之后，都有一章回顾了处理临床情况所需的基本技能。

第二篇"各部位创伤"包括第8～16章。主题包括对特定身体部位的损伤的评估和处理：胸部创伤、脊柱创伤和脊柱运动限制、腹部创伤、四肢创伤和心搏骤停。涵盖特定技能的章节遵循教学材料。

第三篇"特殊人群创伤"中的章节包括烧伤患者、儿童、老年人、孕妇，以及处于中毒物质影响下的患者。

最后一部分为附录，涵盖了其他重要的内容：标准预防、疼痛控制、多伤员分流、创伤评分、航空医疗、溺水、冷热伤、高级技能和战术紧急医疗护援。

新编教程的更新

第9版《国际创伤生命支持教程》给急诊急救人员提供更新的信息及最有效的处理创伤患者的方法。创伤救治的技术是不断发展的，国际创伤生命支持课程工作组带给我们的信息是，这门课程主要是针对创伤患者的初步治疗。

这是ITLS的创始人/FACEP/第一任总主编坎贝尔博士缺席的一版。在与癌症进行了长期而勇敢的抗争之后，坎贝尔博士于2018年去世。本版力求继续他的事业，为紧急救援人员提供知识和技能，以给予创伤患者最好的医疗救助。

此版本的新增内容离不开事故和急诊医学顾问韩克依博士提供的编辑帮助，他也加入了艾尔森博士的团队并担任了本书的第二主编。韩克依博士在紧急医疗服务系统和教育方面拥有丰富的经验，并为ITLS的著书和课程做了20多年的贡献。

本书符合美国心脏协会/国际复苏联络委员会（AHA / ILCOR）指南，和美国外科医师学会创伤委员会提出的指南，以及美国国家急诊医师协会、战术紧急伤亡护理委员会、美国医学院急诊医师协会和其他国际咨询组的立场声明。每章的一些关键组成部分和更改如下。

- "ITLS课程介绍"解释了"黄金时段"的概念，以及为什么它对我们作为急救人员的工作如此重要。
- 第1章继续强调现场安全的重要性，以及将创伤急救作为一个团队工作，涉及许多学科作为中心组成部分的概念。本章讨论了《哈特福德共识》提出的应对措施的变化。
- 第2章根据ITLS指导者和提供者的反馈，对评估顺序进行了细微的改动。当团队领导者执行评估时，他将委派对初步评估中发现的异常做出处理。这是为了加强规则观念，即领导者不得中断评估去处理问题，而必须将所需的处理措施委托给团队成员。这强调了团队的概念，并尽可能缩短了现场时间。三种评估（ITLS初步评估、ITLS持续评估和ITLS进一步评估）的开展顺序已更改。ITLS持续评估是在ITLS进一步评估之前进行的，这是一种较常见的情况，可以取代它。本章还提到使用指尖血清乳酸水平和院前腹部超声检查作为更好的识别可能处于早期休克患者的方法。

- 第3章中的评估技能反映了第2章中的更改。
- 第4章包括了对失血性休克的最新讨论，反映了最近冲突中军队的最新经验。讨论了氨甲环酸（TXA）在出血处理中的作用，以及限制晶体输注以防止凝血因子血液稀释。在现场强调液体复苏是为了恢复灌注，而不是使生命体征恢复正常。
- 第5章介绍与出血控制相关的技能，包括伤口包扎、止血剂的使用及止血带的早期使用。还回顾了骨髓内注射通路。
- 第6章再次强调以二氧化碳波形图作为确认和监测气管插管位置的标准，以及评估过度换气或换气不足的最佳方法。现在，每次通气时输送的空气量会根据患者的反应（胸部的上升和下降）而调整，不是固定的量。
- 第7章讨论了正确定位患者以提高气道管理成功率的重要性，并强调了声门上气道（SGA）在基本气道管理中的关键作用。本章还讨论了视频插管作为困难气道的工具，并回顾了药物辅助插管。
- 第8章回顾了在紧急救援人员的操作范围内，张力性气胸的针刺减压和心包穿刺术的适应证。它也讨论了使用超声波来识别类似损伤和气胸。
- 第9章介绍了用于张力性气胸的胸部针头减压，这反映了战术EMS人员所面临的挑战及胸封的使用。野外战场中，胸封的三面贴带被四面贴带和针头减压取代。
- 第11章和第12章反映了基于已发布的指南何时应用脊椎运动限制的最新的科学和发展。强调将背板用作转移装置，现在不建议在背板上运送患者。这些章节还包括放置在运输担架上后如何将患者从背板中转移下来。
- 第13章包括骨盆骨折，反映了这些损伤与腹部并发损伤的关系。本章还讨论了骨盆固定器的应用，并回顾了指尖血清乳酸水平的使用及院前腹部超声检查的使用。
- 第14章回顾了四肢受伤出血的处理，包括止血药的讨论。
- 第15章回顾了使用止血带和止血剂的程序，并讨论了骨盆骨折的骨盆固定器。
- 第16章包括用于管理创伤性心搏骤停的方法，同样，本章也讨论了在院前环境中终止创伤患者复苏的指征。
- 第19章讨论了随着年龄增长，死亡率增加的原因，并将其确定为需要创伤中心考虑的独立危险因素。
- 附录部分提供的资源如下。
  — 增加了院前环境中疼痛控制的内容（见附录B）
  — 有关溺水和体温过低的最新内容（见附录F和附录I）
  — 对战术紧急医疗服务系统（EMS）进行了修订，以反映《哈特福德共识》（在线）中的最新理念
  — 其他技能包括外科环甲膜穿刺术（见附录J）

注意技巧和术语

根据当地法规，世界各地的院前人员允许的执业范围有所不同。本教科书有时可能会描述超出许可范围的程序。完成ITLS课程不应解释为允许急救人员超出其允许的执业范围。急诊人员被允许做什么的最终仲裁是由紧急救援医生、主任（顾问）决定的。文本在描述人员时试图保持性别中立。在没有做到中立的地方，不应将其解释为有贬低执行紧急救援人员的业务能力的意义。

全世界有许多名称术语用来描述那些为伤者和受害者提供紧急医疗的人。在本文中，我们使用急救人员描述此类人员。在使用时，术语"第一响应者"和"医疗急救员（EMT）"是指接受基本生命支持级别培训的人员，而"医护人员"是指接受高级生命支持级别培训的人员。

如前所述，EMS不断发生变化。几年前仅仅是想法的技术现在已经普遍使用。技术和资源的这种变化只

会继续增长。在本书付印之时，我们注意到，越来越多的人使用现场超声来帮助识别危及生命的损伤，并帮助达到确定患者创伤的目的。当遇到因失血而休克的患者时，EMS机构和直升机紧急医疗服务已开始运送血液用于输血。

逆行主动脉血管内球囊闭塞（REBOA）的作用类似开胸手术中主动脉的交叉夹紧，它有望作为一种治疗大面积内出血的方法。然而，在这一点上，民用领域仅限于现场有EMS医生并受过设备使用培训。目前，由于EMS人员对该设备的可用性有限，ITLS尚未在文本中进行有关REBOA的讨论。

致　　谢

　　一本教材和一门课程的创立需要大力的支持，没有团队的努力是不可能完成这些工作的。参与人员都怀着满腔的爱而努力工作着。我们真诚地感谢国际创伤生命支持的朋友们（见下文），他们对本教材的构思、评论、校正给予了宝贵的帮助。这是一项巨大的工作，许多人为此做出了巨大的贡献。我们可能会遗漏一些人，请提前接受我们的歉意。

　　我们衷心感谢急诊急救专家们为急救医疗从业者编写的本版国际创伤生命支持书籍所做的大量的审查工作。对他们的助手同样表示感谢。

Jacky Chan, DN, MSc, BN, RN

    Advanced Practice Nurse, Hospital Authority, Hong Kong

Juan Chessa, EMT-P Professor

    International Medical Academy, Lima,Peru

Barbara Sauter, RN, BSN

    City of Frankfort Fire and EMS, Frankfort, KY

Walt Stoy, PhD, EMT-P

    Professor,Emergency Medicine Program,School of Health and Rehabilitation Sciences and Director Emeritus, Center for Emergency Medicine,Office of Education,University of Pittsburgh, Pittsburgh,PA

Keith Wesley, MD FACEP FAEMS

    HealthEast Medical Transportation, Saint Paul, MN

　　我们要对策划编辑 Jill Rembetski 的耐心配合和对我们的帮助表示感谢。

　　还要特别感谢以下摄影师贡献了他们的作品来帮助说明文字。

Roy Alson, PhD, MD, FACEP, FAEMS

Jennifer Achay, Centre for Emergency Health Sciences

Sabina Braithwaite, MD, FACEP

James Broselow, MD

Brant Burden, EMT-P

Anthony Cellitti, NPR

Alexandra Charpentier, EM-P

Leon Charpentier, EMT-P

Stanley Cooper, EMT-P

Delphi Medical

Pamela Drexel, Brain Trauma Foundation

Ferno Washington, Inc. Peter Gianas, MD

Peter Goth,MD

KING Airway Systems

Kyee H. Han, MD, FRCS, FRCEM

Michal Heron

Eduardo Romero Hicks, MD

Jeff Hinshaw, MS, PA-C, NPR

Kelly Kirk, EMT-P

Lewis B. Mallory, MBA, REMT-P

Masimo Corporation

Bonnie Meneely, EMT-P

Nonin Medical, Inc.

North American Rescue

Bob Page, MEd, NPR, CCP, NCEE

William Pfeifer, MD, FACS

Robert S. Porter

Don Resch

SAM Medical

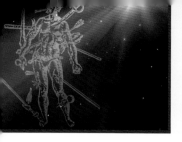

ITLS 课程介绍

创伤，即受伤的医学术语，其在美国和其他大多数国家已成为最昂贵的健康问题。在美国，创伤是所有年龄段人群死亡的第四大原因，是导致儿童和年龄在45岁以下成人死亡的首位死因。在15～24岁年龄组人群的调查中，创伤导致的死亡人数占总死亡人数的73％。而每有1例患者死亡，就会有10例患者住进医院，数百人在急诊室治疗。创伤所带来的巨大损失，无论在身体上还是经济资源上，都要求我们紧急医疗服务系统（EMS）人员必须学习关于这个疾病的更多治疗知识，并且降低其发病率。

创伤患者的存活率往往取决于他们是否能够迅速得到手术室的确切治疗，所以我们知道如何以最有效的方式评估和管理严重创伤的患者，这是至关重要的。ITLS课程的目的是教给你用最快速并且切实可行的方法来评估和管理严重创伤的患者。课程中的章节告诉你"为什么"和"如何做"，并且模拟实际患者练习知识和技能，以便在课程结束时，你觉得有信心、有能力提供快速的挽救生命的创伤处置。

创伤患者评估与治疗的哲学

严重创伤包括急性冠脉综合征和脑卒中，都是时间相关性疾病。著名的马里兰州巴尔的摩休克创伤中心的R. Adams Cowlcy医生首次阐述了及时的（手术）治疗和创伤患者的生存时间之间有明确的关系。他发现，如果1名严重多发伤患者在受伤后1小时内能够进入手术室，便能够达到最高成活率。他由此提出"黄金1小时"的概念。多年来我们发现，对于某些患者（如躯干部位穿透伤的患者），抢救1小时已经太长，应规范在以分钟计时的更短时间内。而对许多闭合性损伤患者来说，所谓的黄金时间段可能允许超过1小时。所以我们现在把这一段院前时间概念称为"黄金时段"，因为它可能长于或短于1小时。

黄金时段的起始点是患者受伤的那一刻，而不是你到达现场的时间。很多情况下当你开始评估时，这一时段就已经过去了，所以你必须组织好现场处置程序。在院前环境下，最好的现场处置黄金时段是10分钟以内。在这10分钟内，你必须识别存活的患者，做出治疗决策，并开始将患者转送至适当的医疗机构。这意味着，每一个动作都要本着拯救生命的目的。采取的任何增加现场逗留时间的行动，只要不是必要的救命措施，必须被省略。你不仅要将评估和复苏步骤减少到只有最有效和最重要的部分，还必须养成一种特定习惯，以有计划、有逻辑的方式对每一位创伤患者进行评估和治疗，以便使你不至于忘记关键的步骤。

评估患者的时候，最好按照"从头到足"的顺序进行，以避免忘记某一部分的检查。如果跳跃式地进行评估，就难免会忘记一些重要的东西。与您的伙伴作为一个团队共同工作也很重要，因为许多行动必须在同一时间完成。

有人说，医学是一门专门为强迫症人群建立的学科。没有什么比创伤治疗更能反映这句话了。通常情况下，患者的生活质量取决于你对治疗细节的处理。要记住，许多能挽救患者生命的重要细节甚至存在于你到达现场之前，这是非常重要的。

你或者你的团队成员必须做到：

- 了解如何保养救护车或救援车，以便需要时能提供服务和及时响应。
- 了解到达受伤现场的最快方式。使用全球定位卫星（GPS）导航已被证明不仅能够降低响应时间，也能够缩短运输时间。
- 了解如何在现场识别危险因素，并确定损伤机制。

- 了解哪些现场是安全的，如果现场不安全，如何处理。
- 知道你何时可以自行处置，什么情况下应当呼救。
- 知道作为一个团队有效地工作，所以护理应适当和有效。
- 知道什么时候接触患者和什么时候该离开患者。
- 了解并懂得维护设备，使之保持待命的工作状态。
- 了解最合适的医院和最快的路线（有组织的创伤系统和转运/绿色通道指引，可以缩短创伤患者得到确切治疗的时间）。

如果所有这些还不够，你还必须做到下面几点。

- 知道从哪里入手，问什么问题，做何种干预措施，何时执行，以及如何快速、准确地执行关键程序。

如果您认为细节并不重要，那么最好离开这个行业。我们的工作就是拯救生命，是最古老、最令人尊敬的职业。如果我们某一天状态不佳，就会有人因为我们的错误承受痛苦，甚至死亡。即使紧急医疗服务能够早期抵达，患者甚至救援人员仍然有可能因为我们忽视了某些细节而丧命。我们中的许多人都会记得一些病例，那些如果我们能够更明智、更快速、更完美地组织抢救也许就能抢救过来的患者。不能够犯错，没有什么比救人一命更加崇高，但我们会用一生去记住曾经犯下的错误。

你的思维定式和态度是非常重要的。你必须时刻关注，但不能感情用事；必须时刻警醒，但不能情绪激动；必须行动迅速，但不能动作仓促。总之，你必须不断努力，为患者提供最适当的服务。当你遇到没有训练过的情况，你最终总是要问自己一个问题：什么是对患者最好的处理方法？当你不能再集中精神、疲惫倦怠，并且严重影响工作效率时，立即寻求帮助（是的，压力过大时，我们都需要帮助及时调理）或者转行。

自1982年以来，国际创伤生命支持（ITLS，之前为BTLS）组织已确定了最好的方法使得EMS提供者能够利用最有效的那几分钟去挽救患者的生命。不是所有的患者都能够被救活，但我们的目标是永远不放弃那些可能挽救的生命。这本书中的知识可以帮助你，学好它。

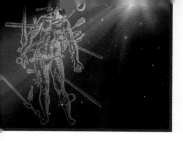

关于 ITLS

国际创伤生命支持（ITLS）是一个全球性非营利组织，该组织致力于通过教育和紧急创伤护理来尽可能地减少创伤性死亡和致残。

创伤培训的明智之选

ITLS培训是最好的培训。总之，我们正在世界范围内推进创伤救治。国际创伤生命支持——一个非营利组织，它致力于在全球范围内推广卓越的创伤教育和响应，协作ITLS教育和培训。基础创伤生命支持组织成立于1985年，在2005年采用了新名称ITLS，以便更好地反映其全球性的作用和影响。今天，ITLS在世界各地有80多个分会和培训中心。几十万创伤救治的专业人员已经通过ITLS学会了美国急诊医师学会认可的救治技术。

ITLS是你在创伤培训中的明智选择，因为它有以下特点。

- 实用，ITLS培训使你在一个真实的场景下，动手实操模拟从现场到手术室的一系列工作方法。
- 动态，ITLS课程内容反映了与创伤管理相关的最实时、最新的认知和思考。
- 灵活，ITLS课程通过强大的分会和培训中心网络展开教学，并且各地的培训中心制订适应当地需求的自定义内容和优先事项。
- 团队为中心，ITLS强调在实战中的一个有凝聚力团队的工作方式和认识到你自身角色的重要性。
- 扎根于急诊医学，训练急诊医师，其作为医学前线响应者，在坚实的急诊医学体系基础上引领ITLS提供更激励人心的内容。
- 挑战。ITLS课程提出将课堂知识与实际应用技能相结合，并增加实施难度。

提供重点内容

ITLS教授的知识和技能使您能够在院前环境中提供最佳的处置。它为世界各地不同背景的急救人员提供了各种培训方案。 ITLS课程将教室里学习、技能站实操及模拟创伤情况下实施评估的过程相结合。它不仅被作为继续教育的课程讲授，也被用来作为许多医务人员、EMT和第一响应者培训项目的基本课程。

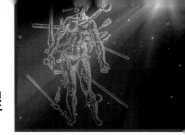

ITLS 基础课程

ITLS基础课程是为急诊医务人员及急救医疗提供者准备的，操作课程适用于基层急救医疗提供者完成对创伤患者快速评估、复苏、固定、转运等技术的训练。该课程提供了对创伤患者初步的评估和固定。

ITLS 高级课程

ITLS高级课程是一门综合课程，覆盖对创伤患者快速评估、复苏、固定、转运等技术，主要适用于高级急救人员、医疗辅助人员及创伤护士。此门课程教授评估程序、关键的干预技术、对患者的复苏及包扎处理。

ITLS 联合课程

许多ITLS课程选择的培训对象包括初级和高级别的急救者。ITLS联合课程主要是让初级急救人员参加所有理论课，并观察高级急救人员的操作练习。

ITLS 军事课程

ITLS军事课程将ITLS创伤评估和处理的基本原理与世界当前战争区域采用的军事创新相结合，此课程适合在军队里教授曾经学过ITLS民用版课程且已掌握相关技术的人员。此为限制性课程。

ITLS 网络课程

ITLS网络课程在网络上提供ITLS施救者8小时的授课，授课核心内容包括对创伤患者快速评估、复苏、固定、转运。ITLS网络课程提供基础和高级两个级别。在完成网络课程后，学员即接受了来自继续教育协调委员会的8小时继续教育课程。完成了ITLS课程并获得认定后将领到ITLS网络证书。

网上课程完成人员

完成课程的人员主要是指成功完成网络课程的学习者，若希望领到ITLS证书，你需要完成8小时操作技术的学习和评估，并完成ITLS课后笔试。

学员换发新证书

对于学习过基础课程及高级课程有经验的学员，ITLS提供了继续教育课程。课程目录可从第9版ITLS协调员、导师手册或国际办公室获取。

ITLS 导师桥梁课程

ITLS导师桥梁课程是为成功完成高级创伤生命支持或院前创伤生命支持导师课程，并希望过渡到国际创伤生命支持课程的导师准备的。本课程需要8小时，课程安排可以通过第9版ITLS协调员、导师手册或国际办公室获取。随着ITLS导师桥梁课程的完成，申请者必须参与ITLS学员课程的教学，完成这步后，可以成为ITLS导师。

ITLS 学员桥梁课程

ITLS学员课程是为成功完成院前创伤生命支持、ATT、TNCC课程，并希望过渡到ITLS课程的人员提供的。本课程需要8小时，课程安排可以通过第9版ITLS协调员、导师手册或国际办公室获取。

ITLS破拆课程

ITLS破拆课程是为急诊急救医师及第一响应者准备的，他们通过训练，利用在急救车或第一响应单元便于携带的工具，到达被困患者身边，开始解救。

ITLS儿童课程

ITLS儿童课程主要集中在对受伤儿童的救治上。该课题重点给急诊急救人员及护理人员提供对创伤儿童进行适当的评估、稳定及包扎治疗的内容。此课程也教授与患儿和父母的沟通技巧。

ITLS导师课程

ITLS导师课程是为完成ITLS初级课程及高级课程的学员提供的。获取导师资格的课程还可涵盖ITLS儿童课程和ITLS破拆课程。想要成为导师，学生必须完成学员水平的课程，并且在笔试和操作考试上有特殊要求，还要通过教授学员课程，包括理论、操作技术及笔试考试的考核，方可成为导师。

参加ITLS课程培训

ITLS通过各分部与实操培训中心提供课程。ITLS课程管理系统可以很容易找到您所在地区的一门课程。登录到cms.itrauma.org搜索课程并与课程管理员联系登记。如果需要关于当地的分部或培训中心的信息，请查看itrauma.org或拨打ITLS总部电话888-495-ITLS或＋1-630-495-6442（国际用户）。我们将会帮助您联系当地组织或帮助您在您的区域启动课程。

International Trauma Life Support

3000Woodcreek Drive,Suite200D

Downers Grove,IL60515

Phone: 888-495-ITLS

＋1-630-495-6442(International)

Fax:630-495-6404

Web:www.itrauma.org

E-mail: info@itrauma.org

ITLS 领导者

董事会

Russell Bieniek, MD, FACEP (USA)

Richard Bradley, MD, FACEP, EMT-P (USA)

Neil Christen, MD, FACEP (USA)

Elizabeth Cloughessy, AM, RN, Mast Health Mgt, FAEN (USA), MRCNA (AUS)

Tony Connelly, EMT-P, BHSc, PGCEd (Canada)

Miles Darby, EMT-P (USA)

Jonathan L. Epstein, MEMS, NRP (USA)

Aaron Jeanette, EMT-P, PI, FF (USA)

Peter Macintyre, ACP (Canada)

Eric Roy, MBA-HCM, BMaSc, CD OSJ (Canada)

Chen Zhi, MD (China)

ITLS 领导者

编辑部领导

Chair:DarbyL.Copeland, Ed.D, RN, NRP, NCEE(USA)

Past Chair: Donna Hastings, MA, EMT-P, CPCC (Canada)

Editor in Chief: Roy Alson, PhD, MD, FACEP, FAEMS (USA)

AssociateEditor: KyeeHan, MBBS, FRCS, FRCEM (UK)

成员

Timothy Ballard, MD, MPH, SFS, Lt Col, USAF, MC, DIMO (USA)

Sabina Braithwaite, MD, MPH, FACEP, NRP (USA)

Maia Dorsett, MD, PhD (USA)

Jonathan Epstein, MEMS, NRP* (USA) – Board Liaison Tim Hillier, MA, ACP (Canada)

Aurora Lybeck, MD (USA)

David Maatman, NRP/IC (USA)

Bob Page, M.Ed, NRP, CCP, NCEE (USA)

Antonio Requena Lopez, MD (Spain)

S. Robert Seitz, M.Ed., RN, NRP (USA)

Matt Sztajnkrycer, MD, PhD, FACEP (USA)

ITLS 编辑团队

研究小组

Lead: Kyee Han, MBBS, FRCS, FRCEM (UK)

Aftab Ahmed, FRCSEd UK, CCRP(Pakistan)

Pamela Bertone, EMT-P (Mid-Atlantic)

Richard Neville Bradley, MD, EMT-P (Texas)

Gregory R. Brown, NRP, EMT-P (Pennsylvania)

Liz Cloughessy, AM, RN, MHM, FAEN* (Australia)

Sean Davenport, CCEMT, NRP (Kentucky)

Tim Hillier, ACP (Saskatchewan)

Todd Knight, BS, CCEMT-P, FP-C (Tennessee/Alabama) Ron Kowalik, ACP (Ontario)

David Maatman, NRP/IC (Florida)

Eva Molter, MD (Germany)

Art Proust, MD, FACEP (Illinois)

Eduardo Romero Hicks, MD (Mexico)

Robert Sklar, BS, NRP (Pennsylvania)

Hiroyuki Tanaka, MD (Japan)

Brian Therian, NRP, CCP, MICP (Pennsylvania) Brian Weston, EMT-P, CCEMT-P, FP-C (Mid-Atlantic)

Jennifer Williams, ACP (Saskatchewan)

场景开发团队

Lead: David Maatman, NRP/IC (Florida)

Vice Lead: Terry Hastings, BHSc, ACP (Saskatchewan)

Ma. Karbee Alvendia, RN, NRP (Philippines)

Robert Carpenter, NRP (Pennsylvania)

Derek Chrisco, RN, EMT-P (North Carolina)

Tony Connelly, EMT-P, BHSc, PGCEd.* (Alberta)

Qirong Du, MD (China–Shanghai Xin Hua Hospital)

Billy Eldridge, EMT-P (North Carolina)

Ron Kowalik, BPHE, ACP (Ontario)

Jurij Kryvonos, MD (Poland)

Matt McGurk, ACP (Saskatchewan)

Nick Montelauro, BS, NRP (Indiana)

George W. Murphy, NRP, I/C (Massachusetts)

Wayne Perry, M.Ed, BS, NRP, EMT-P, NCEE (Mid-Atlantic)

Antonio Requena Lopez, MD (Spain)

J.T. Stevens, EMT-P [Ret.] (Georgia)

Susan Wright, ACP (Alberta)

目　录

第一篇　创伤通用技术

第1章

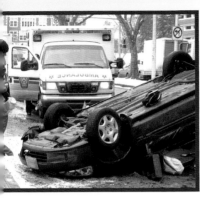

(Jack Dagley Photography/Shutterstock)

创伤性疾病概论

Maia Dorsett, MD
Sabina Braithwaite, MD, FACEP, FAEMS
James H. Creel, Jr., MD, FACEP

关键词

爆炸伤

钝性损伤

战术紧急伤员救护委员会（C-TECC）

疾病

必要设备

局部检查

高动能事故

怀疑指数

国际创伤生命支持初步评估

动能（KE）

多人伤亡事件

损伤机制（MOI）

驾乘人员约束系统

其他潜在传染物质（OPIM）

穿透伤

个人防护装备（PPE）

可预防性死亡

快速创伤检查

现场评估

二次碰撞

继发创伤

标准防护措施

战术紧急伤情救护（TCCC）

暂时性空腔

创伤弹道学

伤道

学习目标

学完本章后，应该能够做到：

1.识别因创伤造成的最常见死亡原因。

2.总结现场评估组成部分。

3.描述现场评估在救援人员安全和预测患者病情中的作用。

4.解释动能性损伤和损伤严重程度之间的关系。

5.识别机动车碰撞时所存在的3种形式，并能把患者潜在的损伤同车辆的变形程度、内部的结构和身体的结构联系起来。

6.描述车辆安全机制如何影响预测创伤模式。

7.列出预测摔伤的类型和严重程度的要素。

8.描述子弹是如何造成组织损伤的，并解释子弹特性与损伤严重程度之间的关系。

9.叙述爆炸伤的5种损伤机制并且知道怎样把它们同现场评估和患者的评估联系起来。

10.说明院前创伤护理的优先事项，并将其与可预防的死亡原因联系起来。

11.讨论预防措施在减少创伤造成的伤害和死亡方面的作用。

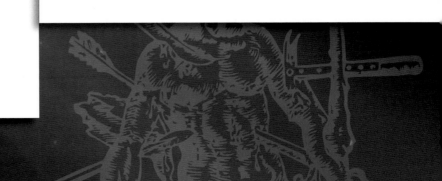

章节概述

创伤性损伤仍然是国际上造成死亡的主要原因。每年有500多万人死于创伤，占世界总死亡人数的9%［世界卫生组织（WHO），2014］。最常见的因创伤造成的死亡的原因是道路交通伤害，其次是故意伤害、自杀和跌倒（WHO，2014）。由于预防措施和人口统计数据的变化，创伤的流行病学正在发生变化。例如，在发达国家，采取预防措施如通过避免碰撞、强化汽车安全措施和改善医疗卫生条件，减少了交通损伤造成的死亡（Sise et al.，2014；WHO，2014）。与此同时，因跌倒而死亡的人数继续上升，部分原因是人口老龄化（Alberdi et al.，2014；Sise et al.，2014）。

死亡只是创伤的后果之一。创伤产生大量的医疗卫生费用开支，幸存者可能有严重的生理、心理或经济上的遗留问题。对于创伤性伤害来说尤其如此，因为它对可能长寿的年轻人的影响尤为严重（WHO，2014）。创伤占全年龄残疾患者的6%（WHO，2014）。因此，虽然理想的干预是预防伤害的发生，但改善创伤后护理的措施可以最大限度地减少那些已经发生的事件造成的死亡和残疾。

现场评估

在创伤的现场，在开始对患者急救之前，有一些重要的步骤要执行。没有进行现场评估会使你和你的患者处于危险之中，并可能无法预判到患者可能会存在的其他严重的伤害。首先采取标准防护措施并且评估现场危险程度。

确定患者总数。寻找贴纸或其他标记，区分出可能有特殊需求的患者。确定是否需要额外的急救人员或特殊设备。如果有更多的患者且评估过程会使用到的资源超过你的可使用资源，报告调度并且启动多人伤亡事件急救程序。

现场评估是国际创伤生命支持初步评估的第一步（表1-1）。它是创伤评估的一个重要组成部分，并且在接触患者前就已经根据调度信息开始了。如果遗漏现场评估这一步骤，就可能使你和患者的生命均陷入危险之中。现场评估包括采取标准防护措施来避免暴露于血液或其他有潜在传染性物质中，评估现场的危险，计算患者的总人数，决定该特定场景所需要的重要设备和识别损伤的机制（表1-2）。

标准防护措施：是指用来防止被患者的体液污染的程序。包括处理不同的患者，要把他们当作易感人群。总是需要佩戴手套，常需要戴口罩，有时还需要穿防护服。

快速创伤检查：是指从头到足简单查体来识别威胁生命的损伤。

局部检查：指当存在重点区域的（局限的）损伤或是有局部损伤所采用的检查方法。检查局限在受伤区域。

多人伤亡事件（MCI）：也称为大规模伤亡事件，是指造成的伤亡人数超过接管单位医疗资源承受范围的事件。

现场评估：是指在创伤现场接触患者之前进行的现场观察和采取的行动。这是国际创伤生命支持初步评估的第一步。

国际创伤生命支持初步评估：是指用简单的检查方法快速找出危及生命的情况。它是由现场评估、初始检查，以及快速创伤检查和局部检查两者中的一种组成。

表 1-1　国际创伤生命支持初步评估	
国际创伤生命支持初步评估	进行现场评估 进行初始检查 进行快速创伤检查或局部检查 做出重要的干预措施和转运决策 建立绿色通道
国际创伤生命支持进一步评估	重复初始检查 复检生命体征并考虑实施监测 进行神经功能检查 进行一次详细的（从头到足）检查
国际创伤生命支持持续评估	重复初始检查 复检生命体征并检查监测指标 复查腹部评估 核对伤情和干预措施

表 1-2　现场评估的步骤
1.标准防护措施（个人防护装备） 2.现场安全 3.初步检伤分类（患者总数） 4.需要更多的帮助或设备 5.受伤机制（也称损伤机制）

案例分析

一辆配有高级生命支持装备的救护车随着消防部门人员一起被派遣到一个卡车翻转事故现场。派遣部门告诉参与人员有目击者称有液体从卡车中泄漏出来。消防部门在到达后成立了指挥部，并指示消防车停在事故逆风800m处。2分钟后，事件总指挥告知医疗人员微小的石油泄漏已经被控制住，且不止有一名患者：卡车司机已不在卡车内，清醒，可以走动，另有在碰撞中受伤的汽车司机和摩托车司机。总指挥告诉他们可以到达现场救援。

当你和救护车一起到达后，你观察到消防人员在控制泄漏。你闻到柴油的气味。

你发现一个四门轿车的前面受损，挡泥板和前挡风玻璃掉落。在约距轿车9m的地方，你发现在一辆严重受损的摩托车旁边坐着一个男人，无法移动。你需要做的第一步是什么，你需要做什么决定？

在继续之前，思考以下问题：这个现场安全吗？救援者和（或）受害者在潜在危险中吗？需要什么样的防护衣？除泄漏，还有其他潜在危害吗？共有几位患者？还需要什么额外设备？

在阅读本章的时候，请把这些问题记在心里。然后在本章最后，找出这些救援者是如何解决这些问题并完成救援的。

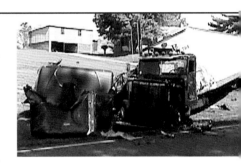

现场评估

从被派遣之时现场评估就已经开始，你需要预估在现场可能出现的情况。根据事件的性质，如危险物质（危险品）事件或现场涉及无特定目标的随机犯罪射手，在你进入现场之前，你应该知道你需要出现在哪里。各机构和司法管辖区将有章程来指导你是否出场，确定出场的地点，或是否进入现场。此刻，你应思考需要哪些设备及是否需要其他的资源（更多的救援单位、特殊的救援器械、多伤员事故应急预案）。尽管派遣时得到的信息对开始拟定计划非常有用，但是不要过于依赖这些信息。在派遣时获得的信息常是夸大的或者甚至完全就是错的。要做好亲自去现场评估后可能会改变计划的准备。

标准防护措施

创伤现场最容易让救援人员受到血液或其他潜在传染物质（OPIM）污染。并不仅仅是创伤患者的出血问题，还经常包括需要在不利的条件下进行气道管理。个人防护装备（PPE）在创伤现场一直都是需要的。防护手套便是这样，同时许多场合需要佩戴护目镜。对于援救人员来说，明智的做法是在进行气道管理的时候戴上面罩或者护目镜和口罩。在高污染环境中，需要穿防水隔离衣，同时戴防护面具或面罩。在有毒环境中，需要防化隔离衣和防毒面具。记着在处理不同患者之间要更换手套，避免患者受体液的交叉污染。

OPIM：是援救者可能暴露于除血液外的其他潜在传染物质的简称。

个人防护装备（PPE）：是指在创伤现场，急救医疗服务救援人员穿上用于保护自己免受各种危险的设备。至少需要戴防护手套。救援人员在最严重情况下可能需要穿上防化隔离衣并佩戴呼吸装置。

现场安全

当你乘坐交通工具接近救援点的时候，就应开始评估现场的危险程度。你的第一个抉择是要确定最近的安全地点来停泊救护车或援救的交通工具。你肯定希望车辆尽量靠近，但同时它又必须足够远以便你在进行现场评估时保证你的安全。在有些情况下，不要进入现场直到现场已经被消防人员、执法机关人员或危险物质技术人员清理完毕。试着将车头背对现场停放，这样如果危险来临，你能够载上患者并迅速离开。另外，在你离开救护车前，还要透过车窗进行一次"隔窗评估"，以确认接触患者是否安全。还需考虑以下情况：

- 事故营救现场：这里是否存在来源于火或有毒物质的危险？这里是否有电击的危险？现场是否有不稳定的物质，如冰、水、斜坡或是否存在有倒塌风险的房屋？除非你有适当的防护设备和呼吸器，否则不应进入有潜在低氧浓度和（或）有毒化学气体的区域（下水道、船舶的货舱、粮仓等）。在没有同伴和未系安全绳的情况下，你不应进入危险区域。

- 危险物质事件：危险物质通常通过张贴在车外的标牌来进行提醒（图1-1）。这些标识会因你工作的国家不同而有所不同。如果你观察到这些标识，不要在没有适当的防护装备和训练的情况下接近。请求专家团队协助救援、控制或做可能的净化工作。

- 农场：粮仓是密闭空间，在没有合适设备和训练的情况下不要进入。家畜会对急救人员造成危害。注意机械装备及粪池和池塘。

- 犯罪现场：在犯罪活动已经发生后，危险仍然可能出现。要警惕逃离现场的人，警惕想要隐藏自己的人，同时还要警惕拥有武器或是那些正在用语言或手势进行威胁的人。如果执法人员没有到场，不要接近已知的犯罪现场。等待执法者到来，这不仅是为了你和受害者的安全，也是为了帮助执法者保护证据。

- 旁观者：旁观者可能使你和受害者面临危险。旁观者是否大声地用愤怒的语气说话？是否在打架？是否有武器？是否有服用酒精或违禁药品的证据？这里是不是家庭暴力的犯罪现场？你可能不会被认为是施救者，而可能被认为是当事人而受到攻击。是否有危险的动物？有任何暴力的危险信号出现时要请求执法人员的协助。

- 爆炸现场：爆炸通常源于工业事故，但是因为恐怖威胁和恐怖活动在全球也很常见，所以当接触爆炸现场时需要考虑到恐怖袭击。恐怖分子经常放置第二个装置，目的是杀死或伤害救援者。另外，在一些国家，非法冰毒实验室的扩散也增加了化学爆炸的发生率。

无论爆炸的原因是什么，如果可能的话，执法人员应随同训练有素的专业人士（如炸弹专家和危险品专家）一起评估爆炸现场，确保现场能够安全进入，并且没有化学、生物或放射性有害物质的存在。如果可能，把交通工具停在爆炸范围之外（玻璃碎片散布的区域之外）。如果你不确定环境的安全性，要求能够走动的受害者离开现场并跟随指定的紧急救护人员到达一个安全的地方进行分诊和清除污染。

- 大规模枪击事件/无特定目标的随机犯罪枪手事件：特定目标的随机犯罪枪手是指在有限空间和人流密集的环境中实施或策划实施杀戮行为的个人。不幸的是，近年来特定目标的随机犯罪枪手导致大规模伤亡事件的数量有所增加，尤其是在美国。传统上，急救人员只有在得到执法部门的保护后才会进入现场，这可能会严重耽误病情，在此期间，受害者可能会死

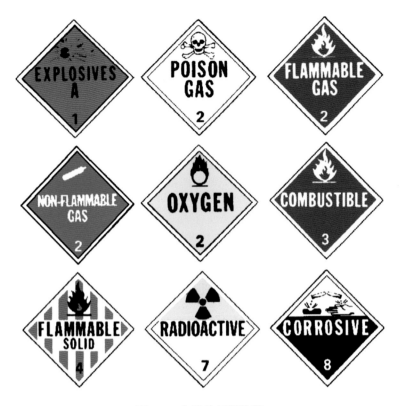

图1-1 危险物质警告牌

战术紧急伤员救护委员会（C-TECC）：有循证依据的、经过实践的创伤急救指南，适用于普通民众在高度危险的院前环境中。

于大出血。一些提案建议修订这些传统做法，并将紧急医疗服务更充分地纳入对无特定目标的随机犯罪枪手事件营救中，以努力挽救尽可能多的生命。与其等待伤员被送到安全的地方，急救人员不如随执法人员一起进入现场，在没有直接威胁的地区提供急救措施。目标是仅提供紧急干预措施，如控制危及生命的出血，然后迅速将受害者疏散到一个更安全的区域，以便进一步评估和治疗（Jacobs et al., 2013；Joint Committee, 2013）。这种快速评估的医疗支持模式与《哈特福德共识》文件相同，需要执法人员和急救人员跨学科训练，执法人员需要学习如何控制出血，急救人员需要学习处理无特定目标的随机犯罪枪手事件和战术紧急伤员救护委员会（C-TECC）的相关知识（C-TECC, 2015；Joint Committee, 2013；Mechem，Bossert，Baldini，2014）。

患者总数

确定患者总数。如果患者的数量超出救援团队可以有效处理的范围，就需要请求支援。根据派遣信息及在路途中得到的额外信息，你在急救的同时仍需要做这件事。到达后，必须建立医疗指挥团队，使用"ETHANE"规则来指导你完成到达后的最初步骤。

要记住，通常每一个受严重创伤的患者都需要一辆救护车。如果这里有许多患者，那就需要建立医疗指挥部并启动多伤员事故应急预案。

当确定患者总数时，需要考虑以下问题：是否对所有患者进行了统计？如果患者失去了意识，而现场又没有事件目击者，这时需要寻找线索（教科书或纸尿裤，营运车辆的乘客名单）查看是否还有其他患者。仔细评估患者现场。当你在进行该项工作时，不仅仅要看车辆或现场的中心，同时要向外看是否有受害者在你后面。这对于在晚上或能见度很低的情况尤其重要。

提示

大规模伤亡事件初始救援"ETHANE"规则

- **Exact**：准确的事发地点
- **Type**：类型，事故的性质，包括涉及的车辆数量和类型、建筑物、飞机等。
- **Hazards**：危害，确定的和可能的危害，如燃油泄漏、天气、洪水。
- **Access**：到达，救护车应该如何到达和进入现场。
- **Numbers**：人数，伤亡人数，包括当场死亡人数；伤亡分流分类等（如果知道的话）。
- **Emergency services**：紧急救助措施，现场已有哪些救助设施，还需要哪些，包括危险物品抢救设施、搜索或救援等特殊资源。

必要设备：是指救援人员在接触患者的时候穿上或带上的设备。包括个人防护装备、有约束功能的担架、颈托、氧气和气道管理设备及创伤急救箱。

提示

设备

拥有高亮度战术手电筒是明智的做法。它小到可以放在衬衣口袋，但是其亮度是常规手电筒的很多倍。

疾病：一种身体功能障碍，通常由可识别的原因引起，产生特定的体征和症状。

损伤机制（MOI）：使患者受伤的方式，如跌倒、机动车碰撞或爆炸。

动能（KE）：因运动而产生的能量。

钝性损伤：外力对身体造成的伤害。

必要的设备和额外的资源

如果可以的话，带上全部的必要设备去现场，这样可以避免返回车辆取设备而浪费时间。接触不同的患者时要记得更换手套。以下这些设备对于患者来说是必需的。

- 个人防护装备。
- 带有约束带和头部固定器的长脊板。
- 适当大小的硬质颈托。
- 供氧和气道管理设备应该包括吸引器和球囊面罩。
- 创伤急救箱（绷带、止血药或止血带、血压计、听诊器）。

治疗不同的患者需要更换手套

如果需要特殊的解救设备，更多的救护车或额外人员，应该立即寻求支援。当你在处理患者时不大可能去寻求帮助。一定要告知其他救援人员准确的救援地点和任何可能出现的危险。在发生较大的事故时，可能已建立了一个安置救护车和其他相应单位的中心区域。如果有，使用指定的无线电通信设备以助于有效的通信。

受伤机制

疾病是一种以特定的体征和症状为表现的病症。虽然这个词传统上用于描述诸如感染、癌症和慢性疾病等，但创伤也可以被认为是一种疾病。就像病毒对人体的影响是可预测的，其体征和症状往往呈现出特有的模式，创伤对人体的影响也遵循可重复的模式，通常可由损伤机制（MOI）预测。

在创伤性损伤中，动能的吸收是产生组织损伤的主要成分。能量守恒定律表明能量既不会被创造也不会被消灭，它只改变形式。因此，动能无论是以子弹的形式还是以移动的车辆的形式，都必须被吸收。动能与物体的质量和速度的平方成正比。因此，车辆碰撞的速度或子弹的速度比物体的大小对创伤的严重程度有更大的影响。

一般来说，由运动引起的两种主要创伤类型即钝性损伤和穿透性损伤，患者也可以同时发生这两种损伤。

钝性损伤

对创伤现场的初步评估，一部分线索提示高能量机制，它可以帮助你预测损伤的严重程度。牛顿第一定律解释了力的作用原理：一切物体在不受外力的作用时，总保持静止状态或匀速直线运动状态。运动是由力（能量交换）产生的，因此力使运动停止。如果这种能量交换发生在体内，组织就会受损。你应该记住，钝性挫伤的伤害是独立发生的：如机械碰撞，身体碰撞和器官碰撞，这些将在下一部分讲述（图1-2）。

1. 机动车碰撞

关于机动车碰撞（MVCs）的研究表明，某些碰撞特征与受伤严重程度的增加高度相关。一些与死亡风险增加相关的碰撞特征包括翻车碰撞，闯入客厢，车内其他乘员死亡，过长的营救时间，被从车辆中甩出和撞击路人（Champion Lombardo 和 Shair，2009；Evans et al.，2009；Haider et al.，2009；Lerner et al.，

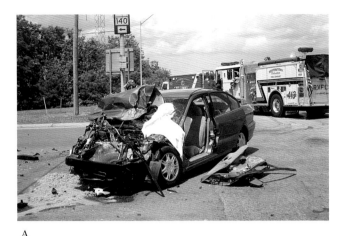

A

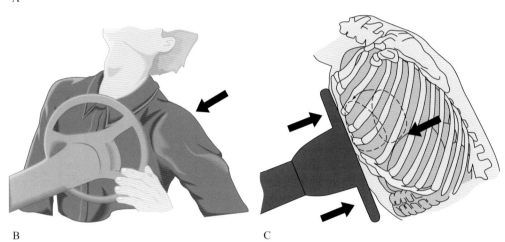

B　　　　　　　　　　　　　　　C

图 1-2　机动车事故中的 3 次撞击
A. 机动车碰撞；B. 身体碰撞；C. 器官碰撞
（*Photo copyright Mark C. Ide*）

2011）。理解损伤机制和可能危及生命的损伤之间的联系，不仅对于预测院前干预的需要很重要，而且对于确定目的地也很重要，如送往指定的创伤中心（Sasser et al.，2012）。

汽车、摩托车、全地形车（ATVs）、摩托艇和拖拉机的碰撞损伤模式是多种多样的（表 1-3）。

牛顿定律在机动车事故中得到有力的体现。当车辆因冲撞致每个部件都突然停止的时候，机动车前进产生的动能就被全部吸收了。乘客的机体也以一定的速度运动直至撞上车内的一些部件后，因碰撞而停止。

例如，一辆机动车以 64 km/h 的速度正面撞上一棵树。这棵树使这辆汽车立即停住，并把能量转变成对树和汽车的损害。这辆车里的人仍然以 64 km/h 的速度行进直至他撞上可以让他停下来的东西（如安全带、方向盘、挡风玻璃、仪表盘）、身体中的器官仍然以 64 km/h 的速度前行直至撞到固定的物体（如颅骨、胸骨、方向盘、仪表盘），或是被其附件或韧带牵拉制动（如主动脉被动脉韧带制动）。在这个汽车撞树的例子中，快速向前减速的机制（高动能事故）的识别结合大量可疑线索使你考虑到患者可能存在危及生命的多系统创伤。

3 个独立的撞击事件，需注意以下问题。

- 机动车碰撞：检查车辆在撞击地点的损坏情况，也要检查其他可能显示车辆因撞击而翻车或旋转的区域。

高动能事故：是一种损伤机制，其释放的大量不可控的动能传递到患者身上，因此增加了严重损伤的概率。

怀疑指数：医疗提供者对患者的疾病或损伤的预估。高怀疑指数表明受伤存在的可能性高。低怀疑指数表明受伤的可能性低。

表 1-3 受伤机制和潜在的受伤模式

受伤机制	潜在的受伤模式
正面碰撞	•创伤性脑损伤 •颈椎骨折 •颌面部损伤 •心肌挫伤 •气胸/胸腔积血 •主动脉夹层 •脾或肝裂伤 •髋关节后脱位
横向撞击 （"T"字形）	•颈部侧向扭伤 •颈椎骨折 •气胸 •肺挫伤 •脾、肝、肾裂伤 •骨盆骨折 •肢体侧面撞击损伤
后方撞击	•颈椎损伤
行人与车碰撞	•颅脑损伤 •腹部内脏损伤 •下肢和骨盆骨折
拖拉机事故	•挤压伤 •热灼伤
小型车辆事故（摩托车、全地形车，个人船只，雪地摩托车）	•创伤性脑损伤 •颌面部损伤 •气胸/胸腔积血 •肢体和骨盆骨折 •脊柱骨折 •套脱伤 •晒衣绳损伤伴气道损伤 •直肠/阴道损伤

- 身体碰撞：检查方向盘环有无断裂和变形，转向柱有无位移（司机胸部受伤，乘客腹部受伤）；检查玻璃碎片和碎裂的挡风玻璃（头面部创伤），仪表盘损伤（肢体损伤，特别是膝盖）和安全气囊展开（胸部、面部、手臂受伤）（Newgard，Lewis 和 Kraus，2005）。
- 器官碰撞：虽然创伤的外部迹象很容易看到，如胸壁的创伤性文身和腹部的淤伤，但深层结构和器官可能有隐蔽性损伤，这是由于剪切力、挤压力和动能转移造成的。胸壁损伤本身可引起胸骨骨折和肋骨骨折，这些骨折可与心脏挫伤、心律失常、气胸及呼吸不足引起的明显疼痛有关。由于韧带附着而容易受到剪切损伤的器官是主动脉弓（Chen 和 Gabler，2014）（图1-3）。

除这3个已提及的碰撞外，额外的碰撞也可能发生。汽车里的物品（书籍、包、行李和其他的乘客）将像子弹一样成为一种发射物，以汽车当时的速度行进

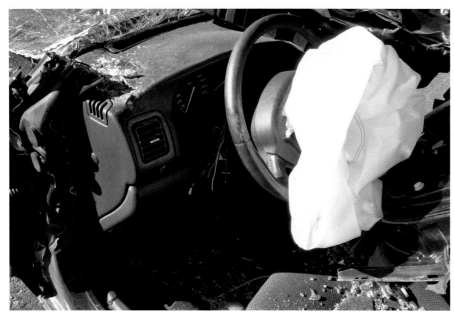

图1-3　提起塌陷的安全气囊来观察是否存在方向盘变形（*Olivier Le Queinec/Shutterstock*）

并可能撞到前方的人。它们被称作二次碰撞。例如，移动的救护车上的无约束监护仪可能会在碰撞中击中急救人员或患者，并造成致命伤害。

　　如果临床表现的严重程度与损伤机制不成比例（例如，在低速机动车碰撞中的无反应患者），可能的医学病因（如低血糖、心律失常、癫痫发作、脑卒中、药物过量）也都应考虑。

　　车辆安全机制大大提高了机动车辆的碰撞中人的存活率。使用约束系统的驾乘人员在碰撞事故中生还概率更高，因为约束系统可以使他们避免许多车内碰撞并使驾乘人员抛出车外的概率降低。被动约束，如乘客安全带和安全气囊是两种驾乘人员约束系统，在限制来自机动车碰撞的身体碰撞组件的伤害方面最重要。系安全带的乘员仍然面临着与约束有关的特定伤害的风险。安全带应绑在跨过骨盆的位置（髂嵴）而不是腹部。当患者遭受正面减速碰撞的时候，如果安全带绑在错误的位置上，就会使人的身体像折刀那样发生折叠聚拢（图1-4），头部可能会被抛向方向盘或仪表盘。面部、头部或颈部创伤很常见。如果安全带绑得不正确，也可能发生腹部损伤。当身体在腰部突然折叠时所产生的挤压力可能会损伤腹部或腰椎。这种三点式约束带或跨过胸部的安全带（图1-5）保护身体的作用比腰带式安全带好得多。胸部和骨盆被这种安全带束缚住，使危及生命的损伤大大减少。但头部并未受约束，因此，颈部仍然可能受到压力，从而可能导致骨折、脱位或脊髓损伤。锁骨骨折（胸部束带横过的位置）很常见。体内器官的移位可能导致内部器官损伤。

　　如同安全带一样，在大多数情况下安全气囊（被动约束）能够减少机动车碰撞事故中受害者的损伤，但并非完全有效。安全气囊被设计在方向盘和仪表盘的中心，充气膨胀以保护前排乘客避免向前减速形式的碰撞。如果能适当运行，它们能够及时缓解对头部和胸部的撞击，因此能够有效地减少面部、颈部和胸部的伤害。安全气囊会在撞击后立即缩小，因此它们只能避免第一次冲撞。如果汽车存在多次撞击，驾驶员在第一次撞击后就会失去安全气囊保护。安全气囊也不能阻止"向下和向上"的运动，所以个高的司机和低矮汽车内的司机的腿仍然可能撞上仪表盘而产生腿、骨盆或腹部的损伤。许多较新的车辆都有安全气囊系统来

二次碰撞：当车辆与某物发生碰撞（主要碰撞）后，未固定物体继续移动，该物体撞击乘员（或未固定乘员撞击车辆内部）。

驾乘人员约束系统：是一种建于车内用于在碰撞事故中避免驾驶员和乘客在车内从座位上被抛出车外的系统。

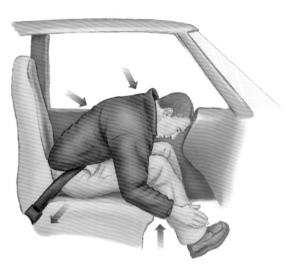

图1-4　折刀样效应

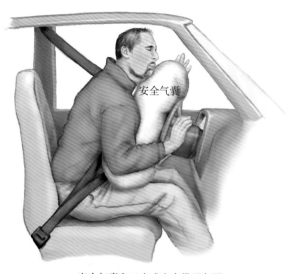

安全气囊

安全气囊和三点式安全带避免了
第二次碰撞和第三次碰撞

图1-5　安全气囊和三点式安全带

防止这种类型的伤害。侧安全气囊也可以安装在车体内、座椅或头枕上。就像前面的安全气囊一样，它们只能在第一次的撞击中保护驾驶员。所有安装了这种系统的车辆都有警告标签。安全气囊与特定的伤害有关。个子矮的司机把座位调得离方向盘较近，在安全气囊充气的时候，他们可能遭受严重的损伤。放在前排汽车座椅上的婴儿可能因安全气囊充气受到严重的损伤。在安全气囊展开过程中可以看到一些烟，它其实是粉剂（滑石粉或玉米淀粉）。它可以"润滑"尼龙袋使其平稳地膨胀。因尼龙袋的擦伤、角膜擦伤及手臂在安全气囊排风口导致的浅表烧伤都有报道（图1-6）。

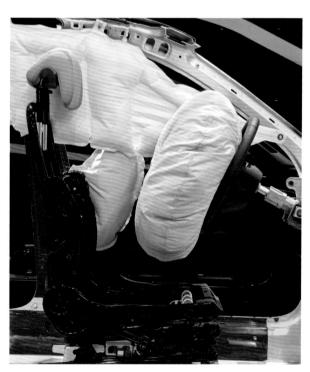

图1-6　如果侧安全气囊和气帘在碰撞中未正常激活，将对驾乘者有危害

注：（查看：现场第一眼——可从国际创伤生命支持提供的车辆快速检查供应商手册中获取更多的有关未展开气囊的安全信息）（*testing/Shutterstock*）

谨记，如果安全装置在碰撞中没有启动，安全气囊可能会对应急人员构成危险。断开供电系统可能会使一些安全气囊系统失效。然而，一些安全气囊在供电系统断开后仍然可以打开。在使用未打开的安全气囊时要遵循的一个安全规则即5-10-20规则：

- 离侧安全气囊5in（13cm）。
- 保持距离方向盘安全气囊10in（25cm）。
- 保持距离乘客侧安全气囊20in（50cm）。

2. 坠落

坠落是世界范围内因意外伤害死亡的第二大原因，尤其是对于儿童和老年人（WHO，2014）。老年人有跌倒的风险，部分原因是与年龄相关的行动能力、平衡能力和视力的变化，再加上药物的使用。同时，由于骨骼变化和抗凝剂的频繁使用导致的低能量损伤，也会导致更严重的损伤（Ang et al.，2017；Sterling，O'Connor和Bonadies，2001）。不同年龄的儿童由于其发展变化和冒险行为的发展而有跌倒的风险（图1-7）。

坠落的受伤机制是垂直减速。损伤的类型和严重程度取决于以下四个因素：跌落的高度、受撞击的解剖学部位、跌落后地面被撞击时的特征和患者的年龄（Lapostolle et al.，2005）。典型的损伤包括：

- 颅脑外伤。
- 腰椎和颈椎的轴向负荷。
- 四肢骨折。
- 臀部和（或）骨盆的损伤。
- 器官受到垂直减速应力后的损伤。

高度越高，受到潜在伤害的可能性就越大。如果跌落高度超过10ft（3m），约1/4的患者会有脊柱或颅内损伤，1/20的患者会有严重的腹部内损伤（Demetriades et al.，2005；Velmahos et al.，2006）。

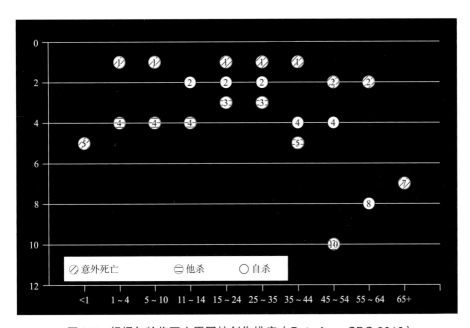

图 1-7　根据年龄将死亡原因按创伤排序（*Data from CDC 2016*）

但高度较低的坠落仍可以造成严重损伤。老年人平地跌倒可导致严重的、与死亡率和发病率相关的损伤，如颅内出血和髋部骨折（Spaniolas et al.，2010）。老年人创伤的严重程度常被低估，在评估这些患者时，特别是口服抗凝剂的患者，必须高度怀疑有严重或危及生命的损伤（Ang，2017；Sterling，2001）。

最后，虽然很大一部分摔伤是机械性的，但人们经常摔伤是由于同时出现的医学方面问题，如心律失常、感染引起的低血压或卒中。因此，对跌倒的患者的评估包括跌倒原因的分析，这样就可以处理并发的急性病理异常情况。为了帮助评估跌倒的原因，你可以使用SPLAT助记符：

- S：跌倒前的症状。
- P：以前跌倒的症状。
- L：跌倒的场所（家、工作场所、户外）。
- A：跌倒时的行为。
- T：一天中哪个时间段跌倒。

穿透伤

机动车碰撞事故仍然是青年人和儿童死亡的最大原因。美国的凶杀案数量逐渐上升，这已经成为城市地区年轻男性创伤性死亡的主要原因。穿透性创伤通常

穿透伤：当一个物体刺穿皮肤，造成一个开放的伤口，并可能破坏更深的结构。

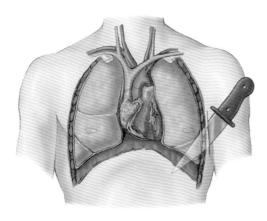

乳头或更低水平的刺伤经常会刺入腹部

图1-8　刺伤

提示

基本弹道学

理解这里提供的信息，但是要记住：治疗患者而非处理和应对武器。

创伤弹道学：弹丸命中目标并将能量传递给目标时的行为研究。

暂时性空腔：由于子弹通过的流体静力冲击而引起的组织的最大临时位移。

伤道：弹药通过组织形成的路径。

与暴力行为有关。急救人员在这种情况下应谨慎行事。现场安全始终是最重要的，在可能的情况下，执法应是应对措施的一部分。如果现场变得不安全，那么在对患者进行全面评估之前，医护人员可能不得不疏散现场人员到一个安全区域。

许多物体都能产生穿透性损伤。例如，高速折断的工业锯片，割草机抛出的异物，以及普通的刀伤和枪伤。大多数高速物体能穿透胸腔或腹部。

刀伤的严重程度取决于刺入的解剖部位、刀片的长度和穿透的角度（图1-8）。刀伤是低能损伤，组织损伤局限于刀刃的穿入路径。记住，上腹部刺伤可能导致胸内器官损伤，第4肋间隙以下的刺伤可能穿透腹部。

1. 创伤弹道学

火器造成的穿透伤大多是由手枪、步枪和猎枪造成的。在战斗或恐怖事件中，弹片也可能造成穿透伤。就火器而言，子弹是从枪中射出的前弹射物。子弹的大小（口径）和设计各不相同，这决定了它们是在撞击时碎裂并造成巨大伤害，还是在一起并穿过人体。

在本章前面的部分，我们已经说到，组织损伤是动能转换给组织所致。创伤弹道学研究了子弹动能对组织的挤压、撕裂、拉伸和剪切的影响（Breeze et al.，2017）。由于子弹产生的动能与速度的平方成正比，从高速武器（如军用步枪）发射的子弹比从低速武器（如一些手枪）发射的子弹更具破坏性。然而，只有储存在组织中的能量（子弹进入时的动能减去离开组织时的动能）才会导致组织破裂。

因此，导致能量完全从子弹转移到组织。子弹的变形，如空心子弹，会使组织变形，造成更大的伤口。军用弹药是全金属护套，这限制了它在击中目标时伤口的扩张。然而，许多军用弹药在与目标接触时会断裂，增加了潜在伤害的可能性（Breeze et al.，2017；Ragsdale 和 Sohn，1988）。

子弹通过3种机制造成组织损伤：

- 冲击波：推进剂气体逸入组织所引起的爆炸效应。
- 暂时性空腔：组织从子弹的路径被向外推挤，这导致组织被拉伸和剪切。这导致的损伤面积比子弹痕的外观可能显示得更大，并产生真空腔，将碎片吸进伤口，增加感染的风险。这种机械原理在处理高速子弹时是最重要的（图1-9A）。
- 永久伤道：子弹穿过组织时直接造成组织挤压损伤，造成不可逆损伤。

由于子弹的阻力随组织密度的增加而增加，所以组织损伤与组织密度成正比（图1-9B）。与低密度器官如肺相比，高密度器官如骨骼、肌肉和肝会遭受更多的伤害。枪伤导致的骨头损伤可使其形成碎片，损伤相邻组织。

至于造成杀伤力的大小，最重要的不是子弹的设计样式或速度，而是子弹击中了身体的什么部位。有害的不是子弹本身，而是子弹通过组织的路径。应努力查明伤口总数及其位置。虽然急救人员不是法医专家，不应该标明枪伤伤口是出口还是进口，但某些特征表明枪伤是入口伤口，如衣领磨损、炭黑和文身。伤口的大小并不总是表明伤口是进还是出。入口伤口可以大于出口伤口，反之亦然。要记住的一个关键点是，一旦子弹进入体内，其轨迹不一定总成一条直线。

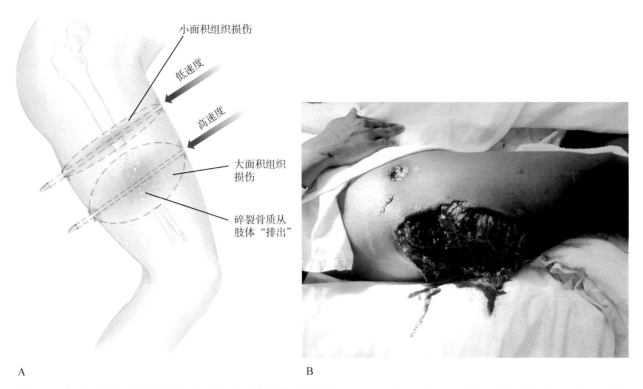

图 1-9　A.高速损伤和低速损伤的比较；B.腿部的高速创伤（*Courtesy Roy Alson，PhD，MD，FACEP，FAEMS*）

2. 爆炸伤

爆炸/冲击波产生伤害的机制来源于 5 个因素（图 1-10）：

- 最初的——爆炸气流引起的气压伤。最初的爆炸伤是单独由来自爆炸所产生的超高压对组织直接作用的结果。不像水，空气很容易压缩。因此，爆炸产生的最初的冲击波损伤总是会引起中空器官的损伤，如肺、耳和胃肠道。在市民场所发生的最初爆炸伤比在战争中少。最初的空气爆炸引起的损伤总是集中于充满空气的器官。听觉系统常有鼓膜破裂。肺损伤可能包括气胸、肺实质出血，特别是肺泡破裂。肺泡破裂可能引起空气栓塞，这可由中枢神经系统症状所证实。胃肠道损伤从较轻的胃肠道挫伤到直接破裂都可能发生。必须排查爆炸引起的肺损伤。
- 第二次——患者被爆炸推动抛射出的物体（弹片）击中。爆炸产生的弹片碎片速度可能达到 4270 m/s，是最强高速步枪子弹速度的 4 倍。在这个速度上的一块弹片所传递的能量是同样尺寸大小高速步枪子弹的 16 倍以上。
- 第三次——患者的身体被抛出撞击地面或其他物体。第三次损伤同汽车中抛出或高处坠落相似。爆炸的冲击波可以把人高速地推出很远的距离。损伤取决于患者碰撞的物体（如固体物质、水或松软的地面）。
- 第四次——爆炸火球产生的热烧伤或吸入有毒灰尘或烟雾造成的气道损伤。第四次损伤被认为是与爆炸产生的巨大火球或爆炸产生的有毒烟雾和灰尘有关。这样的伤害更常见于患者是在封闭空间或患者之前就有肺部疾病，如哮喘或肺气肿。
- 第五次——暴露于爆炸（脏弹）引起的化学、生物或放射物质的扩散污染导致的超级炎症状态。这是一种延缓类型的损伤。第五次损伤是相对比较新的，反映了恐怖分子想通过使用爆炸来驱使有毒化学物质、生物制剂或放射性制剂扩散而产生更致命爆炸的意图。因此，这样的炸弹被称作"脏弹"。

爆炸伤：是由爆炸引发的多种机制导致的伤害，包括空气冲击波、弹片、烧灼等。

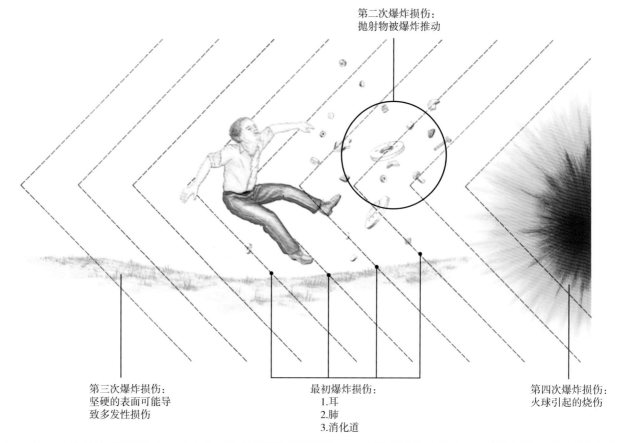

第二次爆炸损伤：
抛射物被爆炸推动

第三次爆炸损伤：
坚硬的表面可能导
致多发性损伤

最初爆炸损伤：
1.耳
2.肺
3.消化道

第四次爆炸损伤：
火球引起的烧伤

图1-10　当患者被爆炸产生的碎片击中或被爆炸产生的冲击波抛向地面或固定物体时，爆炸最初的冲击波就会引起损伤

创伤急救优先级

可预防性死亡：如果不及时处理，会导致患者在得到最终治疗前死亡。

继发创伤：不是创伤的直接结果，而是由创伤引起的身体系统变化造成的损伤；例如，缺氧会加重创伤性脑损伤。

战术紧急伤情救护：也称为战术战斗急救；是由战术战斗伤亡急救委员会（CoTCCC）制定的战斗伤亡急救指南。

院前创伤急救的目标是尽量减少伤害和减少可预防的死亡。为了实现这些目标，院前急救者必须专注于就地治疗可预防性死亡，尽量减少继发创伤，并迅速将患者运送到能够明确处理其创伤的机构。对创伤患者进行系统评估，在考虑到时间紧迫性的同时对相关体征和症状进行治疗，可以挽救生命。

军事医学在确定创伤治疗的最佳做法方面发挥了关键作用。最近，在阿富汗和伊拉克的军事行动使创伤急救取得了重大进展，目的是治疗可预防的死亡。可预防的现场死亡原因是指如果不加以处理，将导致患者在得到最终治疗之前死亡的情况。军事研究确定了院前可预防的3种主要死亡原因：①大量肢体出血；②气道阻塞；③张力性气胸。在2003～2006年美国在伊拉克的军事行动期间，死于肢体出血的患者明显多于死于气道阻塞的患者（Kelly et al.，2008）。继发创伤是指那些使创伤患者的病情恶化的因素造成的损伤。例如，低氧、低血压和过度通气会加重创伤性脑损伤患者的神经系统损伤（参见第12章），以及体温过低会加重创伤性凝血功能障碍。从军事战术紧急伤情救护（TCCC）（MARCHE）和战术医学（XABC）中借鉴的算法强调了这些主要的急救内容，如表1-4所示（也见附录G）（Butler，Hagmann和Butler，1996；Butler和Black-bourne，2012；Eastridge et al.，2012；Holcomb et al.，2007）。从军事经验中推断，训练和注重对可预防原因的管理可以大大减少创伤造成的死亡（Kotwal et al.，2011）。

表 1-4　急救优先级

XABC	说明/适合大众的院前急救	MARCHE（TCCC）
X：大出血	• 识别和治疗出血；治疗包括应用止血带，加压包扎	M：控制大量出血
A：气道	• 打开气道，确保充分的通气和氧合；重要的是，这并不一定意味着有创气道管理和基本生命支持（BLS）气道操作，创伤推颌法、气道辅助（OPA/NPA）和（或）球囊面罩（BVM）即可满足需要	A：气道保持通畅
B：呼吸	• 穿刺减压治疗张力性气胸 • 注意过度通气可减少心静脉回流，对颅脑损伤有一定的危害	R：呼吸支持
C：循环	• 评估和治疗休克，表现为低血压、心动过速或呼气末二氧化碳浓度低 • 除创伤性脑损伤外，低血压复苏有助于减少进一步出血和减少晶体输入 • 如果可以，考虑应用氨甲环酸和输血	C：循环和休克管理
	• 尽量减少低温情况的发生，以防止凝血功能障碍和出血增加 • 维持中枢神经灌注和氧合	**低体温症** H：头部损伤
	• 环境（高热，体温过低） • 眼外伤 • 准备转运 • 镇痛 • 抗生素	E：其他

出血和脑损伤占创伤性损伤死亡的大多数类型。对危及生命的出血和（或）脑损伤的确定性治疗需要的资源和人员在医院外的环境中通常无法提供。因此，在对可预防的死亡原因进行处理之后，下一个处理优先事项是迅速将患者送往有能力治疗其损伤的机构。最重要的是，快速转运应取代其他经常在现场进行的干预措施，但根据临床情况那些措施或许不是患者生存所必需的，如静脉输液或气管插管（Stiell，2008）。不能挽救生命的干预措施，如静脉输液和疼痛控制，应在途中开展。

创伤分类决策

有组织的创伤急救系统与提高生存率相关（Gabbe et al.，2012）。急救人员面临的挑战是确定哪些人需要在创伤中心接受治疗，哪些人可以在社区一级医院接受管理。将所有创伤患者送往创伤中心（过度分流）将使创伤急救系统超负荷，削弱为那些需要的人提供急救护理的能力。未分级（不将需要特殊创伤护理的患者送到创伤中心）会导致患者预后不佳。多年来已经制定了许多指南来协助急救人员完成分流过程。这里介绍的是由美国疾病控制与预防中心与美国外科医师学会创伤委员会和其他专业组织合作开发的一份报告。图 1-11 所示的图表是一种现场逐步识别步骤，每步都要考虑到特定的影响因素。

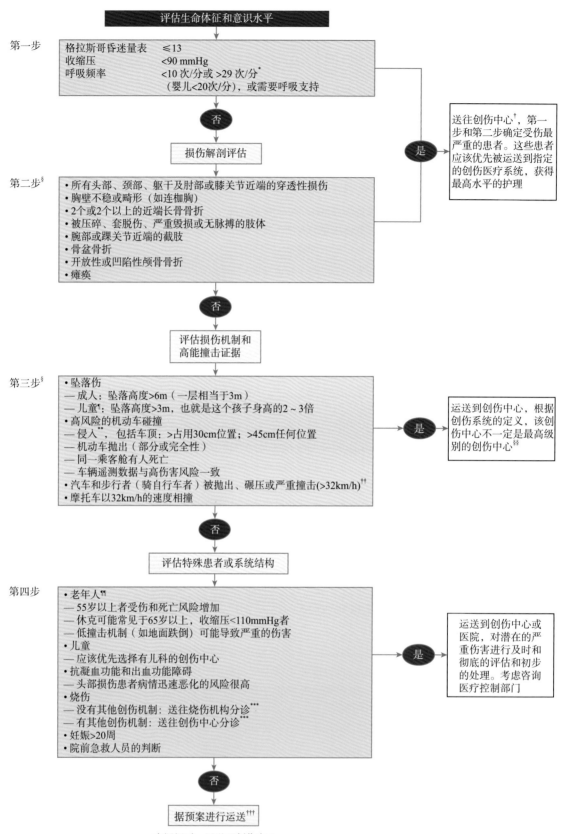

图1-11 受伤患者实地分类指南——美国疾病控制与预防中心2011年版（*Source：Centers for Disease Control and Prevention*）

＊ 婴儿呼吸速率的上限是29次／分，以维持较高的婴儿超分流水平。

† 创伤中心被指定为一至四级。一个一级中心有最大数量的资源和人员来照顾受伤的患者，并在教育、研究和预防项目上提供区域领导。二级机构提供与一级机构类似的资源，可能仅在某些子专业的持续可用性或为一级机构指定的充分预防、教育和研究活动方面有所不同；二级设施不要求是住校或同校教育中心。三级中心能够进行评估、复苏和紧急手术，将严重受伤的患者转移到一级或二级机构。四级中心能提供 24 小时医生值班，对受伤的患者进行复苏和稳定伤情，然后转送到提供高水平创伤护理的机构。

§ 在第二步中发现的任何损伤或在第三步中发现的任何机制都会触发"是"。

¶ 年龄＜15 岁。

** 侵入指的是内部隔间的侵入，而变形指的是外部破坏。

†† 包括被机动车撞到或碾过的行人或骑自行车的人，或被机动车以 32km/h 的速度撞击的人。

§§ 应使用当地或地区协议来确定创伤系统中最合适的创伤中心级别，不一定是最高级别的创伤中心。

¶¶ 年龄＞55 岁。

*** 同时有烧伤和伴随外伤的患者，如果烧伤对发病率和死亡率构成最大风险，应转移到烧伤中心。如果非烧伤性创伤出现较大的直接风险，患者可以在创伤中心稳定下来，然后转移到烧伤中心。

††† 不符合第一步到第四步的任何分类标准的患者应被送往当地 EMS 协议中所述的最合适的医疗机构。

预防及公众教育

传统上，本文所描述的创伤被认为是单独的病种。近年来，人们的想法已经逐步改变，将创伤本身描述为一种疾病，并有具体的原因、预防或减轻创伤的方法及治疗措施。虽然这篇文章的主要焦点是发生创伤性损伤的急救处理，但实际上预防伤害是首要的，而且能更大程度上减少伤害和死亡。这方面的一个好的典范是许多国家发动鼓励使用安全带的活动，这能够降低汽车碰撞相关的死亡发生率。

世界卫生组织将预防工作重点放在以下几个领域：暴力、道路安全、溺水和儿童损伤。例如，道路交通损伤是造成全世界15 ～ 29岁人群死亡的主要原因，预计到2020年，全世界每年将有200万～ 500万人因道路交通损伤，190万人死亡。为帮助减少这些损伤，世界卫生组织发动了"道路安全行动十年倡议"（2011 ～ 2020年）倡导具体的道路和车辆安全举措，并改善应急服务。即使是很小的改变也能显著减少社区内因创伤造成的伤亡。从紧急医疗体系的角度来看，世界卫生组织建议将预防和急救医疗体系纳入卫生保健系统，并使用通用紧急号码来联系急救人员，如 911（美国）、192（巴西）、999（英国）、119（日本/韩国）和112（全球GSM手机）。

随着日常生活中的恐怖主义和大规模伤害事件越来越频繁地出现，不仅应当训练紧急救护人员，而且应当训练旁观者在此类事件发生时参与救助，这有助于迅速采取行动拯救生命。出血控制和止血带的使用等可以在受伤发生后的关键时刻减少人员伤亡。例如，"停止流血"公众意识活动在第一年就对15万多名美国人进行了在大规模伤亡事件中快速止血的知识普及。

案例分析（续）

当你停下来隔窗观察并发现了一个可能的多发伤患者的灾害现场。事故总指挥告知你泄漏已得到控制，除轻微的燃料气味，没有火灾或其他危险物品的威胁。他说，卡车司机好像没受伤，轿车里2位乘客是清醒的，受惊了，但有意识，还有那个骑摩托车的人至少是有呼吸的。

戴上手套后，你走向那辆车。卡车司机告诉你，他不需要紧急医疗照顾，但颈部"有些僵硬"。他曾转弯以避免"正对面"冲向他的骑摩托车的人。

急救人员在轿车里发现了一对老夫妇。丈夫在司机的座位上。他是清醒的，可以正常讲话，并抱怨左侧手臂和踝关节疼痛。他说："他刚好转向我，飞过发动机盖撞到我前面的挡风玻璃。当他从我身边跌倒时把我这边的侧面镜撕扯了下来！"

那个乘客的妻子说："我还好，只需要照顾我的丈夫和我们的孙女。"然后你发现一个翻转的汽车座位被摔到车厢地板上。当你慢慢把它提起来时，被扣住的婴儿开始哭泣。急救人员主管建议事故总指挥再多派2辆救护车，并让消防人员检查其他患者。然后他拿着急救箱走向骑摩托车的人。因为最近的创伤中心离事故现场有一定距离，急救人员要求空中医疗转运（直升机）。

小结

- 创伤是全世界范围内对全年龄层人群影响最严重的疾病。对创伤患者采取有组织的治疗方法对改善预后至关重要。
- 在创伤现场，开始救助患者前需要执行一些重要的步骤。未进行现场评估可能将使你和患者遭受危险，甚至可能使你和患者一样遭受未预计到的伤害。首先要采取标准防护措施和评估现场。然后确定患者总数和是否需要额外救援人员或特殊设备。如果这里的患者超出了团队能够处理的范围，那么报告给调度室并启动多伤员事故预案。
- 识别损伤的机制并且应把它当作是创伤患者整体管理的一部分。问自己：发生了什么事？产生的能量类型是什么？多少能量被传递？身体的哪个部分受到影响？
- 高能事故的有关信息（如坠落伤、机动车碰撞事故）对急诊医师来说也是很重要的。要确保不仅记录了所发现的信息，还要将其口头报告给急诊科医师或创伤外科医师。有了这些知识和对伤情的高度怀疑，你可以为患者带来最大的生存机会。
- 完全的现场评估与理解损伤机制是至关重要的，这既可保证急救人员的安全，又能充分评估患者危及生命的损伤。由于创伤是一种需要时间和精力的疾病，需要时间进行目标明确的护理和大量的外部力量支撑，院外创伤护理应该有侧重性，可预防性死亡和残疾的干预措施应侧重考虑。

（译者　张雪娇）

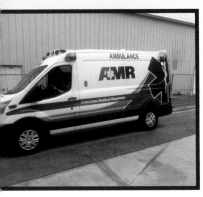

患者评估与处置

John T. Stevens, NRP

Leon Charpentier, EMT-P

Alexandra Rowe, NRP

John E. Campbell, MD, FACEP

关键词

AVPU

DCAP-BLS

局部检查

总体印象

ITLS 患者评估

ITLS 初步评估

ITLS 持续评估

ITLS 进一步评估

初始检查

立即转运

MIST 报告

快速创伤检查

SAMPLE 病史

PMS

TIC

学习目标

学完本章后，应该能够做到：

1. 概述 ITLS 创伤评估的步骤。

2. 描述 ITLS 初步评估。

3. 解释初始检查与快速创伤检查及局部检查之间的关系。

4. 描述什么情况下可以中断初步评估。

5. 了解处于危及生命状态下的患者如何进行管理。

6. 列出在初步评估期间采取的 10 项关键干预措施及实施时间。

7. 列出 10 项需要在 ITLS 初步评估中识别的危及生命的创伤。

8. 描述 ITLS 持续评估。

9. 描述 ITLS 进一步评估。

章节概述

ITLS患者评估：急救人员对患者进行评估，判断伤情及患者病情的过程，组成了ITLS初步评估、持续评估、进一步评估。

ITLS初步评估：对现场安全进行评估，快速发现危及生命的情况。由现场评估、初始检查及局部检查或者快速创伤检查构成。

ITLS持续评估：确定患者病情变化的简短检查。

ITLS患者评估是由ITLS初步评估、ITLS持续评估及ITLS进一步评估组成的。ITLS初步评估由现场评估、初始检查、快速创伤检查或局部检查组成。初步评估的目的是在现场快速寻找出危及生命的伤情并及时判断出哪些患者需要立刻送往医院。ITLS持续评估主要是为了及时发现患者的病情变化。而ITLS进一步评估是一项评估所有损伤的检查，不仅仅是针对致命性损伤。

如果患者没有危及生命的外伤（足趾离断伤），则进行初始检查，若检查正常，直接根据患者的主诉进行局部检查。不需要做进一步评估。

为了最大限度地减少现场时间，ITLS将院前创伤患者的评估与管理分为3个部分（初步评估、持续评估、进一步评估），每个部分又由若干步骤组成（图2-1）。这些评估构成了院前创伤救治的基础。

案例分析

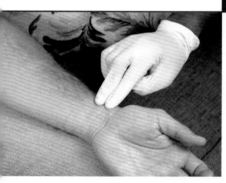

你被派往一个单方事故车祸现场，驾驶员已经告诉警察，因为他怕撞到一只狗，所以紧急向右转弯，在失去控制前穿过马路，撞到中间隔离带后撞向一棵树。你被告知有一位受伤患者，小狗没有受伤并逃离现场。

你到达后发现警察已经保护了现场，消防人员也在患者身边。他们向你保证现场是安全的。当你走近时，你注意到患者是一名年轻的成年男性，神志清楚，有明显呼吸困难，坐在驾驶座上。现场急救人员正试图对患者右前臂的大片撕裂伤进行按压止血。你也注意到患者没有系安全带，且方向盘是弯曲的。

在救治前，考虑以下问题：

- 在向患者靠近时，你应寻找什么线索？受伤机制是什么？
- 你的初步印象是什么？
- 第一步要做的治疗是什么？
- 患者可能会有哪些损伤？
- 你应该如何识别哪些伤情是危及生命的？
- 应该进行什么样的评估？
- 这是一个需要快速转运的情况吗？

请带着上述问题阅读本章。在本章结尾，你将会了解急救人员是如何处理该患者的。

ITLS患者评估

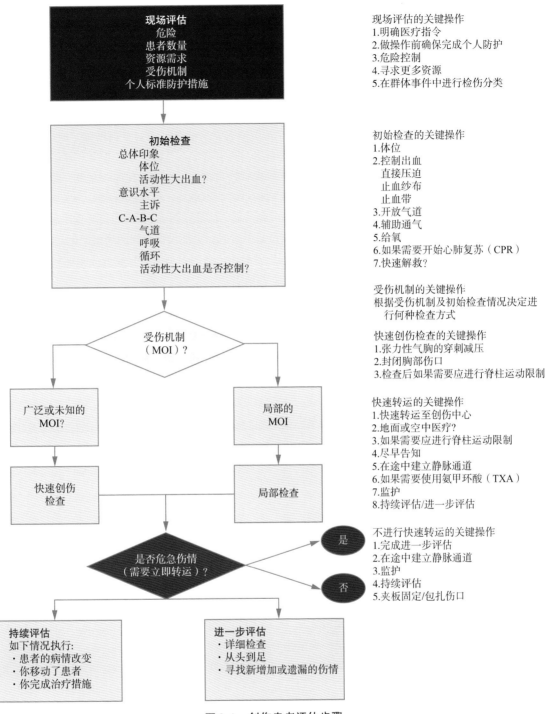

现场评估的关键操作
1.明确医疗指令
2.做操作前确保完成个人防护
3.危险控制
4.寻求更多资源
5.在群体事件中进行检伤分类

初始检查的关键操作
1.体位
2.控制出血
　直接压迫
　止血纱布
　止血带
3.开放气道
4.辅助通气
5.给氧
6.如果需要开始心肺复苏（CPR）
7.快速解救？

受伤机制的关键操作
根据受伤机制及初始检查情况决定进
　行何种检查方式

快速创伤检查的关键操作
1.张力性气胸的穿刺减压
2.封闭胸部伤口
3.检查后如果需要应进行脊柱运动限制

快速转运的关键操作
1.快速转运至创伤中心
2.地面或空中医疗？
3.如果需要应进行脊柱运动限制
4.尽早告知
5.在途中建立静脉通道
6.如果需要使用氨甲环酸（TXA）
7.监护
8.持续评估/进一步评估

不进行快速转运的关键操作
1.完成进一步评估
2.在途中建立静脉通道
3.监护
4.持续评估
5.夹板固定/包扎伤口

图2-1　创伤患者评估步骤

ITLS 进一步评估：一项从头到足的综合性检查，可发现在初步评估中可能遗漏的外伤。

初始检查：包括对患者的总体印象，他或她的意识水平，气道状态，呼吸和循环，以优先考虑患者并立即确定危及生命的情况；这是初步评估的一部分。

快速创伤检查：一个从头到足的快速、重点检查，寻找危及生命的外伤。

局部检查：当受伤机制很明确，且导致的损伤局限在身体某一部位时，可只针对受伤部位开展局部检查。

ITLS 初步评估

ITLS初步评估包括现场评估及对患者的初步评估与救治。首先从现场评估开始，在确保现场环境安全后进入，再开始初始检查，对患者进行快速创伤检查或局部检查（图2-2，图2-3）。

现场评估

现场评估往往是你在向患者靠近前进行的一系列措施。现场评估十分重要，评估不充分往往会使施救者与患者都陷入危险，危及生命。现场评估是依据事件性质的调度信息开始的。根据这份报告，在前往现场的途中，你应该开始制订行动计划。请记住所提供的信息可能不准确。根据这份报告，甚至在到达现场之前就可能要求额外的资源。到达后，应该按照第1章的内容认真地进行现场评估。

当你开始评估处理严重患者时，可能没有时间回到救护车上取装备。基于此，你应携带必要装备来到患者身边，在出发前就应根据任务类型和命令，结合平时的训练及相关政策，提前判断出需要携带的装备。

个人装备

—便携式对讲机

—强光小手电

—个人防护装备（手套、护目镜）

—弹簧破窗器（经窗进入）

—听诊器

—笔和便签本（签字笔、检伤分类标识）

外伤包（由队长携带）

—气道管理装备：手持吸引器、声门上气道管理设备（SGA）、气管插管套装（包括外科口罩和护目镜）、气切包（根据地方政策）

—呼吸球囊

—氧气瓶，无重复呼吸面罩，鼻导管

• 2.5cm 和 5cm 胶带（1in 和 2in），10包无菌敷料10cm×10cm（4in×4in）纱布绷带卷，2个大的外伤敷料

—商用战时止血带及止血敷料

—封闭气胸的敷料，众多公司生产的胸部封闭敷料或凡士林浸渍纱布

—胸部减压装置，大口径导管（14号）超过8cm（3.25 in）或商用减压穿刺针

—救生毯、保温毯（可放在担架中）

其他设备（可由第二或额外急救人员携带）

—脊柱运动限制装置，包括长背板或铲式担架，3～4条肩带，颈椎固定装置（CID）或床单圈和5cm（2in）胶带，可调节颈托

—担架或 Stokes 篮

—烧伤敷料 / 冲洗液（如果受伤机制是烧伤）

—额外的创伤敷料

确保现场安全后，作为团队领导，你应首先对患者进行快速评估。所有治疗决定都应建立在确定患者是否存在致命伤的基础上。请牢记，一旦开始ITLS初步评估，只有4种情况才可以终止评估。你只有在：①现场环境变化，不再安全；②独自一人且有致命的大出血；③气道阻塞；④心搏骤停（外出血、呼吸停止、呼吸困难或者出血等严重情况，可以交由队友进行处理而队长则要继续评估患者）。

提示

安全

在进行现场评估之前，不要接近患者。愚蠢匆忙的行动可能会失去一个急救人员而增加一位患者。

ITLS初步评估

现场评估
标准防护措施
危险、患者数量、是否需要更多的资源
受伤机制

- -

初始检查
总体印象
年龄、性别、体重、面容表情、体位、自主活动、明显外伤、皮肤颜色
活动性大出血（CABC）

意识水平（LOC）
（A-V-P-U）
主诉/症状

气道
（进行脊柱运动限制）
（鼾声、气过水声、喘鸣声、无声）

呼吸
〔**存在?** 频率、深度、效率（有无呼吸困难）〕

循环
是否存在桡动脉或颈动脉搏动? 频率、节律、质量
皮肤颜色、温度、湿度，毛细血管充盈时间
出血是否被控制?

- -

快速创伤检查
头和颈
颈静脉怒张?
气管偏移?

胸部
不对称（反常运动?）， 挫伤、穿透伤、
压痛、不稳定、骨擦音
呼吸音
（有无? 对称? 如不对称：叩诊）
心音

腹部
（挫伤、穿透伤/脏器脱出；压痛、肌紧张、膨隆）

骨盆
压痛、不稳定、骨擦音

上肢/下肢
有无明显红肿、畸形
运动、感觉

背部
穿透伤、明显畸形

━━━━━━━━━━━━━━━━━━━━━━━━━━━━━━━
患者——转送至救护车完成检查
━━━━━━━━━━━━━━━━━━━━━━━━━━━━━━━
若存在桡动脉重症脉搏：
生命体征
测量脉搏、呼吸、血压

若意识状态发生改变：
瞳孔
大小? 对光反射? 等大?

格拉斯哥昏迷量表
眼睛、声音、运动

图2-2　包括快速创伤检查的ITLS初步评估

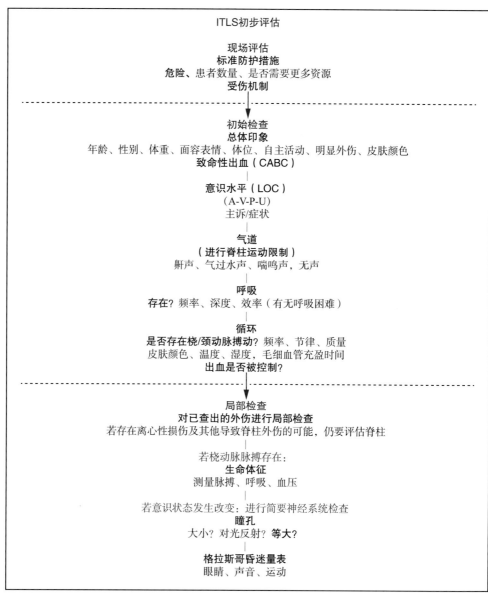

ITLS初步评估

现场评估
标准防护措施
危险、患者数量、是否需要更多资源
受伤机制

- -

初始检查
总体印象
年龄、性别、体重、面容表情、体位、自主活动、明显外伤、皮肤颜色
致命性出血（CABC）

意识水平（LOC）
（A-V-P-U）
主诉/症状

气道
（进行脊柱运动限制）
鼾声、气过水声、喘鸣声，无声

呼吸
存在？ 频率、深度、效率（有无呼吸困难）

循环
是否存在桡/颈动脉搏动？ 频率、节律、质量
皮肤颜色、温度、湿度、毛细血管充盈时间
出血是否被控制？

- -

局部检查
对已查出的外伤进行局部检查
若存在离心性损伤及其他导致脊柱外伤的可能，仍要评估脊柱

若桡动脉脉搏存在：
生命体征
测量脉搏、呼吸、血压

若意识状态发生改变：进行简要神经系统检查
瞳孔
大小？ 对光反射？ 等大？

格拉斯哥昏迷量表
眼睛、声音、运动

图2-3　包括局部检查的ITLS初步评估

提示

中断

只有团队领导在以下情况下才能中断ITLS初步评估：①现场环境不安全；②致命的大出血；③气道完全性阻塞；④心搏骤停。

对于重症患者，初步评估的时间不应超过2分钟，现场处理的时间尽量不超过5分钟。所以现场的所有治疗措施都是针对致命性损伤的。而其他评估和治疗可以在救护车驶往医院途中进行。

经验提示，对患者重要伤情的漏诊或误诊，往往与团队领导中断初步评估去进行治疗，忘记、遗漏后续评估内容有关。为了避免这种情况的出现，当需要对患者紧急治疗时，你应当指派队员去做此类操作，而你则应该继续完成评估。当发现紧急情况时，发出明确的处置指令，而不中断评估，不增加现场处置时间是至关重要的理念。团队合作对于患者的预后是至关重要的。

在进行评估时，你应该明确需要立即采取的关键干预措施。你应该明确地指示其他团队成员执行这些干预措施。如果你是唯一一位有能力进行胸腔穿刺减压的人，请让一名团队成员为你准备设备，以便你可以在完成初始检查后在转移前立即穿刺减压。

初始检查

初始检查的目的是确定是否有直接的生命威胁。一旦你确定接近患者是安全的，评估就应该迅速而顺利地进行。它包括你接近患者时的总体印象，然后在你开始与他（她）互动时评估患者的意识水平（LOC），并获取初始病史。患者的反应也会告诉你另外三个重要的信息：气道、呼吸和循环情况。

1.在靠近患者时，建立对患者的总体印象

当你接近患者时，你会对患者有一个总体印象。记录患者的大致年龄、性别、体重和面容表情。老年人和年幼患者受伤的风险高。女性患者可能已经妊娠。观察患者的体位，包括身体的位置和与周围环境的关系。注意患者的活动、他们能意识到周围的环境、有目的地移动、焦虑和（或）明显的痛苦吗?患者有明显的伤口吗?（注意不要被这些损伤分散了注意力。）患者有外伤性大出血吗?如果是这样，指示一名队员立即直接止血，并加压包扎，如果不能控制出血，使用止血带。

你对患者的现场和损伤机制的观察将有助于你对患者进行优先排序。确保患者的位置，以便对他（她）进行充分的评估。如果有几位或很多患者，使用ITLS初始检查或大规模伤亡事件（MCI）检伤分类对他们快速分诊。

2.当开始采集病史和评估颈椎稳定需要的同时，评估患者最初的意识水平

当你到达后，应立即开始评估，即使患者正处于被解救过程中。结合受伤机制，患者的总体印象，或患者自述脊椎疼痛或压痛，或对于意识水平下降的患者为预防潜在的脊柱损伤，要进行充分的评估，从开始就应进行脊柱运动限制，并使用手法稳定颈椎的方式。

团队领导应对患者表明身份:"我名字叫_____，我们来这里帮助你，能告诉我们发生什么事情了吗?"试着在患者视野范围内接近，避免他转动脖子。如果患者可以对答，说明其神志清楚且气道开放，若患者意识不清或模糊（答非所问，反应迟钝）则需要用AVPU的方法对患者的意识状态进行评估（表2-1），任何低于A（清醒）的患者都需要在快速创伤检查时寻找导致神志变化的原因，意识水平下降或者变化可由多种原因引起，如气道阻塞、呼吸衰竭、休克、颅内压增高、药物滥用、代谢紊乱等。快速创伤检查可以使得评估更为系统、有序地寻找意识水平改变的原因。

表 2-1　意识状态分级（AVPU）
A—警醒（清醒、位置感明确，服从指令）
V—对声音刺激有反应（意识模糊或意识不清，但是对声音刺激有反应）
P—对疼痛有反应（意识不清，但是对疼痛刺激或触摸有反应）
U—无反应（无呕吐和咳嗽反射）

3.气道评估

评估气道:若患者无法说话或者意识不清，则需要进一步评估患者气道。气道阻塞的表现为鼾声、气过水声、哮鸣音或无声音。记住，无法维持气道开放是4个中断ITLS初步评估的原因之一。

如果患者有鼾声，就要调整气道的位置。如果有颈椎损伤的危险，应避免颈部过伸来打开创伤患者的气道。而使用推颌法或提颏法。

如果有气过水声，则进行气道吸引。患者仰卧时要注意不要刺激咽反射，因

总体印象: 简要记录患者的年龄、性别、体重、体位和任何明显的损伤，包括危及生命的外出血。

AVPU: 是对患者意识水平的一个简单描述。AVPU 代表: 警醒、对声音刺激有反应、对疼痛有反应及无反应。

提示

C-A-B-C-D-E

C–控制危及生命的出血

A–气道

B–呼吸

C–循环

D–残疾（神经功能）

E–暴露伤害，保护自己不受环境伤害

不要对立即制止威胁生命的出血（在C-ABC中首先是C）与美国心脏协会（AHA）在心源性猝死中的"C"混淆。在AHA中，C是指胸外按压。战争医疗人员（TCCC和C-TECC）记录使用MARCHE字符代替:

M–大出血

A–控制气道

R–呼吸支持

C–循环支持

H–低体温，头外伤

E–其他情况

提示

ITLS推荐何时开始脊柱运动限制

符合以下条件的患者应考虑适当应用脊柱运动限制：

- 脊柱畸形、疼痛或压痛
- 钝性损伤和意识水平改变
- 高能损伤机制
- 由于药物或酒精中毒而导致的精神状态改变
- 局灶性神经症状
- 临床上不能对是否存在脊柱损伤进行充分的评估

为呕吐很容易导致误吸。

如果患者为哮鸣音（高音调吸气音），准备气管插管。

如果气道无声音，评估一下呼吸，如果窒息，进行通气。如果无法使胸部提升，进行气管插管或置入声门上气道确保气道安全。

4.呼吸评估

通过看、听、感觉来判断患者的呼吸，如果患者意识不清，应将耳放在口部来判断患者的呼吸深度（感知潮气量）和频率。观察患者的胸部、腹部的呼吸运动，用面部感知气流，同时将手放在患者胸部感受呼吸运动，如果患者有呼吸运动，但是未感受到口鼻处的气流，说明患者可能存在通气不足。发现患者用辅助呼吸机呼吸，说明通气不足（表2-2），第二名施救者应立即开始辅助通气。对于颈椎损伤患者，使用膝部限制患者颈部的移动。辅助通气时，需要确保给予患者足够的通气频率（每6秒1次），以及足够潮气量使得胸部起伏。潮气量成人约500ml，儿童为6～10ml/kg。施救者在使用球囊面罩通气时，常通气过快过深。

表 2-2 不同年龄阶段的生命体征指标				
年龄	心率（次/分）	呼吸频率（次/分）	收缩压（mmHg）	体温（℃）
0～1个月	＞205	＞60	＜60	＜36或＞38
1～3个月	＞205	＞60	＜70	＜36或＞38
3个月至1岁	＞190	＞60	＜70	＜36或＞38.5
1～2岁	＞190	＞40	＜70＋（年龄×2）	＜36或＞38.5
2～4岁	＞140	＞40	＜70＋（年龄×2）	＜36或＞38.5
4～6岁	＞140	＞34	＜70＋（年龄×2）	＜36或＞38.5
6～10岁	＞140	＞30	＜70＋（年龄×2）	＜36或＞38.5
10～13岁	＞100	＞30	＜90	＜36或＞38.5
＞13岁	＞100	＞16	＜90	＜36或＞38.5

National Model EMS Clinical Guidelines，Ver. 2.1，NASEMSO，2017.

救援者往往通气过快，如果使用呼气末二氧化碳检测仪监测呼吸，需要把呼气末二氧化碳（$ETCO_2$）维持在35～45mmHg。所有呼吸不正常的患者均应进行氧疗。然而，最近研究显示，内科患者（McEvoy，2018）供氧太多也可能对其造成伤害，所以将创伤患者的脉搏氧饱和度维持在95%左右而不是100%更加合适。

循环

外出血是否已控制？绝大多数的出血都可以通过使用敷料直接压迫止血法止血。然而，如果直接压迫或加压包扎不能控制出血，则需要在肢体远端伤口上应用止血带进行止血。如果包扎止血的敷料被血浸透了，应移除敷料，直接压住出血部位包扎伤口。止血敷料在这种情况下很有用（参见第5章）。

救援人员应注意检查桡动脉（婴儿检查肱动脉）脉搏的频率和质量，注意观察患者脉搏是否过慢（成人＜60次/分）或过快（＞120次/分），对于小儿患者，频率随年龄而变化（参见第18章表18-2）。

判断搏动是否细弱、规律。判断皮肤颜色、温度及毛细血管充盈时间。毛细血管充盈时间受外界环境的影响。观察皮肤的颜色、温度及情况。皮肤颜色是否苍白、湿冷，意识水平下降，都是灌注减少（休克）早期有效的评估线索。

如果桡动脉脉搏无法触及则应检查颈动脉脉搏。如果无法触及颈动脉脉搏（患者呼吸不正常），除非患者存在严重钝性损伤或其他致命性损伤（见第16章），应立刻开始CPR，并尽快转运患者。查找创伤性心搏骤停的可逆病因，记住，这也是必须中断ITLS初步评估的4个原因之一。

快速创伤检查或局部检查

对患者进行快速创伤检查还是局部检查，主要是根据受伤机制和初始检查的结果来选择的。如果是广泛性损伤的受伤机制（如车祸、高处坠落）或有任何多发伤的可能应行快速创伤检查（图2-2）。对于意识不清或受伤机制不明确的患者也应行快速创伤检查。如果受伤机制非常明确且与患者外伤存在直接联系（如股骨枪伤、手部离断伤），就可以对患者的受伤部位进行局部检查（图2-3）。从实际情况来看，穿透伤（刺伤或枪伤）似乎只有一处伤口，但患者可能不知道还有其他伤口。因此应仔细检查其他伤口。

最后，对于那些没有严重受伤机制的外伤（石头砸伤足趾），初始检查正常（意识清楚、呼吸正常、桡动脉脉搏＜120 次/分，无呼吸困难，无胸、腹、髋关节疼痛等不适），可以直接根据患者的主诉对患者开始局部检查。

如果患者存在下列问题，可认为是高优先级（高危）患者：
- 危险的受伤机制
- 高危人群（年幼、年长、慢性疾病患者）
- 初始检查发现以下问题
  —意识状态发生变化
  —呼吸异常
  —循环异常（休克或无法控制的出血）
- 存在下列情况
  —意识不清
  —呼吸困难
  —严重的头、颈部、躯干疼痛

1.快速创伤检查

快速创伤检查是一个快速寻找各种致命性威胁的简要查体（图2-2），如果时间允许，会在稍后对患者进行更细致的查体：ITLS 进一步评估。完整的初始检查，获得简要、明确的病史（发生了什么事情，哪里受伤）。快速寻找头颈部明显的外伤。如果患者主诉颈部疼痛或压痛，或四肢感觉及活动不能正常进行，考虑需要先用手法稳定颈椎，并在解救患者及转送中进一步限制脊柱运动。

检查头部颈部伤势后，下一步评估颈静脉，如果颈静脉充盈提示胸膜腔内压增高（张力性气胸或心脏压塞），如果颈静脉怒张则需要观察并触诊胸骨上窝来判断是否存在气管移位。此时应对患者进行颈托固定。

暴露并检查患者胸部，判断胸部运动是否正常。是否有反常呼吸，有没有胸壁的挫伤和擦伤，有无胸部的穿刺伤或吸吮性伤口，简单触诊判断胸壁是否有压痛、稳定、有无捻发音，双肺呼吸音是否存在、对称。用听诊器沿腋中线听诊双侧胸壁第4肋间，如果双侧呼吸音不对称（单侧呼吸音减低或消失），需要通过叩诊来判断患者是因为疼痛导致肌肉紧张还是存在张力性气胸（鼓音）或血胸（实音）。如果在检查中发现胸部异常（连枷胸，开放性胸部外伤，张力性气胸）一旦发现就需要立刻处理。指派组员来处理患者的胸部外伤（封闭开放性伤口）。一旦确诊张力性气胸（参见第8章和第9章），立即进行胸腔穿刺减压。在腹部检查之前，简要的心脏听诊利于对比变化，如进展为心音低钝。

简要检查患者腹部，查看有无擦伤、穿刺伤或异物刺入或者腹膨隆。触诊腹部，判断有无压痛、肌紧张。（压痛、肌紧张和腹膨隆是全腹征象，不局限于某一象限）。注意，昏迷不醒的患者或颈椎损伤的患者可能会得到假阴性的腹部检查结果。

通过轻压髂前嵴和髋关节并轻压耻骨联合来压迫骨盆环。如果骨盆不稳定，指导一名队员去拿铲式担架，可能还有骨盆固定带或床单。如果骨盆不稳定，不要再触诊。快速检查上、下肢，判断有无畸形、肿胀。在这样做时，要警惕任何药物贴片或医疗标签的存在。不稳定的骨盆及双侧股骨骨折会导致患者发生严重休克。在转运患者前，要判断患者四肢的感觉及活动（需要注意的是，在某些情况下，没有必要脱掉患者腹部以下的衣服，因为生命威胁的证据往往是明显的或通过触诊来评估的）。

将患者转移到脊柱板、铲式担架或其他患者转移装置的同时，检查患者背部。如果患者存在髋关节不稳定或者双侧股骨骨折，应使用铲式担架（图2-4），避免进一步损伤，并将患者转送至担架车。科学研究证明，铲式担架可以达到与脊板相同的固定效果，甚至更好，你可以用它替代脊柱板（Krell，2006）。需要明确：即使对患者使用铲式担架，也要尽可能检查患者背部。将患者固定于铲式担架（或脊柱板，如果有临床表现）后，应尽快将患者转运至救护车上。除非将患者送往医院的时间很短，否则在运送前，应取出背板并将患者固定在担架床上。

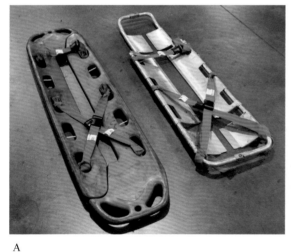
A

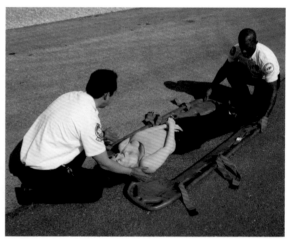
B

图2-4　可以将患者转移至担架车的铲式担架

一旦上了救护车，如果患者有桡动脉脉搏，要尽快获取基础生命体征，包括血压（可能的话进行双侧肢体测量）、脉搏和呼吸频率，以及其他简要的病史（见下文）。

如果患者精神状态改变，应立刻行简要神经科检查，判断是否存在颅内压（ICP）升高。神经科检查应包括意识、瞳孔大小及对光反射、格拉斯哥昏迷量表评分，或者最基本的格拉斯哥运动评分（Acker et al.，2014；Caterino 和 Raubenolt，2012），脑疝的征象（见第12章）。鉴别脑疝很重要，因为它对提供通气的速度，治疗休克的积极程度，甚至很可能对患者的预后有重要影响。

还要寻找医疗信息配饰。头部受伤、休克和缺氧并不是导致精神状态改变的唯一原因；还有一些非创伤性的原因，如低血糖、药物或酒精过量。记住，内科疾病可能会导致患者遭受创伤。永远不要认为精神状态改变的患者只是喝醉了。所有精神状态改变的患者都应该在转运过程中进行指尖葡萄糖检测，并作为神经学评估的一部分。

一旦你完成了ITLS的初步评估，将患者转移到最近的适当医疗机构。

2. SAMPLE 病史

在对患者进行体格检查的同时，你或其他救援者应开始采集SAMPLE 病史（表2-3）。这一点在你必须从旁观者那里获得相关信息时变得尤为重要，因为他们无法伴随在整个转运过程中。

表 2-3　SAMPLE 病史
S—症状
A—过敏史
M—用药史
P—既往病史（其他疾病）
L—最近一次进食史（最近一次吃的东西）
E—事件经过（发生了什么事情）

谨记，院前急救人员不仅是见证现场的人，还可能是唯一了解现场情况及患者病史的人。因为很多在现场意识清楚的患者在到达医院时已经意识不清。作为急救人员，你所做的不仅仅是通过给予治疗而将患者活着送到医院，你还必须是一个了解事件现场情况的知情者。关注患者的主诉和症状、事件发生的前因后果（即SAMPLE 病史里的S和E），在转运途中你可以获得更详细的情况。患者的症状提示可能存在其他外伤，并影响后续检查。所以尽可能了解受伤机制（是否曾经被困、跌落的高度、摔伤的原因）十分重要，还要寻找能够提示严重受伤的线索，如曾出现意识不清，呼吸困难，颈、背部、胸部、腹部及髋关节疼痛等。

3. 关键性治疗及转运决定

当你完成ITLS初步评估，你可以获得足够的信息来判断事件的严重程度。若患者伤情严重，则应立即转运。大多数治疗可以在转运途中进行。

如果患者存在以下严重创伤或情况，应立即转运。

- 初始检查发现以下情况
  —意识状态改变
  —呼吸异常
  —循环异常（休克或无法控制的出血）
- 在快速创伤检查中发现的能快速导致休克的情况
  —躯干穿刺伤
  —胸部异常（连枷胸、开放性损伤、张力性气胸、血胸）
  —腹部肌紧张、膨隆
  —骨盆不稳定损伤
  —双侧股骨骨折

提示

现场时间

创伤患者的生存是时间依赖性的（Brown et al., 2016; Pham, 2017）严重创伤患者更需要的是在手术室内的决定性治疗。所以在现场只做必要治疗。其他治疗可在转运途中进行。

SAMPLE 病史：是处置创伤患者时所需的最基本信息。SAMPLE是症状、过敏史、用药史、既往病史、最近一次进食史及事件经过的缩写。

提示

要在现场实施挽救生命的干预措施
1. 控制威胁生命的外出血
2. 建立、维持患者气道
3. 通气
4. 给氧管理
5. 开始CPR
6. 封闭开放性胸部创伤
7. 张力性气胸穿刺减压
8. 稳定穿刺物
9. 脊柱运动限制

立即转运：指在初步评估完成后，需要尽快转移的危重患者。

- 受伤机制严重，一般健康状况差的患者。

即使患者貌似稳定，但是其受伤机制很严重或存在其他的危险情况（高龄、健康状况差、同一机动车的其他乘客已经死亡）应尽快转运。

4.获得医疗指导/接收医院

当你遇到重症患者时，尽快获得更专业的医疗指导是十分重要的。将患者送到适当的医院并获得专业的治疗是需要时间的。但是重症患者时间有限，所以应尽快通知接收医院、告知预计达到时间（ETA）、病情、到达现场后需要的特殊治疗等。

美国疾病控制与预防中心（CDC）伤员现场分诊指南（Sasser et al.，2012）等指南将帮助你确定你的患者应该被送往哪种类型的医疗机构。同样，也有指导方针可以帮助你确定哪些创伤患者可以从航空医疗运输中受益（Thomas et al.，2014）。

ITLS 持续评估

可以在转运途中进行多次ITLS持续评估。对于重症患者，应该每5分钟进行一次，对于稳定患者，则应每15分钟评估一次。持续评估同时应在发生下列情景时进行：

- 当患者病情变化时。
- 患者每次移动时。
- 每次对患者进行治疗时。

PMS：代表脉搏、运动功能和感觉。

该评估的目的是发现患者病情的变化，所以应着重反复对那些可能发生变化的体征、病情进行评估。例如，如果对患者使用牵引夹板时，应反复评估患肢疼痛是否减轻，远端脉搏是否存在，运动功能、感觉是否良好。另一方面，在对张力性气胸患者进行胸部减压后，应反复进行初始检查的所有内容，并进行多次快速创伤检查。

将患者转运至救护车，完成初步评估得到患者生命体征，并要进行简要神经科体格检查，应开始转运患者并进行ITLS持续评估，对于不稳定的患者要充分暴露，对于严重的多发伤患者，第一次持续评估的内容，应相当于再进行一次初步评估，包括初始检查和快速创伤检查。

流　程

进行 ITLS 持续评估

ITLS持续评估应通过如下顺序开展（图2-5）：

1.检查所有严重的外出血是否得到控制。使用止血带应记录时间。

2.询问患者自我感觉有无变化或异常。完善SAMPLE病史采集。

3.重新评估患者的精神状态（LOC或瞳孔）。如果患者精神状态发生改变，应查指尖血糖并复查GCS或进行格拉斯哥运动评分。也要考虑药物过量的可能性，并考虑使用纳洛酮。

4.复查生命体征（血压、脉搏、呼吸频率）；检查动脉血氧饱和度；使用并核查心脏监测仪，呼气末二氧化碳和体温。

5.复查ABCs。

a.再次评估气道；这位患者需要插管吗？

b.重新评估呼吸：频率，深度，效率（是否存在呼吸困难？）

流　程（续）

c.重新评估循环：肤色、温度、湿度；毛细血管充盈时间。

6.检查颈部：是否存在颈静脉怒张或气管偏移？

7.重新评估胸部。

a.胸部活动度是否对称？

b.呼吸音是否对称？

c.心音是否低钝？

d. 如果胸部不正常，监护仪是否显示有心律失常，如果是，做12导联心电图。

8.复查腹部有无压痛、膨隆或肌紧张。

9.复查所有已检出的外伤，骨折远端的PMS。

应准确记录所有的发现和操作，记录患者的病情变化。记录进行关键性治疗的时间，在病情记录中写明与伤情及事故相关的重要细节。

ITLS持续评估
|
患者病史
完成SAMPLE病史采集（如未完成）
|
意识水平（LOC）
A-V-P-U
瞳孔
|
如果意识状态发生改变：
指测血糖
格拉斯哥昏迷量表
眼睛、声音、运动
|
生命体征
测量脉搏、呼吸频率、血压
脉搏氧饱和度、心电监护、CO_2监测，体温
|
气道
开放？如果是烧伤患者要判断是否有吸入性损伤
|
呼吸
存在？频率、深度、效率（是否有呼吸困难）
|
循环
皮肤颜色、温度、湿度、毛细血管充盈时间
|
出血是否被控制？
|
颈部检查
明显外伤，压痛、肿胀颈静脉怒张？气管偏移？
|
胸部检查
不对称（矛盾运动？），挫伤，穿透伤，压痛，不稳定，骨擦音
|
呼吸音
是否存在？对称？（如不对称：叩诊）
心音
|
腹部检查
挫伤、穿透伤/脏器脱出；压痛、肌紧张、膨隆
|
复查伤情
|
检查治疗措施
插管、氧气、静脉通路、胸外伤的封闭敷料、减压针、夹板和敷料、固定异物、妊娠患者的体位
|
复查监护
心率，呼气末二氧化碳，脉搏氧饱和度

图2-5　ITLS 持续评估

ITLS 进一步评估

ITLS进一步评估是一项更全面的检查，旨在识别在ITLS初步评估中可能被忽略的额外伤害，重点是识别危及生命的伤情。这项检查还为后续治疗方案的确定提供基准。记录在评估中发现的信息是很重要的。是否进行ITLS进一步评估取决于如下情况。

- 如果患者情况危急，应在转运过程中进行评估，而不是在现场评估。
- 如果转运路途较短而你又需要对患者进行治疗，可以不做进一步评估。
- 如果ITLS初步评估未发现严重问题，可以在现场做ITLS进一步评估。而那些无危险受伤机制，而且病情相对稳定的患者不需要做进一步评估。

当你开始进一步评估时，应先快速再进行一次初始检查。检查可以在队员测量生命体征时进行。

DCAP-BLS： 是畸形、挫伤、擦伤、穿刺伤、烧伤、撕裂伤、肿胀。

TIC： 压痛、不稳定、骨擦音/捻发音。

流 程

进行 ITLS 进一步评估

检查应包含以下内容（图2-6）：

1.重复初始检查。

2.考虑使用监护（心率、脉搏氧饱和度），经常用于转运途中。

3.再次记录生命体征。

4.进行简要神经科体格检查，包括意识水平（GCS；表2-4），瞳孔。

5.进行细致的体格检查（从头到足）。要特别关注患者的主诉，同时复检之前已查出的外伤。检查应包括视诊、听诊、触诊，有时还需要叩诊。你应寻找畸形、挫伤、擦伤、穿刺伤、烧伤、撕裂伤、肿胀（DCAP-BLS），触诊是否存在压痛、不稳定、骨擦音/捻发音（TIC）。检查腹部时，轻触诊有无压痛和肌紧张，以及全腹肌紧张和膨隆，这表明可能有失血和潜在的生命危险。

6.下肢和上肢的损伤通过视诊和触诊进行，并评估远端的脉搏、活动、感觉（PMS）。在固定任何骨折之前和之后都要这样做。上肢的成角畸形骨折应尽量按照受伤时的初始位置固定。大多数下肢骨折，特别是股骨骨折，可尝试轻柔拉直，然后用牵引夹板固定。危重患者只有在途中才会用夹板固定肢体骨折。

如果ITLS进一步评估中发现患者伤情有进展或加重则应立刻转运。（心肌顿挫伤很可能只有在持续评估检查或进一步评估时才能发现。）

在完成进一步评估后，应对患者进行包扎和固定。

表 2-4　格拉斯哥昏迷量表

睁眼反应		语言反应		动作反应	
	得分		得分		得分
自然睁眼	4	说话有条理	5	可依指令动作	6
呼唤睁眼	3	应答混乱	4	对疼痛有明确的定位	5
疼痛刺激睁眼	2	发出不恰当的单字	3	疼痛刺激时肢体会退缩	4
无反应	1	发出不可理解的声音	2	疼痛刺激时肢体会屈曲	3*
		无任何反应	1	疼痛刺激时肢体会过伸	2**
				无任何反应	1

*去皮质强直。

**去大脑强直。

流　程（续）

ITLS进一步评估

初始检查

总体印象
患者较前好转、恶化还是无变化?

意识水平（LOC）
（A-V-P-U）

气道
（脊柱运动限制）
鼾声、气过水声、喘鸣声、无声

呼吸
存在? 频率、深度、效率（有无呼吸困难）

循环
桡动脉脉搏—颈动脉（如无桡动脉搏动）是否
存在? 频率、节律、质量
皮肤颜色、温度、湿度、毛细血管充盈时间

致命性出血是否控制?

- -

详细查体
患者病史
完成SAMPLE病史采集（如未完成）

生命体征
测量脉搏、呼吸频率、血压
脉搏氧饱和度、心电监护，CO_2监测，血糖，体温（必要时）

格拉斯哥昏迷量表
（眼睛、声音、运动），意识状态

头部检查
DCAP-BLS，TIC（瞳孔、浣熊征、巴特尔征、耳鼻漏）

颈部检查
DCAP-BLS，TIC，颈静脉怒张? 气管偏移?

胸部检查
不对称，矛盾运动，DCAP-BLS，TIC

呼吸音
有无? 对称?（如不对称: 叩诊）异常呼吸音?
心音

腹部检查
挫伤、穿透伤/脏器脱出; 压痛、肌紧张、膨隆

骨盆检查
DCAP-BLS，TIC

上肢/下肢检查
DCAP-BLS，TIC，远端PMS

背部检查
只有初步评估未查背部时进行，
DCAP-BLS，TIC

图 2-6　ITLS进一步评估

通过对患者进行初步评估及持续评估，你应已获得了 SAMPLE 病史。但是必要时，可以在对患者做进一步评估时，向清醒患者询问更详细的病史。

创伤患者评估中的辅助工具

对患者进行创伤评估的一个重要目的，是决定将患者送至何种级别的创伤中心。对于生命体征不稳定或存在严重解剖结构创伤的患者，一般都应送至创伤中心。但是对于受伤机制严重，而生命体征正常、意识清楚的患者，在医院选择上却存在一定困难。

理想状况下，应将最严重的患者尽快送至适当（有诊疗能力）的创伤中心，因为既往经验提示这样可使患者获得最好的预后（Ashely et al., 2015）。但是应避免将所有患者都送至创伤中心，而让没有救治需要的患者过度使用有限的诊疗资源。我们需要一些新式的工具来区分那些伤情不重而且病情相对平稳的患者与伤情开始貌似稳定但迅速恶化需要快速转运至创伤中心的患者。

血清乳酸测定和超声检查被认为是在检伤时有助于辨别以上两种情况的有效方法。血清乳酸作为组织缺氧的标志物，已经在院内用来监测重症患者。现阶段，血清乳酸被认为有助于帮助救援人员在现场发现那些生命体征正常却有潜在出血且有可能快速进展至失血性休克的患者。很多急救机构或组织已开展院前指血血清乳酸水平检查，以预测哪些患者有可能休克（Van Beest et al., 2009）。

便携式超声可以用来判断是否有腹部出血及心脏压塞。急诊科医师在对患者进行初步评估时，经常使用名为"FAST"（用超声对患者进行局部评估）的腹部超声检查法。这是一项仅用 1～3 分钟便可完成的无创检查。在很多急诊科，FAST 已经取代腹部诊断性穿刺，成为在初步评估中判断腹部钝性损伤患者是否有腹部内出血的主要方法。因为其便携性、易学性及操作简单，FAST 超声检查法已经被用在一些陆地及航空急救机构中（尤其是欧洲）。而超声结果也被作为决定将患者直接送至创伤中心还是普通医院的依据。初步文献报道显示（Brooke，Walton 和 Scott，2010；Korner et al.，2008；Walcher et al.，2006），腹部超声检查判断腹部内出血的阳性率在 90% 以上。为了确保在对各种类型患者进行院前超声检查的有效性，适当的培训是非常重要的（Arshad，2018）。

希望这些检查手段和辅助检查能提供给急诊急救医师更多的选择，以改进患者诊疗方案及提高治疗资源的利用。

转运中的治疗

MIST 报告：美国和北约军队采用了这种形式来进行简短的报告
*受伤机制/识别的医疗问题
*发现伤情
*症状/体征/重要病史
*给予的治疗

对你的患者来说非常重要的一点是，任何时候你在转运过程中应该对患者进行治疗，如当你到达医疗机构时，必须提供一份清晰和简明的报告，说明你的患者发生了什么，你发现了什么损伤，给予了什么治疗。在治疗危重患者中很容易忽略关键信息。医务人员应有条理地在床边报告信息。此外，接收患者的医务人员应该仔细核对急救人员提供的信息，即急救节点的概念（Goldberg et al.，2017）。患者信息传输方案的一个例子是使用 MIST 报告格式，许多军事医务人员使用的就是这一种：M，主诉和受伤机制；I，疾病和伤情的识别；S，症状和体征（包括生命体征）；T，给予的治疗（图 2-7）。

```
MIST报告
M： 受伤机制或医疗主诉
      年龄，性别（包括患者的姓名以便交接）
I： 损伤或疾病的识别
      受伤时间，由头到足的伤情罗列；
      （简要的查体/结果）
S： 生命体征/症状/有意义的运动性偏瘫
      生命体征：第一次检测征象的变化；包括血糖，血氧饱
      和度，呼气末二氧化碳
      针对创伤最高的血压和最低血压，以及最高心率
T： 已经进行的治疗
```

图2-7　MIST报告

案例分析（续）

当急救人员接近车辆时，作为组长，你看到一名年轻的男性患者坐在驾驶员的座位上。神志清楚，有明显的呼吸困难。你看到方向盘已变形，患者没有系安全带。第一目击者正对患者右前臂的伤口实施直接压迫止血。你指挥你的团队给他提供止血敷料来包扎伤口。

你的ITLS初始检查显示，患者对声音刺激有反应，并抱怨胸痛和呼吸困难。他气道通畅，呼吸困难，观察呼吸频率在20～30次/分。可触及微弱的桡动脉搏动120次/分。皮肤苍白、湿冷。敷上止血敷料后，你会发现他手臂撕裂处仍在流血，你指导你的队员上止血带，并通过一个非重复呼吸面罩来给患者提供氧气。

作为组长，你判断这是一个紧急情况，并决定进行一次快速的创伤检查。头部或面部未见明显出血。患者确认第3～4颈椎有压痛。考虑到损伤的机制、分心性伤痛、头部挫伤和颈部压痛，你让组员实施脊柱运动限制，并准备使用颈托和脊柱板。你观察到颈静脉怒张，气管居中。当使用颈托时，胸部检查显示在前胸下部有一个方向盘印记，胸部不对称，左侧活动不良。没有连枷胸，也没有穿刺伤。用听诊器听诊，确定左侧没有呼吸音，但有心音。你叩诊，发现左侧鼓音。患者主诉左前胸触诊疼痛，但没有不稳定或捻发音。

基于这些发现，指导你的队员在左锁骨中线第2肋间隙进行针刺减压。可见有一股气流涌进来，患者的呼吸窘迫得到了改善。由于他是一个危重患者，现在他被抬到担架上，并立即转移到救护车上，你对患者进行持续评估并完成快速的创伤检查。你让一名急救人员驾驶救护车，这样另一名急救人员就可以在后面帮助你。

腹部除了触诊有压痛，没有膨隆或腹肌紧张等阳性体征。骨盆是稳定的，无压痛及不稳定或捻发音。下肢无明显畸形或肿胀，无压痛。他能感觉到并移动他的足。除了右前臂的撕裂伤没有其他的阳性体征。

给予止血带止血后，出血得到了控制。他动了动双手。快速检查背部，没有可见的创伤和压痛。患者从脊柱板移动到救护车担架时评估可见脊柱无挫伤或压痛。

在前往创伤中心的路上，你要再做持续评估检查。目前患者的意识是仍然对言语刺激有反应，患者气道通畅，呼吸急促，每分钟18次/分，脉搏120次/分，血压90mmHg。由于唯一明显的外出血得到了控制，并且患者出现了早期休克的迹象，你需要重新评估胸部，左侧呼吸音可闻及，无颈静脉怒张。前胸部及左上腹部有压痛，骨盆稳定，没有发现四肢骨折。

案例分析（续）

给予患者心电监护。建立外周静脉通路，给予500ml的晶体液。当你用MIST报告形式向创伤中心做报告时，坐在后面的队员提醒你注意心电监护仪，显示2导联为窦性心动过速伴频发室性期前收缩。你指导你的队员做一个12导联心电图（包括V4-R）。没有急性ST段改变提示心肌梗死，但频发室性期前收缩确实是引起心肌挫伤的指征。基于此，你进行持续评估后要更新你的报告。注射500ml晶体液后，脉搏是114次/分，但桡动脉仍然细速。持续应用止血带，呼吸速率为24次/分，没有呼吸困难，血压为90/60mmHg。到达创伤中心后，患者被转移到创伤小组继续抢救。

小结

评估是创伤救治中的重要环节，必要的治疗措施往往并不难于操作，但是对时间的要求却很高。如果你知道询问问题和检查方法，就不必在现场浪费时间而直接给予关键性救治。本章主要介绍了一个快速、有序且全面的创伤检查法，学员需要牢记检查和治疗的优先顺序。坚持按照ITLS的要求对患者进行评估，这将使你更专注于患者本身，而不是检查流程。取得最佳的检查速度依靠的是团队合作，而团队合作依靠的是责任练习。应在患者评估的日常练习中，尽可能明确救援者的角色及分工。目前的研究在将来可以向救援人员提供一些帮助，用于明确患者需要送往医院的级别。

（译者　韩鹏达）

评 估 技 术

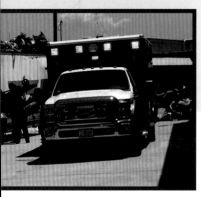

John T. Stevens, NRP

Leon Charpentier, EMT-P

Alexandra Rowe, NRP

S. Robert Seitz, M. Ed., RN, NRP

关键技术

ITLS初步评估

现场评估

初始检查

快速创伤检查

局部检查

ITLS 持续评估

ITLS 进一步评估

学习目标

学完本章后，应该能够做到：

1. 正确进行 ITLS 初步评估。

2. 在 2 分钟内鉴别出那些需要快速转运的患者。

3. 描述何时需要进行关键性治疗。

4. 正确进行 ITLS 持续评估。

5. 正确进行 ITLS 进一步评估。

6. 演示怎样与医疗指导进行恰当的沟通。

7. 演示快速评估和多发伤患者处理的合理流程。

流　程

ITLS 初步评估

在这个ITLS课程中，编写好的场景将和一个模拟患者配合使用。你们将被分为若干小组来练习初始检查、关键性治疗、转运决定。每个队员都要至少练习一次团队领导，在评估过程的每一步中寻找关键信息。治疗决策树（表3-1）描述了根据评估发现应采取的相应行动（自己做或指派队友）。

提示

ITLS 初步评估

- 在完成现场评估前，不要接近患者。
- 不要中断初步评估，除非出现危及生命的情况，如发生气道阻塞，心搏骤停、致命大出血或现场环境变得危险。在你进行评估时，可以由队员完成关键性治疗。
- 一旦气道评估完毕立即给予球囊通气或吸氧治疗。
- 不推荐对意识水平下降的患者进行预防性的过度通气。只有对出现脑疝体征的头部创伤患者才使用。（查看第12章）。
- 对通气不足（呼吸<10次/分，胸部活动减弱或无气流，或$ETCO_2 > 45mmHg$）的患者要进行辅助通气。
- 给多发伤患者吸氧，如果不确定是否缺氧或脉搏氧饱和度低于94%，应吸氧。

ITLS 初步评估—关键信息

通过恰当的提问，你可在处理患者时得到做出重要判断所需要的必要信息。下列问题需要你按照顺序在进行初步评估时亲自提问。这是在进行ITLS 初步评估步骤时，所需要的最基本信息（图3-1）。

现场评估

- 我采取标准的防护了吗？
- 我在现场看到、听到、闻到、感觉到危险存在吗？
- 医疗指挥部成立了吗？
- 共几位患者？
- 是否需要增援和额外的资源？
- 是否需要特殊的装备来救援或处理患者？
- 受伤机制是什么（MOI）？
- 此受伤机制造成的损伤是广泛的还是局部的？
- 此受伤机制是否造成潜在的生命危险？

初始检查

1.总体印象

- 接近患者时，我对患者的总体印象是什么？（对于现场情况严重程度的主观判断是总体印象的一部分。）
- 有无需要立刻处理的危及生命的外出血？（C-ABC）

2.意识水平（AVPU）

- 自我介绍并说："我们是来这里帮助你的，能告诉我们发生了什么吗？"
- 待在患者身边观察并及时避免患者转动头部。
- 通过患者的反应来判断患者的AVPU（清醒、声音、疼痛、意识不清）的级别。

3.气道

- 气道是否开放、通畅？
- 患者能否保持气道通畅？
- 是否存在呼吸音异常如鼾声、气过水声、喘鸣音？

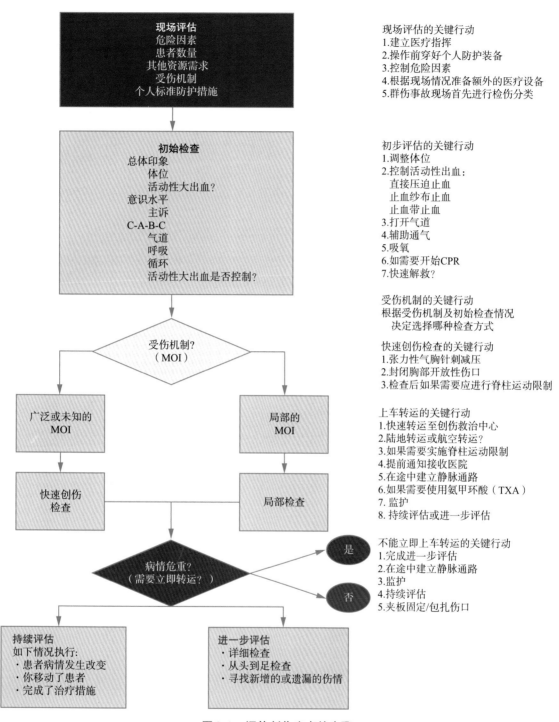

ITLS患者评估

现场评估
危险因素
患者数量
其他资源需求
受伤机制
个人标准防护措施

现场评估的关键行动
1.建立医疗指挥
2.操作前穿好个人防护装备
3.控制危险因素
4.根据现场情况准备额外的医疗设备
5.群伤事故现场首先进行检伤分类

初始检查
总体印象
体位
活动性大出血?
意识水平
主诉
C-A-B-C
气道
呼吸
循环
活动性大出血是否控制?

初步评估的关键行动
1.调整体位
2.控制活动性出血:
直接压迫止血
止血纱布止血
止血带止血
3.打开气道
4.辅助通气
5.吸氧
6.如需要开始CPR
7.快速解救?

受伤机制的关键行动
根据受伤机制及初始检查情况
决定选择哪种检查方式

受伤机制?
（MOI）

快速创伤检查的关键行动
1.张力性气胸针刺减压
2.封闭胸部开放性伤口
3.检查后如果需要应进行脊柱运动限制

广泛或未知的
MOI

局部的
MOI

上车转运的关键行动
1.快速转运至创伤救治中心
2.陆地转运或航空转运?
3.如果需要实施脊柱运动限制
4.提前通知接收医院
5.在途中建立静脉通路
6.如果需要使用氨甲环酸（TXA）
7. 监护
8. 持续评估或进一步评估

快速创伤
检查

局部检查

病情危重?
（需要立即转运?）

是

否

不能立即上车转运的关键行动
1.完成进一步评估
2.在途中建立静脉通路
3.监护
4.持续评估
5.夹板固定/包扎伤口

持续评估
如下情况执行:
·患者病情发生改变
·你移动了患者
·完成了治疗措施

进一步评估
·详细检查
·从头到足检查
·寻找新增的或遗漏的伤情

图3-1 评估创伤患者的步骤

提示

ITLS初步评估（续）

- 气管插管是保护成年患者气道及成功通气的最好方法。其他的方法也许有效，但是不安全。
- 若患者需要脊柱运动限制（SMR），在完成ITLS初步评估后，则应尽快将患者转移至脊柱板或铲式担架。
- 做完ITLS初步评估后，应判断患者病情是危重，还是稳定。精神状态改变、呼吸窘迫和（或）休克的症状和体征提示病情加重。
- 如接诊危重患者尽快联系接诊医院并告知现有医疗救治情况。
- 如果患者情况危重，应立刻抬上救护车并转运（转运孕妇时，应将患者置于轻度左侧卧位）。
- 只有绝对必需时，才应在转运前进行关键性治疗。应时刻记住你是在用患者的黄金时间来进行上述操作，所以要做出准确的判断。这些操作包括建立气道、人工通气、吸氧、控制严重外出血，封闭开放性气胸，张力性气胸减压，固定刺入的异物，转运前对患者进行固定（必要时行脊柱运动限制）。
- 对于创伤性心搏骤停患者，应注意有无可治疗的病因，再判断是否需要进行复苏抢救。

4.呼吸

- 患者的呼吸正常吗？
- 呼吸的频率、深度、质量如何？

5.循环

- 危及生命的外出血是否控制？
- 颈动脉、桡动脉脉搏的频率、节律、质量如何？
- 皮肤颜色、状态、温度怎么样？

6.决策

- 这是一个危重情况吗？
- 需要做脊柱运动限制（SMR）吗？
- 分析受伤机制或者初始检查中，是否提示需要做快速创伤检查？治疗决策树详见表格3-1。

表 3-1　创伤评估：治疗决策树

评估	行动
现场评估 　安全	戴手套、穿防护服、去除危险因素或将患者从危险环境中转移
患者数量 　资源需求 　受伤机制	必要时寻求增援 必要时请求特殊装备或资源 判断可能的损伤（如颈椎）
总体印象 　年龄、性别、体重 　位置（环境，体位或姿势） 　运动能力 　明显的严重伤情 　严重的活动性出血	开始树立优先级别 如必要，调整体位 直接压迫，如有需要，考虑使用止血带和（或）止血药
意识水平 　清醒或对声音有反应 　对声音无反应	如果受伤机制危及颈部，应限制颈部活动 给予脊柱运动限制
气道 　鼾声 　痰鸣音 　喘鸣音 　无呼吸	一旦发现气道问题应立即给予处理 　改良托颌法 　吸引 　插管，可能的话用呼气末二氧化碳检测仪确认插管位置 　尝试通气，如未成功： –调整体位；施行快速解救 –采用可视化喉镜 –吸引 –考虑清理气道异物 –张力性气胸针刺减压 –开始球囊通气，考虑使用声门上气道或插管，确认插管位置，尽量使用呼气末二氧化碳监测仪 –考虑使用正压通气或气管切开

表 3-1 创伤评估：治疗决策树（续）	
评估	行动
呼吸 无呼吸 <8次/分 低潮气量 呼吸困难 呼吸正常或急促	如果通气不足，应给予辅助通气： 给予2次通气（在给予持续通气10～12次/分＋ 吸氧之前，应检查脉搏） 以10～12次/分的频率辅助通气及吸氧 以10～12次/分的频率辅助通气及吸氧 用一次性呼吸面罩以15L/min的流速吸氧 考虑吸氧
循环 桡动脉搏动 未触及 可触及 心动过缓 心动过速 	 检查颈动脉搏动（见下文）；注意迟发性休克 记录频率、节律、质量 考虑脊髓休克或头外伤 考虑低血容量性休克 考虑给予镇痛治疗 考虑给予心电监护
颈动脉搏动 未触及 可触及 心动过缓 心动过速	桡动脉未触及时检查 开始CPR＋球囊面罩通气＋氧疗，考虑快速处 置、快速转运或复苏终止 记录频率、节律、质量 考虑脊髓休克或头外伤 考虑迟发性休克
皮肤的颜色及状态 苍白、湿冷 发绀	 考虑低血容量性休克 再次评估一下辅助通气的效果并考虑气管插管
活动性出血	直接压迫，如有需要考虑使用止血药物和（或） 止血带
头部 严重的面部外伤	 考虑气管插管
颈部 肿胀、挫伤、收缩 颈静脉充盈 气管移位 有压痛、畸形或意识状态发生 改变	 考虑气管插管 考虑张力性气胸，心脏压塞 考虑张力性气胸 颈托固定
胸部 呼吸对称，平稳 擦伤，捻发音 穿刺伤 胸壁反常呼吸	视诊和触诊 继续检查 考虑尽早进行心电监护 尽快封闭伤口及包扎 固定连枷胸，考虑尽快插管
呼吸音 存在且对称 不对称	 继续检查 叩诊判断是张力性气胸还是血胸，如果高度提示 则考虑针刺减压

提示

ITLS初步评估（续）

- 进行张力性气胸减压的指征应包括张力性气胸的表现，还要包含多条以下体征：呼吸困难、面色苍白、桡动脉搏动消失（明显休克），意识丧失或意识水平明显下降。
- 除非患者现场被困或救护车未到达现场，在转运患者去接收医院途中应对患者进行静脉输液治疗。

表 3-1　创伤评估：治疗决策树（续）

评估	行动
心音 　心音低钝伴有颈静脉怒张及双侧呼吸音减低	要注意前后对比 要考虑心脏压塞
腹部、骨盆、双下肢 　如果腹部压痛、骨盆不稳定，双侧股骨干骨折	病情可能进展至休克
背部 　确认伤情	对已发现的损伤做适当的处置，并转移患者至长脊板 对于伤情严重的患者应该尽快转运
SAMPLE 病史 生命体征 　收缩压＜90mmHg 伴有休克体征 　收缩压＜80mmHg 　收缩压＜60mmHg 　收缩压持续下降并伴有心率持续降低	采集并记录 测量、记录意识水平、呼吸、脉搏、血压、脉搏氧饱和度并记录体温、不适程度 考虑在途中给予静脉补液治疗 考虑在途中给予静脉补液治疗 治疗严重休克，考虑开始 CPR 考虑颅内压增高，维持收缩压在 110～120mmHg，考虑调整通气方式，保持呼气末二氧化碳分压维持在 30～35mmHg
双侧瞳孔 　不等大 　不等大或瞳孔散大且固定伴 GCS＜8 分 　针尖样瞳孔（呼吸频率＜8 次/分） 　扩大或对光反射存在（伴 GCS 评分＜8 分） 　GCS 评分＜8 分（意识水平下降者）	意识不清患者怀疑存在头外伤，若意识正常考虑眼外伤 应给予纯氧通气，避免患者出现低血压（目标收缩压：110～120mmHg），气管插管并过度通气（如不能测量 $ETCO_2$，给予通气 16～20 次/分或将 $ETCO_2$ 保持在 30～35mmHg）。（瞳孔大小不等或瞳孔散大、固定伴 GCS 评分＜8 分甚至更低提示发生脑疝） 考虑使用纳洛酮 纯氧通气，考虑插管，以 10～12 次/分的频率通气或维持 $ETCO_2$ 在 35～45mmHg 纯氧通气，避免患者发生低血压（目标血压维持在 110～120mmHg），在转运途中尝试插管 只有患者出现脑疝体征时才考虑过度通气： –GCS＜8 分伴肌肉强直 –GCS＜8 分伴瞳孔不等大或对光反射消失 –GCS＜8 分伴评分下降 2 分以上
所有意识水平下降的患者	考虑吸氧，使用医疗设备鉴别诊断，记录用药情况，一定要检查血糖

快速创伤检查（图3-2）

1.头和颈

- 头、颈部有无明显外伤?
- 颈部有无明显压痛、畸形?
- 颈静脉有无怒张?
- 气管是否居中，有无移位?

2.胸部

- 胸部是否对称?
- 若不对称，有无矛盾运动?
- 胸壁有无明显的钝性损伤或穿刺伤?
- 是否存在开放性损伤?
- 胸壁是否有压痛、不稳定、骨擦音/捻发音（TIC）?
- 呼吸音是否存在、对称?
- 若呼吸音不对称，叩诊是鼓音（气胸）、实音（血胸）还是浊音（血气胸)?
- 心音是否正常或异常（心音遥远或低钝）?

3.腹部

- 有无明显外伤或瘀斑?
- 有无压痛、肌紧张、膨隆?

4.骨盆

- 有无明显的外伤、畸形?
- 是否有压痛、不稳定或骨擦音（TIC）?

5.大腿

- 有无明显伤口、肿胀、畸形?
- 是否有压痛、不稳定或骨擦音（TIC）?

6.上肢及小腿

- 有无明显外伤、肿胀、畸形?
- 是否有压痛、不稳定或骨擦音（TIC）?
- 患者是否能感觉或活动手指和足趾?

7.背部

- 此项检查应在将患者转移至脊板或将患者从脊板移出时进行。
- 患者背部有无外伤、压痛、畸形?

8.决策

- 病情是否危重?
- 患者是否存在张力性气胸或胸部穿透性伤口（开放性气胸）需要紧急针刺减压或封闭胸部伤口
- 是否需要立刻将患者转运至救护车?
- 是否需要亲自或指派队员对患者进行关键性治疗?

9.病史

- 采集SAMPLE病史（如果仍未获得）。
- 查明PQRST（如未获知），即促发因素（P）、性质（Q）、辐射范围（R）、严重程度（S）及时间（T）。

10.生命体征

- 生命体征是否异常?
- 意识水平（AVPU）如何?

ITLS初步评估

现场评估
标准防护措施
危险因素，患者数量，是否需要额外资源
受伤机制

- -

初始检查
总体印象
年龄，性别，体重，面容表情、体位、自主活动、明显外伤、皮肤颜色
活动性大出血（CABC）

意识水平（LOC）
（A-V-P-U）
主诉/症状

气道
（脊柱运动限制）
（鼾声、气过水声、喘鸣声、无呼吸）

呼吸
存在？ 频率、深度、效率（有无呼吸困难）

循环
（是否存在桡动脉或颈动脉搏动？ 频率、节律、质量）
皮肤颜色、温度、湿度，毛细血管充盈时间
致命性出血是否控制？

- -

快速创伤检查
头和颈
颈静脉怒张？
气管偏移？

胸部
不对称（矛盾运动？），挫伤、穿透伤、压痛、不稳定、骨擦音
呼吸音
（有无？ 对称？ 如不对称：叩诊）
心音

腹部
（挫伤、穿透伤/脏器脱出；**压痛、肌紧张、膨隆**）

骨盆
压痛、不稳定、骨擦音

上肢/下肢及手足
有无明显红肿、畸形
运动、感觉

背部
穿透伤、明显畸形

重症患者——上救护车完成检查

若桡动脉脉搏存在：
生命体征
测量脉搏、呼吸、血压

若意识状态发生改变：
瞳孔：大小？ 对光反射？ 等大？

格拉斯哥昏迷量表
眼睛、声音、运动

图3-2 包括快速创伤检查的ITLS初步评估

- 呼吸。
- 脉搏。
- 血压。
- 脉搏氧饱和度和CO_2波形图（如可获得）。
- 体温。
- 不适或疼痛程度。

11. 伤残

- 如果患者意识状态发生改变，则应对患者进行此检查。否则，应该在完成 ITLS 进一步评估后才进行此检查。
- 如果患者意识状态发生改变，瞳孔是否等大，有无对光反射？
- 格拉斯哥昏迷量表评分或格拉斯哥运动评分是多少？
- 有无脑疝体征（意识不清、瞳孔扩大、高血压、心动过缓、肢体强直）？
- 患者是否有医疗信息标签装置？
- 指测血糖值为多少？

流 程

ITLS 持续评估

在这个 ITLS 课程中，编写好的场景将和一个模拟患者配合使用。你们将被分为若干小组来练习初始检查、关键性治疗、转运决定。每个队员都要至少练习当一次团队领导，在评估过程的每一步中寻找关键信息。

ITLS 持续评估 —关键信息

下列问题需要你按照顺序在做评估时亲自提问。这是在一个不稳定的多发伤患者模型中做持续评估的每一步时所需要的最基本信息（图 3-3）。

主观变化

- 询问患者现在较前好转还是恶化？

意识状态

- 意识状态如何？
- 瞳孔大小？是否对称，对光反射是否存在？
- 如果意识状态改变，进行指测血糖值检查（如还未测），格拉斯哥昏迷量表评分是多少？

复查 ABCs

- 记录患者生命体征（脉搏、呼吸频率及血压）。

（1）气道

- 气道是否开放、通畅？
- 是否存在呼吸音异常？（鼾声、气过水声、喘鸣音）
- 面部是否有烧伤，是否存在吸入性损伤？

提示

ITLS 持续评估

重复 ITLS 持续评估：

- 如果患者的病情发生改变。
- 如果你做了相应的治疗措施。
- 如果你移动了患者（从现场到救护车，从救护车到急诊科）。

保持冷静并思考。你的知识、训练、专注性都是最重要的工具。

ITLS持续评估

患者病史
完成SAMPLE病史采集（如未完成）

意识水平（LOC）
A-V-P-U
瞳孔

如果意识状态发生改变：
指测血糖
格拉斯哥昏迷量表
眼睛、声音、运动

生命体征
测量脉搏、呼吸频率、血压
脉搏氧饱和度、心电监护、CO_2监测，体温

气道
开放？如果是烧伤患者要判断是否有吸入性损伤

呼吸
存在? 频率、深度、效率（是否有呼吸困难）

循环
皮肤颜色、温度、湿度、毛细血管充盈时间

出血是否被控制?

检查颈部
明显外伤，压痛、肿胀，颈静脉怒张? 气管偏移?

检查胸部
不对称（矛盾运动? ），挫伤，穿透伤，压痛，不稳定，骨擦音

呼吸音
是否存在? 对称? （如不对称: **叩诊**）
心音

检查腹部
挫伤、穿透伤/脏器脱出；压痛、肌紧张、膨隆

复查伤情

检查治疗措施
插管、氧气、静脉通路、胸外伤的封闭敷料、减压针、夹板和敷料、固定异物、妊娠患者的体位

复查监护
心率，呼气末二氧化碳，脉搏氧饱和度

图3-3　ITLS 持续评估

（2）呼吸和循环
- 呼吸的频率和深度如何?
- 脉搏的频率和性质如何?
- 血压是多少?
- 皮肤颜色、状况、温度如何? （儿童要查毛细血管充盈时间）
- 外出血是否已经控制?

（3）颈部
- 颈静脉是否正常，扁平或怒张?
- 如果怒张，气管是居中，还是偏移?
- 颈部肿胀是否加重?

（4）胸部

- 呼吸音是否存在、对称？
- 若呼吸音不对称，胸部叩诊呈鼓音还是实音？
- 心音是否仍然正常，还是变得低钝？

（5）腹部（若受伤机制提示可能存在损伤）

- 是否有压痛？
- 腹软？肌紧张或膨隆？

（6）评估已检出的损伤

- 已发现的外伤，伤情有无变化？

（7）检查所有已进行的治疗

- 气管插管是否通畅，位置是否正确？
- 氧流量是否正确？
- 氧气导管是否连接？氧气瓶里是否还有氧气？
- 输液速度是否正确？
- 输注液体是否正确？
- 胸部开放性损伤是否封闭？
- 针刺减压是否仍然有效？
- 是否有敷料被血浸透？
- 夹板位置是否正确？
- 异物是否被妥善固定？
- 妊娠患者是否采取向左倾斜20° ~ 30°卧位？
- 心电监护设备是否连接并正常工作？
- 脉搏氧饱和度监测设备是否连接并正常工作？
- 如果已插管，二氧化碳监测仪是否连接并正常工作？

流　程

ITLS 进一步评估

　　数个编写好的场景将和一位患者模型配合使用。你们会被分成若干小组来练习 ITLS 进一步评估。每位队员都要至少练习一次当团队领导。

　　在评估过程的每一步中寻找关键信息，其将会作为答案呈现。

ITLS 进一步评估—关键信息

　　通常，在进行进一步评估前应快速重复初始检查，你可以在队友检查生命体征时操作此项。通过恰当的提问，你可以在处理患者时得到做出关键判断所需要的必要信息。在你进行进一步评估时可以依照下列的顺序对照自己是否做到，这是在进行进一步评估步骤时所需要的最基本信息（图3-4）。

SAMPLE病史

完成采集 SAMPLE病史（如之前未完成）：

- 患者病史？

提示

ITLS进一步评估

- 如果时间允许，危重患者可以在去医院的路上给予进一步评估。
- 稳定的患者可以在现场或转运途中给予进一步评估。
- 一旦你在详细的检查中发现任何严重外伤应立即转运。
- 危重患者不应在现场应用牵引夹板，因为耗时太久。

- 在评估时寻找有关患者病史的线索：医疗信息标签、置入装置及药物贴片。

ITLS进一步评估

初始检查

总体印象
患者较前好转、恶化还是无变化?

意识水平（LOC）
（A-V-P-U）

气道
（脊柱运动限制）
（鼾声、气过水声、喘鸣声、无声）

呼吸
存在? 频率、深度、效率（有无呼吸困难）

循环
桡动脉脉搏—颈动脉（若未触及桡动脉搏动）是否存在?
频率、节律、质量
皮肤颜色、温度、湿度、毛细血管充盈时间
出血是否控制?

详细体格检查
患者病史
完成SAMPLE病史采集（如未完成）

生命体征
测量脉搏、呼吸频率、血压
脉搏氧饱和度、心电监护、CO_2监测，血糖，体温（必要时）

格拉斯哥昏迷量表
（眼睛、声音、运动），意识状态

头部检查
DCAP-BLS，TIC
（瞳孔、浣熊征、巴特尔征、耳鼻漏）

颈部检查
DCAP-BLS，TIC，颈静脉怒张？气管偏移？

胸部胸部
不对称，矛盾运动，DCAP-BLS，TIC

呼吸音
有无？对称？（如不对称：叩诊）异常呼吸音？
心音

腹部检查
挫伤、穿透伤/脏器脱出；压痛、肌紧张、膨隆

骨盆检查
DCAP-BLS，TIC

上肢/下肢检查
DCAP-BLS，TIC，远端PMS

背部检查
只在初步评估未查背部时进行
DCAP-BLS，TIC

图3-4 ITLS进一步评估

生命体征及重复初始检查

- 总体印象
  - 患者较前好转、恶化，还是无变化？
- 气道
  - 气道是否开放且通畅？
  - 是否有呼吸音异常？（鼾声、气过水声、喘鸣声）
- 呼吸
  - 呼吸的频率及深度如何？
  - 是否有呼吸困难？
- 循环
  - 脉搏的频率及血压是多少？
  - 皮肤颜色、状况、温度如何？（儿童要查毛细血管充盈时间）
  - 外出血是否已经控制？

神经系统体格检查

- 意识水平（LOC）如何？
- 如果意识水平发生改变，血糖值是多少？（如未测）
- 瞳孔等大吗？对光反射是否存在？
- 患者能否活动手指和足趾？
- 患者的足趾和手指对你的触碰有无感觉？
- 格拉斯哥昏迷量表评分是多少（如果意识状态改变）？

详细检查

1. 头部
- 头面部是否存在畸形、挫伤、擦伤、穿透伤、烧伤、裂伤及肿胀（DCAP-BLS）或压痛、不稳定及骨擦音（TIC）？
- 是否有巴特尔征和浣熊征？
- 双耳和鼻腔是否有血液或液体流出？
- 是否有苍白、发绀或大汗？

2. 颈部
- 颈部是否存在畸形、挫伤、擦伤、穿透伤、烧伤、裂伤及肿胀（DCAP-BLS）或 TIC？
- 颈静脉是否正常，有无扁平或怒张？
- 气管是否居中，还是偏移？

3. 胸部
- 胸部是否存在畸形、挫伤、擦伤、穿透伤、烧伤、裂伤及肿胀（DCAP-BLS）？
- 肋骨是否存在压痛、不稳定及骨擦音（TIC）？
- 胸部是否存在开放性损伤或反常运动？
- 呼吸音是否存在、对称？
- 是否存在异常呼吸音？
- 若呼吸音不对称，胸部叩诊是鼓音还是浊音？
- 心音是否正常或低钝？
- 若患者已插管，气管插管位置是否仍然良好？

4.腹部

- 腹部是否存在畸形、挫伤、擦伤、穿透伤、烧伤、裂伤及肿胀（DCAP-BLS）？
- 腹部是否存在压痛、肌紧张或膨隆？

5.骨盆

- 如果在ITLS初步评估中已经检查了骨盆，则不必再查。
- 如果怀疑骨盆创伤，需要检查尿道和（或）直肠是否有出血。

6.下肢

- 下肢是否存在畸形、挫伤、擦伤、穿透伤、烧伤、裂伤及肿胀（DCAP-BLS）或压痛、不稳定及骨擦音（TIC）？
- 下肢的远端脉搏、运动功能、感觉（PMS）是否正常？
- 活动幅度是否正常？（选做）

7.上肢

- 上肢是否存在畸形、挫伤、擦伤、穿透伤、烧伤、裂伤及肿胀（DCAP-BLS）？
- 上肢的远端脉搏、运动功能、感觉（PMS）是否正常？
- 活动幅度是否正常？（选做）

流　程

患者的评估及管理

　　数个编写好的场景将和一个相关患者模型配合使用。你们将被分为若干小组来练习怎样运用ITLS的原则和技术来处理类似的外伤情况。在课程的第2天你将会被用同样的方法评估。在对一些类似患者的评估和管理中你应尽可能使用本章教授的各种原则和技术。为了让你尽可能熟悉评估流程，你会得到一份场景和分级表格的复印件。要复习第2章及本章之前所讲的各种评估。

教学和评估的基本原则

1.在学习过程中，你将3人一组（人数可以调整）进行所有的练习及评估。

2..将会有3个场景供练习，所以每一个组员至少要当一次团队领导。

3.你做组长时，将接受一次评估。

4.在其他学员作为团队领导接受评估时，你将以救援小队队员的身份在另外一个场景中提供帮助，但是所有评估都应由团队领导完成。所以一共会有6个场景供你学习：3个场景用来练习，1个场景用来接受评估，并在另外2个场景中提供帮助。

5.在导师给你指定场景前，请在门外等待。

6.在开始考试之前，你可以检查医疗装备。

7.若场景中未提及，一定要询问现场是否安全并申请个人防护装备。

在你走近现场时，向导师询问现场情况如何（我的第一印象如何）。

8.在你走近现场时，向导师询问现场情况如何（总体印象如何）。

9.若模拟患者是真人，那你一定要像处理真正的伤员一样来同他交谈。要自信、坚定地向他说明你正在进行的评估和检查。

10.你一定要询问导师那些无法从患者身上获得的信息，如血压、脉搏、呼吸音。

11.伤口和骨折要像真实创伤那样去包扎或固定，要正确执行流程（如血压、轴向翻身、约束及固定）。

12.如果没有你需要的设备，询问导师，他可能会让你模拟使用该设备。

13.在练习和评估中，你可以去（或被指派去）另外一个学习站，但你不能在同一个学习站练习2次。

14.将按以下几项对你进行评分。

 a.现场评估

 b.患者评估

 c.患者管理

 d.有效利用时间

 e.领导力

 f.判断力

 g.解决问题的能力

 h.患者互动

15.在你完成测试场景后，将不会有案例讨论。如果你有任何问题都将在课程最后的全体学员会议上被予以解答。

（译者　武立梅）

第4章

休克与出血控制

Raymond L. Fowler, MD, FACEP

John T. Stevens, EMT-P

Melanie J. Lippman, MD, FACEP

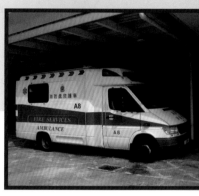

（*Courtesy Roy Alson, PhD, MD, FACEP, FAEMS*）

关键词

失血性休克

止血剂

低血容量性休克

机械性休克和心源性休克

神经源性休克

脉压

氨甲环酸（TXA）

血管收缩

学习目标

学完本章后，应该能够做到：

1. 列出正常组织灌注所必需的条件。

2. 按发生的顺序描述休克的症状和体征，区分代偿性和失代偿性休克。

3. 描述3种临床上常见的休克综合征。

4. 从病理生理学角度，解释并比较出血性休克、机械性（阻塞性）休克、心源性休克和分布性休克的区别。

5. 描述以下3种情况的处理原则。

a. 可控性出血；

b. 不可控性出血；

c. 非失血性休克综合征。

6. 描述对于未控制的肢体出血，使用止血带和止血剂治疗的时机。

7. 描述在失血性休克管理过程中使用氨甲环酸（TXA）的时机。

8. 了解使用ECG（包括12导联）、呼气末二氧化碳和乳酸水平等工具监测的优势。

章节概述

作为重要内容，休克管理已经被研究了几十年，因此有关失血性休克的院前推荐救治方案也不停地被改写。美国及其盟国军队在伊拉克和阿富汗战争中的经历，引发了对致命性失血救治的新思考。本章在回顾已有知识的同时，还增加了近期有关创伤性休克和其他类型休克的病理生理机制及治疗方面的研究进展。

休克：是指由于氧输送减少和（或）氧消耗增加或氧利用不足而导致的组织缺氧状态。最常发生于低血压引起的循环衰竭，降低了组织灌注。休克最初可能是可逆的，但必须立即识别和治疗，以防止发展为不可逆的器官功能障碍。休克可分为3个阶段：代偿期、失代偿期和不可逆期。

失血性休克：因血管系统血液不足而引起的休克。

案例分析

一辆高级生命支持救护车被派往一家酒吧，那里有一位顾客被刺伤。警察在现场，已经清理了酒吧，正在询问旁观者。由于现场是安全的，而且受伤（刺伤）的机制是已知的，所以小组佩戴了个人防护装备。当进入酒吧时，他们看到一名男性受害者坐在地板上的血泊中。

在继续救治之前，考虑这些问题：

- 你将选择如何接近这名患者？
- 你将完成哪些评估？首先该做什么？
- 具备立即转运的条件吗？
- 这名患者可能存在哪些潜在伤情？

请带着这些问题阅读本章。到本章最后，你可以总结出救援者如何完成本次急救任务。

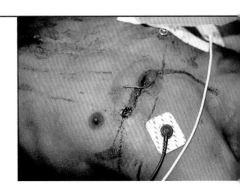

休克的病理生理

维持正常组织灌注的4项必备条件：

- 血管内有充足的血容量：红细胞和血浆。
- 肺内充分的气体交换使氧气进入血液：氧合和肺血管系统。
- 完整的血管系统以保证将富含氧的血液供向全身：血管。
- 有效的泵功能：心脏。

以上4项必备条件任何一项缺少都将导致休克。通过对4项基本条件的分析可以得到4种休克类型。

1. 低血容量性休克（绝对低血容量）

　　a. 可控制的外出血；

　　b. 不可控制的外出血；

　　c. 内出血；

　　d. 引起血管内容量损失的其他原因，如严重腹泻（霍乱，诸如病毒性肠炎）。

2. 分布性休克（相对低血容量）

　　a. 神经源性休克；

　　b. 医源性休克（如过敏，脓毒症，药物过量）。

提示

C-A-B-C?

不要将出血和休克的"CABC"同AHA/ILCOR的"CABC"混淆。前者的第一个"C"代表控制危及生命的出血，后者的"C"是指在心搏骤停时立即实施胸外按压。

低血容量性休克：指由于血管内有效循环容量不足（血液或液体）引起的休克。

3. 机械性休克

    a. 心脏压塞；

    b. 张力性气胸；

    c. 大面积肺栓塞。

4. 心源性休克（泵衰竭）

    a. 心脏挫伤；

    b. 冠状动脉粥样硬化性心脏病。

创伤通常是由不同原因导致的。那么导致创伤的常见原因有哪些呢？他们又将以何种方式呈现给急救人员？对于不同的原因导致的创伤应该如何处理和治疗呢？

休克的发生是呈阶段性的，分为代偿期、失代偿期和不可逆期。休克的第三个阶段——不可逆期，主要是个体生命器官的系统性衰竭。在救援力量到达前，往往有很多患者就已经进入不可逆性休克。

在评估患者的过程中，可以观察到休克的症状和体征。一般通过物理查体通常可以对休克作出初步诊断。通过监测血压来确定器官灌注是否充分是评估休克常用的方法，但是低血压的出现是休克的一个迟发信号，因此必须使用测量血压以外的评估工具来识别创伤中的早期休克。

个体对创伤后出血的反应各有不同，但是都会出现以下典型的"早期"和"晚期"休克表现：

- 休克早期：明确的低血容量，损失的有效血容量为15%～25%。出现轻微到中度心动过速、苍白、脉压差变小、口渴、虚弱、毛细血管再充盈时间延长。"早期休克"是身体正在"代偿"引起问题的身体伤害（出血、脱水、张力性气胸等）。

- 休克晚期：是指损失的有效循环血容量为30%～45%。表现为低血压及休克早期的所有症状。发生休克晚期，意味着身体对于损伤的补偿能力已经丧失。低血压是"休克晚期"的第一个症状。血管张力丧失意味着生命垂危，为避免死亡，必须积极地进行评估和管理。

下面是休克早期（代偿性休克）和休克晚期（失代偿性休克）的症状和体征，本病例为典型的失血性休克。

代偿性休克时，机体仍能通过代偿机制维持灌注，并出现后面的症状和体征。

1. 代偿性休克

在本阶段，机体可以通过代偿机制维持灌注稳定，发病症状和体征会按照以下顺序出现：

- 无力和头晕——血容量减低引起。

- 苍白（皮肤颜色苍白）——儿茶酚胺引起血管收缩或是因为循环血中红细胞丢失，若苍白仅出现于掌、指等末端则提示预后较好。

- 心动过速——脑内交感神经兴奋释放儿茶酚胺增加，作用于心脏。

- 出汗（大汗）——儿茶酚胺作用于汗腺。

- 呼吸急促（呼吸过速）——应激、儿茶酚胺、酸中毒及缺氧作用于脑刺激呼吸频率增加。

- 尿量减少——低血容量、缺氧、循环系统内增加的儿茶酚胺（一定要记住儿茶酚胺类物质可以相互转换）所引起。院间转运的患者为观察有效循环血量，往往考虑留置导尿管，正常人尿量为0.5～1ml/（kg·min），因此，一段需要60分钟院间转运的创伤患者若体重为60kg，则这段时间的期待尿量为30～60ml，若尿量少于该数值，即使此时血压维持在正常水平仍考虑患者病情进展。在转运开始时应倒空尿袋，留置导尿同时排出的尿液不

提示

基本原则：

寻找休克的早期迹象，并适当地加以控制。休克管理的基本规则是：

- 保持气道畅通。
- 保持氧合和通气。
- 尽可能控制出血。
- 通过控制心率和有效循环血容量维持循环稳定。

脉压：是驱使血液在血管系统流动的动力，收缩压减去舒张压就是脉压（SBP-DBP = PP）。

提示

休克的症状

休克中的许多症状都是由于机体努力弥补灌注不足造成的。交感神经系统受到刺激，身体释放肾上腺素，一种由肾上腺产生的儿茶酚胺。

血管收缩：小动脉的收缩以维持重要器官的血压和灌注。

应计入每小时尿量当中。

- 外周脉搏微弱——脉搏"细速"（纤细的）源于低血容量存在时动脉宽度的皱缩。
- 口渴——低血容量引起（尤其是血管内相对液体量不足）。

2.失代偿性休克

当机体难以维持灌注，代偿机制失效后，休克进入失代偿期，以下症状、体征开始出现。

- 低血压——绝对或相对低血容量（详见后面段落中关于相对低血容量的讨论）和（或）心排血量下降，常见于梗阻性休克、机械性休克或心源性休克。
- 意识状态改变（模糊、躁动、易激惹、无意识）——由脑灌注不足、酸中毒、缺氧及儿茶酚胺刺激引起。
- 心搏骤停——由出血、体液丢失、缺氧、阵发性心律失常及儿茶酚胺刺激和（或）低灌注所导致的重要器官功能衰竭引起。

心动过速的评估

休克的第一体征，当然也是最受争议的体征，就是心动过速。我们经常会遇到患者心动过速，但必须确定其发生原因。

首先，我们要能够解释心动过速的原因。脉率增高（一般要大于100次/分，年轻人会更快）是不正常的。人类在应激时会发生短暂心率增快，但这种增快会很快恢复正常，或者有所波动，完全取决于焦虑状态的变化。

其次，需要注意的是脉率增快是休克的第一体征。任何创伤患者，当心率超过100次/分，就要开始怀疑休克的发生，直至病因最后排除。在ITLS初步评估中，脉率大于120次/分就是休克危险信号，提醒可能休克。

最后，有些休克患者并不一定发生心动过速。创伤性低血压患者，可能会出现"相对心动过缓"。有20%的患者，腹腔内出血并不会表现出心动过速。另外一点需要注意，就是患者服用过的药物。治疗药物会影响固有心率吗？如β受体阻滞药或钙通道阻滞药是可抑制心率的药物，从而掩盖大量失血后心动过速的发生。正是因为这些因素的存在，院前急救要对所有血流动力学参数进行评估，而不是单纯观察心率。所以，没有心动过速的创伤患者也不能排除休克的存在。小儿每搏量增加能力有限，因此其心排血量的维持只能依靠心率（心排血量=每搏量×心率）。进入休克失代偿阶段的患儿，将出现心动过缓，此时机体保持重要器官供血的能力会受到毁灭性打击。

休克综合征

之前，我们提到了4种不同类型的休克，4种休克综合征可以根据他们的原因分类如下。

- 低血容量性休克（绝对低血容量）由出血或大量体液丢失引起（腹泻、呕吐、烧伤形成的"第3间隙"、腹膜炎及其他原因）。
- 分布性休克（相对低血容量性休克）由脊髓损伤、血管迷走神经性晕厥、脓毒症和某些药物过量引起的血管扩张（小动脉），导致血液在扩大的血管腔内重新分布，引起循环系统压力降低（低血压）。可以将其比作水箱的体积扩大却没有加入更多的液体，这一类型的休克又称为高容积性休克。

提示

低血压

休克导致的灌注不足可导致低血压，但低血压往往是机体休克失代偿后才表现出来的。

提示

心动过速

应当警惕在静息状态下患者脉率的持续升高，这是患者出现某些医学问题的迹象，包括潜在的出血。但是没有心动过速并不排除休克的可能。

机械性休克和心源性休克：休克由以下两种情况造成心脏泵血功能受影响，如心脏受损（心肌挫伤）或限制心脏舒张功能（如心脏压塞、张力性气胸）。

- 机械性休克也被称为梗阻性休克，其主要因胸部大血管栓塞而发生，包括心脏充盈受阻（心脏压塞、张力性气胸）或存在肺内血流受阻（较大的肺栓塞）。可以将其看作正常流经心肺的血液受阻。
- 心源性休克源于心脏自身疾病（等同于泵功能障碍）。这类型的休克主要源于心脏本身受损，如出现严重的心肌挫伤或冠状动脉粥样硬化性心脏病，两者均能降低心脏的泵功能，因此会引起血压下降。心源性休克的症状、体征多与梗阻性休克相似。可以将其看作泵功能未达到满足正常需求的水平。

上述几类休克，患者临床表现的差别显而易见，关键是要能够根据病情特点，识别相应的症状和体征。

低血容量性休克（绝对低血容量）

受伤部位的失血被称为创伤后失血。除气道问题外，失血性休克是处于第一位可预防的创伤致死原因。血管实际的血液容量要比流经血管的血量多。交感神经系统维持血管张力，以减少血管潜在容积从而保证重要器官的供血。如果血液丢失，大血管上的"感受器"释放信号，刺激肾上腺和交感神经释放儿茶酚胺，引起血管收缩，血管壁进一步皱缩，减少血管内空间，以保证脑和心脏的灌注压力。如果血容量丢失较少，交感系统可以收缩血管空间，保持血压及重要器官的灌注，当严重出血时，血管缩窄程度难以进一步代偿，从而出现低血压和重要器官低灌注。

正常情况下，血管有弹性，并可以根据容量扩张。这使得桡动脉有宽厚的充盈感。失血使动脉充盈宽度缩窄，呈现为线性表现。脉搏细速是指动脉宽度缩窄，可能比一根线还细。

低血容量性休克患者通常表现为心动过速、苍白、颈静脉充盈度差。因此，如果发现患者表现为心率增快、面色苍白、桡动脉微弱、颈静脉充盈差，这将提示患者可能存在创伤后出血、内出血或外出血（或两者同时存在）。

绝对低血容量性休克可以通过ITLS初步评估（图4-1）得以鉴别。

管理方案

由于出血而引起的低血容量性休克患者通常被认为可以分为以下两类：一类是可以控制的出血（如许多肢体损伤），另一类是不能控制的出血（如内伤出血）。

出血是可以控制的

首先要止血！ITLS初步救治过程中，对患者的评估是最基本的，对于可见的危及生命的大出血可以实施紧急救治：①必要时在出血近心端动脉搏动明显处施加直接压力；②使用"战斗敷料"来处理危及生命的外部出血；③如果这不起作用，在近心端结扎止血带控制出血。如有指征，所有这三个步骤都将在初始评估期间完成。

如果患者在直接控制出血后仍有休克的临床症状，则应采取以下步骤。

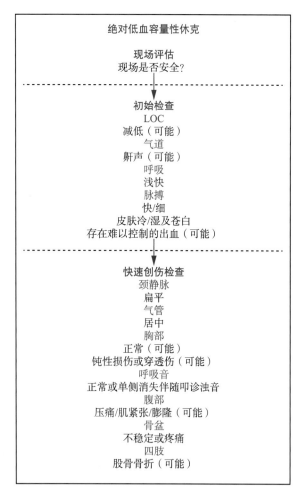

图4-1　绝对低血容量性休克在ITLS初步评估中可以鉴别

处理原则

出血控制后休克处理步骤

1.将患者置于水平位。

2.给予高浓度吸氧，最好使用带储氧袋的非重复呼吸面罩。

3.采用安全、迅速的方式快速转运。

4.建立大口径导管的静脉通路（16G或更大的）。如果患者病情危重且又不能迅速地建立静脉通路，可以考虑骨髓腔通路。建立骨髓腔通路后，使用成人大号针头和压力袋以维持更快的输液速度。

5.快速给予静脉滴注晶体液（如生理盐水或乳酸钠林格500ml，儿童患者20ml/kg），然后重复ITLS持续评估。不同于出血未控制的情况，当出血得以控制，此时可以尝试将血压维持到正常值。如果休克症状持续存在，继续单剂给予并且持续评价。在一些非常严重的出血病例中，由于大量红细胞丢失及组织供养能力显著受损，尽管出血得以控制并且已经扩容，但休克症状和体征却仍然持续存在。这些患者需要快速输血或血液制品。

6.评估和治疗期间尽早给予患者心电监测。

7.监测血氧饱和度，如果有条件可以进行二氧化碳监测。

1.无法控制的外部出血

如果不能用压力止血，也不能使用止血带（如腹股沟、腋窝、颈部、面部和头皮受伤），可以使用QuikClot®战斗纱布、Hemcon敷料或Celox等止血剂™止血（见第5章），将止血剂包在伤口内并保持压力。应该意识到止血剂是帮助控制出血的"附属物"，而不是止血本身。这些药物和材料应该是通过认证的"出血控制方案"的一部分。

建立静脉注射通路。如果患者病情危重，而无法建立静脉输液管道，则考虑骨髓腔通路（肱骨头放置骨髓腔内通路可使流速更快）。只需给予足够的生理盐水，以维持足够高的血压，以进行充分的外周灌注。维持外周灌注可定义为产生外周脉搏（如桡动脉搏动）、保持意识（假设没有外伤性脑损伤）和维持"适当的血压"。当然，大多数年轻患者可以在收缩压为80～90mmHg的情况下维持足够的灌注，但一些专家现在提倡更低的压力。请记住，在颅内压升高的头部损伤和有高血压病史的患者中，可能需要更高的收缩压（见第12章）。在这种情况下，依赖当地的医疗指导。

2.内出血

不能控制的内出血患者是典型的重症创伤患者，除非能迅速地转送至适当的医疗机构进行快速手术止血（控制出血），否则必然导致死亡。目前关于管理大量内出血患者的大部分医学研究结果表明，没有任何方式能够替代手术止血。研究结果表明，关于不可控制的内出血患者的静脉液体的管理如下所述。

- 对不能控制的内出血给予大量静脉输液处理可能增加内出血量和提高死亡率。静脉输液增加血压且可能稀释凝血因子。此外，静脉输液不含氧气且不能替代红细胞。早期输血是严重出血性休克情况下最重要的治疗方法。

- 除非不可避免，如救援受限或战争环境下转运延迟，遇到这样的患者都应迅速转运而不能有任何拖延。在患者报告里应始终详细记录这些细节。

- 濒死创伤患者（收缩压低于50mmHg的严重休克，脉搏无法触及），依据目前的理解，液体管理的目标只是保持一定的循环压力。治疗极端大量出血的患者，无须考虑治疗方法所带来的出血加剧的问题。然而，这个观点

止血剂：通过促进出血部位血液凝固来帮助止血的化学或物理制剂。

提示

静脉通路

在现场不要因建立静脉通路而浪费时间。如果病情危重，并且在无法快速建立静脉通路的情况下，可以考虑骨髓腔穿刺。

仍然存有争议。当地医疗部门应在进一步研究下指导这样的治疗。

因此，建议对于可能的大量内出血患者采取以下方案进行救治：

处理原则

内出血休克的管理步骤

1. 快速安全转运。

2. 将患者置于水平位。

3. 给予高流量吸氧。

4. 建立大口径静脉通路，如无法建立静脉通路应快速建立骨髓腔穿刺。建立骨髓腔通路后，对于穿刺点位于肱骨头者，可使用成人大号针头和压力袋以维持更快的输液速度。

给予充足的生理盐水保持外周灌注。在此情况下当地医学救护指导机构需要给予操作指导。保持外周灌注是指给予充足的液体，通常给予弹丸注射以恢复外周脉搏，如桡动脉搏动。然而大多数近期研究认为在出血控制前（手术干预），液体复苏量应该控制在最低。对于无颅脑损伤的患者，在给予充分液体复苏时不应过于保守。内出血患者不推荐使用止血药。

5. 进行心脏、脉搏血氧饱和度及二氧化碳监测（如果可能）。

6. 开始进行 ITLS 持续评估，密切观察。低血容量休克的特殊情况处理。

低血容量休克的特殊情况处理

1. 颅部损伤

创伤性脑损伤（TBI）（格拉斯哥昏迷评分不超过8分）和休克是一种特殊情况（见第12章）。创伤性脑损伤因休克而加重。因此，如有必要，除TBI外，疑似失血性休克的成人应将液体复苏至收缩压110 mmHg，以维持至少60 mmHg的脑灌注压（见第12章）。

2. 高容积性休克（相对低血容量）

在成人，通常血容量是5L。然而，如果小动脉完全舒张，血管系统可以提供25L的容量空间。然而，交感神经可以维持小动脉血管床正常稳态，以保证大多数血液存留在大动脉里，维持心脏和脑的灌注。任何交感系统信号通路的阻断，都将引起正常血管收缩功能的丧失，引起血管空间的扩张，从而对于正常血容量来说，血管空间扩张得"太大"。如果血管舒张，正常情况下流经血管的5L血液可能已经不充足，难以维持血压及重要组织灌注。这种因血管空间增大到超出正常血容量的休克被称作"高容积性休克"（也被称为相对低血容量性休克或分布性休克）。尽管很多原因可以引起相对低血容量性休克（如脓毒症和药物过量），但这里还是要强调经常由创伤引起的一种休克——神经源性休克，即通常所说的脊髓休克。

交感神经系神经在胸段和腰段发出。神经源性休克最常见于脊髓损伤之后。颈段脊髓损伤阻断了脑内发出的交感神经信号，导致脑神经系统无法升高脉率，增加心肌收缩力及外周小动脉收缩（维持血压的血管）。尽管循环内有儿茶酚胺，并且可以短时间内维持血压，但由于脊髓发出的交感神经阻断，导致机体正常调节血管弹性的能力消失，造成对失血的代偿能力丧失。

提示

机械性或高容积性休克： 在没有明显出血的特殊情况下产生的休克，应当注意是否为机械性休克或高容积性休克。

神经源性休克：脊髓损伤导致脊髓连接肾上腺的神经通路被阻断，致使血管收缩药肾上腺素和去甲肾上腺素不再产生而造成的休克。在缺乏血管收缩药的情况下，血管扩张、血流重新分布，引起相对血容量不足，同时心肌因无法受到该类激素足够的刺激作用从而不能有效地增加心率和收缩力。

神经源性休克与失血性休克临床表现有区别，在于其没有儿茶酚胺的释放，因此不会出现苍白（血管收缩）、心动过速及多汗。患者血压下降但是心率可能正常或减慢，皮肤温暖、干燥、粉红。患者由于脊髓损伤通常伴有瘫痪和（或）感觉缺失。重要的是神经源性休克即使伴随严重出血，也不会表现出失血性休克的典型症状。神经功能评估非常重要，我们不能依赖典型症状和体征来诊断内出血或伴随的失血性休克。神经源性休克比其实际情况一般"看起来要好"，因此有时候准确评估有些困难。

神经源性（脊髓）休克造成的相对低血容量可以通过 ITLS 初步评估来识别（图 4-2）。

梗阻性休克

成人在静息状态下，心脏每分钟泵出 5L 血液，当然相应的要有 5L 的血液充盈。因此，创伤及医疗条件所造成的静脉回流减少都可以引起心排血量下降及组织氧供减少，任何可能阻断血液回流或流出心脏的因素都可以造成休克。梗阻性休克可由引力性气胸或心脏压塞引起，它也可能是由大块肺栓塞引起的，尽管这通常发生在创伤事件数小时到数天之后，因此，通常不被考虑在院前评估梗阻性休克。

1. 张力性气胸

如此命名，是因为肺或胸壁损伤造成胸膜腔（胸壁和肺之间的腔隙）内进入空气，并且张力（压力）不断增高。增高的压力压迫压力较低的上腔静脉和下腔静脉，阻止静脉血回流到心脏，结果导致颈静脉怒张。纵隔的摆动也可以冲击上下腔静脉，同时造成气管向健侧偏移（临床并不常见）。静脉回流减少导致心排血量下降并发展为休克。

除了出现休克的典型症状和体征外，在静脉血的支持下，患者还会出现发绀，尤其是嘴唇和指甲周围的发绀。因此，张力性气胸严重时的特征是：①患侧呼吸音减弱或消失；②叩诊呈鼓音；③颈静脉怒张；④支气管移位；⑤发绀，并最终出现意识程度下降。

张力性气胸可在 ITLS 初步检查中确定（图 4-3）。除在潮气量不足和给予高流量氧气时维持气道和辅助通气外，当出现以下情况时，张力性气胸患者应立即进行胸腔穿刺治疗：①桡动脉搏动消失；②发绀；③意识丧失（见第 8 章）。

2. 心脏压塞

心脏压塞，也称作"心包填塞"，见于血液进入心脏和心包间潜在的腔隙，压迫心脏阻止心脏充盈（图 4-4）。就像压迫上下腔静脉导致颈静脉扩张一样，心脏的"挤压"产生相同的体征，心脏充盈的减少引起心排血量下降，发展为休克。作为机械性休克的另一个表现，当发生张力性气胸或心脏压塞时，因胸腔内压力改变，造成肺血流量减少，从而出现发绀。

在心脏穿透伤患者中，75% 表现为心脏压塞，其典型临床体征表现为贝克三联征，包括颈静脉怒张、心音低钝、奇脉。一旦怀疑心脏压塞，应避免进一步的检查，须立即救治，以免延误时机，造成患者死亡。静脉输液对增加心脏的灌注压力有一定意义，但也可使原有的内出血加重而使病情恶化（更完整的讨论见第 8 章）。

心脏压塞症状和体征可在进行初步评估中被发现（图 4-4），如果存在这些症状，并且执业范围允许，应该做心包穿刺术。

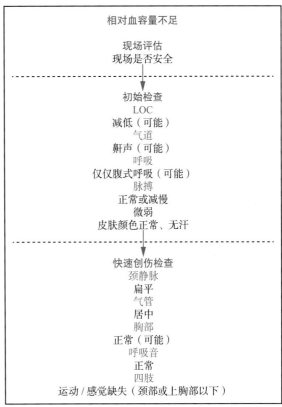

相对血容量不足

现场评估
现场是否安全

初始检查
LOC
减低（可能）
气道
鼾声（可能）
呼吸
仅仅腹式呼吸（可能）
脉搏
正常或减慢
微弱
皮肤颜色正常、无汗

快速创伤检查
颈静脉
扁平
气管
居中
胸部
正常（可能）
呼吸音
正常
四肢
运动 / 感觉缺失（颈部或上胸部以下）

图 4-2　神经源性（脊髓）休克造成的相对低血容量可通过 ITLS 初步评估识别

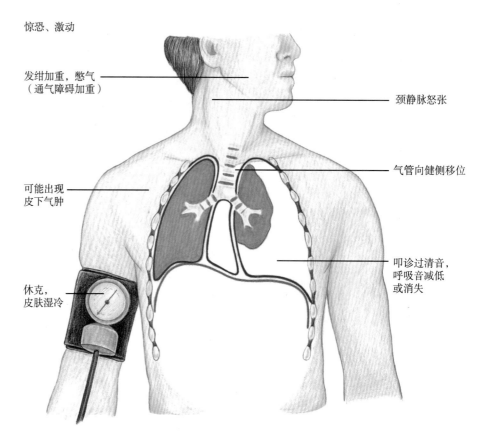

惊恐、激动

发绀加重，憋气
（通气障碍加重）

颈静脉怒张

气管向健侧移位

可能出现
皮下气肿

叩诊过清音，
呼吸音减低
或消失

休克，
皮肤湿冷

图 4-3　张力性气胸的查体表现

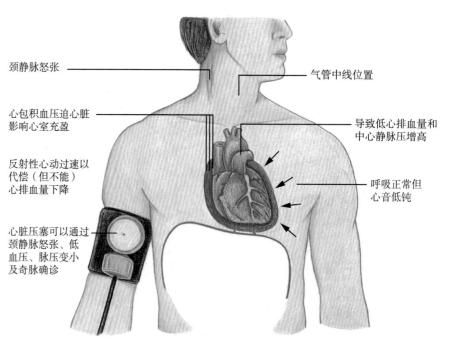

颈静脉怒张

气管中线位置

心包积血压迫心脏
影响心室充盈

导致低心排血量和
中心静脉压增高

反射性心动过速以
代偿（但不能）
心排血量下降

呼吸正常但
心音低钝

心脏压塞可以通过
颈静脉怒张、低
血压、脉压变小
及奇脉确诊

图 4-4　心脏压塞的病理生理变化

心源性休克

正如前面所述，心脏作为泵，将血液做功输出至血管系统。正常成年人在心脏静息状态下每分钟可输出 5L 血液，若心脏因各种原因出现泵功能障碍，随之可出现循环血量的降低。尤其当心肌本身受到损伤时，将确切出现上述情况，心排血量降低、血压下降，称为心源性休克。

心脏挫伤

由于心脏位于胸部，右心室比左心室更前，右心室是心肌挫伤的常见部位。

心肌挫伤不仅会导致右心室收缩力减弱，造成左心室容积降低，还会导致心律失常，从而导致心率减慢，进一步减低心排血量。

由于心脏挫伤的症状通常是非特异性的，所以很难对其进行识别。最重要的线索是胸部曾因突然减速伤而受到严重钝性损伤。最常见的是机动车碰撞和坠落（图 4-5）。

如果患者主诉胸痛，发现脉搏不规则，颈部静脉扩张，特别是在胸前有钝器伤（挫伤或连枷胸骨）的情况下，应怀疑心脏挫伤。

这些征象与心脏压塞相似，在现场可能无法区分，因此治疗方法相同。如果可行，应进行 12 导联心电图检查，这可能表明右心室的损伤类型［下导联和右导联 ST 段抬高心肌梗死（STEMI）；可能出现新的右束支传导阻滞］。心电监护仪上出现室性心律失常可能是唯一的心电图异常（图 4-6）。

还有一件事要考虑。当患者出现无损伤机制的心脏损伤症状以提示创伤性原因时，应考虑胸痛可能是由急性心肌梗死引起的，而急性心肌梗死又可能导致事件的发生（图 4-7）。

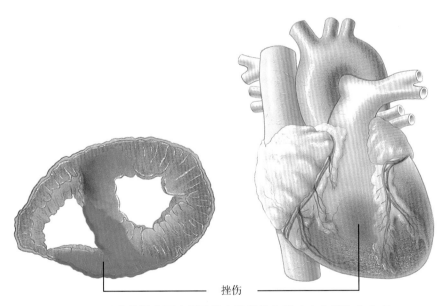

挫伤

图 4-5　因胸骨塌陷压迫导致的心肌损伤多影响右心房和右心室

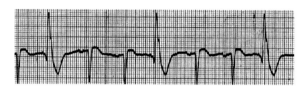

图4-6　心肌挫伤引起室性异位心律

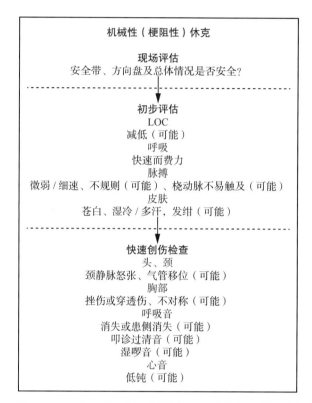

图4-7　机械性（梗阻性）休克可以通过ITLS初步评估来识别

休克治疗的现状思考

1.止血

不管专业应急人员的到来有多快，旁观者可能是第一个到达现场的人。出血的人会很快死于失血，因此，迅速止血是很重要的。

急救人员到达后，对外出血的评估应作为总体印象的一部分。如果急救人员未能成功控制危及生命的外部出血，急救人员应配备并提供战斗敷料，以协助直接施压。若初步评估结束时没有控制住外部出血，如果肢体受累，应立即使用商用止血带。任何类型的不受控制的出血都要求立即转运。

2.防止低体温

低温会恶化创伤患者的预后。任何给药的液体都应该加温，患者应该覆盖保温毯，以防止热量散失。

3.未控制出血的液体治疗

持续的、不受控制的出血需要早期识别，并如上文所述，及时运送到适当的设施（创伤中心）。它还要求限制液体复苏到恢复灌注的水平（低血压复苏），通常认为这意味着有足够的液体恢复桡动脉搏动或收缩压达到80～90mmHg。过多的含晶体液体复苏可导致酸中毒和稀释凝血因子，导致凝血功能障碍（Blanchard et al.，2017）。

提示

出血：尽快控制出血，如果不能在现场进行，患者需要尽快进入手术室。

4.氨甲环酸

氨甲环酸（TXA）是一种抗纤维蛋白溶解药物，多年来一直用于帮助治疗血友病患者的自发性出血。这种药剂也被用于战斗环境下严重出血的治疗。

使用TXA背后的科学逻辑是，当出血发生时，身体试图通过在出血部位形成血块来止血。最终，这些血块通过身体正常的血块分解活动溶解。TXA的工作原理是通过阻断体内血块的分解过程来阻止这些新形成的血块分解。

在一项关于在创伤中使用氨甲环酸的大型研究（CRASH-2研究）中，最重要的发现之一是，使用TXA可使出血死亡的绝对风险降低1.5倍。

其他研究表明，在受伤后3小时内给予TXA是最有效的，而且如果在那之后给予TXA可能反而是有害的。研究还表明，从TXA获益最多的患者是严重失血性休克患者，且早期接受TXA治疗。

医疗监督应回顾当前文献，并制定院前医疗急救方案，以适当合理地使用TXA。应通过质量保证计划监督方案的实施。

ITLS认为，根据系统医疗控制部门批准，有足够的证据支持在成人患者创伤性出血的治疗中使用TXA。在初始复苏（包括控制外出血和稳定气道）后，应考虑在治疗和转运的早期阶段使用TXA。

如前所述，在重度颅外出血患者中使用TXA似乎有一些好处。然而，TXA治疗创伤性脑损伤的有效性和安全性尚不确定，已经建立了随机试验来研究这个问题。目前，作者建议孤立性外伤性脑损伤患者不应在研究试验之外接受TXA。

在严重创伤的情况下，使用TXA的建议方法如下：

- 对于严重失血性休克（定义为收缩压小于75 mmHg）的成人患者，可在10分钟内使用1g TXA。在接下来的8小时内，应额外使用1g。
- TXA只能在受伤后3小时内使用。
- TXA的使用指南应由院前医疗急救系统的医疗主任与该地区创伤系统的救治专家合作制定。

5.二氧化碳监测

二氧化碳波形图监测不仅对确认气管插管位置有用，也对评估呼吸功能有用，对评估休克也很有用。

心脏通过血管将氧和营养物质供给细胞。细胞在有氧条件下，"燃烧"营养物质，产生能量、水及二氧化碳。水和二氧化碳被血流带走，二氧化碳以碳酸氢根离子的形式溶解，并以二氧化碳的形式由肺在呼气时排出。从另一方面看，呼出二氧化碳反映了细胞内营养物质"燃烧"的情况。实时监测气道内二氧化碳浓度得到二氧化碳波形图，可以部分反映患者的代谢率。

二氧化碳监测设备现在已经被普遍应用，有独立的，也有和心电监护仪集成一体的，可以监测并得到二氧化碳波形。呼气末二氧化碳正常值为35～45mmHg。呼气末二氧化碳水平下降说明患者过度通气（由于焦虑或酸中毒），或者是由氧供不足细胞代谢降低所致。也可以说，呼气末二氧化碳下降说明体内细胞能量代谢"燃烧"的水平降低。

休克患者细胞氧供减少，无外乎两个原因，由失血造成的血液成分丢失、心功能下降无法维持正常循环或存在肺损伤（如严重的肺挫伤或胃内容物误吸）。因此，当监护休克或存在休克高危因素的患者时，可以将呼气末二氧化碳作为监测的一部分。当呼气末二氧化碳水平降到非常低，到35mmHg以下，尤其是低于20mmHg或更低时往往预示循环即将崩溃，可作为休克恶化的重要预警指标。

6.血液和血液制品的早期管理

出血的患者正在失血，最好的补充液体是全血。全血不仅有携带氧气的红细

氨甲环酸（TXA）：氨基酸赖氨酸的合成类似物。作为一种抗凝血酶，它通过阻断纤溶酶原激活成纤溶酶来起作用，而纤溶酶通常能分解体内的凝块。它已被用于外科手术以降低失血的发生率，特别是在产科、妇科和骨科手术中。最近，人们对使用这种药物来减少创伤出血产生了关注。

提示

二氧化碳监测
呼气末二氧化碳波形图高度的下降可能是患者进入休克状态的第一个指标。

胞，还含有凝血因子和血小板。储存的血液已经从血小板和血浆中分离出了红细胞。仅输注填充细胞加上大量晶体液可导致稀释性凝血病。此外，大多数血液制品被冷藏储存，除非重新加热，否则会导致体温过低。再加上患者自身凝血因子的消耗，患者凝血能力受损。为了解决这种情况，接受大量输血（24小时内超过10个单位）的患者应以1∶1∶1的比例给予悬浮红细胞＋单采血小板＋新鲜冰冻血浆（FFP），以解决凝血功能障碍（Holcomb et al., 2016）。

目前，在一些急救和空中医疗系统中，院前环境下的血液管理正在进行。维持血液和重新加热血液的挑战是必须解决的挑战，在结果方面有一些令人鼓舞的改进（Escott et al., 2017）。

7.复苏性主动脉腔内球囊闭塞术

复苏血管内球囊阻断主动脉（REBOA）是一种可以控制隔膜以下不可压迫出血的止血方法。它将球囊导管置入主动脉后，使用生理盐水充盈球囊，阻止血液流入主动脉远端，减少阻断位置以下部位的活动性出血，同时增加心脏后负荷和近端主动脉压，提高心脏和脑的灌注量，为进一步救治争取更多的时间。它可以快速完成，在医院外亦可以迅速实施。器官可耐受一定时间的缺血损伤，但是医务人员仍需要接受大量训练。在这篇文章发表的时候，REBOA正在接受军事和民事环境下进行的临床检验（King, 2019）。

案例分析（续）

一辆ALS救护车被派往一家酒吧，那里有一位顾客被刺伤。警察在现场，已经清理了酒吧，正在询问旁观者。由于现场是安全的，而且受伤（刺伤）的机制是已知的，所以救援小组佩戴了个人防护装备。

当他们进入酒吧时，他们看到一名男性受害者坐在地板上的血泊中。除了血泊之外，组长还发现其外部出血来自受害者右前臂的一个大伤口，而调酒师一直试图用一条大毛巾控制伤口。队长立即指示她的搭档使用战时敷料直接施压。

小组负责人继续她的初步评估，患者抱怨他的胸部疼痛，他指出一个大的刺伤位于第5肋间的前腋线水平。他很警觉，呼吸道通畅，呼吸急促，通气良好，桡动脉搏动快（100～110次/分）、有力。他满头大汗，满脸通红。

第二位急救人员报告说，他控制手臂出血有困难，所以队长决定在右臂上放置止血带。在确认患者说他没有其他损伤后，除了上面发现的以外，组长决定进行一次重点检查。

由于头部没有明显损伤，她检查了颈部，发现颈部静脉平坦。她暴露胸部，发现其胸部运动不对称，右侧运动减少，4～5cm穿刺伤口如上所述。第二位急救人员在右臂正确使用止血带后，被指示在胸部伤口上应用胸部密封贴，并高流量吸氧。他没有看到其他伤害。

右侧呼吸音减弱，叩诊时呈浊音。心音清晰可辨。腹部无僵硬或膨胀。根据胸部的穿透伤，组长确定这是一个紧急情况。患者被放在担架上，并立即转移到救护车上。

一名赶到现场的消防员开车。在准备运输的过程中，第二名急救人员在小组负责人完成快速创伤检查的同时获得了一组生命体征，注意到患者虽然还清醒，但在与人交谈时眼睛不睁开，抱怨呼吸困难加重，现在正在抱怨腹痛。他的格拉斯哥昏迷评分是14分。生命体征是血压90/50mmHg，呼吸24次/分，心率120次/分。司机被指示前往创伤中心，行程30～40分钟。

案例分析（续）

在途中，小组负责人开始她的持续评估。患者现在似乎处于明显的痛苦中，呼吸道通畅，但呼吸浅快，桡动脉脉搏细弱。他现在脸色苍白，皮肤湿冷。没有发绀。他的颈部静脉仍然扁平。他的右胸部活动度差，叩诊呈浊音，而且一侧呼吸音消失。他的腹部现在触诊很痛。

第二个急救人员连接监护仪和脉搏血氧仪，小组负责人检查了一组生命体征，发现患者的血压下降到82/60mmHg，脉搏在132次/分左右，几乎摸不到，呼吸在30次/分。第二个急救人员打开胸部密封贴，没有空气逸出或患者情况改善。右侧胸腔穿刺针头减压没有任何漏气。

第二个急救人员报告说，最初的血氧饱和度为94%，现在无法登记。患者心电图显示窦性心动过速，$etCO_2$为32 mmHg。当小组负责人开始静脉使用生理盐水时，第二个急救人员得到了一个读数为138mmol/L的指测血糖。

小组负责人给创伤中心打电话，报告患者的情况：他的外出血已得到控制，右胸出血明显失控，肝脏可能也有损伤。预计30 ～ 35分钟抵达。她通过估计30 ～ 35分钟的预计到达时间来完成她的患者报告，并询问是否应该启动TXA。

当医疗控制部门咨询接诊医生时，她复查生命体征，用250ml生理盐水后，血压为84/64mmHg，GCS评分为10分。获批使用氨甲环酸，并在10分钟内使用1g的负荷剂量，然后在8小时内持续使用1g。

小组负责人继续持续评估患者，并随着时间的推移，进行详细的从头到足的进一步评估。她没有发现任何未经证实的损伤，也没有医疗警示标签，但确实在患者的智能手机上找到了医疗信息区，上面没有列出药物或病史，但报告了患者对蛋清和贝类过敏。

到达后，团队被指示直接将患者带到手术室。

小结

休克患者必须尽快诊断，休克早期的症状和体征可能不典型，但当有损伤机制时应保持高度的怀疑，仔细评估是否有休克再怎么强调也不为过。

控制外出血必须优先考虑，因此是初步评估总体印象的一部分。当直接压迫不能控制出血时，考虑使用创伤止血敷料。如果存在不能有效止血的四肢出血时，应尽早使用止血带。

了解不同类型的休克综合征是至关重要的，因为它可能会影响早期救治，此外为了"不造成伤害"，掌握如何治疗不可控制的出血是极其重要的。除了不要给患者过量的液体外，知道何时考虑使用氨甲环酸是急救人员知晓的重要内容，以帮助在晚期休克出现前得到及时的治疗，还需要定期的教育更新及本地急救系统的协议帮助你了解休克治疗的标准。

（译者　赵晓东）

第5章

休克与出血控制技术

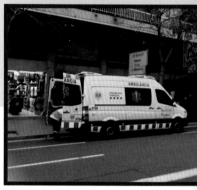

Donna Hastings, EMT-P

Kyee Han, MD, FRCS, FCEM

（ *Courtesy Roy Alson, PhD, MD, FACEP, FAEMS* ）

关键技术

本章介绍的技术：

颈外静脉通路

骨髓腔内通路

  EZ-IO® 设备

  手动技术

  FAST Responder™ 设备

使用基于长度的复苏标尺带估算儿童体重

伤口包扎

止血带的应用

止血剂的应用

学习目标

学完本章后，应该能够做到：

1. 掌握颈外静脉通路的技术。*

2. 说明骨髓腔内通路的适应证。

3. 使用适当设备进行骨髓腔内通路。

4. 使用基于长度的复苏标尺带估算儿童体重。

5. 演示如何恰当使用止血带来控制危及生命的出血。

6. 在有和没有止血纱布的情况下，使用直接加压控制出血。

7. 在人体模型上演示如何包扎伤口来控制出血。

* 预计本课程的高年级学生均已掌握下臂或肘前静脉置管的技术，因此在这里不再赘述。

颈外静脉通路

颈外静脉位于近锁骨中点上缘与下颌角连线的上 1/3 处（图 5-1）。此静脉通常很容易见到，在锁骨正上方按压将使其更加突出明显。它下行进入锁骨下静脉。

颈外静脉通路的指征是小儿或成年患者需要建立静脉通路时，以及找不到合适外周静脉的患者。

步　骤

进行颈外静脉通路的步骤

1. 患者仰卧位，最好低头使静脉充盈，并防止空气栓塞。

2. 如果没有疑似颈椎损伤，把患者的头部偏向另一侧。如果有颈椎损伤的可能，在开始进行置管时，救援人员必须稳定头部（患者的头部必须保持正直，不能偏向一侧），在置管过程中，颈托必须打开或将颈托前部脱掉。

3. 快速进行皮肤消毒，然后准备静脉置管。找到位于近锁骨中点上缘与下颌角连线的上 1/3 处的穿刺点。

4. 用一根手指按压在锁骨正上方的静脉上，这将使静脉更突出。

5. 用常规的方式在静脉中段进行穿刺并将导管置入。

6. 如果有必要，在完成前，抽 30ml 血液样本，并将其存储在合适的试管中（这取决于医院是否接受现场抽血）。

7. 连接静脉置管，然后进行牢固固定。如果有颈椎损伤的危险，可以越过静脉穿刺点使用颈托。

骨髓腔内通路

骨髓腔内输注液体和药物的技术已不是新技术。其第一次被报道是在 1922 年，并在 20 世纪 30 ～ 40 年代作为一种常用的替代静脉的方法输注晶体液、药物和血液。该技术于 1985 年被 James Orlowski 博士在印度之行中"重新应用"。科学家们确认这是一个快速、安全、有效的输注药物、液体和血液的有效途径。这项技术也是儿科高级生命支持指南、美国心脏协会、欧洲复苏委员会指南的标准方法。

骨髓腔内（IO）输液技术给药可用于成人和儿童。对于大量出血或休克的患者，这是获得血管通路的最快方法。当通过输液袋或输注泵施加 300mmHg 压力时，使输注晶体液的速度达到 150ml/min 的恰当流速。骨髓腔内通路操作快速简单，同时固定牢固（穿刺点在骨头上），可防止在运输过程中脱落。

颈外静脉

锁骨

图 5-1　颈外静脉的解剖位置

适应证

骨髓腔内通路适用于心搏骤停或休克且不能马上建立外周静脉通路的儿童或成人患者，或者低血容量性休克且难以进行静脉置管的患者。对任何急需输注药物或液体的患者，如果两次尝试或 90 秒内无法进行外周静脉置管时，则建议使用该技术。

提示

少量输液

- 如果发生渗透（极少），不要在相同的骨骼重复使用。因为这样会使液体从原来的穿刺点流出来。如果出现这种情况，用加压包扎法并用弹性绷带固定。

- 切勿在有骨折的肢体一端建立骨髓腔内通路。如果股骨骨折，则选择用另一条腿。

禁忌证

穿刺点局部感染或烧伤；骨折；义肢；最近24小时内已经做过骨髓腔内穿刺的部位；成骨不全、穿刺点缺乏明显的解剖标志或软组织过多。

推荐穿刺点

建议进行骨髓腔内通路的穿刺点包括：

- 胫骨近端，髌骨下约2cm，胫骨粗隆内侧约2cm的位置（具体取决于患者的解剖学位置）或胫骨粗隆内侧一手指宽度的位置。这通常是最简单的穿刺点定位。

- 肱骨近端，在肱骨大结节最突出的侧面横向。患者的姿势颇为重要。确保患者的手放在腹部，肘生理性内收。用拇指由肱骨中段向上触摸，在肩部侧面能触到一个突出，这就是外科颈。穿刺点在外科颈上方约1cm处（具体取决于患者的解剖位置）。

- 胫骨远端，对于儿童患者，穿刺点就是内踝最突出的点往近端两个手指的宽度或3cm的位置。把一根手指放在内踝上。往近端移动约2cm（具体取决于患者的解剖位置），并触诊胫前部和后部的边界来保证插入位点在骨中部的平坦部位。

潜在的并发症

有研究表明，并发症很罕见。然而，和静脉穿刺一样，良好的无菌技术是很重要的。骨髓腔内通路可能出现的并发症包括外渗；骨筋膜隔室综合征；针头脱落；骨折；故障（由设备或用户原因导致）；疼痛；感染，成人感染率＜0.6%（回顾性分析）。

市面上有许多IO系统。本章详细介绍了其中两个系统的步骤（这绝不代表ITLS对这两个产品的认可）。市面上的其他系统已被证明是有效的。提供者应熟悉其机构所用的IO系统。在使用之前，提供者应浏览制造商提供的培训材料。

步　骤

应用 EZ-IO® 设备（成人或儿童）进行 IO 输液的步骤

通过使用EZ-IO®设备进行IO输液需要准备的设备如下。

- EZ-IO驱动器
- EZ-IO AD、EZ-IO LD 或 EZ-IO PD 穿刺针套件
- 消毒棉签（如乙醇棉签）或 Betadine®
- EZ-连通器® 或标准延长管
- 2个10ml注射器
- 生理盐水（或适当的无菌液体）
- 加压输液袋或输液泵
- IV/IO用2%利多卡因（不含防腐剂，不含肾上腺素）

步　骤

使用 EZ-IO 系统插入 IO 穿刺针的步骤

确定是否需要此步骤。如果需要，请征得医学指导的许可。如果患者意识清醒，告知他们需要紧急进行此步骤，并取得口头知情同意。穿刺操作（操作步骤图 5-1）如下。

1.穿戴经批准的个人防护装备（PPE）。

2.确定 EZ-IO AD、EZ-IO LD 或 EZ-IO PD 的适应证。

3.排除禁忌证。

4.找到适当的穿刺点。

5.使用无菌技术对穿刺点进行消毒，然后晾干。

6.准备 EZ-IO® 驱动器（电动或手动）和适当的穿刺针套件。

　a.EZ-IO 穿刺套件，15mm 的适用于 3～39kg（轻于 16 磅）。

　b.EZ-IO 穿刺套件，25mm 的适用于 40kg 以上（重于 16 磅）。

　c.EZ-IO 穿刺套件，45mm 的适用于 40kg 以上，且软组织过多的患者。

7.稳定穿刺点，以准备插入合适的穿刺针套件。

8.取下针帽。将穿刺针插入所选的穿刺点（手和手指不能接触穿刺针）。在穿刺时，驱动器上的穿刺针与骨平面的角度为 90°。

9.轻轻刺破皮肤，直到针尖接触骨膜，应能看到穿刺针上的黑色标志线。开启驱动器的开关，使针头钻入皮质层，轻柔、持续、稳定向下压（让驱动器自行工作）。切勿用力过度。在有些患者，操作可能需要 10 秒。如果驱动器在穿刺过程中听起来越来越慢，减少驱动器的压力让针尖工作。如果电池出现故障，也可以手动完成，就像使用手动 IO 针进行穿刺一样。

10.当针头进入骨髓腔有"落空"感后或达到希望的深度时，松开电动驱动器开关，停止穿刺。

11.稳住针座，从穿刺针上取出 EZ-IO 驱动器。

12.按逆时针方向，从针中取出针芯。将其立即放入梭子（shuttle）或相应的锐器收集盒中。

13.确定针的位置。连接预充好的 EZ-连通器。快速将适量的生理盐水（成人为 10ml，儿童为 5ml）注入（闪冲）EZ-IO 穿刺针。请牢记：如果不闪冲，液体流速将非常慢甚至不流动。

14.如果患者感到疼痛或抱怨疼痛，在闪冲前需往骨髓腔内缓慢（以 0.2ml 的增量）注射 2%（20mg/ml）利多卡因（用于 IV/IO）进行骨髓腔内的麻醉镇痛（IO 输液会引起清醒患者的剧烈疼痛）。

　a.利多卡因成人用量 2～4ml（20～40mg）。

　b.利多卡因儿童用量 0.5mg/kg（0.025ml/kg）。

　然后等待 15～30 秒，使利多卡因生效。

15.开始输液。利用 300mmHg 压力（加压输液袋或输液泵）连续输液。

16.处理穿刺点，如果在肱骨穿刺点插入，则使用稳定器，固定输液管，并应用套件随附的腕带（记录时间和日期）。

17.监测 EZ-IO 穿刺点和患者情况。

拔针，固定患者的穿刺部位。同时将带有鲁尔接口的 Luer-Lok™ 无菌注射器与针座连接，连接后，轻轻拔管时，顺时针旋转注射器和穿刺针。将拔出的穿刺针立即放置在适当的防生物危险的容器中。EZ-IO 穿刺针留置时间不能超过 24 小时。

操作步骤图5-1 使用EZ-IO系统插入IO穿刺针的步骤

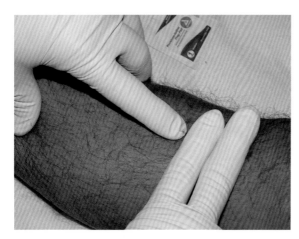

5-1-1 确定穿刺点（*Courtesy Roy Alson，PhD，MD，FACEP，FAEMS*）

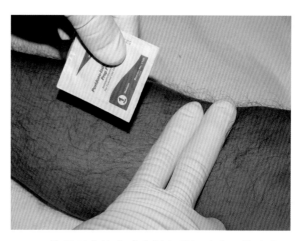

5-1-2 使用无菌技术对穿刺点进行消毒，然后晾干（*Courtesy Roy Alson，PhD，MD，FACEP，FAEMS*）

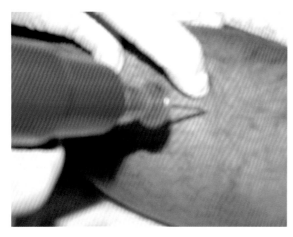

5-1-3 驱动器上的套针与骨平面的角度为90°。手和手指不能接触穿刺针（*Courtesy Roy Alson，PhD，MD，FACEP，FAEMS*）

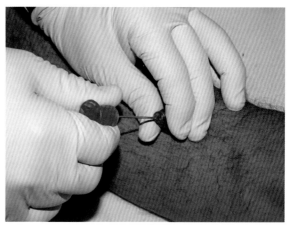

5-1-4 稳住针座，按逆时针方向，从针中取出针芯（*Courtesy Roy Alson，PhD，MD，FACEP，FAEMS*）

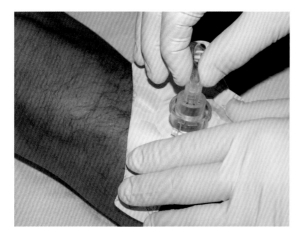

5-1-5 连接EZ-连通器®并固定穿刺针（*Courtesy Roy Alson，PhD，MD，FACEP，FAEMS*）

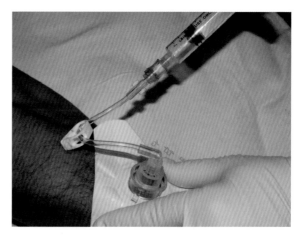

5-1-6 从骨髓腔抽回血以确定针的位置。然而可能抽不出骨髓，如果管路输液很顺畅，并且无外渗，可以放心使用（*Courtesy Roy Alson，PhD，MD，FACEP，FAEMS*）

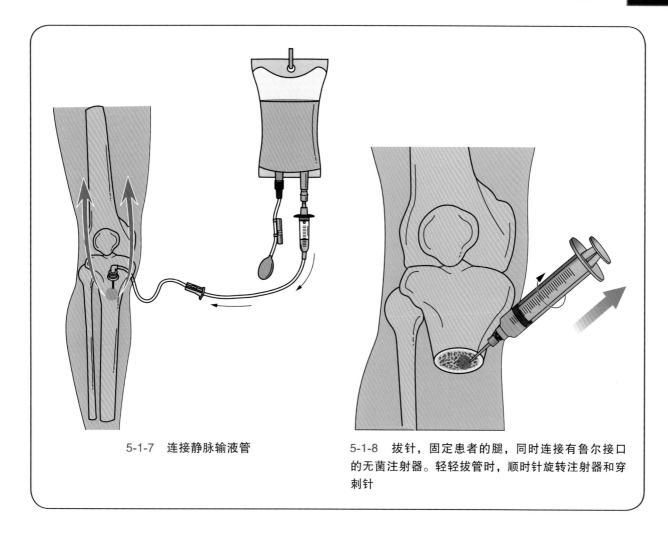

5-1-7 连接静脉输液管

5-1-8 拔针，固定患者的腿，同时连接有鲁尔接口的无菌注射器。轻轻拔管时，顺时针旋转注射器和穿刺针

步 骤

使用 EZ-IO 系统插入 IO 穿刺针的步骤

1.确定是否需要此步骤。如果需要，请征得医学指导的许可。

2.在骨穿刺前准备好所有需要的设备并完成必备操作。

a.16 ～ 18号规格的IO穿刺针。

b.5ml和10ml注射器。

c.消毒，进行皮肤准备。

d.静脉输液管和液体。

e.固定材料和敷料，以确保IO针固定牢固和安全。

f.血压计袖带或市售输液加压设备，以便于加压输液。

3.确定穿刺点，胫骨近端、胫骨粗隆下方两个手指宽度中线或稍内侧中线为穿刺点（图5-2）。

4.用适当的消毒剂进行皮肤准备（非常重要）。

5.取得适当的穿刺针。穿刺针必须有针芯，才不会被碎骨堵塞。较好的针是14 ～ 18号规格的IO穿刺针，但骨髓穿刺针也是可以用的。

6.使用无菌技术。将针垂直刺入皮肤至骨髓腔（图5-2）。推进到骨膜。将穿刺针缓慢反复或旋转运动穿透骨髓腔，直至感到有"落空"感（阻力减小），表示针已进入骨髓腔。这时可以通过取出针芯、抽取血液和骨髓来确认（图5-3和图5-4）。然而，有可能抽不出骨髓，如果管路输液很顺畅，并且无外渗，可以放心使用。

7.快速将5ml生理盐水注入骨髓腔内（闪冲）。请牢记：如果不闪冲，液体流速将非常慢甚至不流动。

8.如果患者感到疼痛或抱怨疼痛，在闪冲前需往骨髓腔内以0.5mg/kg（0.025ml/kg）缓慢（以0.2ml增

步 骤（续）

量）注射2%（20mg/ml）利多卡因（用于IV/IO）进行骨髓腔内的麻醉镇痛。一个体重为10kg儿童的利多卡因用量为0.25ml（5mg的2%利多卡因）。等待15～30秒，使利多卡因生效。评估潜在的IO并发症。

9.连接标准的静脉输液管，注入液体和（或）药物（图5-5）。可能需要加压输液（使用血压袖带包裹输液袋加压），以获得足够的输液速度。

10.将管路粘在皮肤上，并固定骨髓针，就像固定穿刺物体一样（用纱布将穿刺点包扎起来）。

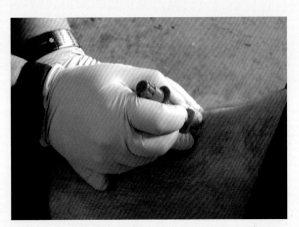

图5-2 胫骨近端骨髓腔内通路穿刺针的穿刺点
（*Courtesy Roy Alson，PhD，MD，FACEP，FAEMS*）

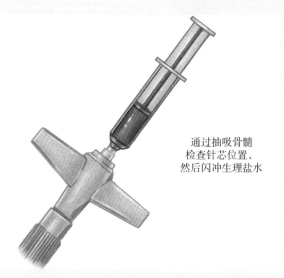

通过抽吸骨髓检查针芯位置，然后闪冲生理盐水

图5-4 检查针芯位置，抽吸约1ml骨髓

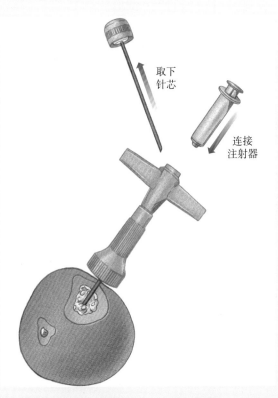

取下针芯

连接注射器

图5-3 取下针芯，连接注射器

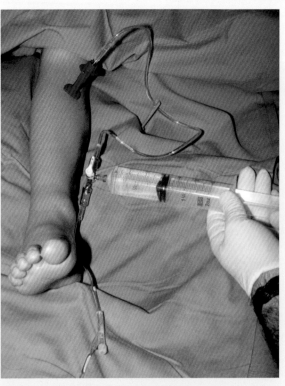

图5-5 在儿童胫骨上使用骨髓腔内穿刺针进行输液
（*Photo Courtesy of Bob Page，MEd，NRP，CCP，NCEE*）

FAST Responder™骨内穿刺设备

FAST Responder骨内穿刺设备是为快速胸骨穿刺输液和胸骨柄内直接药物治疗而设计的。药物由骨髓进入血液系统特别是胸骨柄很有效，原因是这些部位非常接近中心循环系统。它在控制穿刺深度方面起重要的作用，可减少穿刺过深的风险。

快速骨内穿刺设备的使用适应证与其他用于12岁或12岁以上患者（青春期到成年人）的骨内穿刺设备是相似的。

胸骨柄的穿刺点位于前正中线胸骨切迹下15mm处。该穿刺点的胸骨厚度是13.3mm，此处穿刺过深的风险不足百万分之一。

设备依赖操作者的力度（不是弹簧），靠电动或气动驱动。它向下的推力使管尖通过软组织进入骨髓腔，当针尖刚好在骨髓腔内时，输液管与导引鞘自动分离。骨探针仅能确保适当的深度控制；它不会进入骨骼。这种机制可以防止击穿。

步　骤

置入 FAST Responder™ 骨内穿刺设备的步骤

1.暴露胸骨和胸骨切迹的位置。

2.用消毒剂对穿刺点进行消毒。

3.使用锁定销揭下粘合剂衬垫。

4.摆好自己的位置。用合适的体位站立/跪在患者头侧或一侧。

5.放置设备。使靶角切迹与胸骨切迹在一条直线上，并引导（设备手柄）在患者胸骨切迹垂直于胸骨柄。验证是否放置在正确位置。

6.推动FAST Responder设备向下垂直于胸骨并完全展开输液管。

7.暂停和拉回。通过向后直拉的方式退出FAST Responder设备，同时握住靶角。将针芯从输液管退出。

8.根据污染锐器处置方案丢弃该设备。

9.准备。连接静脉输液管到鲁尔管，并剪断约束靶角的安全钩。

10.可选：根据当地协议，使用液体闪冲输液管路，通过抽吸确认是否放置妥当。

11.可选：从保护罩中拆下衬垫并将保护层放置在靶角的输液部位。

请记住以下六点。

调整自己与患者的位置

放置设备

执行设备

暂停（握住靶角）

拉回设备

准备（连接液体来源）

液体流速如下：无压力输液器，30～80ml/min；压力输液器，120ml/min；注射器，150～250ml/min。

步　骤

拔除 FAST Responder™ 骨内穿刺设备的步骤

1.从靶角拆下保护罩。

2.切断液体来源，并断开静脉通路。

3.用手抓住或用手指夹住垂直于胸骨柄的输液管，直到整个输液管从患者胸部移除。使用拔管设备，连续移动，直到设备被移除。

4.遵循锐器污染处置方案，将其从靶角上移除。

预防措施/警告包括以下内容：插入部位的创伤、感染或烧伤不能使用FAST设备。很严重的骨质疏松症尚未被证实其安全性。用于近期行胸骨切开术的患者可能效果较差。该设备的功能可能受到由如胸骨骨折或血管伤害引起胸骨柄或血管完整性破坏的影响。

基于长度的复苏标尺带

对于儿科患者，主要依赖体重计算复苏需要的液体量和静脉用药的剂量。在紧急情况下，可能不知道儿童的年龄和体重。儿童的体重与其身高直接相关，复苏标尺带（Broselow®带或SPARC系统）可以根据儿童的身高（身长）来估算儿童的体重。带子包含预先计算的每个体重范围使用的静脉输液和急救药品的剂量（图5-6）。它们还包括各体重范围使用的急救设备的正确规格和用品。第18章介绍了其他计算儿科药物剂量的方法。

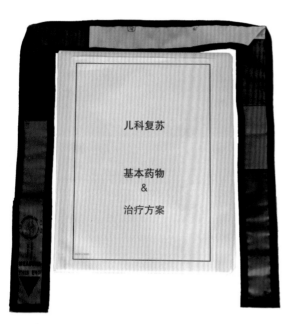

儿科复苏

基本药物
&
治疗方案

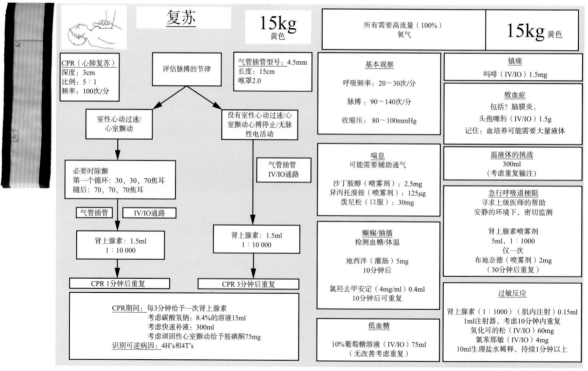

复苏　　15kg 黄色

所有需要高流量（100%）氧气　　15kg 黄色

CPR（心肺复苏）
深度：3cm
比例：5：1
频率：100次/分

评估脉搏的节律

气管插管型号：4.5mm
长度：15cm
喉罩2.0

基本观察
呼吸频率：20～30次/分
脉搏：90～140次/分
收缩压：80～100mmHg

镇痛
吗啡（IV/IO）1.5mg

败血症
包括？脑膜炎
头孢噻肟（IV/IO）1.5g
记住：血培养可能需要大量液体

室性心动过速/心室颤动

没有室性心动过速/心室颤动心搏停止/无脉性电活动

气管插管
IV/IO通路

喘息
可能需要辅助通气
沙丁胺醇（喷雾剂）：2.5mg
异丙托溴铵（喷雾剂）：125µg
泼尼松（口服）：30mg

温液体的挑战
300ml
（考虑重复输注）

必要时除颤
第一个循环：30, 30, 70焦耳
随后：70, 70, 70焦耳

急行呼吸道梗阻
寻求上级医师的帮助
安静的环境下，密切监测

气管插管　　IV/IO通路

肾上腺素：1.5ml
1：10 000

肾上腺素：1.5ml
1：10 000

癫痫/抽搐
检测血糖/体温
地西泮（灌肠）5mg
10分钟后
氯羟去甲安定（4mg/ml）0.4ml
10分钟后可重复

肾上腺素喷雾剂
5ml 1：1000
仅一次
布地奈德（喷雾剂）2mg
（30分钟后重复）

CPR 1分钟后重复

CPR 3分钟后重复

过敏反应
肾上腺素（1：1000）（肌内注射）0.15ml
1ml注射器，考虑10分钟内重复
氢化可的松（IV/IO）60mg
氯苯那敏（IV/IO）4mg
10ml生理盐水稀释，持续1分钟以上

CPR期间：每3分钟给予一次肾上腺素
考虑碳酸氢钠：8.4%的溶液15ml
考虑快速补液：300ml
考虑顽固性心室颤动给予胺碘酮75mg
识别可逆病因：4H's和4T's

低血糖
10%葡萄糖溶液（IV/IO）75ml
（无改善考虑重复）

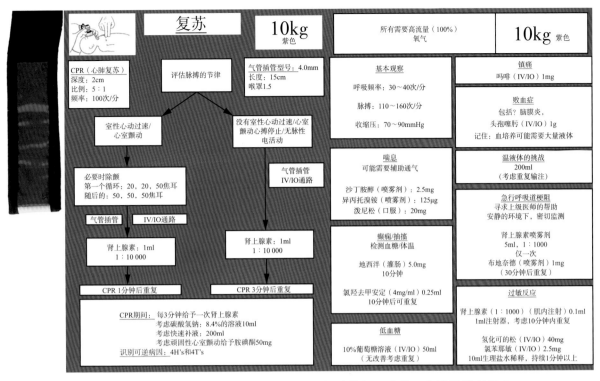

复苏	10kg 紫色

CPR（心肺复苏） 深度：2cm 比例：5:1 频率：100次/分	评估脉搏的节律	气管插管型号：4.0mm 长度：15cm 喉罩1.5

室性心动过速/心室颤动

没有室性心动过速/心室颤动心搏停止/无脉性电活动

必要时除颤
第一个循环：20、20、50焦耳
随后的：50、50、50焦耳

气管插管　IV/IO通路

气管插管
IV/IO通路

肾上腺素：1ml
1:10 000

肾上腺素：1ml
1:10 000

CPR 1分钟后重复

CPR 3分钟后重复

CPR期间：每3分钟给予一次肾上腺素
考虑碳酸氢钠：8.4%的溶液10ml
考虑快速补液：200ml
考虑顽固性心室颤动给予胺碘酮50mg
识别可逆病因：4H's和4T's

所有需要高流量（100%）氧气	10kg 紫色

基本观察
呼吸频率：30~40次/分
脉搏：110~160次/分
收缩压：70~90mmHg

喘息
可能需要辅助通气
沙丁胺醇（喷雾剂）：2.5mg
异丙托溴铵（喷雾剂）：125µg
泼尼松（口服）：20mg

癫痫/抽搐
检测血糖/体温
地西泮（灌肠）5.0mg
10分钟
氯羟去甲安定（4mg/ml）0.25mg
10分钟后可重复

低血糖
10%葡萄糖溶液（IV/IO）50ml
（无改善考虑重复）

镇痛
吗啡（IV/IO）1mg

败血症
包括？脑膜炎，
头孢噻肟（IV/IO）1g
记住：血培养可能需要大量液体

温液体的挑战
200ml
（考虑重复输注）

急行呼吸道梗阻
寻求上级医师的帮助
安静的环境下，密切监测
肾上腺素喷雾剂
5ml，1:1000
仅一次
布地奈德（喷雾剂）1mg
（30分钟后重复）

过敏反应
肾上腺素（1:1000）（肌内注射）0.1ml
1ml注射器，考虑10分钟内重复
氢化可的松（IV/IO）40mg
氯苯那敏（IV/IO）2.5mg
10ml生理盐水稀释，持续1分钟以上

图5-6　SPARC是一个有不同颜色标记带的小册子，上面有各种药物和液体预先计算的剂量（*Photo courtesy of Kyee Han，MD*）

步　骤

用基于长度的复苏标尺带估计儿童体重的步骤

1.将患者置于仰卧位。

2.使用标尺带，测量患者从头顶到足跟的身高。将带箭头的红色尾端置于儿童的头端（图5-7）。

3.请注意标尺盒在儿童足后跟处的卷尺子。运用SPARC系统，将儿童足跟处条带的颜色与手册内的颜色相匹配。

4.如果测量值落在一条线上，和线最接近的颜色和盒子是用来指导进行复苏需要的液体和药物的剂量和所需设备的型号。

5.标尺带如果被污染，可以消毒后再使用。

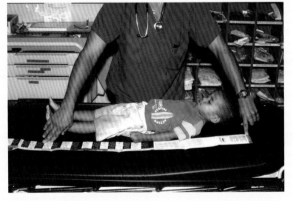

图5-7　测量患者从头顶至足跟的长度，读取预先计算好的液体和药物的剂量（*Photo courtesy of James Broselow，MD*）

危及生命的出血控制

对于创伤患者的存活和康复而言，尽快控制外伤造成的危及生命的大出血至关重要。尽管存在有关大出血的各种定义，但可通过常规直接加压方法无法控制出血来识别大出血。您可在患者治疗过程中使用该方法，以及作为ITLS初步评估的一部分，以便对危及生命的出血进行评估。如果发生大出血，并且无法用直接加压立即对出血进行控制，请立即对出血肢体应用止血带。

直接加压已被广泛认为是控制所有损伤严重出血的标准实践。过去，基础和高级提供者教育课程提出了各种控制外出血的方法，包括直接加压、与直接加压结合的肢体抬高及对压力点直接加压。压力点在控制出血方面是无效的。

目前，如果直接加压不成功，并且需要控制出血的部位可以应用止血带，则建议立即应用止血带。对于较大和（或）较深的伤口，外部加压可能不足以止住出血。必须直接对出血源加压，通常它位于伤口深处（操作步骤图5-2）。这与在伤口上不施加任何止血敷料的老式方法相反。

在更加靠近肢体近端的部位（腋窝和腹股沟），可能无法应用止血带。请注意，针对这种情况已经开发了几种"交界区止血带"，但民用领域的可用性仍然有限。如果不能应用止血带，应立即使用止血敷料结合直接加压。如果没有止血纱布，可以用普通纱布包扎伤口。为了提供足够的压力，可能需要跪在伤口上。

步骤

伤口包扎的步骤

1. 戴上手套和其他PPE。

2. 直接对伤口加压。用手指将纱布（有或没有止血剂）敷料推入伤口。尽量使出血血管紧贴骨骼。

3. 用另一只手开始用力将更多纱布推入伤口，同时保持第一只手的压力。使用戴手套的手将敷料经伤口推入出血血管。

4. 继续将纱布推向伤口，直到无法更加深入地包扎为止。

5. 保持包扎伤口的压力至少3分钟。然后，如果出血已停止，应用加压敷料。

6. 如果出血继续，可能必须重新包扎伤口。大多数止血纱布的制造商建议重新包扎。如果必须重新包扎，请在将患者运送至创伤中心时进行操作。

操作步骤图 5-2　伤口包扎

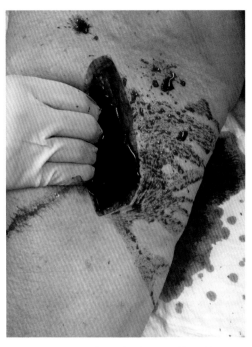

5-2-1　用手指直接在出血血管上施加压力（*Courtesy of Jennifer Achay, Centre for Emergency Health Sciences, Spring Branch, Texas*）

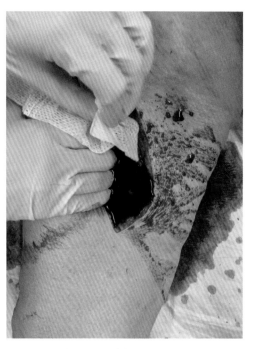

5-2-2　开始将止血纱布（或普通纱布）的末端推进伤口。暂时举起手指施加压力，使纱布紧贴血管，然后再次向下推纱布（*Courtesy of Jennifer Achay, Centre for Emergency Health Sciences, Spring Branch, Texas*）

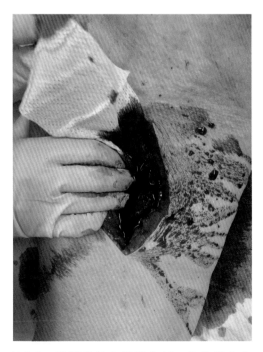

5-2-3　继续将纱布推进伤口，将其压在血管上（*Courtesy of Jennifer Achay, Centre for Emergency Health Sciences, Spring Branch, Texas*）

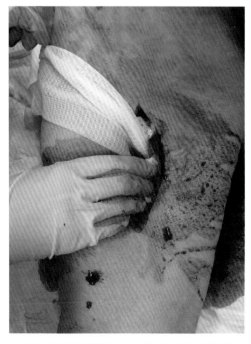

5-2-4　重复此过程，直到伤口完全充满纱布敷料（*Courtesy of Jennifer Achay, Centre for Emergency Health Sciences, Spring Branch, Texas*）

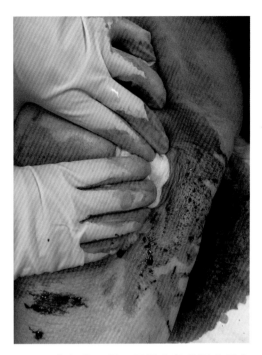

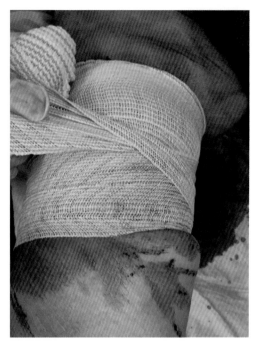

5-2-5 包好伤口后，用指尖保持压力至少3分钟。要施加足够的压力，可能必须靠在或跪在伤口上，具体方式取决于出血部位（*Courtesy of Jennifer Achay，Centre for Emergency Health Sciences，Spring Branch，Texas*）

5-2-6 一旦控制好出血，在伤口上放置加压敷料（*Courtesy of Jennifer Achay，Centre for Emergency Health Sciences，Spring Branch，Texas*）

止血带的应用

肢体受伤，如撕脱、截肢和撕裂伤，且出血无法通过直接加压快速控制，符合应用止血带的标准。止血带仅可在伤口附近向血管结构提供环形加压，从而抑制远端血流。在最近的军事冲突和平民冲突中积累的数据表明，迅速应用止血带的伤兵的存活能力得到了明显改善。

市售设备

理想的止血带可以有效地阻塞受伤的动脉，易于使用，并且轻巧、紧凑、坚固耐用。止血带设计的关键要素是必须解决阻塞带/气动带的宽度问题及其克服软组织的抗压能力。适当的机械辅助和5cm或更大的宽度设计相结合可提供足够的软组织压缩力，并在较低压力下止血，从而减少止血带部位的组织损伤和不适感。成本问题适用于EMS，因此，这类产品还需要考虑成本增加因素。应当注意，与市售设备相比，大多数简易的止血带不够宽，也没有足够的机械力来压缩动脉。

现在市售的止血带设备有多种类型。相对较低的成本和易于使用的止血带现在已被许多军队和执法部门采用，成为所有人员携带的基本工具包的一部分。研究表明，有些设计比其他设计更有效。建议系统中的所有机构使用相同型号的设备，以减少使用混乱并提高应用速度。

战时应用止血带（CAT）由合成材料制造，并设计有自粘式尼龙搭扣带、摩擦适配器带扣，以及绞棒和卡槽（图5-8）。据报道，自粘式尼龙搭扣带由一种无拉伸材料制成，其长度足够用于大而肥胖的肢体。表面积宽度足以在肢体周围沿环形加压。

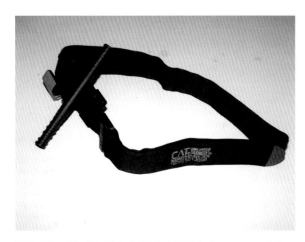

图 5-8A　战时应用止血带（CAT）（*Courtesy of Roy Alson, PhD, MD, FACEP, FAEMS*）

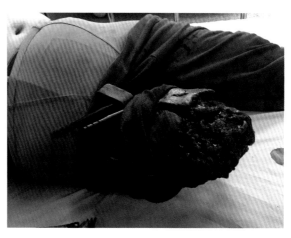

图 5-8B　CAT 应用于断肢；注意第二根止血带适用于完全控制出血（CAT）（*Courtesy of Roy Alson, PhD, MD, FACEP, FAEMS*）

　　CAT 的应用是通过将尼龙搭扣带推至肢体周围并将自由活动端插入带扣来完成的。插入带扣以将尼龙搭扣带固定在肢体上。旋转绞棒会产生环形紧固的效果，并在控制出血后用卡槽将其固定到位，然后用一条小的固定带进行固定。可以使用绞棒顶部的部位记录应用时间。它包括一条独立的内部带和一个卡槽，允许单手或对自己操作。

　　紧急和军事止血带（EMT）是一种基于气动的设备，带有可充气的气囊和通过软管永久固定在气囊上的手持式灯泡形充气机。在手持式灯泡形充气机和气囊之间包括一个扭转型排气阀，可用来对气囊放气。夹子将气囊的一部分固定在肢体周围，并在其整个宽度上密封气囊，以使围绕肢体的气囊部分膨胀，而气囊的其余部分不膨胀。Delfi 止血带只有一种尺寸，可以围绕肢体 7.5 ～ 85cm 的环形范围。血压袖带可能以完全相同的方式使用。

　　如 SWAT-T 所示，第三类止血带设备是"带"型，可多次缠绕在肢体上，以实现动脉压缩。这些类型较难应用，如果应用不正确，将仅用作收缩带。但是，它们可用于儿童患者，而 CAT 则不行。

　　CAT 和 EMT 止血带均主张使用最小压力来控制出血，并包括增加和减少设备所施加压力的装置。在没有专门设计止血带的情况下，可以使用血压袖带，但必须对其进行密切监测，因为如果袖带中的压力下降，血压袖带可能会失效。

　　市面上有多种止血带。本章中通过名称提到了几种类型（这绝不代表 ITLS 对这几个产品的认可）。市面上的其他系统已被证明是有效的。提供者应熟悉其机构所用的止血带。在使用之前，提供者应浏览制造商提供的培训材料。

步　骤

应用止血带的步骤

无论使用哪种设备，都可以采用以下步骤处理无法用常规直接加压方法控制的出血，并且，从解剖角度而言它们适合于止血带应用。

1.识别由撕脱、截肢和撕裂伤引起的肢体大出血。

2.如果不是立即危及生命，尝试直接加压以控制出血。如果患者似乎失血较快，或者您无法用直接加压快速控制出血，请立即应用止血带。

3.将止血带放置在出血源近端（2～3in或5～8cm），避免在肢体的任何关节上使用。

4.用止血带制造商推荐的方法将止血带固定到位并进行环形加压。

5.紧固止血带，直到感觉不到远端脉搏（应停止出血）。

6.将止血带绞棒固定到位。

7.注意应用时间。由于所有医疗提供者都注视着患者面部，有些学者提倡应在放置止血带时标记患者的额头。

8.不要覆盖止血带。

9.经常持续评估出血或是否能感觉到远端脉搏。根据需要增加止血带压力。

10.联系接收患者的机构，并通知他们已应用止血带。

使用止血带并非总是具有优势。止血带的应用会在应用部位及其远端引起剧烈疼痛和不适感。在适当的时候，考虑使用镇痛药来减轻疼痛。可能会发生定位不适当和设备故障等问题。此外，应用处及应用远端肌肉坏死、隔室综合征和神经麻痹都可能发生。在室温下，造成永久伤害之前的缺血时间（无血液灌注的时间）可能长达4小时。理想情况下，为防止这些继发性损伤，应尽力将止血带的固定时间限制在2～3小时。除非在极端情况下延迟提供最终护理，否则应仅在有医疗指导的情况下进行止血带的移除或在应用止血带之后进行肢体再灌注。

腹股沟和腋窝大出血对急救人员来说是特殊挑战。这些部位的血管很大，在这些部位应用止血带非常困难。最近，有些制造商开发了"交界区止血带"［如Sam®结扎止血带；腹部、主动脉止血带和结扎止血带（AAJT）］。目前正在使用结扎止血带等止血带，尤其是与止血剂一起使用时，其结果令人鼓舞，将在下一节中进行论述。

止血剂的使用

如果直接加压和使用止血带均无法成功控制大量出血的损伤，或者在颈部、腋窝或腹股沟等无法使用止血带的情况下，需组合使用止血剂，以保证直接加压，这是控制出血的额外手段。由美国军方进行的实验室研究和现场试验，以及由EMS机构完成的有限研究表明，与现有的止血方法结合使用时，止血剂会有所帮助。

1.止血剂类型

这是一种快速变化的技术，并且有许多相互竞争的止血产品。EMS人员目前可以使用各种基于壳聚糖、矿物质和非矿物质的止血剂。产品（如Celox™、QuikClot CombatGauze®、X-Stat®、HemCon®和TraumaDex™）通过各种作用机制促进凝血（具有不同程度的有效性）。大多数止血剂为粉状、颗粒状或绷带状。美国军方目前正在使用QuikClot Combat纱布及X-Stat。

无论使用哪种形式，当前经过批准的每种止血剂的共同要求是直接接触主要的出血源，并且急诊服务提供者必须直接对出血源施加外部压力。根据血管类型、大小和出现的放血程度，凝血时间可能会有所不同，需要2分钟的直接加压才能促进止血。这些止血剂不用于内出血。在急救过程的后期，有些基于粉末的止血剂可能具有较高的血栓栓塞事件发生率。

2.止血剂应用

当伤口从解剖角度而言不适合应用止血带时，或者在直接加压和止血带应用后不能止血时，以下步骤可用于无法通过常规直接加压方法控制的出血。

步　骤

应用止血剂的步骤

1.识别由于撕脱、截肢或撕裂伤引起的大出血。

2.尝试直接加压来控制出血。如果您无法促进快速止血，请立即选择合适的解剖部位应用止血带。

3.如果出血没有得到控制或在不能使用止血带的区域，则将止血剂直接涂在出血源上。

4.用10cm×10cm（4in×4in）或创伤敷料压缩伤口和止血剂（用指尖压力）至少2分钟。不直接对出血源加压可能会延迟或阻碍止血。

5.在保留10cm×10cm（4in×4in）或创伤敷料的同时，评价是否止血。如果出血已停止，适当处理伤口。

6.如果出血继续，请取下10cm×10cm（4in×4in）或创伤敷料，然后重新应用止血剂和敷料。确认直接加压作用在出血源上。

并发症包括止血剂无效、持续出血（已识别和未识别）及继所用止血剂类型后的组织损伤。任何无法控制的出血都必须视为危及生命。不要因重新应用止血带或止血剂而延误患者送医治疗。在完成快速检查后，立即替患者包扎伤口，并将患者送医治疗，在最终急救的途中继续进行干预。

（译者　陈　志）

第 6 章

气 道 管 理

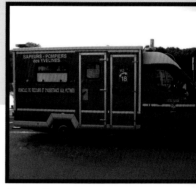

(*Courtesy Roy Alson, PhD, MD, FACEP, FAEMS*)

Nicholas Sowers, MD, FRCPC

Kirk Magee, MD, MSc, FRCPC

作者感谢Ronald D. Stewart, OC, BA, BSc, MD, FRCPC为本章上一版所做的贡献。

关键词

肺泡分流

二氧化碳波形检测仪

药物辅助插管（DAI）

喉外操作（ELM）

通气不足

LEON

肺顺应性

每分通气量

正常通气

气道通畅

血氧饱和度监测仪

快速顺序插管（RSI）

声门上气道（SGA）

潮气量

通气

学习目标

学完本章后，应该能够做到：

1. 描述呼吸系统的解剖学和生理知识。

2. 理解气道管理中监测通气的重要性。

3. 描述为创伤患者供氧的方法。

4. 简要描述以下气道管理工具的适应证、禁忌证及优、缺点。

　　a. 鼻咽通气道

　　b. 口咽通气道

　　c. 球囊面罩

　　d. 声门上气道

　　e. 气管插管

5. 阐明如何预测困难面罩通气及困难插管。

6. 阐述无呼吸氧合及喉外操作法。

7. 阐述气道工具的重要组成部分。

章节概述

在院前环境中，开放气道、支持氧合和通气的初始操作对降低患者发病率和死亡率至关重要，因此气道管理是创伤护理的首要任务。这些处理不能等到患者转运到急诊科才进行，因此，现场护理人员掌握气道管理技能是至关重要的。在任何情况下，创伤患者的气道管理都是具有挑战性的，尤其是在昏暗混乱的环境中，或在患者体位和位置受限的情况下，抑或是身处危险等恶劣的环境下。

尽管存在这些挑战，出现发绀、通气不足或两者兼有的患者都需要立即帮助——只有你才能在护理的最初阶段给予他们帮助。那么，作为第一个接触紧急护理的提供者，要熟悉气道和呼吸系统的基本结构和功能，要有技能来实现和保持气道通畅，要有能力给患者供氧和通气。

创伤患者呼吸窘迫通常是由以下4个原因之一（或组合）引起的低氧血症：上呼吸道阻塞、通气不足、肺分流和（或）气胸。急救人员应该掌握与这些相关的解剖学和生理学知识，以便在处于压力的情况下能够系统地启动氧合和通气。

现场环境是不可预测的，你可能会被要求在几乎所有可以想到的情况下提供气道管理——失事的汽车里、河面上、购物中心的中央，或者在繁忙的高速公路边上。因此，您需要一种容易记住的方法，以及可供选择的各种选项和替代技术。对一个患者有用的技术可能对另一个患者无效。一个患者可能需要一个简单的托下颌动作来开放气道，而另一个患者可能需要外科气道来保住患者的生命。

所有气道管理的目标都是保证氧合和通气（Hung和Murphy，2010）。气道管理不仅仅是"置入通气道"的问题，在很多情况下，尝试通过气管插管（如气管导管）建立可靠气道对一个能维持可接受的氧合的创伤患者可能造成更多的伤害，因此这应该推迟到患者能从不利的环境中离开后再进行（Davis et al.，2005）。气管插管常被贴上"基本干预措施"的标签，但根本不是。在早期进行高质量的复苏时，这些技能可能最终会比进行不理想的气管插管或在患者到达医院时进行的更高级的气道操作更能改善患者的预后。

本章首先回顾了气道的解剖学和生理学，因为它们与创伤患者出现低氧血症的四种原因相关；接着介绍了气道通畅的概念、维持氧合和通气的基本方法、高级气道技术和监测设备。并通过在气道管理技能站（见第7章）练习这些技术来巩固所学内容。

通气：是指空气或者气体进出肺的活动。

案例分析

你是急诊救治组组长，你正在ALS急救车上将一名受伤严重的摩托车手转运到创伤中心。ITLS初步评估及快速创伤检查显示可能威胁生命安全的左膝出血已用止血带控制住。进一步检查发现患者可能存在头部、胸部及腹部创伤，患者下肢不能活动，预示着可能存在脊柱损伤。需要处理的部分包括SMR、供氧、液体治疗及报告预计到达的时间。助手已开放两条通畅的外周静脉通路。你在重复初始检查的同时，也开始ITLS持续评估。

你注意到虽然出血已被止住，但是患者对疼痛无反应。再次评估患者气道及呼吸，你发现患者吸气时存在喘鸣。

在学习本章前，考虑以下问题：首先要做什么？导致问题恶化的原因是什么？下一步怎么做？带着这些问题阅读本章。在本章结束的时候，找出应如何处理这位紧急救护者。

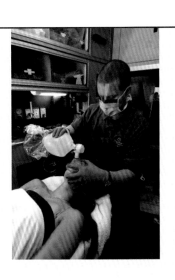

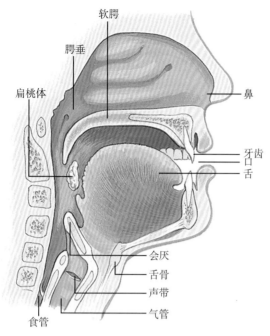

软腭

腭垂

扁桃体

鼻

牙齿

口

舌

会厌

舌骨

声带

气管

食管

图6-1　上呼吸道解剖

舌、舌骨及会厌都由韧带连接在下颌骨上。将下颌推向前方可改变前方组织结构的位置，开放气道

解剖和生理

气道始于鼻尖和嘴唇，终于肺泡毛细血管膜。气体交换发生在肺泡与肺毛细血管网之间。呼吸道包括上呼吸道（喉以上）和下气道（气管、支气管、细支气管和肺泡），呼吸道将含有21%氧气的空气运送至肺泡，通过肺泡膜进行气体交换并将从血管弥散到肺泡的二氧化碳排出体外。

鼻咽

呼吸道的起始部位（鼻腔和口咽）由湿润的黏膜构成（图6-1）。这部分黏膜柔软并富含血管，因此在放置鼻咽通气道（NPA）和气管导管（ETT）的过程中，即使是轻微的损伤也会导致出血的倾向。鼻腔被鼻中隔和侧壁的鼻甲分开。从鼻子到气道的路径沿着鼻子的底部，且垂直于患者的面部。操作者如果在放置NPA的过程中错误地沿着与鼻梁平行的轨迹行进，将会遇到困难，而且通常会导致创伤和出血。小心地将润滑良好的NPA/ETT沿鼻腔底部插入，通常可以防止对鼻甲造成创伤并使其成功放置。

口咽

牙齿是呼吸道口腔部分的第一道关卡。在一些患者中，其牙齿的情况会妨碍气道控制。任何情况下都要遵循以下原则：保证患者气道处理前后牙齿的数目及状态不变。

舌由一大块肌肉组成，是口咽气道的第二道关卡。舌附着于下颌的前方，并且通过大量的肌束和韧带连在舌骨上。舌骨是颏下的一个叉状结构，并且有上呼吸道的软骨（喉）附着于此。会厌也与舌骨相连，因此抬起舌骨可提升会厌，从而更好地开放气道。当患者意识消失时，舌肌松弛，舌后坠覆盖在咽后壁上，造成气道阻塞。

下咽部

下咽部起于舌根。会厌是呼吸道的重要解剖标志之一。你必须熟悉它，并且通过看和触摸辨别。会厌就像一个覆盖黏膜的软骨片，也就是说，它的组成就像耳屏（耳道开口处的软骨）一样。在吞咽时，会厌可以覆盖声门开口，当需要控制气道时，它是一个重要标志。

当患者意识消失时，其舌头会向后贴于软腭，甚至咽后壁，导致部分气道阻塞。然而，对于那些处于仰卧位、下颌松弛、头颈部处于正中位的意识消失的患者来说，造成完全气道阻塞的原因却是会厌。在这些患者中，会厌覆盖声门，阻断了通气。

在气道管理中，关键是要了解这个重要的解剖结构。对于仰卧位意识消失患者，通过向前抬起下颌骨（抬下颌、推下颌）或向上拉舌头将舌骨前移，可以开放（通畅）气道。这样可以防止舌阻塞气道，也能保持会厌上抬，远离咽后壁及声门（图6-2）。经口和经鼻气管插管均需要提起会厌。提起会厌的方法包括向前抬下颌骨（鼻气管插管）、使用喉镜、在直接喉镜下用手指拉舌或用手指进行插管。

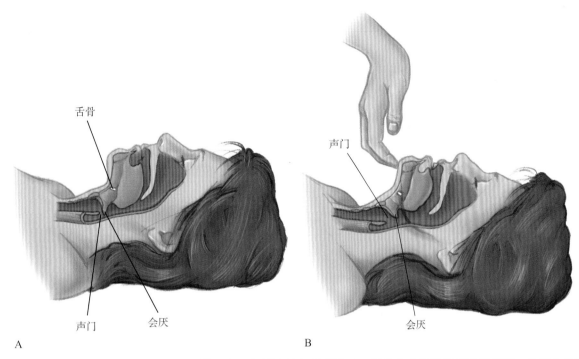

图6-2 A.会厌连着舌骨，继而连着下颌骨。当下颌松弛并向后下垂时，舌头向上紧贴软腭及咽后壁，此时会厌下落盖住声门；B.头后仰及抬下颌可以将舌拉向前上方，从而显露声门，保证气道开放。对于创伤患者，只能推下颌，并使头颈保持在一条直线上

喉

会厌两侧的凹陷称为梨状窝。气管插管可能"遇上"任意一侧的梨状窝。通过喉部隆起（喉结）上方任意一边皮肤的"隆起"就可以判定气管插管是否进入梨状窝。使用发光探条（或者光棒）时也可以通过透视法来判断。

声带前方由甲状软骨保护。甲状软骨是一个"C"形盒状结构，覆盖着肌肉的"C"形开口是甲状软骨的后壁。一些患者喉痉挛时声带可以完全闭合，造成完全性气道阻塞。大部分患者的甲状软骨，也就是颈前方的喉结，很容易被看见。气管插管时，推动甲状软骨有利于声门的显露，此即喉外操作（ELM）手法。该手法指的是轻轻向后压迫甲状软骨以紧贴食管，然后向上抬，并且轻微压向患者的右侧。这也就是所谓的向后 - 向上 - 向右 - 推压（BURP）手法，不同于之前用于阻塞食管的Sellick手法。

环状软骨位于甲状软骨的下方。在喉突出部的下方颈前部表面可以摸到一个小凸点。食管正好在环状软骨后壁的后方。Sellick手法是于颈前压迫环状软骨。过去认为这种操作法可以阻塞食管，防止气体进入胃内并降低胃内容物反流误吸的风险。然而，越来越多的研究对这种做法提出了质疑（Smith et al.，2003）。此外，最初在提出Sellick手法的时候，常规是通过大压力为患者提供大潮气量通气，这个压力很容易超过食管上括约肌压力。目前，使用较小的潮气量为患者进行通气，并保持呼吸道压力小于20cmH$_2$O可能比压迫环状软骨闭塞食管更能减少气体进入胃部的风险。同时，越来越多的迹象表明，在喉镜检查过程中压迫环状软骨会干扰操作者的视线。因此，目前的证据已不再推荐使用Sellick手法。

甲状软骨下缘与环状软骨上缘之间是环甲膜。由于环甲膜位于声带下方，并且通过垂直的正中皮肤切口可以轻松进入气道，是建立紧急外科气道的理想位置（Frerk et al. 2015）。你可以通过找到甲状软骨最突出的部分来触诊环甲膜，用手指向下滑动触摸直到感觉到第二个"凸起"，这个凸起就是环状软骨。"凸起"的下

喉外操作（ELM）手法：气管插管时促进声带显露的操作法，也称为向后 - 向上 - 向右 - 推压（BURP）手法。

方有一个凹陷，是胸骨切迹。而环状软骨的上边缘是环甲膜（图6-3）。在一些患者中，特别是颈部较粗的患者，从胸骨切迹向上触摸找第一个"凸起"的方法来确认环状软骨会更容易一些。这个凸起的上方就是环甲膜。对于有些患者，可能无法通过完整的皮肤识别环甲膜，并且在需要外科气道的情况下，可能只有在切开皮肤后才能可靠地识别环甲膜。

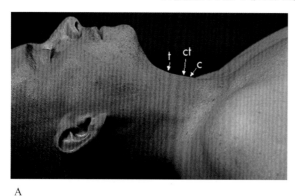 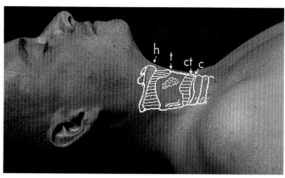

A   B

图6-3　A.颈前的外部形态：甲状软骨（喉结）、环甲膜及环状软骨的体表标记；B.剖视图：喉及上呼吸道的重要标记——舌骨、甲状软骨、环甲膜及环状软骨

t，甲状软骨；ct，环甲膜；c，环状软骨；h，舌骨

气管及支气管

气管环（支撑气管的"C"形软骨）从环状软骨下方延续下来，随后分成左右主支气管。此气管分叉处即为气管隆嵴。需要注意的是，右主支气管与气管之间的夹角更小。因此，气管导管或者其他异物更容易进入右主支气管内。气管插管的一个标准便是避免右（或左）主支气管插管。对于一般患者来说，插管深度（牙齿处的气管导管的刻度）为气管导管直径的3倍就足够了，尽管如此，气管插管后仍需进行评估。

气管插管患者头部伸展或屈曲会使得导管向外或向内移动2～2.5cm。这种情况很容易造成脱管。除非监测脉搏血氧饱和度或呼气末二氧化碳，否则很难判断气管导管的位置。固定患者的头部或者防止头部转动可以降低气管导管错位的风险（这一点在儿童患者中尤为重要）。

气管内的异物（如气管导管）会引起咳嗽反射，以清除异物（从而刺激心血管系统和颅内压的升高）。适当的气管插管后镇静可以抑制这些反射。

肺

肺是进行气体交换的器官。肺在肋骨所形成的"笼子"里，并且通常填满了整个胸膜腔。肺被一层膜包绕，也就是胸膜。胸膜分为覆盖肺的脏胸膜及胸腔内侧的壁胸膜。两者之间是胸膜腔，是一个潜在的间隙。肺只有一个出口，即声门。声门是声带之间的空隙。胸壁（胸腔）扩张及膈肌下移可以使得肺膨胀（因为胸膜腔是密闭的），此时胸腔内的压力小于体外的压力，因此空气从声门处进入肺。空气沿着各级的气管及支气管，最后到达肺泡，并在肺泡内进行气体交换（呼吸）。在气管及支气管内，气体没有进行气体交换，这部分被称为"无效腔"。肺挫伤（出血）或肺水肿会使肺泡充满液体，也会阻止氧交换。

气道通畅

救治创伤患者的第一个重要操作是保证患者气道通畅或者开放气道。如果没有通畅的气道，其余所有的救助都不会起效。因为患者在出现不可逆缺氧性脑损伤和心搏骤停之前不能耐受缺氧超过几分钟。创伤性脑损伤（TBI）患者一方面存在因为气道问题而导致的脑缺氧损伤的风险，另一方面还将面临高碳酸血症引起的脑血管扩张、脑水肿和颅内压升高。这些风险在创伤患者中更为严重，因为他们常伴有脑灌注不足（见第 12 章）。

院前救治中保证气道通畅是一个巨大的挑战。创伤不仅仅会改变面部及气道的解剖结构，还将导致出血。而出血则会导致气道阻塞并使气道的解剖标志变得模糊。再加上创伤患者颈椎损伤的风险，其困难是显而易见的。此外，需要注意的是一些气道操作（包括吸引、置入鼻咽通气道及口咽通气道）会激发患者的保护性反射，从而增加呕吐、误吸、心血管刺激和颅内压增加的风险。

保证意识消失患者气道通畅的第一步是向前抬起舌及会厌，使之离开咽后壁，并且保持此姿势。可以采用改良推下颌操作法完成（图 6-4）。所有意识消失的创伤患者都应被假定为存在不稳定的颈椎损伤，因此应尽可能避免采用颈部过伸的方法来开放气道。当操作者将下颌骨（和附着的舌）从保持头颈位置呈直线的颈椎前推出时，可以有效地进行推下颌，而不需要对颈椎进行操作。

气道通畅：开放气道。

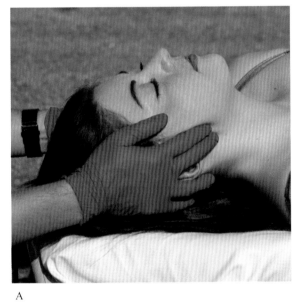
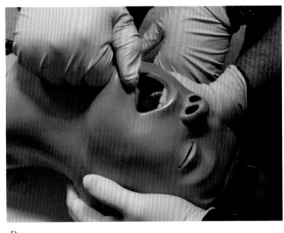

A　　　　　　　　　　　　　　　　　　　　B

图 6-4　A. 使用改良推下颌操作法开放气道。用手指推下颌角时保持头颈位置在一条线上。B. 提下颌用于打开气道（*Courtesy Roy Alson, PhD, MD, FACEP, FAEMS*）

一旦建立通畅的气道，可将口咽通气道（OPA）或 NPA 置入，以改善气流方向。对于有完整呕吐反射的患者，应谨慎放置 OPA，以避免呕吐。传统的教学建议对面部创伤患者应避免放置 NPA，以避免 NPA 进入颅内。然而，几乎没有证据支持这一结论，如果采用适当的技术将 NPA 沿着鼻底轻轻放置（前面已经讨论过），这对低氧血症患者可能是一种适当的干预，即使患者存在严重的面部创伤。

维持患者气道开放的过程中要始终保持警惕。在这个过程中，应注意以下主要问题。

- 观察。严密观察患者，解决预期问题。经常需要一些检测设备如脉搏氧饱和度检测仪及二氧化碳波形监测仪。虽然密切观察脉搏血氧饱和度很重要，但通气不足（可能来自气道阻塞）的最早表现是呼气末二氧化碳的消失。

- 吸引。粗吸引管、其他附件等大口径的吸引装置。
- 气道辅助工具。

观察

创伤患者即使处于完全意识清醒，也存在气道损伤的风险。部分原因是患者通常为仰卧状态、饱胃、焦虑、口咽部出血，这些都容易使患者呕吐。鉴于这些情况，在可能的情况下，对于有气道损伤风险的患者，必须有一名小组成员专门负责气道管理、观察和充分通气。

关注和记录患者的一般状态、呼吸频率及所述问题，并进行处理。如果该患者有自主呼吸，应不时通过感觉口唇、鼻腔的气流及观察胸廓起伏判断患者潮气量是否足够。暴露胸部，至少暴露乳房以下的胸部，这是必须遵循的金标准。定期检查供氧装置，以确保向患者提供一定流量和浓度的氧气。如果可以，对自主呼吸的患者进行呼气末二氧化碳监测可以客观、早期地判断患者的呼吸状态。

> 潮气量：是一次呼吸吸进或呼出的气体量。

务必立即清除血液和分泌物。为清醒配合的患者提供硬质的吸引管，以清除其分泌物，这种方法可能有助于缓解患者的焦虑。同时还应对那些能提示所出现问题的声音保持警惕。切记：嘈杂的呼吸音说明呼吸受阻。

> 肺顺应性：是肺的弹性。

对于已行气管插管的患者，应当监测肺顺应性及寻找肺顺应性变化的原因。创伤患者肺顺应性改变的原因通常是张力性气胸。对于重症气管插管患者，转运途中监测呼气末二氧化碳波形是监测气管导管位置的金标准。并且强烈推荐对所有气管插管患者监测呼气末二氧化碳波形。呼气末二氧化碳进行性下降提示患者过度通气，当通气频率保持不变时，表明患者存在组织灌注问题。与之相比，呼气末二氧化碳波形突然消失提示气管导管脱出、气道阻塞或心搏骤停。呼气末二氧化碳进行性升高表明患者通气不足。对于所有创伤患者，都建议监测二氧化碳波形和脉搏血氧饱和度（见第7章）。

吸引

所有受伤并安装了颈椎运动限制装置的患者都应被认为是气道损伤的高风险患者。此外，对气道通畅的最大威胁之一是呕吐和误吸，特别是刚吃了大餐的患者。因此，便携式吸痰装置是野战创伤护理中必不可少的气道设备。便携式吸引装置应具备以下特点（图6-5）。

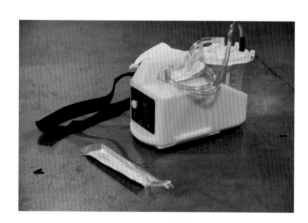

图6-5　吸引器装置

- 可以和氧气瓶及其他气道装备一起放入气道工具箱内。不能与氧气装置分开或远离氧气装置，否则它就像一个"额外的"设备需要额外的人手。
- 可以手动使用或安装电池使用，而不是氧气驱动，并且首选手动的。如果有使用电池驱动的吸引器，还需要手动吸引器作为备用。
- 吸引器的吸力及容量应足够用于清除食物残渣、血块及口咽部黏稠的分泌物。
- 吸引管直径应该足够大（0.8～1cm），可以用于吸引任何东西。

吸引管的尖端孔径应足够大，如硬质的"扁桃体尖"吸引器可以用于吸引大部分血块及血液。一些情况下，吸引管本身就可以清理大量的血液或者胃内容物。6mm的气管导管与连接器相连时可以作为吸引头。气管导管的侧孔可以保持吸引器持续吸引而起到不用中断近端控制阀的作用。通常由第二个紧急护理提供者（见第2章）负责气道。

气道设备

有助于开放气道的设备包括NPA、OPA、声门上气道及气管插管。只有患者保护性反射被抑制时才能置入这些设备。应当注意避免诱发患者呕吐或恶心（见第7章）。

1.鼻咽通气道

鼻咽通气道应柔软并且长度适宜。设计鼻咽通气道的目的是防止舌及会厌下垂紧贴咽后壁（见第7章中的置入方法）。在紧要关头，可以将一个6.0mm或6.5mm的气管导管裁剪到适宜的长度，以用作鼻咽通气道。只要充分润滑，置入轻柔，通常是没问题的（图6-6）。然而，鼻黏膜的损伤出血很常见。置入鼻咽通气道后轻度的出血并不是拔出的指征。事实上，保留鼻咽通气道可能是更好的选择，以免移动凝血块或导致再出血。对于仍存在咽反射的患者，与口咽通气道相比，患者更易耐受鼻咽通气道。需要注意的是，对使用抗凝药的患者置入鼻咽通气道会增加鼻出血风险。

2.口咽通气道

口咽通气道的设计目的是使舌头远离咽后壁，从而有助于保持通畅的气道（图6-7）。成功放置口咽通气道并不一定说明是安全的。如果患者容易耐受口咽通气道，那么该患者就可以考虑行气管插管，因为患者的保护性反射已经被抑制，不能防止误吸。

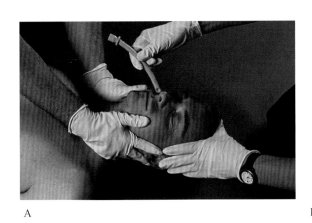
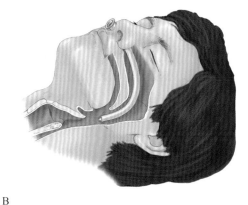

A   B

图6-6　A.将导管斜面沿着鼻中隔或者鼻腔底部置入鼻咽通气道；B.鼻咽通气道位于舌与咽后壁之间

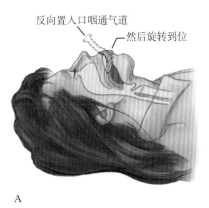
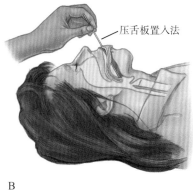
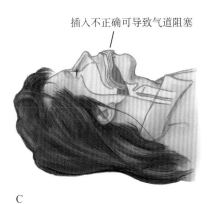

A   B   C

图6-7　置入口咽通气道

声门上气道（SGA）：一种不需要看到喉部就可以置入的气道，以前称为盲插气道装置（BIAD）。

3.声门上气道

声门上气道装置（SGA）包括King LT-D™气道、插管型喉罩（ILA™）、AIR-Q™、i-gel™、LMA喉罩（LMA™）和食管气管联合导管（Combitube®）。这些装置可盲置入，用于意识水平略降低的患者的气道管理。SGA可以在不需要操作者看到喉部的情况下正确地置入，也可以在不需要移动创伤患者颈椎的情况下有效地置入（见第7章）。

在预防误吸方面，SGA不如气管插管有效，但SGA也能提供有效的氧合和通气。SGA可比气管导管更容易、更快速置入，使SGA成为院前环境中给患者供氧的理想气道。SGA还有另外一个优势就是可以在不干扰其他干预措施的情况下置入，如在心肺复苏过程中的胸部按压。在心搏骤停的情况下，SGA是美国心脏协会和国际复苏联络委员会推荐的初始有创气道（Wang et al., 2018）。虽然SGA以前被认为是无法插管时的紧急救援气道，但在许多地区，SGA现在是一项基本的技术。经验表明，单管装置，如King LT-D、i-gel、LMA等可能比更复杂的双腔管更适合院前环境。

4.气管导管

在院前急救环境中，当其他的方法都不能维持患者的氧合和通气时，气管插管是气道管理中的金标准。然而，在院前环境下，不应轻易做出气管插管的选择，因为对创伤患者实施气管插管时会遇到很多问题。由于不稳定颈椎损伤的可能性，所有创伤患者应保持颈椎直线稳定下的仰卧位插管，这一做法使得所有创伤气管插管都存在潜在的困难。

药物辅助插管（DAI）：是一项通过镇静及使用肌肉松弛剂增加困难插管患者插管成功率的技术，也称为快速顺序诱导（RSI）。

气管导管放置可以在以下三种情况下安全进行：①不需要药物治疗的心搏骤停期间；②使用镇静和肌肉松弛剂后的药物辅助插管（DAI）中；③在使用适当的气道表面麻醉下的清醒气管插管中（在院前环境中通常不选择）。已经有证据证明，试图将气管导管插入具有完整反射和肌张力的部分意识丧失（LOC）的患者中是一项艰巨而危险的尝试（Frerk et al., 2015）。

药物辅助插管是指使用镇静药和肌肉松弛剂以便快速插入气管导管，并且降低误吸风险。给予患者肌肉松弛剂是提高首次气管插管成功率的唯一干预手段，另外，其还能改善球囊活瓣面罩（BVM）的通气和SGA的放置。这个过程在第7章中有详细说明。

培养和保持气管插管操作能力是一个比较困难的事情，特别是在院前环境中不经常遇到需要气管插管的情况下。此外，无法识别的气管插管［在院前环境中通常是由于设备限制（无法监测呼气末二氧化碳）或患者的严重休克状态而延迟］将迅速导致严重的低氧血症和心搏骤停。考虑到这些因素，气管插管应该尽可能推迟，直到患者能处于有更多经验丰富的人员、更多的气道设备和监测设备的稳定的环境中时再进行。所有气道管理的目标都是保证氧合和通气，而不仅仅是"置入通气道"。

在决定对自主呼吸的患者进行气管插管前，操作者需要对困难喉镜暴露及困难气管插管的预测因素十分熟悉。需要记住的是，自主呼吸的患者就算通气不足也要好于给予肌肉松弛剂后不能通气、不能插管。

LEON：是预测患者困难插管的技术。LEON的意思是寻找解剖异常，"3-3-2"评估规则可检查是否有阻塞及颈部活动度。

虽然并不是每次都能预测到患者是否是困难气道，但是一些体表特征仍可以帮助我们预测哪些患者可能会遇到喉镜显露困难和气管插管困难。记忆性的"LEON"代表以下特征。

L，看外部特征，寻找异常的面部结构，下颌前突或后缩，粗短的脖子，面部、口腔或颈部的创伤。

E，"3-3-2"评估规则，张口度至少三指，舌骨至下颌骨联合的距离为三指，舌骨至甲状软骨的距离为两指。

O，阻塞、检查异物、血液、呕吐物及面部或颈部的肿块等。这是特别重要的，因为上呼吸道阻塞往往表现为喘鸣，是 DAI 的相对禁忌证。

N，颈部活动度受损。创伤患者通常需要限制脊柱的活动，降低寰枕关节伸展以达到头部呈"嗅物位"的能力，这个体位有助于显露声带。

对于所有负责紧急气道管理的医生来说，在决定谁来插管及如何插管前应考虑以下几个因素：对患者的评估，尤其是对临床状态的评估；卫生保健专业人员的技能，以及他们的工作系统；院前救治的另一个独特因素是时间。倘若能够维持患者的氧合和通气，那么患者通常能够更好地被转运、病情恶化的情况也能被持续观察，以便脱离严峻的环境，到达医院或其他监测环境中进行最终的气道管理。使用球囊活瓣面罩通气或者喉罩通气进行患者转运比花费一定时间进行快速顺序插管（RSI）要明智得多。一个有适当氧气饱和度的自主呼吸患者总是比一个装备不良的快速顺序插管患者的预后好。

一旦决定插管，急诊护理人员必须为该患者确定合适的插管方法，并考虑到遇到困难时可用的替代技术。

虽然经口明视气管插管是气管插管的首选方法，但这个过程并不容易。特别是在创伤患者的治疗中，尤其是在周围环境及患者情况都具有挑战性的情况下，也必须有其他的选择来保证能成功地进行气管插管。有证据表明，经口明视气管插管会导致头颈部的活动，其临床意义尚不清楚（Robitaille et al.，2008）。尽管使用直接喉镜对仰卧位创伤患者进行气管插管是一种成功率高且安全的选择，但急诊护理人员必须考虑到，如果遇到困难，可能是由颈椎固定导致无法最佳地对齐口-咽-喉轴。因此，可以考虑使用可视喉镜（VL）来观察周围。但是，与直接喉镜检查相比，在脏的或有血的气道中进行 VL 检查也许是不可能的。

另一种可用于困难气道的工具是探条或插管管芯，在观察下将它置入气管内，并通过它引导行气管插管。它也可以在环甲膜切开术期间用于引导导管（见附录 J）。

在严重颅面外伤合并气道阻塞的情况下，即使是在院前环境中也需要迅速建立紧急有创气道。有创气道的适应证是无法通过其他任何方法建立气道，此时操作者应使用探条、手术刀和小口径气管导管行经环甲膜切开造口术（Frerk et al.，2015）（见附录 J）。

对于颈脊损伤风险较低的患者，可以采用常规气管插管方法，即直接喉镜插管。对于有特殊适应证的患者，应保留可视喉镜插管、经鼻气管插管、触觉插管、透光插管或联合插管。简而言之，气管插管的方法应该根据患者的情况来决定（见第 7 章）。

快速顺序插管（RSI）：对有高误吸风险的患者进行气管插管时，给予镇静药和肌肉松弛剂，给肌肉松弛剂后限制手动通气，直至气管插管完成。

供氧

需要给创伤和低氧血症患者供氧，尤其是患者存在严重创伤性脑损伤时，因为早期的低氧血症是长期不良预后的主要预测因素。对于清醒的患者，可用鼻导管以 2 ～ 5L/min 的流量吸氧；对于意识消失的患者，可用＞ 15L/min 的流量供氧；或者使用简单的面罩给氧，流量为 10 ～ 12L/min。一个简单的面罩可以为患者提供 40% ～ 50% 的氧气。带储氧袋的无呼吸面罩和 12 ～ 15L/min 的氧流量可以为患者提供 60% ～ 90% 的氧气。所有创伤患者都需要供氧，尤其是低氧血症的患者。这些都是"开放系统"的例子，意味着有额外的 FiO_2（吸入氧浓度百分比）提供给患者，也就是说，当患者自主呼吸时，额外供应的氧气与室内空气混合，增加了肺泡水平的实际FiO_2。

球囊面罩装置或者带有大储氧袋（2.5L）的呼吸囊和12～15L/min的流量将使氧浓度从21%（空气）增加到90%或100%。将呼吸囊连于球囊面罩上可以使氧浓度从40%～50%增加到90%～100%，因此应该使用这种方法。

通过双手密封球囊活瓣面罩和两个氧气源（＞15 L/min的氧流量进入球囊活瓣面罩或通过面罩下的鼻导管输入＞15 L/min的氧流量），可以使患者暴露在一个封闭的通风系统中，吸入的FiO_2不会被室内空气稀释。操作者必须确保提供的氧气量超过患者的每分通气量（稍后讨论）。对于接受药物辅助插管的患者，在给予肌肉松弛剂后，通过鼻导管给予高流量氧气，使氧进入气道，以减少操作过程中缺氧的风险。这被称为无呼吸氧合。

实施正压通气前应供氧以保证充分的氧合。无论是将输氧管连接于面罩上还是将输氧管放置于面罩下，口-面罩通气时均应达到10～12L/min的氧流量。

最近的研究（主要针对非创伤患者）引起了人们的担忧，即过多的氧气可能有害，甚至增加死亡率（Chu et al., 2018）。但这并不适用于创伤患者。而非常明确的是，低氧血症，尤其是对脑损伤患者，可增加死亡率。在紧急复苏阶段，特别是当患者发生低氧血症时提供大量的氧气是合适的。然而，操作者也应优先将氧流量调节到维持适当氧饱和度所需的最低氧流量。

通气

正常通气

空气或气体进出肺就称为通气。这与呼吸不同，呼吸是肺泡内的气体交换。静息时，成人每次呼吸通常能吸入400～600ml空气，也就是潮气量。每分钟呼吸的次数（呼吸频率）乘以潮气量便是每分通气量，也就是每分钟吸入的空气。每分通气量是一个十分重要的值，通常是5～12L/min。健康肺正常通气时将在血液中产生100mmHg的氧分压和35～45mmHg的二氧化碳分压。二氧化碳分压＜35mmHg提示过度通气，＞45mmHg则提示通气不足。危重患者为了代偿低氧血症或酸中毒，不仅呼吸频率会增加，同时潮气量也会增加（如更深和更快的呼吸）。

临床定义的通气不足和过度通气不是根据氧合，而是根据所维持的二氧化碳的水平。与氧气相比，二氧化碳更易通过肺泡毛细血管弥散。这使得二氧化碳比氧气更容易从血液中释放出来。因此，如果胸部或肺部受伤，机体仍然可以维持血中二氧化碳在正常水平，但仍然缺氧。肺挫伤的患者呼吸频率为36次/分，二氧化碳分压为30mmHg，氧分压仅为80mmHg。虽然是过度通气，但该患者还是缺氧。

气体交换的主要障碍是存在肺泡分流。肺泡分流是指任何阻塞肺泡并阻止氧气到达肺泡且阻止充分的气体交换的过程，其可导致持续的低氧血症，难以增加FiO_2。可引起动静脉分流的情况包括肺挫伤、肺不张、充血性心力衰竭（CHF）、肺炎和急性呼吸窘迫综合征（ARDS）。为了使这些病变的肺进行气体交换，需要给予正压通气来开放肺泡，因为只有当肺泡打开时才能发生气体交换。氧合是平均气道压的一个因素（患者自主呼吸或通过呼吸机支持产生的吸气压力和呼气末压力）。可以使用附在标准球囊活瓣面罩上的一次性PEEP阀为这些患者提供呼气

每分通气量：是1分钟吸入及呼出的气体量，平均为5～12L/min。

正常通气：是指进出肺部的空气维持呼气末二氧化碳在35～45mmHg。

通气不足：是指肺吸入与呼出的气体无法维持二氧化碳分压＜45mmHg。

肺泡分流：任何阻塞肺泡、阻止氧气到达肺泡及进行充分的气体交换的过程，其可导致难以通过增加FiO_2来纠正的持续低氧血症。

末正压（PEEP）。这些阀门可提供高达20cmH$_2$O的压力，以维持肺泡的通畅性并促进持续的气体交换。通常情况下，如果患者正接受的FiO$_2$为40%（6L/min的鼻导管吸氧），但仍存在低氧血症，这表明患者存在肺分流（Weingart，2011）。急救人员在初始复苏阶段不必担心气压伤等并发症，因为气压伤通常是在高于一次性阀门的压力下长期通气造成的并发症（Weingart，2011）。

用于测量氧饱和度的设备（血氧饱和度监测仪）已经使用很多年了，现在呼气末二氧化碳监测仪（可监测二氧化碳波形）也可以用于院前救治了。所有创伤患者都应使用脉搏血氧饱和度监测仪来监测血氧饱和度，而二氧化碳监测仪在持续监测通气是否充足及气管插管位置方面最有用（这些装置将在第7章中讨论）。

血氧饱和度监测仪：是监测血氧饱和度的无创监测仪。

正压（人工）通气

正常呼吸是因为（潜在的）胸膜腔存在负压，将空气从外界"吸"入上呼吸道。对于不能呼吸或者需要气道保护的患者，需要使用一个"泵"将空气或氧气通过声门泵入肺内。这就是所谓的间歇正压通气（IPPV）。在创伤患者中，IPPV包括从球囊活瓣面罩装置-气管导管通气到使用转运呼吸机等多种形式。注意：简单地将空气"泵入"口咽并不能保证空气通过声门进入肺部。

虽然许多危重患者需要一定程度的主动通气支持，但这也可能导致患者受到伤害。在紧张的情况下，即使是最有经验的医护人员也会给患者过度通气或过度换气以纠正低氧血症。当口咽部的压力超过25cmH$_2$O时，可使食管上括约肌开放，空气可以进入胃内（胃进气），这种并发症往往要等到患者发生呕吐和误吸时才会被发现。

当需要对患者实施IPPV时，应该知道大概的送气量以便为患者提供合适的潮气量（成年人为500~600ml）。送气量指的是每次呼吸所输送的氧气。可根据送气量和通气频率计算每分通气量。球囊活瓣面罩通气具有一定的难度，因为通过挤压球囊所产生的压力可能等于或超过60cmH$_2$O。与快速用力挤压球囊相比，平稳挤压球囊可产生较低的气道峰压，减少进入胃部的空气。将压力计连接在球囊活瓣面罩上能够让操作者确保吸气压力不超过20cmH$_2$O。

当使用面罩进行IPPV时，应记住以下几个重要问题。

- IPPV时必须给患者充分供氧。理想状态是在将>15L/min的氧流量输入球囊活瓣面罩的同时，在有第二个氧源的情况下通过面罩下的鼻导管输入>15 L/min的氧气。
- 备好可随时使用的大口径吸引管的吸引器。
- 通气时要小心，避免胃进气，降低反流误吸风险。可以在预计患者自主吸气时给予辅助通气来降低这些风险。
- 脉搏脉氧仪及呼气末二氧化碳监测仪（capnography）是院前环境中判断氧合和通气最可靠的方法。脉氧仪监测患者血液的氧饱和度，二氧化碳监测仪测量呼出气体的二氧化碳水平。可以根据呼气末二氧化碳水平来决定增加或减少通气的频率。维持呼气末二氧化碳水平在35~45mmHg，这样既不存在通气不足也不存在过度通气的问题。

使用球囊活瓣面罩通气时，面罩的漏气可达40%。气囊面罩可以减少漏气。一名救援人员双手紧扣面罩、另一名救援人员挤压球囊的双人通气技术能更好地保证足够的送气量。

在紧急情况下，增加患者的呼吸频率是很常见的。成年人的目标通气频率是每5~6秒一次，也就是每分钟10~12次或者更少。在高流量FiO$_2$和闭合球囊活瓣面罩装置（双手握住PEEP阀）下，供气者只需进行3~4次呼吸，以确保肺泡有效打开，即使没有主动通气，也能进行持续的气体交换。脉搏血氧饱和度和呼气末二氧化碳监测对于调整每位患者的呼吸频率和通气量是最重要的。通气的目标是避免通气不足和过度通气。气道管理的重要数值是维持脉搏血氧饱和度为95%左右、呼气末二氧化碳为35～45 mmHg，以及吸气压力小于20 cmH$_2$O。

顺应性

当空气以正压进入患者肺时，"给"的力或肺及胸壁的弹性将影响患者呼吸的难易度。如果实施面罩通气，肺及胸壁的弹性正常，就可以使空气进入声门，而且很少有胃胀气的情况。但是，如果弹性差，通气就会更困难，并且增加胃胀气的风险。所谓的顺应性就是肺和胸廓扩张，从而使患者呼吸的能力（说"顺应性好"或"顺应性差"比说"高的"或"低的"顺应性更简单，因为后一种说法可能使人困惑。当顺应性"差"时，胸部僵硬，这将需要更多的力量来使胸廓起伏和通气）。

顺应性是一个重要的概念，因为它决定你能否让患者充分通气。肺脏疾病如支气管痉挛、肺纤维化、胸壁损伤或张力性气胸患者的顺应性会变差，这使得给患者通气变得相当困难，也就是说通过球囊活瓣面罩将空气推进肺部需要更多的力量。气管插管后，患者顺应性是发生气道问题的一个重要的临床征象。需要记住，对于气管插管和球囊活瓣面罩通气的患者，需要准备类似压力表这样的"压力监测"装置。也就是说，可以用手指和手挤压呼吸球囊来"感受"顺应性的变化，感觉顺应性恶化或改善。顺应性变差可能是疾病演变如张力性气胸的首要征象。当给创伤患者进行球囊活瓣面罩通气时，若顺应性变差，需要排除张力性气胸和气道阻塞。

通气方法

1.口对口

口对口通气是一种古老的有效方法。其优点是不需要任何设备，有经验、经过一些培训就行。口对口时，送气量一直是充分的，并且口的密封有效，也容易维持。此外，对顺应性的"感觉"更确切，也很少会出现口咽压力高的情况。由于害怕疾病传染，这个方法几乎从来没被用过。然而，对于很多患者，这个方法是合适的，特别是那些你所熟悉的患者（如家人）。这是一个有效并且应该被普遍使用的方法，因此应当熟练掌握。

2.口对面罩

口对面罩通气虽然没有口对口通气有效，但是通过在口与患者之间放置一个面罩就解决了疾病传播的问题。商业设计的口袋面罩可以折叠起来放在口袋里，尤其适用于多种类型患者的初始通气。有些口袋面罩还有一个侧孔可以用来供氧。

3.球囊活瓣面罩装置

球囊活瓣面罩源于麻醉球囊，是一种固定容量的呼吸器，平均可以输送500～600ml的空气或氧气。它应与储气袋或储气管一起使用，并连接到氧气源。

送气量是球囊活瓣面罩装置最重要的问题。面罩漏气是一个严重的问题（单手技术），会减少40%甚至更多的送气量。此外，常规设计的老式面罩的下方存在明显无效腔，会增加充分通气的困难。新型面罩可以减少面罩下方的无效腔，并且提高了口周与鼻子处的密封。模拟人的研究表明其可以减少漏气，提高通气质量。如果条件允许的话，这些类型的口罩是比老式的传统口罩更好的选择（图6-8）。

在面罩漏气严重或手太小的情况下，通过一人扣面罩、另一人通气的双人通气技术能够获得更好的密封和足够的通气量，从而改善通气。在紧急情况下，受限于急救人员的数量而无法使用双人通气技术。在面罩通气时，应该使用二氧化碳监测仪来保证充分的通气，并防止无意中的过度通气。

使用球囊活瓣面罩进行有效通气需要很高的技术要求，所以并不是没有任何问题。院前救治者需要为发生面罩通气困难做准备，并且确保能够应对这些问题。根据 "BOOTS" 记忆法记住面罩通气困难的预测因素。

B-胡须

O-肥胖

O-老年患者

T-无牙患者

S-鼾声或喘鸣

所有这些都提示面罩通气困难。面部多毛及无牙严重影响面罩密封性。肥胖会增加仰卧时的胸腔顺应性和肺不张。倾斜担架的头部，使患者外耳道与胸骨上切迹齐平可能为通气提供帮助。对于老年患者和需要控制颈椎的患者，获得正确的头颈部定位比较困难。最后，当患者出现打鼾、喘鸣或喘息时，应提醒救援者存在气道阻塞，需要延长气道阻塞患者的呼气时间（图6-9）。

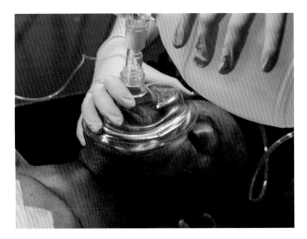

图6-8　球囊活瓣面罩通气的正确手部操作

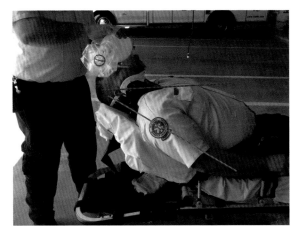

图6-9　在体型较大的患者中，将外耳道与胸骨上切迹对齐，以改善插管时的视觉效果，并使面罩通气更容易（蓝线）。请注意，抬高救护床的头部仍能保持脊柱的直线（橙色线）（*Courtesy Roy Alson, PhD, MD, FACEP, FAEMS*）

如果无法实施球囊活瓣面罩通气，首先需要采用进行性推下颌的方法来重新调整气道；或者，如果没有因可能的颈部损伤而禁用，则增加头倾斜度或抬下颌，置入口咽通气道或鼻咽通气道。如果仍不成功，下一步尝试双人球囊活瓣面罩通气，重点放在推下颌操作法上，最大限度地开放气道。考虑更换面罩型号或类型。持续面罩通气困难提示可能潜在有气道阻塞的问题。最后，最坏的情况是置入 "抢救" 通气装置，如声门上气道装置或者气管导管，以保证确切的通气（图6-10）。记住，如果你在给患者通气或氧合时遇到困难，简单地 "努力尝试" 不是一个选择——你必须改变你正在做的事情。

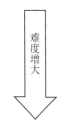

难度增大

· 重新放置
· OPA/NPA
· 双人球囊法
· 是否梗阻
· SGA
· 喉镜及插管

图6-10　困难面罩通气操作流程

气道设备

关于气道设备，最重要的原则如下：它应该处于良好的工作状态，并且立即可用。如果你不得不跑回救护车上拿抽吸器，这对患者没有好处。换句话说，你

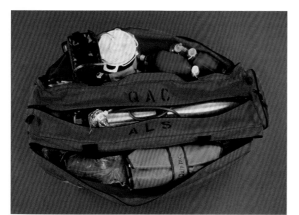

图 6-11 包括重要气道管理工具的气道工具箱

需要注意的是，该气道工具箱内应包含便携式吸引器。总重量（包括铝 "D" 型氧气瓶）约是 10kg，约与 "E" 型钢瓶相同

需要事先准备好，这并不难。对于院前创伤的初级救治来说，需要准备以下 5 种基本设备。

- 个人防护设备（见第 1 章）。
- 患者转移装置（背板或担架）。
- 正确型号的硬质颈托。
- 气道工具箱（见下文）。
- 创伤急救箱（见第 1 章）。

气道工具箱内的设备应当齐全，并且包含所有保证任何患者气道的设备。不仅仅要求轻巧，还要求便携。氧气瓶是铝制的，新的吸引器要求小且轻。如果吸引器很大并且与氧气源分开，是不合理的。吸引器应该与氧气及其他重要的气道工具一起放在同一个工具箱内。一个轻便的气道工具箱应该包括以下工具（图 6-11）。

- 便携式氧气瓶，首选铝制。
- 便携式电池吸引器或手动吸引器。
- 成人和儿童的吸氧管和面罩。
- 口咽通气道和鼻咽通气道。
- 气管插管工具，包括成人及婴幼儿的喉镜片及气管导管。
- 橡胶弹性探条。
- 声门上气道。
- 球囊活瓣面罩通气装置（带储气囊）。
- 血氧饱和度监测仪。
- 二氧化碳监测仪（首选二氧化碳波形监测设备）。
- 环甲膜切开包，手术或者套管针。
- 视频喉镜系统，如有。

气道工具箱内的物品是至关重要的。每次换班都要检查所有设备，并且附上检查者签名的卡片。

案例分析（续）

你是紧急救护组组长，正在 ALS 急救车上将一名受伤严重的摩托车手转运到创伤中心。止血带已经将左膝出血止住，检查发现患者可能存在头部、胸部及腹部创伤，并且注意到可能存在脊柱损伤。患者意识消失，呼吸时喘鸣加重，并且潮气量降低，你马上让助手准备吸引器，在准备气管插管时，开始进行球囊活瓣面罩辅助通气（如果您没有接受过这方面的培训，应立即联系在线医疗指导，以寻求最近的能够处理此问题的医疗机构的建议）。此外，你还需准备好环甲膜切开造口的设备，以便需要时行环甲膜切开造口术。

检查好设备后，你根据你所在医疗机构的方案给予辅助插管的药物。你需要维持经鼻高流量给氧，等待肌肉松弛剂起效，插入喉镜，确认无咽反射，显露声带，将探条置入声门，然后将气管导管沿着探条放置于主气管。告知助手进行通气，自己用听诊器先在胃区听诊，确认没有声音后再听双肺。患者左肺可闻及清晰的呼吸音（患者右侧很可能是气胸）。然后给套囊充气。

案例分析（续）

气道建立后，指导你的助手用100%氧气进行辅助通气，每5～6秒一次，每次500ml。你要检查脉搏血氧饱和度的读数，连接呼气末二氧化碳监测仪，指导助手维持呼气末二氧化碳在35～40mmHg。

然后你对患者进行重新评估，准备在患者病情恶化时为张力性气胸减压，再联系创伤中心更新患者的情况和你预计到达的时间。

小结

创伤患者的气道管理是一个巨大的挑战，尤其是在院前环境中。要想获得成功，你必须对气道的解剖结构有一个清晰的了解，且精通开放气道和维护患者气道通畅的技术，并维持患者氧合和通气。当你开始评估创伤患者的时候，你必须备好有序放置的各种气道管理装置的工具箱。为了给你的患者提供足够的通气，你必须了解潮气量、每分通气量和肺顺应性的概念。最后，你必须熟悉各种监测设备和气道管理设备，并且通过不断的培训来提高和保持专业技术。

（译者　左明章）

第7章

气道管理技术

S. Robert Seitz, MEd, RN, NRP
Bob Page, BAS, CCEMT-P, NCEE
Roy L. Alson, PhD, MD, FAEMS

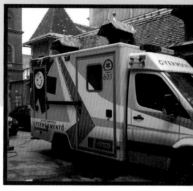

(*Pearson Education*)

关键技术

患者体位
气道吸引
气道辅助装置
  鼻咽通气道
  口咽通气道
  袖珍面罩及氧供
  球囊面罩
  声门上气道装置
    King LT-D
    i-gel
    LMA
经口气管插管
  喉镜
  探条
固定气管导管
  确认
  再次确认气管导管位置
  确认和监测气管导管
  安放二氧化碳监测仪监测

学习目标

学完本章后，应该能够做到：
1. 吸引气道。
2. 放置鼻咽/口咽通气道。
3. 使用袖珍面罩。
4. 使用球囊面罩。
5. 使用脉搏血氧仪。
6. 使用声门上气道工具进行气道管理。
7. 准备气管插管。
8. 喉镜直视下经口插管。
9. 确认气管导管的位置。
10. 使用二氧化碳波形图分析法确认气管导管位置。
11. 固定气管导管。
12. 使用药物辅助插管。

章节概述

在创伤急救中，科学的气道管理是降低患者死亡率的重要途径，因此急救人员（emergency care provider，ECP）必须知道如何对创伤患者进行气道评估和管理。本章节介绍了开放及维持创伤患者气道的必需技能。在气道管理过程中，急救人员之间必须保持良好的沟通，以保证急救流程顺利进行，使患者获得最好的预后。在气道管理过程中，保持冷静，技巧往往比蛮力更重要。

在气道管理过程中，急救人员要时刻准备替代方案，以防意外。目前，已有几套成熟的气道管理流程可用于临床实践中，急救人员应该定期学习创伤患者的气道管理流程并进行实操演练，以保持良好的团队合作能力和信心。

监测和预防低氧血症在气道管理中至关重要。低氧血症是患者不良预后的危险因素，尤其是在创伤性脑损伤患者中。

初级气道管理

操作步骤

患者体位

保持脊柱活动限制（spinal motion restriction，SMR）是护理创伤患者的重要措施，但限制脊柱活动会增加气道管理的难度，因此可以去除颈托，用手临时固定

脊柱，以便操作。仰卧位插管也比较困难。如果患者躺在救护车担架床上，担架床的头部可以向上倾斜，以更好地对齐气道轴线。与管理肥胖患者气道一样，抬高上半身使患者的外耳道与胸骨上切迹平齐，这样有助于开放气道（图 7-1）。

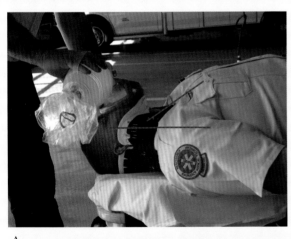

A

B

图 7-1　A.仰卧位患者的咽水平轴和气道不在同一水平面；B.抬高上半身以便更好地进行气道管理。抬高上半身将外耳道与胸骨上切迹对齐，使咽水平轴与气道平齐。请注意，抬高上半身时，脊柱仍保持笔直，而不是仅抬高头部（ *Courtesy Roy Alson，PhD，MD，FACEP，FAEMS* ）

气道吸引

1. 连接吸引管和吸引器。

2. 打开吸引器开关并检查吸引器是否正常。

3. 在无负压吸引状态下，将吸引器尖端经鼻（软

导管或笛口样导管）或经口（软导管或硬导管）插入。

4. 边抽吸边回撤吸引管。

5. 必要时重复以上步骤。

注意：该操作的目的是吸引异物（图 7-2），但同时会吸走患者气道内的空气和氧气。因此，每次吸引

操作步骤（续）

时间不能超过15秒。吸引气道后，应尽快恢复氧供。

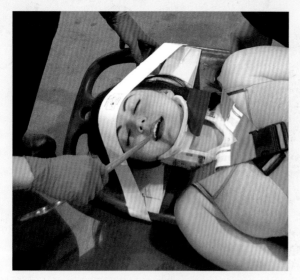

图7-2　用杨克氏吸引管经口吸引口咽部

置入鼻咽通气道（NPA）

鼻咽通气道的设计进入方式是从右鼻孔进入。如果当患者存在面部骨折或呈"熊猫眼"征时，应避免使用鼻咽通气道。然而，颅脑损伤或面部骨折并不是鼻咽通气道的绝对禁忌证。鼻咽通气道经右侧鼻孔置入的操作步骤如下。

1. 选择合适型号的鼻咽通气道。在能够轻松通过外鼻孔的前提下，尽量选用最大号的鼻咽通气道。可参考患者小指粗细来选择鼻咽通气道型号（图7-3）。

2. 测量鼻孔到耳垂的距离，以估计鼻咽通气道长度。

3. 用水溶性润滑剂润滑鼻咽通气道。

4. 经右侧鼻孔沿鼻腔底面置入鼻咽通气道，垂直于面部，并使鼻咽通气道斜面朝向鼻中隔。

5. 鼻咽通气道通过后咽部时操作要轻柔，边轻轻旋转边前进，直至通气道的凸缘到达鼻孔。

注意：如果在进入鼻咽通气道的过程中遇到阻力，不要用蛮力继续推进，因为可能损伤鼻咽部。应将鼻咽通气道退出，然后尝试经对侧鼻孔置入，经左侧鼻孔置入鼻咽通气道的操作步骤如下。

1. 将鼻咽通气道旋转180°，使斜面朝向鼻中隔。

2. 将鼻咽通气道沿垂直于面部的方向置入，直至到达后咽部。

3. 将鼻咽通气道旋转180°后继续置入，直到到达

咽部。

注意：如果舌体阻塞气道，需托起下颌或上提下颌，使鼻咽通气道经舌体下方穿过（图7-4）。

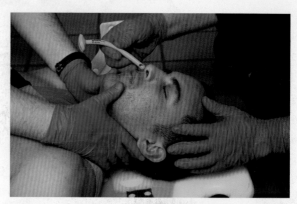

A

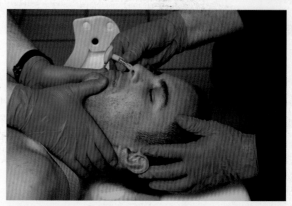

B

图7-3　在能够轻松通过患者外鼻孔的前提下，应尽量选用最大号的鼻咽通气道（*Photos courtesy of Lewis B. allory，MBA，REMT-P*）

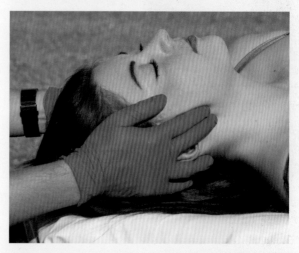

图7-4　用双手托颌法开放气道。保持颈椎稳定，同时托起下颌角

操作步骤（续）

置入口咽通气道（OPA）

1. 选择合适型号的口咽通气道。测量患者口角到外耳下部的距离或到下颌角的距离，估计口咽通气道的型号（图7-5）。

2. 对于没有意识的患者，用剪刀手法（图7-6）、提下颌（图7-7）或使用压舌板打开患者的嘴。如果将手指放到患者嘴里，要小心被咬伤或被尖锐的齿缘划伤。

3. 将口咽通气道轻轻地放入口中，避免向咽部挤压舌体（见第6章，图6-7）。

a. 使用压舌板，在直视下置入口咽通气道。笔者更倾向此方法的原因是它同时适用于成人和儿童。

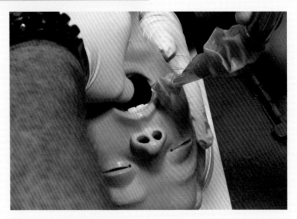

图7-7　提下颌以置入声门上通气装置（*Courtesy Roy Alson, PhD, MD, FACEP, FAEMS*）

b. 使用反方向插入法或旁路法置入口咽通气道，当通气道尖端通过舌体后，将其旋转至正确方位。此方法不适用于儿童。

4. 如果口咽通气道引起恶心，应改用鼻咽通气道。咽反射是使用口咽通气道的禁忌证。

若存在氧源，可使用便携式面罩通气

1. 将患者头部固定于中立位。
2. 连接输氧管、氧气瓶和面罩。
3. 打开氧气瓶开关，设定氧流量至少为15L/min。
4. 打开患者口腔。
5. 如果条件允许，置入口咽通气道或鼻咽通气道；否则使用提下颌法/下颌前托法开放气道。
6. 将面罩放置于患者面部并确保密封良好。务必根据患者体形选择合适型号的面罩，使其完全包住患者的口鼻部。若患者面部毛发旺盛、牙齿缺失、肥胖或高龄，可能影响面罩密闭性。
7. 经口－面罩通气需要足够的潮气量（10～12ml/kg），以保持胸廓起伏，维持通气频率10～12次/分，吸气相时限为1.5～2秒，在下一个呼吸周期开始前使患者充分呼气。

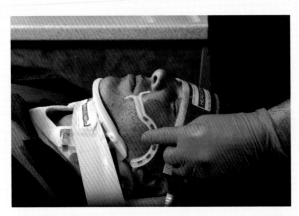

图7-5　测量患者口角到外耳下部的距离或到下颌角的距离，估计口咽通气道的型号（*Photo courtesy of Lewis B. Mallory, MBA, REMT-P*）

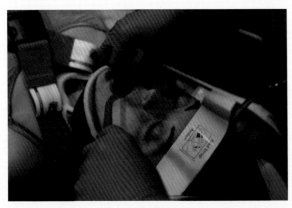

图7-6　用剪刀手法打开口腔进行吸痰并置入口咽通气道（*Courtesy of International Trauma Life Support for Emergency Care Providers*）

操作步骤（续）

使用球囊面罩

1. 将患者头部固定于中立位。

2. 接上氧气，将输氧管与球囊面罩（BVM）和氧气瓶连接。

3. 将储氧器连接到球囊面罩系统。

4. 打开氧气瓶开关，设定氧流量至少为15L/min。

5. 选择合适的面罩型号，并与球囊面罩系统相连，面罩应完全包住鼻梁和下颌。

6. 打开患者口腔。

7. 置入口咽通气道（如果患者有咽反射，改用鼻咽通气道）。

8. 如果可以，使用二氧化碳监测仪导管或使用气道适配器连接面罩和呼吸器（图7-8）。

9. 助手协助扣紧面罩。若患者面部毛发旺盛、牙齿缺失、肥胖或高龄，可能影响面罩密闭性。

10. 用双手法进行人工通气，呼吸频率为10～12次/分。若患者双侧胸廓起伏良好，证明潮气量充足。估计潮气量为8ml/kg，使用二氧化碳监测仪来确保通气充足同时防止过度通气，一般维持呼气末二氧化碳（$ETCO_2$）分压在35～45mmHg。

11. 如果没有助手帮忙，操作者应一手扣紧面罩，另一手挤压球囊。单手挤压球囊通常通气量较小，观察胸部起伏状况，来确保足够的通气量。为了保证面罩密闭性，应将拇指按压鼻部，示指按压颏部，其余手指托住下颌部，使面罩紧扣于面部（图7-9）。

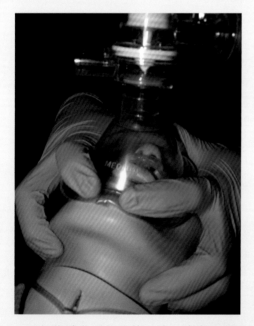

图7-8　二氧化碳监测仪导管可放于球囊面罩系统的面罩下（*Courtesy Roy Alson, PhD, MD, FACEP, FAEMS*）

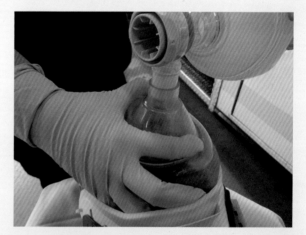

图7-9　拇指按压鼻部，示指按压颏部，其余手指托住下颌部，使面罩紧扣于面部（*Courtesy Roy Alson, PhD, MD, FACEP, FAEMS*）

脉搏血氧仪

脉搏血氧仪是利用光电信号检测外周循环动脉血氧饱和度及脉率的无创检测装置。它包含一个轻便的监测器和感应探头，感应探头可夹在患者的手指、足趾或耳垂上（图7-10）。探测器发出两束光——红光和红外线，基于到达光电探测器时未被吸收的光计算血红蛋白饱和度。该装置可显示脉率和动脉血氧饱和度，后者用百分数来表示（%SaO_2）。这种实用的装置应该用于所有可能存在呼吸抑制的患者。脉搏血氧仪可用来评估患者的呼吸状态、氧疗效果及球囊面罩的通气效果。

值得注意的是，该装置所测数据为动脉血氧饱和度（SaO_2），而不是动脉血氧分压（PaO_2）。血红蛋白分子携氧能力很强，即使动脉血氧分压仅为60mmHg（正常应为80 ～ 100mmHg），血氧饱和度也可达到90%。如果医师习惯于考虑PaO_2（正常范围为80 ～ 100mmHg），那么他可能会误认为脉搏血氧仪的读数为90%时，患者动脉血氧分压仍在正常范围，但实际上患者动脉血氧分压已经非常低。通常来讲，脉搏血氧仪读数低于92%就应引起重视，并采取干预措施（如开放气道、吸引气道、供氧、辅助通气、气管插管、张力性气胸减压等）。脉搏血氧仪读数低于90%，表明患者存在严重缺氧，需要立即处理，以维持组织氧供。应尽量维持动脉血氧饱和度在94%以上。但是当患者存在低氧血症或呼吸困难的症状体征时，即使血氧饱和度达到95%，也不能停止供氧。

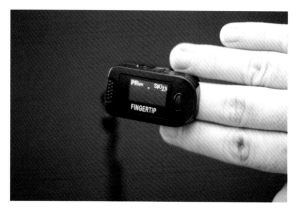

图7-10　便携式脉搏血氧仪

下列情况下，脉搏血氧仪读数将变得不可靠。

- 外周灌注不足（休克、血管收缩、低血压）：不要将感应探头接在受伤的肢体上。尽量不要将感应探头和无创血压放在同一侧手臂上。注意：在血压计袖带充盈过程中，血氧饱和度读数会下降。
- 过度通气：呼气末二氧化碳浓度小于25mmHg将引起碱中毒，氧气与血红蛋白紧密结合而不易释放。这将导致组织缺氧，血氧仪读数假性升高（甚至高达100%）。
- 通气不足：呼气末二氧化碳浓度高于50mmHg可引起酸中毒，导致氧气与血红蛋白结合不紧密，血红蛋白携氧能力下降，达到组织细胞的氧分不足，血氧读数下降，对氧疗没有反应。
- 重度贫血或肢体缺血。
- 低体温：血管收缩可引起四肢探测部位血流量的减少。
- 患者过度活动。
- 环境过亮（感应探头处于明亮的阳光或高强度光照）。
- 涂指甲油或指甲不干净：在使用脉搏血氧仪前，先用丙酮清洁指甲后再佩戴感应探头。
- 一氧化碳中毒：因为感应探头无法分辨氧合血红蛋白与碳氧血红蛋白，因此对于一氧化碳中毒患者，脉搏血氧仪所测读数偏高。如果怀疑患者存在一氧化碳中毒，必须使用特殊的检测仪及探头来测量血氧饱和度水平（见第17章）。
- 氰化物中毒：氰化物可在细胞水平上阻止细胞利用氧气产生能量。因为组织细胞无法摄氧，所以循环系统中血氧饱和度常为95% ～ 100%，但患者会因为组织细胞缺氧（细胞水平上）而死亡。

使用脉搏血氧仪前，首先要打开设备开关，清洁待检测部位（耳垂、手指甲或足趾甲），然后再佩戴感应探头。尽管该设备非常实用，仍要切记脉搏血氧仪只是一个帮助医师进行评估的辅助工具。和其他工具一样，脉搏血氧仪也有局限性，不能替代医师对患者的体格检查。

声门上气道

气道盲插装置（BIAD）是20世纪70年代早期引进的，也称为声门上气道

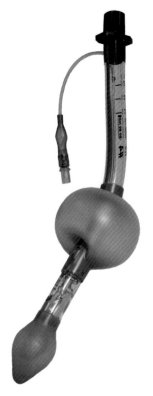

图 7-11　King LT-D 气道（King Systems LTD/Ambu，Inc）

（SGA），最初主要供没有接受过气管插管训练的急救人员使用，现在已经成为急救人员常规使用的气道管理装置。声门上气道可用于初始气道管理或作为气管插管失败后的备用方案。声门上气道装置，如 i-gel™、Rusch Easy Tube™、LMA™、LMA™Supreme、King LT-D™ 和 Combitube™，分为单腔和双腔两种类型，这里所列举的产品仅为部分产品，每年都有很多新气道管理装置进入市场。本书仅介绍单腔和双腔装置中最具代表性的产品。

声门上气道的设计理念为可直接放入咽部而无须喉镜辅助显露的装置。许多设备有一个充气囊用于封闭食管、防止呕吐和胃内容物误吸，同时在使用 BVM 通气时防止胃进气导致的胃膨胀。有些装置使用末端来封闭食管，也可以使更多的气进入肺部，提高通气效率。

这些装置存在一定的局限，需要仔细评估其是否在正确的位置。目前还没有声门上气道装置可以替代更高级的有创气道管理方案即气管插管。初级生命支持系统允许使用声门上气道装置。

1. King LT-D 通气道

是一种可以插入食管的单腔声门上气道装置。插入食管后，食管与咽部气囊同时充气，再通过单一通道进行通气（图 7-11）。如果通气道位置正确，可以借助导丝或纤维支气管镜将该通气道更换为气管插管，但不一定成功。还有一种 LTS-D™ 通气道带有一个入口，可以通过它插入胃管吸引胃内容物，防止胃膨胀，具体使用方法同 King LT-D 通气道。使用 King LT-D 通气道时，一定要确保是肺通气而不是胃通气。King LT-D 有 5 种型号，可用于身高 90～183cm 甚至更高的患者。

注意事项（使用 King LT-D 通气道时，必须注意以下 6 点）。

- 只能用于无意识且无咽反射的患者。
- 禁止用于食管损伤患者，如酸碱物腐蚀性损伤。
- 选择合适的型号。
- 注意保证放置位置正确。未识别的气管导管放置位置不正确是一种罕见但致命的并发症，可导致完全性气道阻塞。这种情形不易发现，但后果严重。建议监测呼吸末二氧化碳分压以确认声门上气道的位置。
- 轻轻地插入，不要用蛮力。
- 如果患者意识恢复，应及时拔除声门上气道，因为其会引起恶心和呕吐。

操作步骤

King LT-D 操作步骤

1. 选择合适的型号
- 2 号（绿色接头）用于身高 90～115cm 或体重为 12～25kg 的儿童。
- 2.5 号（橙色接头）用于身高 105～130cm 或体重为 25～35kg 的儿童。
- 3 号（黄色接头）用于身高 122～155cm 的成人。
- 4 号（红色接头）用于身高 155～180cm 的成人。
- 5 号（紫色接头）用于身高 180cm 以上的成人。

2. 测试球囊是否漏气。

3. 在导管远端涂上水溶性润滑剂。

4. 用优势手拿导管连接头，非优势手保持患者颈部为正中稳定位，打开口腔，提起下颌。采用侧入路法，从口角插入口腔（图 7-12）。

5. 导管尖端插入舌根后面，同时把导管旋正，蓝色标线面向患者下颌（图 7-13）。

6. 避免使用暴力，使导管接头处和牙齿或牙龈平行（图 7-14）。

7. 用非优势手持 KLT 900™ 压力计，充气至压力

操作步骤（续）

$60cmH_2O$（图7-15）。如果没有压力计，而是使用注射器充气，充气到封闭气道的最小值就行。具体如下。

- 2号（绿色）90～115cm，25～35ml
- 2.5号（橙色）105～130cm，30～40ml
- 3号（黄色）122～155cm，45～60ml
- 4号（红色）155～180cm，60～80ml
- 5号（紫色）＞180cm，70～90ml

8. 连接导管和复苏球囊，气囊充气后，轻轻退管，使球囊通气流畅（图7-16）。如需封闭气道达目标峰压，可以调节气囊。为了确保通气道位置正确，你需要观察胸廓起伏，听呼吸音，感觉通气是否流畅，听诊上腹部有无呼吸音，以确保King LT-D导管位置正确，二氧化碳波形图仍然是最可靠的监测导管位置是否正确的方法（图7-17）。

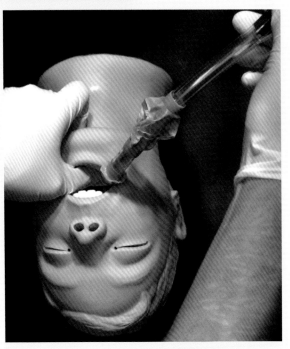

图7-12　用优势手持King LT-D导管，另一手打开口腔并上提下颌，采用侧入路法从口角插入导管

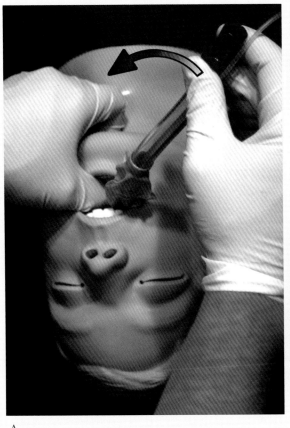

A

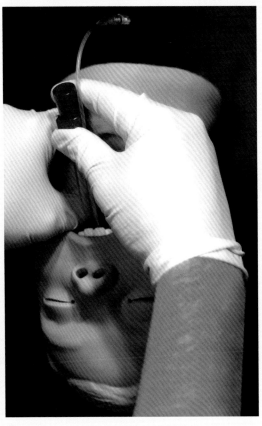

B

图7-13　导管尖端插入舌根后面，同时旋正导管，蓝色标线面向患者下颌

操作步骤（续）

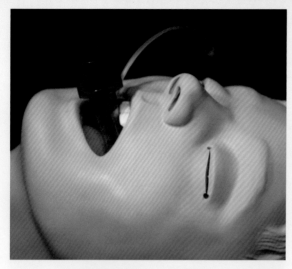

图7-14 轻轻插入导管接头，使其与患者牙齿或牙龈平行

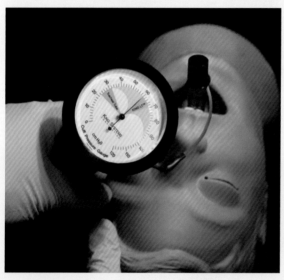

图7-15 非优势手持KLT 900™压力计，套囊充气至压力60cmH₂O

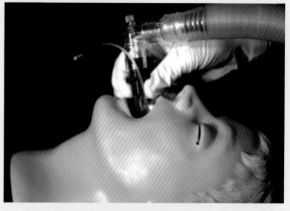

图7-16 连接导管和复苏球囊，通过复苏球囊通气，同时轻轻退管，使复苏球囊通气流畅，必要时调整套囊充气容积以密封气道

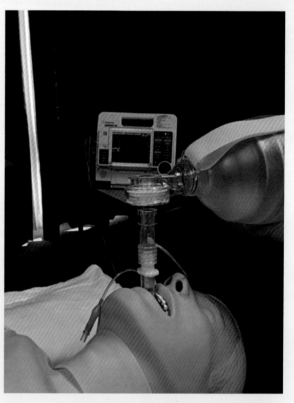

图7-17 KingLT-D导管连接呼吸末二氧化碳监测仪（*Photo courtesy of Bob Page*，*BAS*，*CCEMT-P*，*NCEE*）

和其他声门上通气道一样，如果患者意识恢复，需要及时拔除导管。拔管时有可能引起呕吐，因此要随时准备吸引气道，侧头或侧身防止误吸。

2. i-gel声门上气道置入

本节介绍了i-gel声门上气道的置入方法（图7-18）。目前市场上有各种其他类似装置，使用时请遵循制造商的说明。

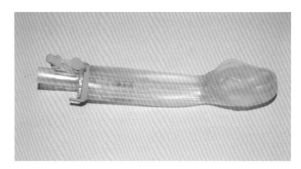

图7-18　i-gel声门上气道（*Courtesy Roy Alson, PhD, MD, FACEP, FAEMS*）

操作步骤

i-gel 声门上气道放置步骤（操作步骤图 7-1）。

1.根据制造商的建议，选择合适型号的i-gel，沿着罩体的前后方向润滑i-gel，不要过度润滑。

2.手持内置牙垫处（喉罩管腔部分）。对于创伤患者，可以使用托颌法或抬颏法。如果没有脊柱损伤，可采用嗅物位。

3.将i-gel的开口朝向下颌侧，轻轻按压下颌打开口腔。

4.将i-gel的软尖朝向硬腭。

5.沿着硬腭轻轻推送喉罩，直至感觉到明确的阻力，不要用蛮力。

6. i-gel的尖端应位于食管上口，罩囊封闭喉周。

7.如果在放置i-gel时遇到困难，退出重新插入，在通过舌头时旋转90°继续置入，然后感到阻力时再旋转回标准位置（Kim et al.，2014）。

8.使用听诊呼吸音、观察胸廓起伏和二氧化碳监测法确定i-gel的位置。使用专用固定器或胶带固定i-gel。如果使用带侧口的i-gel，可放置胃管进行胃减压。

操作步骤图7-1　i-gel放置

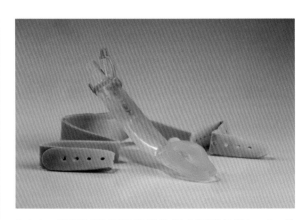

7-1-1　根据制造商的建议选择合适型号的i-gel，并按照说明润滑

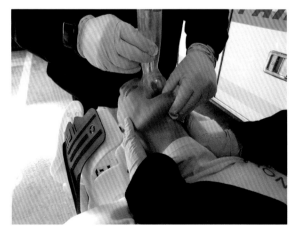

7-1-2　助手维持患者颈椎稳定体位（SMR体位）。使用抬颏法打开口腔，将i-gel的背侧沿硬腭方向顺滑地置入（*Courtesy Roy Alson, PhD, MD, FACEP, FAEMS*）

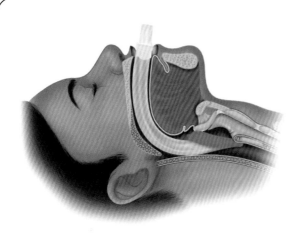

7-1-3 轻轻推送i-gel直至感觉到阻力，表明i-gel到达合适的位置，确定喉罩位置的方法见第6、7章

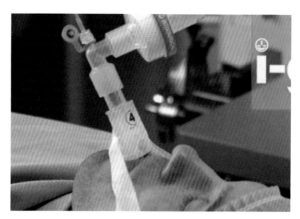

7-1-4 固定通气管以防移位

3.喉罩气道置入

本节介绍喉罩气道（laryngeal mask airway，LMA）的置入。目前市场上有各种其他类似装置，都采用相同的置入方法。使用时请遵循制造商的说明。

LMA是为在手术室常规麻醉过程中作为面罩的替代品来维持和控制气道而开发的。因为它不能保护呼吸道免受呕吐和吸入，LMA被用于禁食、空腹的患者。后来发现，在无法插管和患者不能使用面罩进行通风的紧急情况下，置入LMA非常有用，它可以避免建立外科有创气道。LMA Supreme™是一种新型喉罩气道，有一个可以放置胃管的通道。

注意事项

- LMA仅用于无意识和无咽反射的患者。如果患者存在咽反射，LMA可能导致喉痉挛或呕吐。
- 禁止用于食管损伤患者，如酸碱物腐蚀性损伤。
- 只可在LMA背面涂润滑剂，以避免通气口堵塞或润滑剂误吸。
- 使用喉罩气道期间持续监护（常规可视化监测、心电监护、脉搏血氧监测）。
- 置入LMA时避免损伤气道，禁止暴力。
- 置入后避免罩囊过度充气，充气过多容易导致位置不正，无法达到密封效果，可能造成损伤。定时检查罩囊压力，尤其是使用N_2O时。
- 如果气道问题持续存在，通气不足，应拔除LMA并重新置入或采用其他方法建立气道。
- 如果患者呕吐，LMA不能防止误吸。鼻胃管无法避免反流，反而可能引起反流，因为放置胃管后食管括约肌收缩不完全。
- 如果患者恢复意识，必须移除LMA，否则会引起恶心、呕吐。

操作步骤

LMA 的置入步骤（操作步骤图 7-2）。

1. 保持颈部中立稳定，用嘴对面罩或球囊面罩通气，置入 LMA 前吸引气道。

2. 拆卸阀门，以最大的注气体积充气，以检查 LMA 罩囊的完整性（表 7-1）。

3. 使用 LMA 附带的注射器将 LMA 的罩囊内气体完全抽出，使其形成一个边缘远离罩口的扁平椭圆形圆盘。这可以通过将 LMA 罩囊开口的一面朝下放在无菌的平面上并用手按压罩囊背面完成（操作步骤图 7-2-1）。用手指把罩囊引导成椭圆形，试着消除罩囊远端边缘的皱纹。一个完全平坦和光滑的前缘便于 LMA 置入，避免挤压会厌，这是成功置入 LMA 的前提（操作步骤图 7-2-2）。

4. 置入前在 LMA 罩体背面涂上水溶性润滑剂。

5. 置入 LMA 前，预充氧，但避免过度通气。

6. 如果脊柱无损伤，保持头部后仰，颈过伸体位。如果有潜在脊柱损伤，患者的头颈需保持中立位。

7. 采用执笔式手持 LMA，示指放于罩囊与通气管连接处（操作步骤图 7-2-3）。在直视下，推压罩囊前端使其紧贴硬腭（操作步骤图 7-2-4），LMA 通气管上的黑线应该指向前面的上唇。

8. 用示指引导 LMA，指向耳部向后向下置入（操作步骤图 7-2-5），将 LMA 推送至下咽部直到感觉到明确阻力（操作步骤图 7-2-6）。

9. 在移除示指前，另一只手轻轻按压 LMA 通气管防止退出示指时 LMA 被带出（操作步骤图 7-2-7）。

10. 在固定 LMA 前向罩囊内充适量的气体以使其密封。最大充气量可参考表 7-1。充气时，LMA 可能轻微移动，握住 LMA 防止移动，形成喉入口的封闭。

11. 将 LMA 连接到球囊，手动通气压力控制在 20cmH_2O 以下，通过观察胸廓起伏、听呼吸音、感受顺应性，确认上腹部未听到呼吸音来确定 LMA 位置是否合适。但这种方法不完全可靠，最好用二氧化碳波形图来监测 LMA 位置。

12. 插入牙垫而不是口咽通气管，用胶带或商用管支架器固定 LMA（操作步骤图 7-2-8）。记住 LMA 不能保护气道免于误吸。当患者恢复意识后，必须拔除 LMA。拔除 LMA 可能引起呕吐，要随时准备吸引口咽部和翻身叩背。

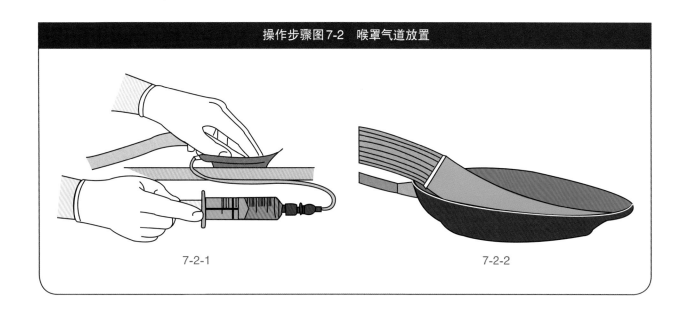

操作步骤图 7-2　喉罩气道放置

7-2-1　　　　　　　　　　　　7-2-2

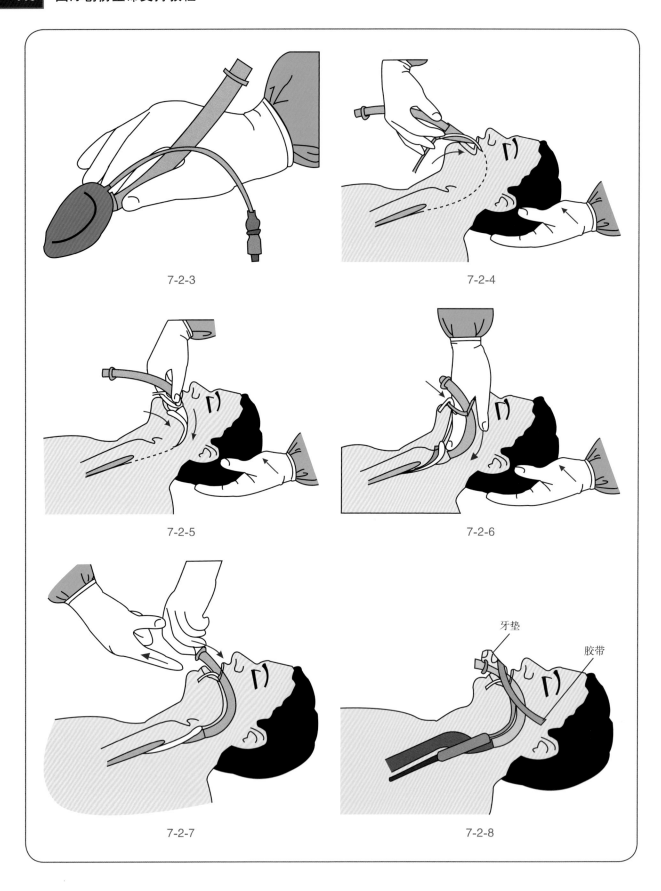

7-2-3

7-2-4

7-2-5

7-2-6

7-2-7

牙垫

胶带

7-2-8

表 7-1　喉罩气道套囊容量		
LMA 型号	患者体型	套表最大充气量（仅空气）
1	新生儿或婴儿体重＜5kg	4ml
1.5	婴儿5 ～ 10kg	7ml
2	儿童10 ～ 20kg	10ml
2.5	儿童20 ～ 30kg	14ml
3	儿童＞30kg 和小的成人	20ml
4	正常或偏大体型成人	30ml
5	大体型成人	40ml

改编自LMA™ Quick Reference Guide，2013.San Diego，CA：LMA North America.

4. LMA 置入的药物支持

气道管理是患者获得良好预后的关键措施。大量研究表明，现场插管可使某些人群的预后恶化。这被认为是由长时间插管导致低氧。如前所述，声门上气道装置（SGA）可用于创伤患者，其主要禁忌证为恶心、呕吐、存在咽反射。在药理学辅助喉罩气道入（PALM）技术中，给予镇静（诱导剂如依托咪酯或氯胺酮）以达到允许置入SGA的条件。

困难气道评估与插管一样，包括设备的准备、药物、救援气道计划和预充氧也一样（参考下文"药物辅助气管插管"部分）。急救人员需备好球囊面罩，在SGA置入不成功时使用。

如前所述，最好的气道确认方法是使用二氧化碳描记法。这项技术的一个主要优点是它比气管插管更快，减少了缺氧的风险。

高级气道管理

插管前准备

无论采用何种插管方法，患者和急救人员都应提前做好充分准备。以下器械为所有气管插管必需的基本工具（图7-19）。

- 手套：进行气管插管操作前，应戴乳胶或橡胶手套（不一定是无菌手套）。
- 护目装备：医护人员必须佩戴护目镜或面屏。
- 供氧设备：插管前，所有患者都应该面罩通气，或者通过面罩或鼻导管给予高流量氧气（12L/min）数分钟。这样可"洗出"肺内残余氮气，降低插管过程中低氧血症的风险。在"药物辅助气管插管"一节中讨论呼吸暂停时的氧合。

检查所有供氧和气道管理设备，并将它们整齐地摆放在工具包中（图7-20）。当使用喉镜插管时，用可弯曲的管芯将气管导管预塑成"曲棍球棒"形或"J"形。将润滑后的管芯插入气管导管内，并使管芯远端正好接近气管导管远端侧孔。向气管导管的套囊内注入10ml空气以检测其密闭性（操作步骤图7-3-1）。将套囊内空气吸尽，然后将抽满空气的注射器连接在充气管上。润滑套囊及气管导管的远端。

打开二氧化碳分析仪，并能在监视器上看到波形。在插管前给氧时，记录基线波形和二氧化碳水平。

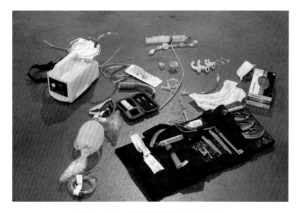

图7-19 气管插管必备工具

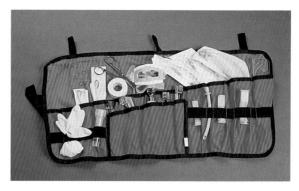

图7-20 气管插管工具包内包含气管插管所需的所有物品。该工具包可折叠，便于携带，打开后一目了然

　　吸引装置必须备好并放在手边。在插管过程中应有助手在旁协助，助手可以将患者头颈部保持在中立位置或进行喉外操作，以帮助急救人员显露声门。

操作步骤图7-3　经口气管插管

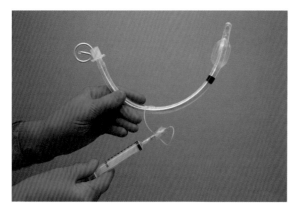

7-3-1　安装、准备和检查所有设备（*Photo courtesy of Louis B. Mallory，MBA，REMT-P*）

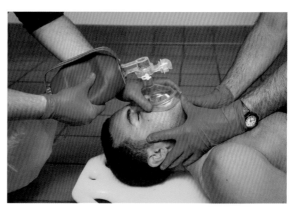

7-3-2　调整患者头部位置，用100% 氧气进行通气，切勿过度通气（*Photo courtesy of Louis B. Mallory，MBA，REMT-P*）

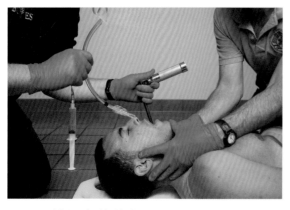

7-3-3　插入喉镜片（*Photo courtesy of Louis B. Mallory，MBA，REMT-P*）

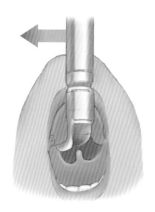

7-3-4　挑起舌与会厌，显露声门

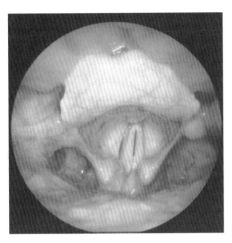

7-3-5　喉镜直视下看到声带和声门开口，将带管芯的气管导管插入声门

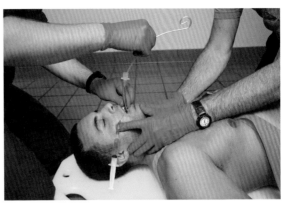

7-3-6　将气管导管插入到位后，紧握气管导管并拔出管芯（*Photo courtesy of Louis B. Mallory，MBA，REMT-P*）

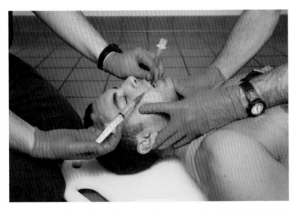

7-3-7　保持气管导管位置固定，向气管导管的套囊内注入 5 ~ 10ml 空气（*Photo courtesy of Louis B. Mallory，MBA，REMT-P*）

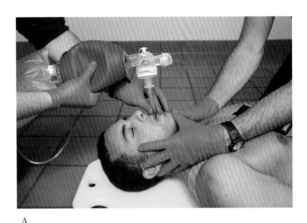

A

7-3-8A　如果没有二氧化碳分析仪，用比色二氧化碳检测仪监测呼气末二氧化碳并开始通气（Photo courtesy of Louis B. Mallory，MBA，REMT-P）

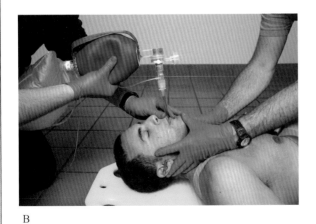

B

7-3-8B　如果有二氧化碳分析仪，在二氧化碳分析仪的监护下开始通气（*Photo courtesy of Louis B. Mallory，MBA，REMT-P*）

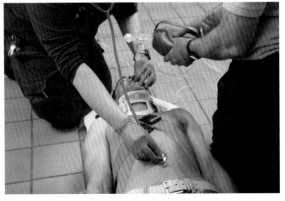

7-3-9　使用听诊器确认气管导管位置（*Photo courtesy of Louis B. Mallory，MBA，REMT-P*）

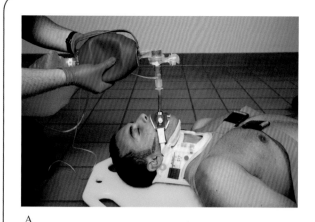

A

7-3-10A 固定气管导管并持续通气（*Photo courtesy of Louis B. Mallory，MBA，REMT-P*）

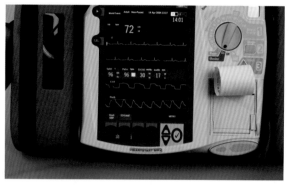

B

7-3-10B 在条件允许的情况下，进行心电、血压、血氧和呼吸末二氧化碳监护（*Photo courtesy of Louis B. Mallory，MBA，REMT-P*）

喉镜直视下经口气管插管

在喉镜直视下，操作者可直接观察到上气道和声门开口，然后将气管导管轻柔地穿过声带。喉镜直视下插管的优点包括可直接观察是否有气道梗阻物和可视下精准插管，但该方法的缺点是需要在肌肉松弛的状态下进行，且患者口腔咽喉部无解剖变异，口腔内无明显出血、无大量分泌物。

喉镜直视下经口插管需要的器械如下。

- 各种型号的直喉镜片（Miller 喉镜片）或弯喉镜片（Macintosh 喉镜片）及喉镜柄，包括儿童可用的型号，确保其均处于良好的工作状态（每日检查）。
- 透明气管导管，成人用气管导管长度范围为28～33cm，内径尺寸为7mm、7.5mm或8mm。也应该包含儿童用气管导管。
- 管芯的作用是协助塑形气管导管，以使插管顺利。
- 水溶性润滑剂，该润滑剂不需要包含局部麻醉药。
- 注射器：10ml或12ml，用于气管导管套囊充气。
- Magill 钳。
- 气管导管固定器或胶布和安息香酊剂。
- 吸引设备、吸引管、杨克氏吸引管或大口径的扁桃体形吸管等吸引设备处于良好工作状态。
- 脉搏血氧仪和二氧化碳监测仪。
- 插管探条（气管导管引导器），用于困难气道插管。

操作步骤

喉镜直视下经口气管插管操作步骤

处理创伤患者气管插管与普通患者的不同之处在于，必须保持患者头部处于中立位，这增加了喉镜下显露声门的难度。完成通气及初步准备工作后，根据以下步骤进行插管操作（图7-21；操作步骤图7-3）：

1. 助手协助固定患者头部和颈部，并缓慢大声地报数至30（在插管医师需要的情况下）。

2. 如果患者处于仰卧位，抬起下颌，将喉镜片从患者右侧口角滑入，将舌体推向左侧，并将喉镜片沿着舌表面向前推进直至看到会厌。在这里必须进行的一个关键操作手法是必须将喉镜片向前（上）方提拉以挑起会厌，显露声门。

3. 使用喉镜片将舌体和会厌向前上方挑起。"撬动"喉镜片是一种错误，这可能损伤牙齿及其他组织。喉镜应该像"倒钩"一样将舌体与会厌挑起从而显露声门。需注意的是，Miller 喉镜片（直喉镜片）是直接抬起会厌的，而 Macintosh 喉镜片（弯曲喉镜片）是插入会厌沟，间接抬起会厌的。

4. 在喉镜下显露会厌后，将气管导管沿口咽腔的右侧送入。确认声门（或甚至仅看到杓状软骨）后，送管使气管导管通过声带5cm。导管上的标志与牙齿的

距离应是气管插管直径的3倍。因此，8.0mm成人导管的置入深度应为24cm。

5. 紧握气管导管，拔出管芯，向套囊内充气，连接呼吸球囊，检查气管导管的位置（确认气管导管位置的方法将在下文中介绍）。

6. 使用足够的氧浓度和潮气量进行通气，将呼气末二氧化碳分压维持在35～45mmHg。

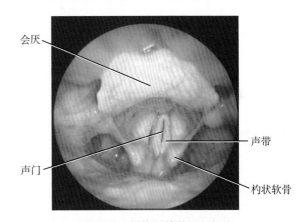

图7-21　气管插管的解剖标志

对于困难插管，如果你看不见声带，或者角度太大，很难让气管导管穿过声带，用气管导管引导器（也称为探条或橡胶探条）引导插管会很有帮助（操作步骤图7-4）。当橡胶探条穿过声门后，将气管导管套在橡胶探条上并沿探条向下推送气管导管，直至穿过声门。使用该方法插管时，最好由插管急救人员保持喉镜片插入，助手将橡胶探条从气管导管内穿出后握住探条尾端，然后插管的急救人员沿着探条向下推送气管导管至通过声门。在喉镜直视下，可减少气管导管卡于舌体或会厌的发生率。移除橡胶探条，然后按照操作步骤图7-3-5和7-3-6进行操作。

如果采用以上方法后仍无法显露声门，急救人员需用手轻推甲状（喉）软骨，以显露声门。该手法可称为喉外操作手法（external laryngeal manipulation，ELM）。在急救人员的指导下，助手压迫甲状软骨以维持声门显露，急救人员进行气管导管插管（图7-22）。

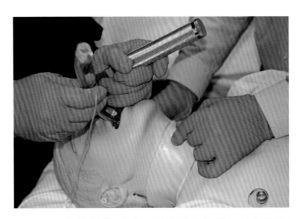

图7-22　喉外操作手法。轻推甲状软骨，以便更好地显露声带（*Photo courtesy of Bob Page, BAS, CCEMT-P, NCEE*）

操作步骤图 7-4

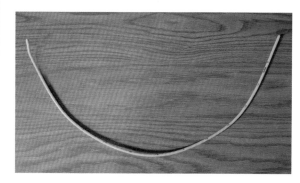

7-4-1　探条（*Photo courtesy of Stanley Cooper, EMT-P*）

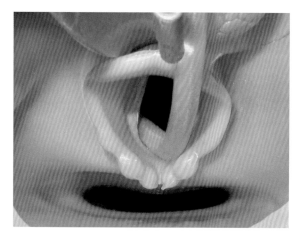

7-4-3　探条在声带之间进入声门（*Photo courtesy of Roy Alson, PhD, MD, FACEP, FAAEM*）

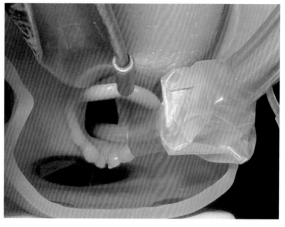

7-4-5　气管导管沿探条进入气管内（*Photo courtesy of Roy Alson, PhD, MD, FACEP, FAAEM*）

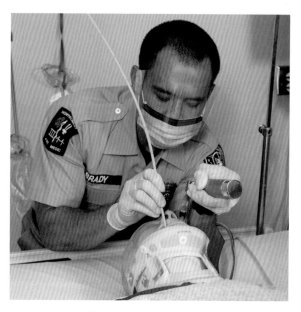

7-4-2　将探条插入气管内（*Photo courtesy of Stanley Cooper, EMT-P*）

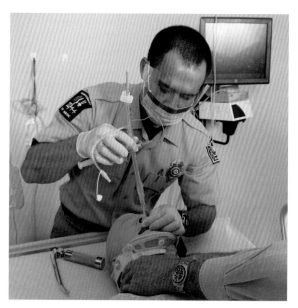

7-4-4　在稳稳地握住探条的同时，将气管导管滑过探条进入气管（*Photo courtesy of Stanley Cooper, EMT-P*）

面对面气管插管

在一些特殊情况下，由于患者的体位问题，医师无法站在常规位置（患者头侧）进行气管插管。有研究推荐"面对面"进行气管插管，插管医师站在患者对面，常使用Macintosh（弯）喉镜片。在条件允许的情况下，助手协助保持患者头颈部处于中立位。插管医师手持喉镜柄，使喉镜片从拳头的拇指侧穿出，使喉镜片"勾住"舌头。

按照上文所述准备插管工具，包括备好可立即使用的吸引器。将喉镜片从右侧口角置入，将舌体推向左侧，并将下颌与舌体转向插管医师所在方向，即可显露喉部并置入气管导管。该插管技术非常适用于处于坐位的患者，如卡在机动车内的患者。然而，请记住，SGA在这种情况下可能更容易置入，而且置入更快。该方法也适用于病态肥胖的患者，可解决由于插管医师力量较小而无法向前上方提起下颌的问题。

快速确定气管导管位置

插管最大的挑战之一是确保气管导管在正确位置。如果误将气管导管插入食管并未能及时发现，将会导致致死性的并发症。我们必须尽一切努力来避免这种灾难，并且必须遵循操作规范来降低这种风险。急救人员应保持警惕，注意口腔或鼻子上的导管深度标记，并不断重新评估插管，以确保它没有移动或移位。急救人员应持续确认插管情况，并将其记录在相应的表格上。

虽然确保正确放置的最可靠的方法实际上是直视下看见气管导管通过声门开口，但即使这样也不能100%确定。事实上，你只是在看到它的那一刻才是可靠的，之后导管位置可能发生变化。确定和监测气管导管位置正确的金标准是二氧化碳波形曲线（见下文）。如果没有二氧化碳监测仪，还可用以下方法来确定导管位置，但这些方法不完全可靠。提醒读者仅仅用听诊的方法来确认导管位置不完全可靠，应当结合以下重要征象来考虑气管导管位置是否正确。

以下征象表明气管导管位置正确。

- 当气管导管向远端推进时，可以看到或感觉到喉结向前隆起。
- 每次通气均可见胸廓起伏良好。
- 听诊呼吸音（见后文）。
- 在部分没有给予镇静和肌肉松弛剂的患者可能出现咳嗽、突然惊坐或挣扎等反应。注意：发声——任何由声带产生的声音——都是气管导管误入食管的绝对证据，此刻应立即拔出气管导管。
- 手捏呼吸囊可感觉到正常阻力（手捏呼吸囊时，呼吸囊不会突然"塌瘪"，而是有一定的弹性和对肺膨胀的抵抗）。
- 套囊充气后无漏气（除非可明确证实为其他原因，持续漏气一般可能是因为气管导管误入食管）。
- 每次通气均可见气管导管内壁有冷凝水——该方法不是非常可靠。

插管后应立即采取以下步骤来确认导管是否位置正确。

操作步骤

快速确定气管导管位置的步骤

1. 在三个特定位点进行听诊，如图7-23所示。

a.上腹部——最重要的听诊位置——该处听诊应该听不到声音。

b.左右腋中线呼吸音相同，确保导管不在右侧主支气管内。

2. 通气时观察胸廓的起伏。

3. 使用二氧化碳检测装置、吸引球型或注射器型气管插管检测器来检查导管位置。

4. 观察脉搏血氧仪读数、患者皮肤颜色变化和心电监护情况。

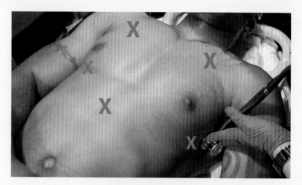

图7-23 快速确定气管导管位置需听诊的部位被标记为红"X"，这些部位包括侧胸、前胸和上腹部

现在市场上已有用来确定气管导管位置的吸引球型或注射器型气管插管检测器（图7-24）。最近研究表明，这些方法不如二氧化碳监测仪可靠，而且后者已成为确认气管导管位置的金标准（二氧化碳监测仪是确定气管导管位置的最佳方法，而且可以持续监测气管导管的位置）。

使用吸引球时，首先压瘪吸引球，然后将其连接在气管导管近端直径15mm的接头上。放松吸引球，如果导管位于气管，那么吸引球会迅速充盈；如果导管位于食管，那么吸引球会保持塌陷状态。如果使用注射器型气管插管检测器来确认导管位置，当导管位于气管内时，向外拔注射器活塞会很轻松；但如果气管导管位于食管内，向外拔注射器活塞会非常困难。

注意：已有相关文献告诫读者，若患者存在气道梗阻性疾病、充血性心力衰竭、肥胖、妊娠或导管误入右主支气管等情况时，由于患者呼气量下降，此时这两种检测方式可能会给出错误（假阳性）结果。一些研究表明，这些方法对1岁以下婴儿和心搏骤停患者的敏感性较差。

市场上销售的二氧化碳监测仪可连接在气管导管和球囊面罩之间。现有三类不同的二氧化碳监测仪：①定性（比色法）二氧化碳监测仪；②定量二氧化碳

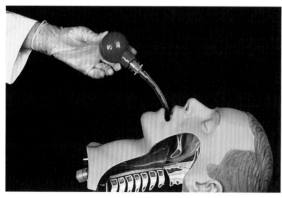

A

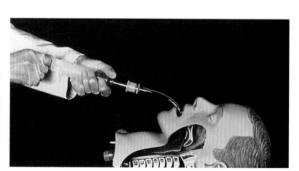

B

图7-24 A.吸引球型气管插管检测装置；B.注射器型气管插管检测装置

监测仪；③定量二氧化碳波形曲线监测仪（详见下文具体介绍各种监测设备，见章节"使用二氧化碳监测仪或二氧化碳波形曲线监测仪来确定及监测气管导管位置"）。

完成气管插管后，应立即按照标准操作步骤来确定导管位置。如果使用定量二氧化碳监测仪或定量二氧化碳波形曲线监测仪，可持续监测气管导管位置；如果没有以上两种设备，应在通气数分钟后再次确定气管导管位置。当患者被转移到担架上，以及被移至急救车上时，对患者进行ITLS持续评估和ITLS进一步评估，而且当马上到达医院前，都应再次重复以上方法来确定气管导管的位置。

此外，在任何时候给对于气管导管的位置有疑问，都可直接观察或拔出气管导管。永远不要盲目认为气管导管位置放置正确，要时刻确认气管导管位置并进行记录。

操作步骤

再次确认气管导管位置操作步骤

1. 在特定位点进行听诊，如图7-25所示。

a. 上腹部——此处听诊应该听不到呼吸音。

b. 左右两侧腋中线。

c. 左右两侧肺尖部。

d. 胸骨上切迹——此处应容易听到"气管"音。

2. 通气时观察胸廓的起伏。

3. 使用辅助工具，如二氧化碳监测仪（或吸引球），来帮助确定导管位置。

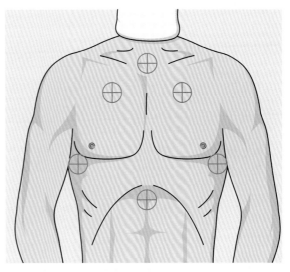

图 7-25　再次确认气管导管位置时的听诊位点

1. 使用二氧化碳监测仪或二氧化碳波形曲线监测仪来确定及监测气管导管位置

二氧化碳监测仪是临床中评估和监测患者通气状态的一项巨大进步。使用该设备前，需要了解单纯的呼气末二氧化碳监测，包括比色法或定性二氧化碳监测仪、定量二氧化碳监测仪（仅有数值而无波形）与临床中最为实用且具有诊断意义的定量二氧化碳波形曲线监测仪的区别。

比色法二氧化碳监测仪（定性二氧化碳分析法）是一种简易的、用来检测呼气末二氧化碳的装置（图7-26）。它并不能准确地测定呼出二氧化碳的量。通常，该装置包含一种特殊的"石蕊试纸"，当检测到二氧化碳时，其颜色会由紫色变成黄色。如果使用此类装置来确定导管位置，一定要注意以下事项。

- 当患者处于休克或心搏骤停等外周灌注不足状态时，很少量的二氧化碳到达肺并排出，因此会导致结果不准确。这些情况下，需用另外一种装置来

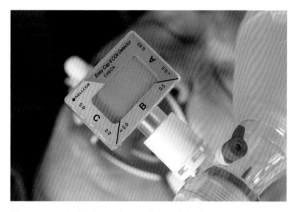

图7-26 比色法二氧化碳监测仪（*Image used by permission from Nellcor Puritan Bennett LLC, Boulder, Colorado, doing business as Covidien*）

确定导管位置。心搏骤停时，如果进行有效的胸外按压，该装置仍然适用。

- 用呼吸球囊进行6次通气后，才能使用该装置来确定二氧化碳是否来自气管，这是因为食管内的二氧化碳也可被该装置检测到，因而大约需要6次呼吸球囊通气来排尽食管内的二氧化碳。

- 如果该装置因胃内容物、血液、分泌物而变湿，将不能使用。

- 插管成功后，该装置只能间断地检测气管导管位置，因为在持续使用数分钟后试纸将持续呈黄色，而单次通气不会引起试纸变色。

- 该装置仅检测呼气末二氧化碳，而无法测定二氧化碳的量，因而它不能用作监测通气的指标。

定量二氧化碳监测仪可真实地测量呼出气体内二氧化碳的量。除简单检测呼出气体内有无二氧化碳外，它还可监测通气量是否充足，帮助医师精确地"滴定"呼气末二氧化碳水平，以满足某些对二氧化碳浓度要求较高的情形，如患者存在闭合性脑外伤。该装置常与脉搏血氧仪联合使用。定量二氧化碳检测仪可测量呼气末体内二氧化碳浓度，但不显示二氧化碳波形。如果使用该装置来确定气管导管位置，一定要注意它的局限性。

- 心搏骤停患者的呼气末二氧化碳分压较低，通常小于20mmHg，呼气末二氧化碳分压通常由患者心搏骤停时间和有效复苏的结果决定。

- 采用比色计法的检测装置可探测到食管内的二氧化碳，所以使用它来确定导管位置前有必要进行6次呼吸球囊通气。

- 当患者心搏骤停时，只有在积极有效的胸外按压时，才能使用该设备进行有效监测。

定量二氧化碳波形曲线监测仪是确认气管导管位置最有效的方法，许多手术间和EMS系统将其作为标准监护之一。它不仅能监测和测量呼气末二氧化碳的量，而且会显示出具有诊断意义的波形曲线，即使患者处于低灌注状态也可（通过波形曲线的形状）确认导管的位置。患者呼气后2秒内该仪器即可显示出波形。而且，该装置可整合入心脏监护系统内，从而可持续监控呼气末二氧化碳波形和数值（图7-27）。而且该设备可实时打印带有日期和时间标签的二氧化碳波形曲线，以记录气管导管位置动态。

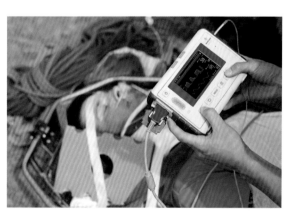

图7-27 定量二氧化碳波形曲线监测仪与心脏监护仪整合（*Image used by permission from Nellcor Puritan Bennett LLC, Boulder, Colorado, doing business as Covidien*）

对于未插管的患者，二氧化碳监测仪还有许多其他功能，包括监测血流灌注情况、气道及通气状况。使用二氧化碳监测仪来确定气管导管位置时，须知该仪器有以下缺陷。

- 与所有二氧化碳监测仪类似，低血流灌注状态会引起二氧化碳读数较小及波形图振幅小（图7-28）。当患者发生心搏骤停时，应当在有效胸外按压下使用该设备，这样才能增加二氧化碳波形振幅。

- 将该装置与心脏监护仪器联合使用时，必须在插管前开始监测（即监护仪上显示出二氧化碳波形曲线后再插管）。放置气管导管后10～30秒，该仪器完成预热（不同品牌监护仪所需时间不同），在监护仪上显示出相应曲线。为了尽量缩短预热时间，监护仪开机时不要过早开始描记二氧化碳波形图。

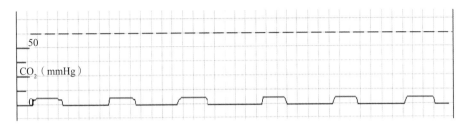

图 7-28　二氧化碳波形曲线振幅矮小意味着组织灌注不足

操作步骤

使用二氧化碳监测仪确定及监测气管导管位置的步骤

1. 准备好所有插管器具。打开监护仪，连接二氧化碳监测仪采样管与监护仪线（不同厂家生产的仪器，具体连接方法不同）。建议在插管前预充氧时应用并记录基线二氧化碳，以防止意外的过度通气。

2. 放置气管导管并向套囊内充气。当遇到心搏骤停时，实施该操作不应影响胸外按压的进行。

3. 将二氧化碳监测仪的气道适配器连接到气管导管上，然后将呼吸球囊连接在气道适配器上（图 7-29）。

4. 对患者进行通气并观察二氧化碳波形。"方形波"说明气管导管位置放置正确（图 7-30）。条件允许可打印出该波形（以便存档）。如果监护仪上未显示二氧化碳波形，或波形曲线仅为一个波峰及不规则的波形模式，这意味着气管导管可能位于食管或下咽部。

5. 在双侧腋中线听诊，以判断气管导管是否进入右主支气管。

6. 固定气管导管并在转送过程中持续监测二氧化碳波形。仔细观察呼气末二氧化碳值以避免意外的通气不足或过度换气（图 7-31）。

7. 当将患者转移至接收医院时，打印出一组二氧化碳波形曲线（如果可能），以证实气管导管在转送过程中位置正确。

8. 在您的转运报告中，记录喉镜直视下声带的可视情况，附上打印出的二氧化碳波形曲线或手绘该曲线，或者将数据上传到您的电子患者护理记录（如果您的 EMS 服务使用此类设备），并注明肺部听诊呼吸音均匀对称。

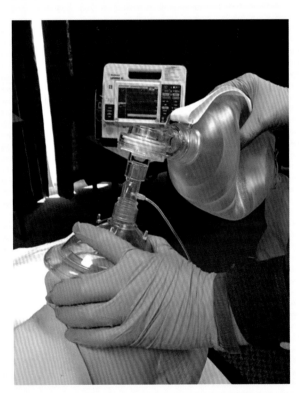

图 7-29　二氧化碳监测仪适配器应放在面罩和呼吸球囊之间，这样才能持续监测，降低通气不足和过度通气的风险（*Photo courtesy of Bob Page, BAS, CCEMT-P, NCEE*）

操作步骤（续）

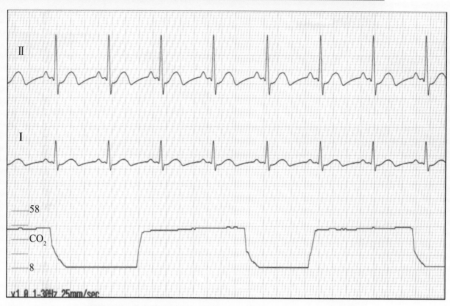

图7-30 "方形波"说明气管导管位置正确、通气正常

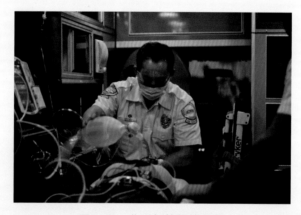

图7-31 监测气管插管患者

二氧化碳波形图也可以用在声门上通气道上，如King Airway、LMA、i-gel、Combitubes等，以监测通气状态。

2.监测过程中的故障排除

- 波形曲线完全消失：呼吸暂停，或导管移位或梗阻，或气体从导管套囊外周溢出。
- 波形曲线和数值变小：过度通气（检查通气量大小和呼吸频率）或低灌注（休克或脉搏消失）。切记，插管患者经常会过度通气。一般认为低灌注会造成低碳酸血症，而呼气末二氧化碳正常或较高时基本不会发生低灌注状态。
- 分裂的波形图：注意波形图的形状，分裂的波形图表明膈肌开始从神经肌肉阻滞的影响中恢复，患者可能需要加深镇静（图7-32）。

3.固定气管导管

固定气管导管可能是件较为困难的事，因为它不仅需要用双手进行一些精细

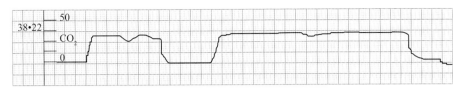

图7-32　二氧化碳波形图显示波形分裂，显示器上可能显示不出来，因此有必要打印波形图（*Photo courtesy of Bob Page，BAS，ccEMT-P，NCEE*）

的操作，而且是要在通气、患者活动挣扎甚至导管快脱出的情况下固定导管。要牢记一件事：任何工具都无法替代手法固定导管。也就是说，应有一名急救护理人员专门负责固定（握住）气管导管，防止气管导管插入过深或脱出气道。气管导管从气管内脱出是件非常糟糕的事情，尤其是当患者不配合或插管困难时。

　　固定气管导管的重要性有以下几点：①气管导管在气管内移动会造成黏膜损伤，增加插管并发症的风险；②气管导管的移动会刺激患者咳嗽、挣扎，从而造成血压波动和颅内压变化；③最重要的是，如果气管导管没有固定住，在院前情形下更容易发生气管导管脱出，从而失去对气道的控制。

　　气管导管可用胶带或气管导管固定器固定。尽管用胶带将气管导管固定在原位较方便，也较容易操作，但是并不适用于所有情形。当皮肤沾有雨水、血液、气道分泌物或呕吐物时，胶带常无法固定在皮肤上。如果使用胶带固定气管导管，应遵循以下几条原则。

- 置入口咽通气道，防止患者咬破或咬瘪气管导管。
- 擦干患者脸部，并使用安息香酊，以便更好地粘贴胶带。
- 固定气管导管时用胶带环绕颈部。注意不要移动颈部，不要系得太紧，否则会阻碍颈外静脉血液回流。或者也可以用胶带把管子固定在上颌骨上。
- 将气管导管固定于一侧的口角，不要固定在正中。

用胶带固定气管导管有一定困难，因此可选择商用气管导管固定器，用带子将气管导管固定在塑料支架上，该支架还有牙垫的作用（图7-33）。因为患者头部的屈曲或仰伸会造成气管导管移位2～3cm，因此，对于插管患者来说，最好限制其头部和颈部的活动（这点对于儿童来讲更为重要）。如果由于存在颈椎损伤的风险，患者脊柱活动受限，则无须太担心颈椎的屈伸。

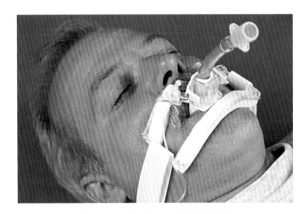

图7-33　商用气管导管固定器

药物辅助气管插管

　　药物辅助气管插管（drug-assisted intubation，DAI）也被称为药物辅助气道管理（medication assisted airway management，MAAM）或快速顺序气管插管（rapid sequence intubation，RSI），这项技术主要是应用药物使患者镇静和松弛，以便更好地显露声门，提高气管插管成功率。然而，使用药物后，由于患者出现呼吸暂停，急救人员应立即开放气道，进行人工通气。不是所有的急救系统都允许使用肌肉松弛剂，可能只在辅助气管插管时使用镇静药。

　　对于创伤患者，适当处理气道的重要性再怎么强调也不过分。气道管理失控仍然是早期可预防的创伤死亡的主要原因，缺氧已被证明可使创伤患者的预后恶化，特别是那些闭合性头部损伤的患者。主动气道管理的适应证和气道管理的选项已在第6章具体阐述。所有急救护理人员都应该熟悉第6章和本章的内容，并能够应用所描述的相关技术。

当急救人员第一次开始实施气管插管时，基本上是在"死亡"患者，即无反应和呼吸暂停的患者上实施的。并不是所有的患者都适合这种情况，对于情绪激动、异常兴奋或者呼吸道损伤的患者，必须等到患者病情恶化并失去反应时再进行气道管理。

本书所介绍的所有气道管理相关知识是基于美国麻醉学会对困难气道的定义。因此，急救护理人员必须在急救箱中准备适合创伤患者的多种气道管理工具。

对于情绪激动或异常兴奋的患者，使用药物辅助气管插管技术来辅助气道管理的方法已在临床应用多年。快速顺序插管这样的旧术语其实不太恰当，因为这些步骤并不快速（图7-34）。因此，药物辅助气管插管可以通过延长现场时间来影响患者的预后。除非情况紧急，否则这个过程应在急救车上进行。在转运时间较短的城市环境中，对确定的呼吸道的需求应与使用其他呼吸道管理方法及对运输时间的影响进行平衡。

快速顺序插管是麻醉医师用于未禁食患者的麻醉诱导方法，急救人员使用药物辅助气管插管技术可以提高插管成功率，用镇静药和肌肉松弛剂快速诱导可以改善插管条件，并减少误吸的风险。在不能使用肌肉松弛剂的一些地区，可以联合应用苯二氮䓬类药物和阿片类药物，以达到插管的条件。

多项研究表明，急救护理人员可以有效地学习使用药物辅助气管插管，并将其应用于现场急救。但也有研究表明，在这一过程中有可能出现长时间的缺氧，因此应持续记录脉搏血氧仪读数，并制定严格的质量改善程序，监测插管时间、患者氧合和现场时间。

药物辅助气管插管技术并不困难，难点在于急救人员应识别哪些患者不能或不应使用药物辅助气管插管。在气道管理中，你做得最糟糕的事情就是把一个有自发呼吸的患者置于"不能插管，不能通气"的状态。所有使用药物辅助气管插管的人员都应该熟悉并能够使用多种声门上气道装置中的一种，如果患者无法通气或插管，也应该能够进行环甲膜切开术。

最后（但最重要的是），所有急救护理人员都应该能够使用呼吸球囊面罩（BVM）管理气道。记住：高级生命支持之前首先要学会初级生命支持。一些急救人员对于药物辅助气管插管存在误解，以为药物辅助气管插管是最高级最好的急救措施，是最有技术含量、最重要的操作。其实，它只是许多可用来管理气道的工具之一。真正的诀窍是为你的患者选择正确的方法并正确地应用它。气道管理的另一个关键是在第一种方法不起作用时准备好备用计划。

在现场使用药物辅助气管插管技术仍然存在争议。一些研究表明，在现场进行药物辅助气管插管的患者（特别是严重的脑损伤）的预后更差，这是由于在现场停留时间长和插管期间缺氧。其他研究质疑这种"延迟"是否有意义。在进行气道管理之前快速评估创伤情况有助于选择更小创伤的气道管理方法，只要能保持气道开放，保证通气和氧合即可。

其他关于药物辅助气管插管的问题包括参与院前急救人员的技术掌握程度，这个问题在许多高级急救程序中都有涉及。

急救护理人员在决定实施药物辅助气管插管之前要仔细考虑技术熟练程度、转运时间和气道管理替代方法。任何使用药物辅助气管插管的系统都必须有良好的培训计划和质量改进程序。

理想的急救流程可以用"6P"来概括：准备（preparation），预吸氧（preoxygenation），插管前给药（premedicate），肌肉松弛剂（paralyze），插管（pass the tube），确定导管位置（confirm position）。具体如下。

基于北卡罗来纳州EMS患者护理治疗方案办公室
由北卡罗来纳州医学院急诊医师开发
www.NCEMS.org/protocols 5/17修订版

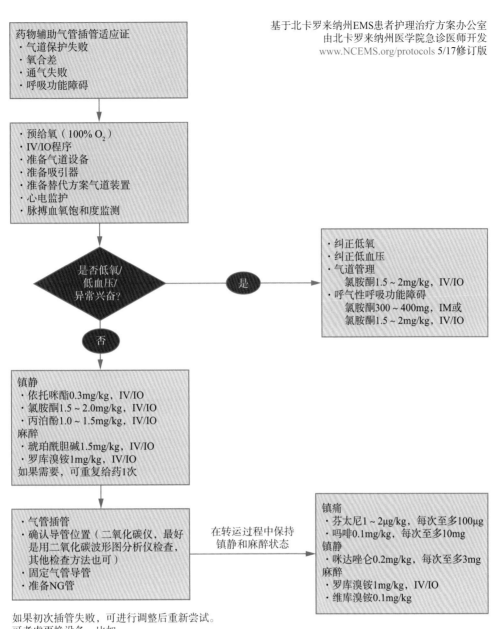

图 7-34　药物辅助插管流程图

- 准备。首先，在插管前要评估可能遇到的困难，使用"LEON"行气道评估（见第6章）。如果患者评估为特别插管困难，最好的选择是声门上通气装置或者球囊面罩通气，而不是与肌肉松弛、呼吸暂停、缺氧的患者斗争。如果决定采用药物辅助气管插管，你应该有一个计划，如果插管失败，有备选方案。所有必需的设备，包括吸引器，都应随时准备并检查。

　　合适的体位是重要的准备工作。在急救环境下很难将患者置于高度合适的担架上取得最佳嗅物位，但你可以采取任何改变自己的姿势方法，使自己获得最佳的视野，这是很有帮助的。对于脊柱活动受限的患者，在插管之前可以去掉或松开颈托，采用直线固定法固定脊柱，这有利于提起下颌、改善视野、显露声门。

对于肥胖患者，在保持脊柱线性关系的前提下抬高床头，可以改善视野，提高插管成功率。尝试将患者的床头抬高，使胸骨上切迹与外耳道的开口处于同一水平。

- 预吸氧。由于患者可能呼吸暂停，随之而来的是迅速发生低氧血症。为了延长插管安全时间，通过让患者呼吸2～3分钟或8次呼吸周期来"冲洗"肺中的氮。氮的冲洗使患者在插管期间可以忍受长达5分钟的呼吸暂停（儿童仅为2～3分钟），而不发生低氧血症。对于存在气道损伤或其他问题的患者，必须采用辅助通气，注意通气时不能使用过大压力，减少气体进入胃部，导致胃内容物反流，造成误吸。在此之前，环状软骨按压（Sellick's手法）被认为有助于减少这种情况，并降低食管下括约肌在使用药物后肌肉松弛时反流误吸的风险。但最近的研究对环状软骨按压法的有效性提出了质疑，认为不应该使用环状软骨按压。另外，所有患者都应该进行心脏监护、脉搏血氧饱和度和呼气末二氧化碳监测。

另一种延长患者缺氧耐受时间的有效技术是无呼吸氧合。通过鼻导管供氧（＞12L/min）可以使鼻咽部到肺泡都维持高浓度氧气梯度。当氧气被肺泡吸收后，即使没有通气，也会有氧气顺着这个浓度梯度进入肺泡。当然，由于没有通气，血液中的二氧化碳水平确实会上升，出现高碳酸血症，患者也确实会发生酸中毒。

- 插管前给药。插管操作和一些肌肉松弛剂都会导致颅内压升高。虽然过去提倡在插管前静脉注射利多卡因以避免颅内压升高，但已发现实际效果并不好。对于儿童患者，使用基于身高的辅助给药系统，如Broselow™或HandTevy™系统，可以减少药物剂量误差。像琥珀胆碱这样的去极化肌肉松弛剂会引起肌肉纤颤，导致颅内压和眼压的升高，同时也会让患者感到不适。可以在使用琥珀胆碱前3分钟给予非去极化阻滞剂维库溴铵（0.01mg/kg）来避免这些副作用。但增加一个步骤意味着增加气管插管前的时间，在现场急救的紧急情况下，许多现场急救者常省略了这一步骤。

最后一种药物是镇静药。这可以确保患者在肌肉松弛时无意识。可以使用苯二氮䓬类药物（0.1mg/kg），但更为常用的是依托咪酯（0.3mg/kg）。其优点是对血流动力学的影响小。但一些创伤中心宁愿不使用依托咪酯，因为据报道，即使是单次剂量，其也会导致肾上腺功能被抑制。

氯胺酮是一种解离麻醉剂，是另一种有用的插管镇静药，常用剂量为1～2mg/kg。与其他镇静药相比，它对情绪激动的患者非常有效，有一定的镇痛作用，而且很少抑制患者的呼吸。颅内压升高被认为是使用氯胺酮的相对禁忌证，如第10章所述，缺氧会使创伤性脑损伤患者的预后更差。

- 肌肉松弛剂。有两种类型的肌肉松弛剂可供选择。去极化肌肉松弛剂，如琥珀酰胆碱，由于起效快、作用时间短（降解快），其是首选的去极化肌肉松弛剂，常用剂量为1～1.5mg/kg（儿童2mg/kg），给药90秒后即可插管，并在5分钟内清除。表7-2列出了使用去极化肌肉松弛剂的禁忌证。

非去极化肌肉松弛剂的起效时间较长、维持时间更长。起效最快的是罗库溴铵（成人剂量0.5mg/kg，儿童为0.75mg/kg）。0.1mg/kg维库溴铵可用于插管成功后维持肌肉松弛状态。为了减少肌肉纤颤，可以在给全量去极化肌肉松弛剂前，给予小剂量的维库溴铵（0.01mg/kg）。

表 7-2　琥珀酰胆碱禁忌证
·恶性高热病史
·烧伤＞24小时
·挤压伤＞24小时
·脑卒中或脊髓损伤＞7天，＜6个月
·脓毒血症＞7天
·肌病或去神经病变

- 气管插管。一旦插管条件成熟，立即行气管插管。气管插管辅助措施包括使用导芯、弹性探条和喉外按压手法。
- 确定导管位置。使用本章前文所述的技术来确认气管导管位置。使用二氧化碳波形监测仪持续监测气管导管位置。

纤支镜插管和可视喉镜插管

在过去的10年中，用于改善插管过程中喉部和声带可视化的设备数量和类型呈指数级增长。例如，纤维支气管内镜插管技术在手术室已经应用多年。然而，由于该设备体积较大，操作较复杂，限制了其在现场急救中的应用。最近一些新型设备使用可视镜头，医生可以直视声带，在直视下插入气管导管（图7-35）。还有一些系统使用微型摄像机，可以将直视图像投屏（图7-36）。

研究表明，使用这些设备的插管成功率高，而且对于困难气道的插管非常有帮助。与直接喉镜相比，它们提供了更清晰的声门开口和声带图像。这些设备的主要缺点是成本太高。但随着越来越多的制造商进入市场，设备成本将不断下降，未来可以在现场急救中更多地使用这类设备。

目前，这些可视设备还不是院前急救的常规器材，本文作者也并没有对任何一种设备有倾向。对于已采购这类插管装置的急救组织，应将其使用纳入气道理方案。如果条件允许，在不影响急救人员学习传统气管插管和气管导管固定工具使用的前提下，急救人员应该学习使用这类设备。

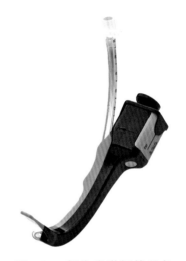

图7-35　纤维光学插管设备（Airtraq光学喉镜）（Airtraq® 是 西 班 牙Prodol Meditec S.A.注册的商标）

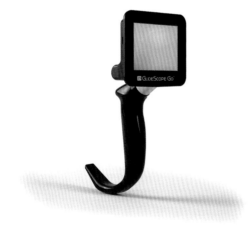

A

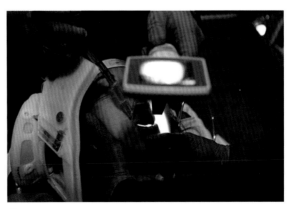

B

图7-36　A. 插管视频喉镜示例（Glidescope Ranger）（*Photo courtesy of Verathon®*）；B.利用视频喉镜操作示例（King Vision Video Laryngoscope™）

（译者　左明章）

第二篇　各部位创伤

第8章

胸 部 创 伤

Graciela M. Bauzá, MD, FACS

Andrew B. Peitzman, MD, FACS

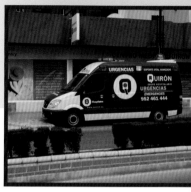

（*Courtesy Roy Alson, PhD, MD, FACEP, FAEMS*）

关键词

贝克三联征

连枷胸

大量血胸

纵隔

开放性气胸

奇脉

心脏压塞

胸膜腔

单纯性气胸

张力性气胸

学习目标

当成功地完成本章的学习后，应该能够做到：

1. 描述胸部创伤的主要症状体征。

2. 列出即刻威胁生命的胸部外伤。

3. 描述与连枷胸有关的体检发现和处理。

4. 描述开放性气胸的病理生理和处理。

5. 描述大量血胸导致的低血容量和呼吸功能损害的病理生理。

6. 描述张力性气胸的临床表现和处理原则，并与大量血胸的临床表现进行对比。

7. 列出进行紧急胸腔减压的指征。

8. 识别心脏压塞的体检发现（包括贝克三联征）。

9. 描述与胸部钝性损伤有关的心脏损伤及其处理原则。

章节概述

　　胸廓保护多种重要的器官，不仅仅包括肺、心脏、大血管和脊髓，还包括肝脏、胃、脾脏、胰腺、肾脏和横结肠。这些脏器的损伤有可能造成早期死亡，然而如果胸部创伤得到早期诊断和适当的治疗，大部分患者可以存活。

　　胸部外伤可以由汽车和摩托车事故、坠落、火器、刀剑、挤压等钝性和穿透性损伤造成。胸部创伤在多发伤中较为常见，在所有因创伤死亡的患者中，有20%～25%与胸部创伤有关。如果受伤机制可能导致胸部损伤，必须要尽快评价威胁生命的伤情（导致低氧和缺血），进行挽救生命的急救，尽快将患者送往有救治条件的创伤中心。本章针对胸部及相关器官的严重外伤和最能够提高生存率的处置措施进行讨论。

案例分析

　　假设你是一名主要急救医生，正将一名在交通事故中受伤的摩托车驾驶员送往最近的创伤中心。患者伤势严重，左腿的大出血采用止血带止血，可能有右侧气胸，同时有钝性颅脑损伤和腹腔脏器损伤。转运过程中患者出现了气道问题并成功进行了插管，恢复气道后重新进行了创伤生命支持评估。患者情况未见好转，在急救人员进行6秒一次的呼吸支持情况下呼吸末的二氧化碳分压为35～40mmHg，患者出现口唇发绀并且通气越来越困难。在继续学习之前，思考如下问题：你将如何应对目前的问题？既然患者情况出现变化，下一步你应该做什么？学习此章时记住这些问题，在结束学习时找出答案。

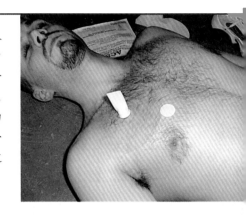

胸部

解剖

　　从脊柱到胸骨有12对肋骨围绕并保护胸部器官（图8-1）。胸壁由皮肤、皮下组织、肋骨和血管神经束组成，应该牢记血管神经束走行于肋骨的下缘（图8-2）。如果需要做穿刺减压，这是一个非常重要的解剖特征。胸腔内而且位于膈肌上的器官包括肺、下段气管及主支气管、心脏、大血管和食管。成年人的每侧胸腔最多可容纳3000ml积血，也就是说，循环血量可能在没有明显外出血的情况下损失到一侧胸腔内。

　　肺是一对海绵状有弹性的器官，被菲薄的可以滑动的膜（胸膜）所包绕。脏胸膜直接包绕肺而壁胸膜构成胸壁的内面。两层胸膜一起构成一个潜在的腔隙 - 胸膜腔，气体（气胸）、液体或者血液（血胸）可能在其中积聚。

　　胸腔的中间是纵隔，纵隔包括心脏、主动脉和肺动脉、上腔静脉和下腔静脉、气管主支气管及食管。心脏、大血管、气管支气管等结构在此区域关系非常紧密，因此通过纵隔的穿透伤是非常危险而且非常有可能是致命的。由于减速性损伤如正面的撞击和高处坠落可能导致致命的胸主动脉损伤，也应加以注意。迅速的处

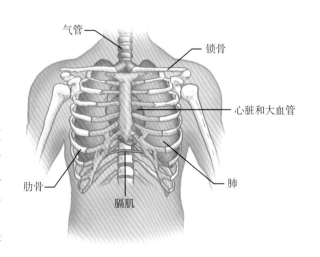

图 8-1　胸部

　　胸膜腔：脏胸膜与壁胸膜之间潜在的间隙，在受伤或者疾病的情况下此间隙可能积气、积液或积血。

　　纵隔：胸部位于两肺之间的解剖区域，包含心脏和大血管、气管主支气管和食管。

置和转运可能挽救这些患者的生命。

胸廓的下部保护着位于上部的腹腔脏器（胃、肝、脾、胰），膈肌将这些脏器与胸膜腔分开（图8-3）。膈肌是一块薄片状肌肉，起源于下面6根肋骨及胸骨剑突，由起源于$C_3 \sim C_5$的膈神经支配，主要功能是呼吸。这点非常重要，因为颈部脊髓损伤如果发生于C_5以下，患者会发生截瘫，但是可以保持自主呼吸，如果发生于C_3以上，患者将完全失去自主呼吸。由于膈肌在呼吸活动中的运动导致膈肌的位置不同，任何钝性或者穿透伤如果低于乳头水平（T_4或第4肋间隙），就可能导致胸腹腔脏器的联合损伤。

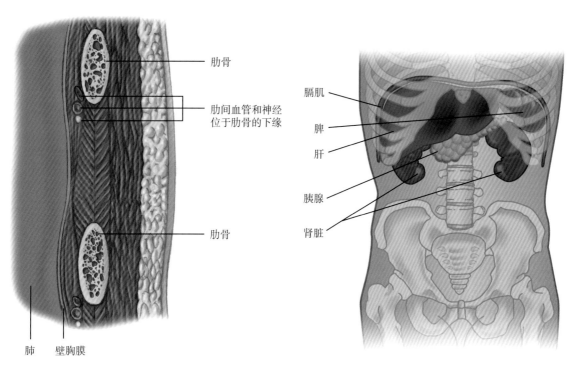

图8-2　肋骨和肋间血管神经

　　　　图8-3　胸腔内的腹部器官

病理生理学

在创伤死亡分布的"三峰图"上显示（即刻死亡、数小时内死亡、数周内死亡），胸部创伤导致了大多数在现场死亡（即刻死亡）和在数小时内死亡（早期死亡）。在现场的即刻死亡通常是由于心脏和大血管的破裂，第二个死亡的高峰通常是由于气道阻塞、张力性气胸、出血或心脏压塞。仅仅有15%的患者需要手术治疗，这表明及时的院前处理可以挽救患者的生命。

胸部创伤可能由多种机制造成。钝性损伤可由急剧的减速、剪切力和冲撞导致。一般来说，主动脉、肺、肋骨可能在钝性损伤中损伤，心脏和食管损伤也可发生，但概率相对较小。相反地，穿透伤是难以预测的。子弹可以导致奇怪的伤道，并且可以伤及伤道以外的组织，损伤程度与开火的距离、速度、偏航和滚动等有关。单单从体表检查很难判断刀刺伤的方向和深度。然而，明确的穿透伤的伤道至少可以提示相关器官有可能受损。

在评估创伤患者时，一定要按照第2章中提到的ITLS评估进行。进行这种评估的主要目的是识别威胁生命的伤情，其中胸部的损伤占很大一部分。胸腔器官的损伤可以导致缺氧和大出血，这两种情况可以引发组织缺氧（休克）和死亡。组织缺氧可以由以下原因造成：

- 气道阻塞引起的组织供氧不足
- 失血造成低血容量
- 肺实质受损造成的通气/灌注比例失调
- 张力性气胸导致的呼吸循环功能损害
- 严重心肌损伤或者心脏压塞造成的泵衰竭

胸部创伤的紧急处理

胸部外伤的主要症状是气短和胸痛。在视诊时可以发现以下体征：胸壁的淤伤、开放伤口、皮下气肿、咯血、颈静脉怒张、气管位置偏移、不对称的呼吸运动（包括反常呼吸运动）、发绀和休克。在触诊时可能发现触痛、胸壁不稳定和骨捻发音（TIC）。听诊时需注意呼吸音是否存在和对称。应用ITLS初步评估及快速创伤检查作为指导，可以帮助急救人员发现这些伤情（图8-4）。

在ITLS初步评估过程中应该立即发现威胁生命的胸部损伤，主要的威胁生命的胸部损伤在下边列出。

1. ITLS初步评估
- 气道阻塞
- 连枷胸
- 开放性气胸
- 大出血
- 张力性气胸
- 心脏压塞

2. ITLS进一步评估或者院内评估
- 心肌挫伤
- 创伤性主动脉破裂
- 气管或者支气管损伤
- 膈肌破裂
- 肺挫伤
- 爆炸伤

气道阻塞

气道阻塞目前仍然是多发创伤处理中的一个主要挑战，继发于气道阻塞（异物、舌后坠、呕吐物误吸、血液）的缺氧是常见的可预防的创伤致死原因。气道的处理在第6章中已经讲述，在这里再次提醒保持气道的重要性。

连枷胸

连枷胸发生于2根或2根以上的相邻肋骨骨折时（图8-5），在有自主呼吸的患者中会导致"连枷部位"胸壁的不稳定和反常呼吸运动。不稳定部位的肋骨在患者吸气时向内凹陷，在患者呼气时向外凸出（图8-6）。正压呼吸可以纠正不稳定胸壁的反常运动。后胸壁由于有较为发达的肌肉覆盖，连枷胸较为少见。连枷胸的患者有发生气胸和血胸的风险，而且通常伴有肺挫伤（图8-7和图8-8）。

严重的连枷胸可以削弱患者在吸气时产生胸内负压的能力，从而引发通气障碍和严重的呼吸窘迫。骨折的肋骨在运动时的疼痛可以加重呼吸困难。镇痛是治疗中的重要组成部分，麻醉剂（如氯胺酮）的应用可以获得较好的镇痛效果。严重的连

提示

肋骨骨折

不管有无连枷胸，多发肋骨骨折均可由通气障碍或是肺挫伤导致低氧血症。患者尤其是老年患者应该严密监测有无低氧或呼吸衰竭。脉搏血氧饱和度或者呼末二氧化碳浓度检测是非常有用的。

连枷胸：邻近的两根或两根以上发生两处或以上的肋骨骨折导致胸壁受累部位的不稳定和自主呼吸时的反常运动。

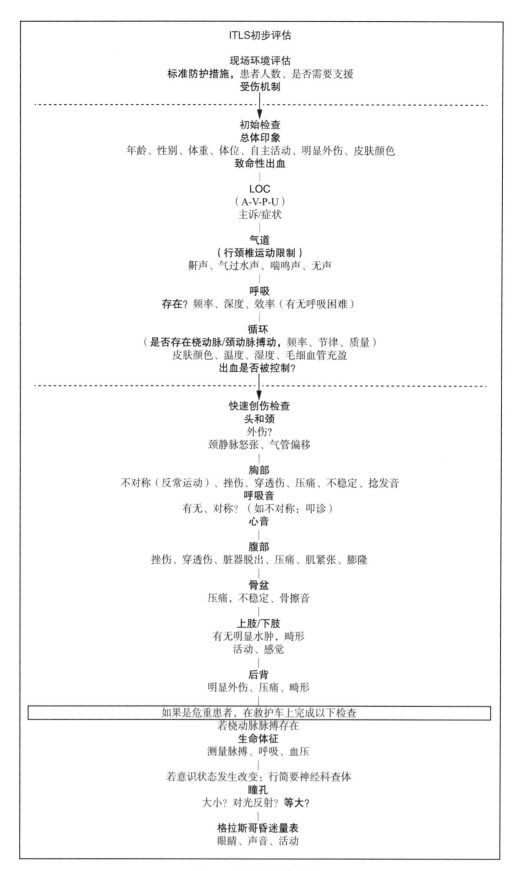

ITLS初步评估

现场环境评估
标准防护措施，患者人数、是否需要支援
受伤机制

- -

初始检查
总体印象
年龄、性别、体重、体位、自主活动、明显外伤、皮肤颜色
致命性出血

LOC
（A-V-P-U）
主诉/症状

气道
（行颈椎运动限制）
鼾声、气过水声、喘鸣声、无声

呼吸
存在? 频率、深度、效率（有无呼吸困难）

循环
（是否存在桡动脉/颈动脉搏动，频率、节律、质量）
皮肤颜色、温度、湿度、毛细血管充盈
出血是否被控制?

- -

快速创伤检查
头和颈
外伤?
颈静脉怒张、气管偏移

胸部
不对称（反常运动）、挫伤、穿透伤、压痛、不稳定、捻发音
呼吸音
有无、对称? （如不对称：叩诊）
心音

腹部
挫伤、穿透伤、脏器脱出、压痛、肌紧张、膨隆

骨盆
压痛，不稳定、骨擦音

上肢/下肢
有无明显水肿，畸形
活动、感觉

后背
明显外伤、压痛、畸形

如果是危重患者，在救护车上完成以下检查
若桡动脉脉搏存在
生命体征
测量脉搏、呼吸、血压

若意识状态发生改变：行简要神经科查体
瞳孔
大小? 对光反射? **等大?**

格拉斯哥昏迷量表
眼睛、声音、活动

图8-4 初步评估流程图

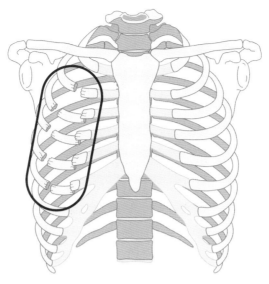

图 8-5　2根或2根以上的相邻肋骨发生多段肋骨骨折时出现连枷胸

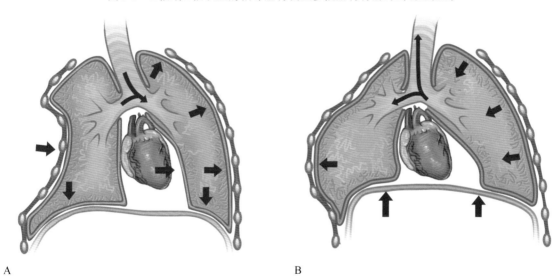

A   B

图 8-6　连枷胸出现反常呼吸的病理生理
A. 吸气；B. 呼气

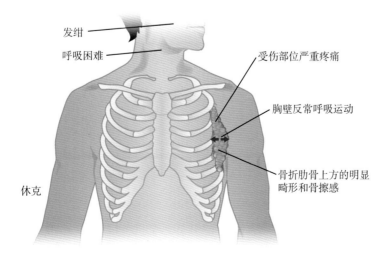

发绀

呼吸困难

受伤部位严重疼痛

胸壁反常呼吸运动

骨折肋骨上方的明显畸形和骨擦感

休克

图 8-7　连枷胸的体格检查

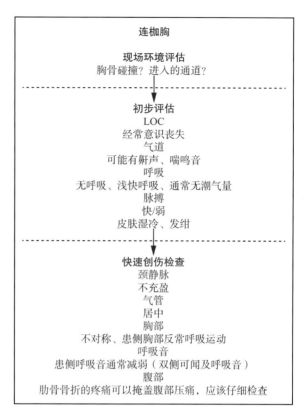

图 8-8 连枷胸可以在 ITLS 初步评估中确定

枷胸最好进行气管插管和呼吸末正压（PEEP）辅助呼吸。持续正压通气（CPAP）也被推荐应用于稳定连枷胸的胸廓，但是要警惕出现张力性气胸的可能性。

操作步骤

连枷胸的处理步骤

1. 保持气道通畅。

2. 如果需要，进行辅助呼吸。

3. 给予高流量吸氧。

4. 搬抬—转运。

5. 迅速转运至合适的医院。

6. 尽早通知医疗指导组。

7. 考虑尽早插管，应用 PEEP 治疗，如果有条件可以应用 CPAP。

8. 按照指南应用足量的镇痛药物，避免呼吸抑制。

9. 如果出现休克，应该小心避免液体过负荷，液体过负荷可以加重缺氧。

插管和正压通气是连枷胸时最好的稳定胸壁的方法，但是在现场如果伤者仍有咽反射，插管可能很困难。如果有条件，药物辅助气管插管会很有帮助。应该记住连枷胸伴发的肺挫伤和气胸会加重缺氧，也应该警惕张力性气胸的发生。

开放性气胸

　　开放性气胸是外伤导致的气体积聚于壁胸膜和脏胸膜间的潜在腔隙，这至少导致肺部分萎陷。由于肺和胸膜紧密相邻的关系，开放性气胸一般都是继发于某种穿透性损伤。

　　开放性气胸或者吸吮性伤口（直径大于3cm）的穿透性损伤导致的持续开放的胸部伤口会使胸腔内压和大气压平衡，从而导致部分甚至全部的肺萎陷。气胸及其症状的严重程度一般和胸壁缺损的大小成正比（图8-9 和图8-10）。正常的吸气过程包括膈肌的收缩产生胸内负压，从而使气体吸入气道和肺。如果胸壁缺损大于气管直径的2/3，气体将优先通过阻力较小的胸壁缺损和胸膜腔间的通道，从而由胸壁密封性被破坏造成严重的通气不足和低氧血症。

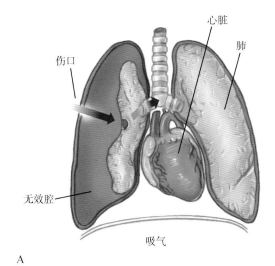

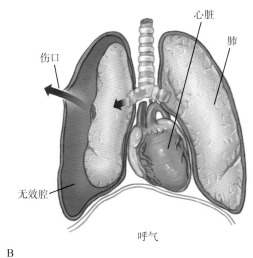

图 8-9　开放性气胸，如果伤口大于气管，气体将优先进入无效腔

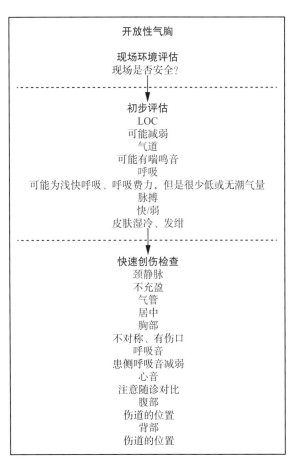

图 8-10　开放性气胸可以在ITLS初步评估中确定

操作步骤

开放性气胸的处理步骤

1.保持气道通畅。

2.给予高流量吸氧，如有必要进行辅助呼吸。

3.首先用戴手套的手封闭伤口，然后在胸壁缺损部位放置制式的胸壁封闭器（带出气阀的胸贴是首选，如Sentinel，Russell，Hyfin，SAM，Bolin，H&H vent）（图8-11），层叠通气装置在实验中被证实可以有效地排出胸腔的积液积气。可以选用自动除颤器（AED）的电极片或者用不透气敷料盖住伤口四边并加压来封

闭伤口（图8-12）。

4.搬抬—转运。

5.在转运过程中开放静脉，插入大号套管针。

6.监测心脏，注意心音的变化。

7.应用脉搏血氧监测仪监测血氧饱和度，如果有条件，应用二氧化碳分析仪监测呼气末二氧化碳。

8.尽快转运至合适的医院。

9.尽早通知医疗指导组。

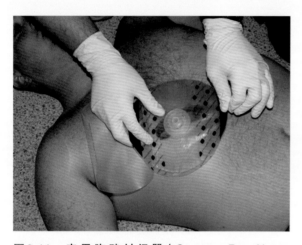

图8-11 应用胸壁封闭器（*Courtesy Roy Alson, PhD, MD, FACEP, FAEMS*）

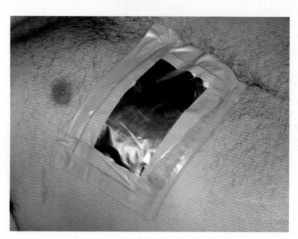

图8-12 现场用不透气敷料四边加压封闭胸壁伤口（*Courtesy Roy Alson, PhD, MD, FACEP, FAEMS*）

大量血胸

大量血胸：胸膜腔内积血超过1000ml。

胸膜腔积血即为血胸（图8-13）。大量血胸是指胸膜腔内积血超过1000ml。每侧胸腔均可容纳3000ml左右血液。穿透伤发生大量血胸的概率高于钝性伤，但两种类型的损伤都可以造成肺循环或者体循环大血管的破裂。由于血液积聚于胸膜腔，患侧肺被压缩。

大量血胸的症状、体征由低血容量和呼吸功能损害共同导致。由于低血容量和大静脉受压可能出现低血压及明显的休克表现（桡动脉搏动消失），颈静脉可能由于严重的低血容量而不充盈，但是纵隔受压偶尔会导致颈静脉怒张。血胸的其他表现包括患侧呼吸音减弱和叩诊浊音。大量血胸可以在ITLS初步评估中识别（大量血胸和张力性气胸的对比见表8-1）。

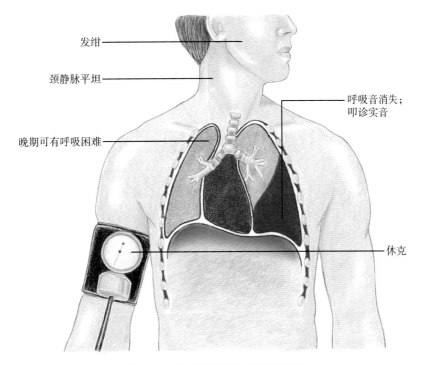

发绀

颈静脉平坦

晚期可有呼吸困难

呼吸音消失；
叩诊实音

休克

图 8-13　大量血胸的体格检查发现

表 8-1　大量血胸和张力性气胸的对比

	张力性气胸	大量血胸
现场评估	安全带？方向盘？	现场安全？穿透伤还是钝性损伤？
意识状态	降低	降低
呼吸	浅快、费力	浅快、费力
脉搏	细弱、无节律	细弱、无节律
皮肤	湿冷出汗、发绀	湿冷出汗、苍白
颈部	颈静脉怒张、气管位置偏移（罕见）	颈静脉不充盈、气管位置居中
呼吸音	患侧呼吸音减弱或消失	患侧呼吸音减弱或消失
叩诊	患侧过清音	患侧浊音或实音

操作步骤

大量血胸的处理步骤

1. 保持气道通畅。

2. 给予高流量吸氧。

3. 搬抬—转运。

4. 尽早通知医疗指导组。

5. 处理休克，开放静脉后恢复容量，尽量保持血压仅仅高于维持周围脉搏即可（收缩期 80～90mmHg）。

虽然大量血胸的主要问题是出血性休克，但是提高血压可能会增加胸腔内出血。如果允许，可以考虑应用氨甲环酸。

6. 仔细观察，警惕出现张力性血气胸的可能，一旦发生可能需要紧急减压。

张力性气胸：气体持续从肺漏出并进入胸膜腔，无法排出，造成患侧胸腔内压升高，以致肺萎陷和上下腔静脉受压。

张力性气胸

气胸是气体积聚在脏胸膜和壁胸膜之间的潜在腔隙，造成患侧肺的完全萎陷。张力性气胸时，气体持续在胸膜腔内积聚无法排出，胸腔内压持续上升导致心脏和气管受压向对侧偏移，并且压迫上下腔静脉，使静脉回流受阻（图8-14）。

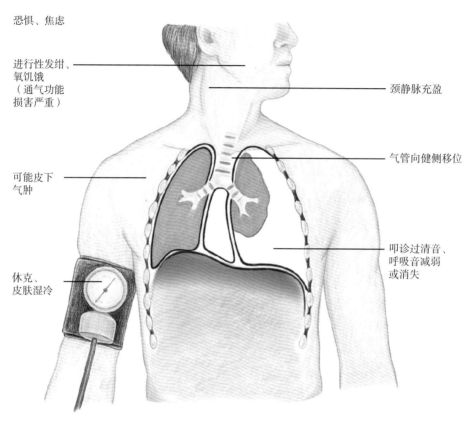

恐惧、焦虑

进行性发绀、氧饥饿（通气功能损害严重）

可能皮下气肿

休克、皮肤湿冷

颈静脉充盈

气管向健侧移位

叩诊过清音、呼吸音减弱或消失

图8-14 张力性气胸的体格检查

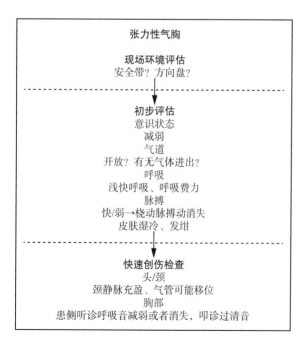

张力性气胸

现场环境评估
安全带？方向盘？

初步评估
意识状态
减弱
气道
开放？有无气体进出？
呼吸
浅快呼吸、呼吸费力
脉搏
快/弱→桡动脉搏动消失
皮肤湿冷、发绀

快速创伤检查
头/颈
颈静脉充盈、气管可能移位
胸部
患侧听诊呼吸音减弱或者消失，叩诊过清音

图8-15 张力性气胸可以在ITLS初步评估中确定

张力性气胸的临床表现包括呼吸困难、焦虑、心动过速、颈静脉怒张和气管可能向对侧偏移。听诊能发现患侧呼吸音减弱，同时叩诊可以发现患侧过清音（图8-15）。可能出现低血压和休克。气管偏移可以在胸骨上切迹进行触诊时得到很好的评估，气管偏移的出现是张力性气胸的晚期体征。在一项针对需要穿刺减压的张力性气胸的回顾研究中发现，并没有患者出现气管偏移，因此对张力性气胸的诊断必须要综合考虑受伤机制和其他症状、体征。

在插管的患者中发现肺顺应性降低（挤压气囊费力）提示患者有张力性气胸的危险。慢性阻塞性肺疾病（COPD）和哮喘的患者进行插管正压通气治疗时发生张力性气胸的风险较大。

操作步骤

张力性气胸的处理步骤

1.保持气道通畅。

2.给予高流量吸氧。

3.如果需要进行患侧胸腔减压，张力性气胸进行紧急减压的指征是张力性气胸的患者出现1条或以上下面所列的失代偿表现。

　　A.呼吸衰竭和发绀。

　　B.桡动脉消失（晚期休克）。

　　C.意识状态下降。

4.搬抬—转运。

5.迅速转运到合适的医院。

6.尽早通知医疗指导组。

如果没有进行减压的权限，患者必须立即转运至可以进行减压的医院。入院后需要行胸腔闭式引流，穿刺减压是暂时性的可以挽救生命的措施（见第9章）。如果有相应的权限，另一种选择是做一个手指大小的胸部切口。

心脏压塞

心包是围绕在心脏周围的缺乏弹性的膜。如果心脏损伤造成血液迅速积聚在心包和心脏之间，心腔可能压缩，导致心脏充盈受阻和心排血量下降。心包内积聚小量的血液（50ml）即可影响心脏充盈并出现心脏压塞的表现（图8-16）。

心脏压塞的临床诊断依赖于脉压（收缩压和舒张压之差）小的低血压和贝克

心脏压塞： 心脏损伤导致心包和心脏间血液迅速积聚，血液压迫心腔导致舒张期充盈受阻和心排血量下降。

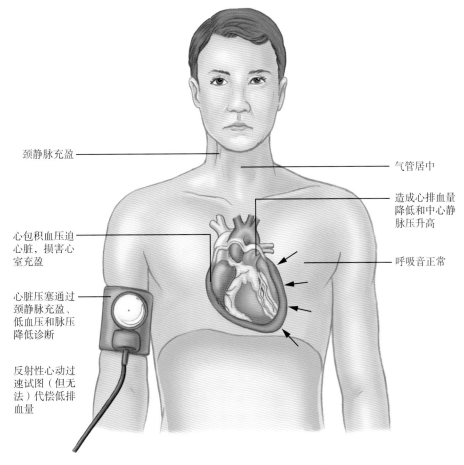

颈静脉充盈

气管居中

造成心排血量降低和中心静脉压升高

心包积血压迫心脏，损害心室充盈

呼吸音正常

心脏压塞通过颈静脉充盈、低血压和脉压降低诊断

反射性心动过速试图（但无法）代偿低排血量

图 8-16　心脏压塞的病理生理和体格检查

贝克三联征：提示心脏压塞的临床表现：颈静脉怒张、心音低钝、奇脉。

奇脉：心脏压塞的临床表现之一。血压随呼吸周期改变，吸气时降低、呼气时升高，奇脉时更为明显。奇脉是指心脏压塞患者出现心排血量下降，在吸气时脉搏消失。

三联征。贝克三联征是指颈静脉怒张、心音低钝和奇脉（如果患者吸气时脉搏消失代表出现奇脉，提示心脏压塞）。心音低钝在院前很难察觉，但是如果在进行ITLS初步评估时简单听过心音，可以在稍后察觉变化。贝克三联征仅仅在不足一半的心脏压塞患者中出现，因此在受伤机制可能导致心脏压塞时一定要保持警惕。心脏压塞进展会发生脉压下降，奇脉（吸气时桡动脉搏动不能触及）也应该受到重视。有条件的医疗机构可以进行超声检查，以便发现心包积液。

最重要的鉴别诊断是张力性气胸。心脏压塞的患者可以出现休克，但是除非是合并气胸或者血胸，双侧呼吸音是对称存在的，气管应该无偏移（图8-17）。

其他威胁生命的胸部损伤可能在进行ITLS初步评估时并不明显，或者在院前无法发现。但是应该对一些症状体征保持警惕，这可能会提示存在其他的伤情。

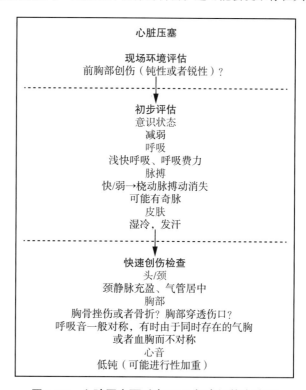

图8-17　心脏压塞可以在ITLS初步评估中确定

操作步骤

心脏压塞的处理步骤

1.保持气道通畅。

2.给予高流量吸氧。

3.搬运—转运。

4.迅速转运至合适医院。

5.尽早通知医疗指导组。

6.尽早监测心脏，特别是出现胸痛或者心律失常时。

7.处理休克。开放静脉输注电解质可以提高心肌灌注和心排血量。然而，由于可能存在胸腔内出血，给予足够的液体维持脉搏即可（收缩期80～90mmHg）。

8.如果可能，进行12导联心电图（包括V_{4R}），心电图的改变可以提示心脏压塞，如果条件允许，进行超声检查评估有无心包积液。

9.当出现心律失常时，根据指南给予相应处理。

10.监测其他并发症，包括血胸和气胸。

11.如果具有相应权限，心包穿刺可能挽救心脏压塞患者的生命。

心肌挫伤

钝性心脏损伤包括一系列诊断：心肌挫伤、心律失常、急性心力衰竭、瓣膜损伤和心脏破裂。损伤的机制是由于减速性交通事故或者高处坠落时胸前壁受到钝性损伤。其中，心肌挫伤可能在进行ITLS进一步评估时被发现和鉴别。

心肌挫伤是由钝性胸部创伤造成的潜在致命的损伤。前胸壁钝性创伤可通过胸骨传导给位于其后的右心室（图8-18）。这种机制造成的心脏损伤包括瓣膜撕裂、心脏压塞或者心脏破裂，但是右心房和右心室的心肌挫伤最为常见（图8-19）。这种心脏的挫伤可以同急性心脏梗死一样导致胸痛、心律失常和心源性休克（罕见）。这些表现可能不会在伤后马上出现，而是有可能延迟发生。

在主诉胸痛的患者中，如果发现难以解释的心律失常和颈静脉充盈，尤其是发现有前胸壁钝性损伤（胸骨部位淤伤或者胸骨骨折），应该想到有心肌挫伤的可能。这些表现和心脏压塞基本一致，所以在现场无法进行鉴别，应该进行相同的处理。如果有条件，应该进行12导联心电图检查。在导联 Ⅱ、Ⅲ、AVR、V_1 和 V_{4R} 上出现的 ST 段抬高心肌梗死（STEMI）的改变，以及新出现的右束支传导阻滞提示右心室受损伤。心肌挫伤最常见的心律失常是室性期前收缩，超声检查对发现心肌挫伤没有帮助。

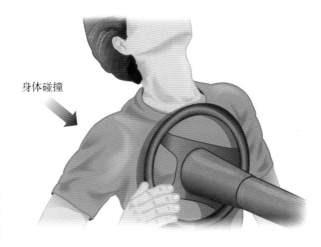

身体碰撞

图8-18　钝性心脏损伤的病理生理，心脏受到胸骨的撞击

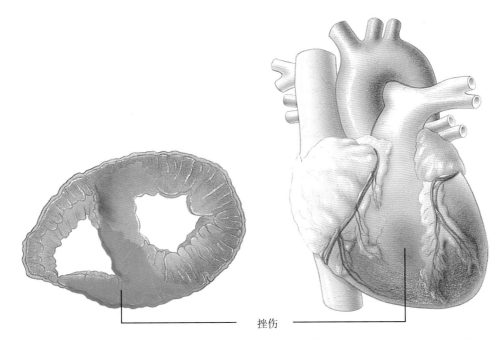

挫伤

图8-19　右心房、右心室在"第三撞击"中和胸骨撞击，因此心肌挫伤最常见于右心房、右心室，可以导致心律失常

操作步骤

心肌挫伤的处理步骤

1. 保持气道通畅。
2. 给予高流量吸氧。
3. 搬运—转运。
4. 转运至合适医院。
5. 尽早通知医疗指导组。
6. 尽早监测心脏，尤其在有胸痛和心律失常的患者。

7. 如果可能进行12导联心电图（包括 V_{4R}）。
8. 处理休克。开放静脉输注电解质可以提高心脏灌注和心排血量。然而，由于可能存在胸腔内出血，给予足够的液体维持脉搏即可（收缩期 $80 \sim 90mmHg$）。
9. 当出现心律失常时给予相应处理。
10. 监测其他并发症，包括血胸和气胸。

创伤性主动脉破裂

创伤性主动脉破裂指主动脉壁的撕裂。85%的主动脉破裂发生于动脉韧带或者左锁骨下动脉发出部，80%在现场死亡。死亡的患者多数为自由破裂。10%～20%的患者由于主动脉的破裂暂时被周围组织和外膜包绕而并未出现大出血。但是，这些患者如果没有得到及时诊断和手术，常在几小时内发生主动脉破裂出血。在现场诊断未破裂的主动脉撕裂是不可能的，因此应该对一个受到可能造成主动脉损伤的减速损伤患者保持高度警惕。

当患者是由于急剧减速的损伤机制如高处坠落和高速的汽车事故（正面或者侧面，被甩出的乘客）致伤时，应该警惕有无主动脉损伤。患者可能没有主诉，也可以表现为胸痛或者肩胛骨部位疼痛。如果患者两侧上肢血压不对称，或者上肢高血压、脉压大、下肢低血压，应该怀疑有主动脉撕裂。

操作步骤

潜在主动脉破裂的处理步骤

1. 保持气道通畅。
2. 给予高流量吸氧。
3. 迅速转运至合适的医院。
4. 控制外出血。

5. 开放静脉但是应当限制入量。
6. 监测心脏，其损伤的机制和心肌挫伤是一样的。
7. 如果可能，进行12导联心电图（包括 V_{4R}）。
8. 尽早通知医疗指导组。

气管支气管损伤

气管支气管损伤可以导致部分或完全气道破裂。在气管隆嵴附近2cm范围内发生的损伤占所有病例的80%，这种损伤一般在现场无法诊断，但是会出现呼吸困难和气胸。伤者可能受到胸部的钝性或者穿透损伤，表现为呼吸困难、皮下气肿、血气胸和胸部畸形。

膈肌破裂

膈肌破裂可能由腹部的严重打击所致。腹压的突然增加，如安全带损伤、腹部受到严重击打等均可能使膈肌破裂，腹腔内的脏器疝入到胸腔内。由于右侧膈肌有肝脏的保护，膈肌破裂大多发生于左侧。钝性损伤可以导致大面积的膈肌破裂，穿透伤可以造成膈肌穿孔但一般较小。创伤性膈疝即使在医院内也很难诊断。腹腔内容物的疝入有可能又造成严重的呼吸困难。在检查中，呼吸音可能减弱，有时在胸部听诊时可以听到肠鸣音。如果腹腔内容物大部分疝入胸腔，腹部可能呈现舟状腹。如果怀疑创伤性膈疝，在由于张力性气胸需要进行穿刺减压时，应该在锁骨中线第2肋间进行而不是在侧壁进行。

操作步骤

膈肌破裂的处理步骤

1. 保持气道通畅。
2. 必要时给予辅助呼吸。
3. 给予高流量吸氧。
4. 转运患者至合适的医院。
5. 处理休克，开放静脉。经常合并其他的损伤并有可能出现低血容量。
6. 尽早通知医疗指导组。

肺挫伤

肺挫伤在胸部创伤中非常常见，继发于钝性或者穿透性损伤，引起肺实质出血。肺挫伤在连枷胸或者多发肋骨骨折时经常出现，一般肺挫伤要经过几小时的发展，很少在院前出现，除非转运时间很长、二次转院到创伤中心或是伤者未被及时发现。因为胸廓弹性好，儿童可能没有肋骨骨折，但出现严重的肺挫伤。肺挫伤可以引发严重的低氧血症。主要处理包括在有指征时插管和机械通气、吸氧、转运和输液。

爆炸伤

随着恐怖活动的增加，了解爆炸伤非常重要。爆炸的严重程度取决于爆炸物的大小和爆炸发生的环境。密闭的环境如公共汽车，可造成高度致命的爆炸伤。

爆炸致伤的机制有5个。

- 第一，是指最初的气体冲击。最初的损伤是由于直接的单独的爆炸产生过高的压力作用于组织。与水不同，气体很容易被压缩，因此最初的损伤基本都发生于充气的器官，如肺、耳和胃肠道。根据压力的不同，可以造成肺挫伤、气胸或者张力性气胸。
- 第二，患者被爆炸推动的物体（弹片）打击而致伤。
- 第三，患者的身体被冲击波推动碰撞地面或其他物体。这种损伤是典型的钝性损伤，包括挤压伤，也可见于建筑物坍塌。
- 第四，爆炸所致热烧伤、爆炸所致放射性散布装置（脏弹）播散造成的损伤、吸入有毒烟尘所致损伤。
- 第五，由制造炸弹的材料或者在炸弹中添加了化学物质（另一种脏弹）造成的过度炎症反应状态。

操作步骤

爆炸伤的处理步骤

1.确保自己、其他救援人员和设备安全，警惕对救援人员的二次攻击。

2.对多发伤患者进行分类，遭受原发爆炸损伤的患者死亡率较高。

3.保持气道通畅。

4.给予高流量吸氧。注意正压呼吸可能会加重气胸或张力性气胸。

5.搬运—转运到适当的医疗机构。

6.处置发现的其他伤情。

7.开放静脉。

8.通知医疗指导组。

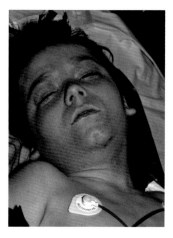

图8-20　创伤性窒息

（*Photo courtesy of Effron*）

其他胸部创伤

刺入异物

穿透性的物体如匕首，可以造成胸部异物刺入的损伤。除非异物刺入面部影响气道通畅，异物不应该在现场移动。固定异物、保持气道通畅、开放静脉并且转运患者到医院。

创伤性窒息

创伤性窒息是一系列重要的查体发现（图8-20）。但是实际上创伤性窒息这一术语是错误的，因为这种情况并非由窒息造成。这种综合征是由严重的胸部挤压造成的，如方向盘、传送带或者重物。突然受压的心脏和纵隔把力量传导至颈部和头部的毛细血管。患者出现与受绞刑相似的表现，头颈部出现发绀和肿胀；唇舌肿胀和结膜出血明显；受压部位以下的皮肤表现为粉红色（除非合并其他损伤）。

创伤性窒息提示患者遭受了严重的胸部钝性损伤，有可能出现严重的胸部伤情。相应措施包括保持气道通畅、开放静脉、处理其他合并伤和迅速转运。

单纯性气胸

单纯性气胸可以由钝性或锐性损伤导致。在钝性损伤中，骨折的肋骨断端是常见的原因。气胸时气体积聚于脏胸膜和壁胸膜之间的潜在腔隙，随着气体的积聚，肺可能出现部分或者全部的萎陷。如果未发生张力性气胸，既往健康的患者不会出现急性的通气功能障碍。如果患者呼吸储备下降，可能即使是单纯性气胸也不能耐受。

气胸的诊断依赖于胸膜炎性的胸痛、呼吸困难、患侧呼吸音减弱和叩诊过清音。对于有可能发展为张力性气胸的患者，需要严密监测。对于任何需要插管和正压呼吸的单纯性气胸患者，应该按照张力性气胸处理。

胸骨骨折

胸骨骨折也提示前胸壁曾经受过严重的钝性外伤。由于右心室位于胸骨后面，应该考虑这些患者患有心肌挫伤。胸骨骨折可通过触诊诊断。

单纯性气胸：胸膜腔积气导致肺和胸壁分离，可能影响呼吸功能。

提示

单纯性气胸

对胸部外伤的单纯性气胸患者反复评估，警惕开放性气胸或者张力性气胸的可能。脉搏血氧饱和度或者呼末二氧化碳浓度检测是非常有用的。

单纯肋骨骨折

单纯肋骨骨折是最常见的胸部损伤。如果患者无伴发的血胸和气胸，最重要的问题是疼痛。疼痛可以使患者不能充分呼吸。触诊时骨折的区域可以发现触痛，可能出现不稳定。应该给予患者吸氧，监测有无血胸和气胸的发生，并且鼓励患者进行深呼吸，同时给予镇痛药物进行治疗是合理的。

案例分析（续）

急救组负责人注意到患者颈动脉搏动微弱、桡动脉搏动消失。去除颈托，发现颈静脉充盈，触诊发现气管向左侧偏移，重新检查胸部发现右侧胸部没有活性，而且出现肋间隙肿胀和胸壁饱满。右侧呼吸音消失，心脏偏向左侧，右胸部叩诊为过清音。根据这些情况得出结论：患者出现张力性气胸并且进行性加重，由于已经出现意识水平降低、发绀和桡动脉搏动消失，应该立即进行减压。急救医生将特别设计的减压装置针头在患侧锁骨中线第2肋间插入，有特别的气体排出的声音发出提示减压成功。再次检查患者，发现呼吸困难缓解、发绀和颈静脉充盈消失，桡动脉搏动恢复。胸壁饱满消失，但是右侧仍然没有呼吸音（右侧单纯性气胸导致），固定减压装置并再次测定生命体征后，急救医生把患者病情的变化向医院进行了汇报并且进行了安全转运。

小结

胸部损伤在多发伤的患者中多见，并且很多都是致命的。如果执行ITLS初步评估，可以发现大多数致命的伤情。胸部外伤中经常要求搬运-转运模式。胸部外伤处理的初步要求如下。

- 保持气道通畅并且保护颈椎。
- 给予高流量吸氧，如果有必要，给予机械通气。
- 封闭胸部吸吮性伤口。
- 如果有必要，进行减压。
- 搬抬和转运。
- 开放静脉。
- 将患者转运到适当级别的医疗机构。
- 通知医疗指导组。

本章讨论的胸部外伤是致命的，但是可以通过迅速的介入和转运至适当级别的医疗机构进行处理。早期发现伤情，进行适当处理，迅速转运可能挽救患者的生命。

（译者　杨　磊）

第9章

胸部创伤救护技术

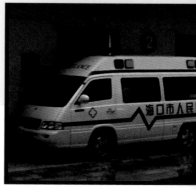

S. Robert Seitz, MEd, RN, NRP

Roy L. Alson, MD, PhD, FAEMS

（Courtesy of Roy Alson, PhD, MD, FACEP, FAEMS）

关键技术

针刺减压

前入路减压

侧入路减压

胸部密封固定

学习目标

学完本章后，应该能够做到：

1.描述张力性气胸的紧急减压的指征。

2.描述前入路和侧入路穿刺减压张力性气胸的优点、缺点和并发症。

3.针对张力性气胸的经前入路或侧入路穿刺减压操作。

4.开放性胸部外伤胸部密封方法。

章节概述

无论是钝性还是穿透性胸部创伤，都是外伤致死的重要原因。及时发现识别那些在现场环境可纠正的情况，能够提高患者的生存率。急救人员所遇到的大多数胸部创伤都是由机动车辆碰撞的钝力损伤所导致的。目前全球袭击及其他暴力事件也处于上升态势，这也增加了急救人员在现场遭受穿透伤的可能性。因此，考虑到现场环境的波动性，我们也必须时刻强调急救现场安全。

胸腔减压

多年以来，胸腔穿刺减压一直被提倡作为张力性气胸的急救手段。其中，前入路减压（锁骨中线第2肋或第3肋间）是院前急救人员最常用的一种方法。多项已发表的研究表明，前入路的导管因为太短而无法达到胸腔减压的目的，因此建议前入路减压应该使用6～9cm（2.5～3.5in）长的大口径（8F或约14Ga.）穿刺导管针。理想情况下，穿刺导管针应该是被特殊设计过的，以减少扭结或脱位的风险。

强调处理张力性气胸相关的穿透伤的战地医疗课程更推荐侧入路减压。其主要原因有两点：第一，现有观念认为侧入路更有可能确保导管成功进入胸膜腔；第二，在战术或战斗环境下，无须脱去防弹衣即可快速完成操作。胸腔穿刺减压的适应证无论是在战术环境还是在民用环境都是一样的。战术紧急伤情救护（TCCC）更新的指南提出将第4肋间（第4肋和第5肋之间）腋前线交点作为侧入路的进针点。

利用超声的院前系统具有执行E-FAST的优势（扩展的创伤超声重点评估法）来判断气胸。胸膜滑动征的存在可以排除气胸，因此减少了不必要的针刺胸腔减压。

由于每个减压进针部位都各有优缺点，本章节涵盖了侧位和前位两种解剖入路位点。然而，在民用（非战术）紧急医疗服务系统（EMS）实施针刺减压时，首选前入路位点。请遵循您的紧急医疗服务系统或咨询您的医疗顾问，以获得关于日常使用穿刺位点的指导。正确识别穿刺位点是非常重要的事，这样能减少并发症的风险，并迅速胸腔减压，从而挽救生命。

胸腔穿刺减压的适应证

与所有高级操作一样，这项技术也必须符合当地的诊疗常规或者得到医疗指导组的许可才能进行。张力性气胸的保守处理包括吸氧、辅助呼吸和迅速转运，进行紧急减压的指征是出现一项以上下面所列的失代偿表现。

- 呼吸窘迫和发绀
- 休克征象
- 意识水平下降

前入路进行胸腔穿刺减压

1.优点

- 大多数人提倡前入路减压，因为在仰卧位时，气体容易在前方积聚，因此使用前入路进行减压时，很容易将胸腔内的气体排出。而且，患者在急救车担架上时采用前入路操作也更容易一些。
- 有利于监测导管位置，因为当移动患者或患者活动手臂时导管不容易移位。

2.缺点和并发症

- 除非是使用适当长度的针，否则导管很可能无法到达胸膜腔，从而不能达到给张力性气胸减压的目的。推荐的导管长度应该是6～9cm（2.5～3.5in）（图9-1）。

- 如果导管针穿刺到锁骨中线（乳头线）内侧，会存在心脏刺穿或大血管撕裂的风险。

- 肋间血管撕裂可能导致出血。肋间的动脉和静脉都环绕在每根肋骨的下缘。穿刺导管位置不当可能会损伤其中一根血管。

- 会使本来没有气胸的患者造成气胸。如果您的评估不正确，当您将针穿刺到胸腔里面的时候，可能会人为地造成单纯性气胸。

- 可能会造成肺部撕裂伤。技术不熟练或者穿刺不恰当（本来不存在气胸）会导致肺组织撕裂，造成紧接而来的出血和漏气。

- 感染风险也需要考虑。穿刺区域适当的皮肤准备、抗菌消毒，可以预防感染发生。

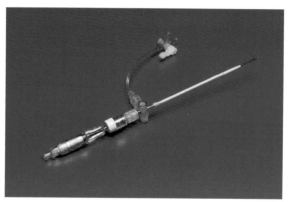

A

图9-1A　用来进行张力性气胸减压的足够长的导管：Turkel安全针（*Courtesy of Covidlien Covidien and*™ *标记的品牌是Covidien AG的商标*）

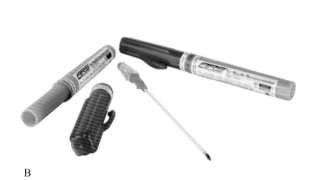

B

图9-1B　针对气胸的ARS减压针（© *2020，北美急救组织，LLC*）

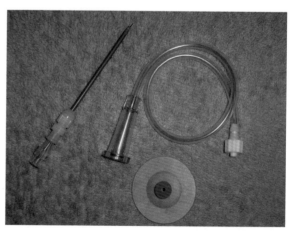

C

图9-1C　Cook 气胸穿刺针（内置线圈防止扭结）（*Courtesy of Stanley Cooper，EMT-P*）

操作步骤

前入路进行胸腔减压

1.评估患者情况,以确定他或她的情况是由张力性气胸引起的。张力性气胸的症状如下。

a.患侧呼吸音减弱或消失。

b.呼吸窘迫,呼吸急促。

c.脉搏细弱,有时桡动脉搏动消失。

d.皮肤湿冷、发汗、苍白或发绀。

e.颈静脉充盈(如果并发严重出血可能无此表现)。

f.气管向健侧移位(晚期表现,而且不常出现)。

g.由于缺氧和(或)灌注不足引起的意识水平下降(LOC)。

h.患侧叩诊音为鼓音(过清音)。

2.给予患者高流量吸氧及通气支持。

3.明确存在紧急减压的指征。接下来,如果需要的话,获取医疗指导来执行操作。

4.暴露患侧,确定前胸壁锁骨中线第2肋间的位置。可以通过触摸胸骨角(路易斯角)确定肋间位置。胸骨角是位于胸骨上切迹以下约胸骨1/4处的凸起(图9-2)。穿刺位点应该略偏锁骨中线(乳头)的外侧,以免损伤纵隔中的心脏和大血管。

5.迅速对穿刺区域进行术前准备。

6.将塑料帽从6～9cm的长导管(导管口径≥14Ga.)上面取下来(长导管可以是:8F规格的9cm长的Turkel安全穿刺针;8.25cm长的ARS穿刺减压针;6cm长的Cook气胸穿刺针;或者14Ga.,8cm长的血管导管)。并在第3肋骨上缘以90°角将针插入第2肋间隙,以避开神经血管束(图9-3)。针的斜面方向不影响穿刺的结果。要非常小心,避免穿刺针朝向纵隔(内侧)。当穿刺针进入胸腔时,您可能会感觉到"砰"的一声。如果患者存在张力性气胸,当胸腔压力减低时,可以听到空气的"嘶嘶"声。如果应用套管针,将套管向胸腔内推送(图9-4),移除穿刺针,留置导管于适当位置。为了避免脱位,可以用胶带将导管接头固定在胸部。

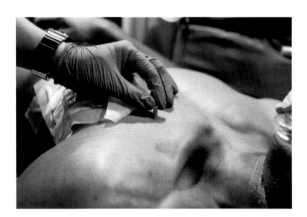

图9-3 将导管以90°角从第3肋骨上缘插入第2肋间隙

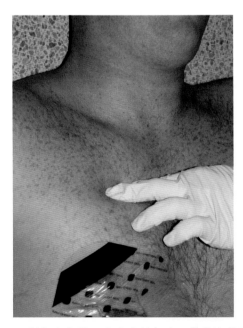

图9-2 判断患者是否有张力性气胸,并确定使用前入路针刺减压的位置(Courtesy Roy Alson, PhD, MD, FACEP, FAEMS)

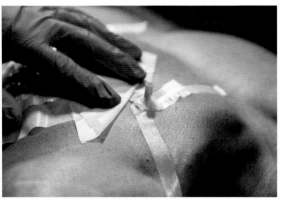

图9-4 将导管插入胸腔,当压力减轻时,可能会有一股气流涌进来,最后用胶带固定导管

操作步骤（续）

7.在导管末端接单向活瓣或在穿刺针上方放置一个单向活瓣可以防止导管意外移位（穿过橡胶手套手指的针头不能起到单向活瓣作用）。健康的年轻患者可以耐受没有单向活瓣的减压装置。

8.留置塑料导管并固定在位，直到到达医院进行胸腔闭式引流术。

9.如果有指征，可以给患者气管插管。严密监测张力性气胸复发情况，如果症状再次加重，可再次减压。

侧入路进行胸腔穿刺减压

1.优点

- 军事和战术医疗人员更喜欢侧入路减压，因为在战术情况下，侧入路减压可以在保持防弹衣在位的同时实施。
- 根据人体的结构来看，侧壁比较薄，因此穿刺到胸腔的成功率更高。

2.缺点和并发症

- 在移动患者或患者移动他（她）的手臂时，减压导管更容易移位。在单向阀上使用胸部密封贴可以防止减压导管脱出。
- 当患者在救护车中时，这个部位的穿刺会比较困难（特别是右侧张力性气胸）。
- 任何时候进行针刺减压术都可能会损伤肋间血管，导致出血。肋间动脉和静脉沿每根肋骨下缘走行（图9-5）。针头穿刺位置不当可能会撕裂其中一条血管。
- 若采用侧入路，针插入过低可能会划破肝脾，针插入过高可能会划破腋动静脉。
- 可能导致肺部撕裂伤。技术不佳或不恰当的穿刺（无气胸存在）可导致肺撕裂，引起紧接而来的出血和漏气。

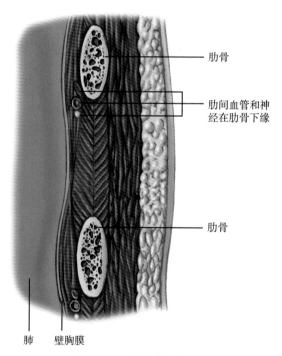

肋骨

肋间血管和神经在肋骨下缘

肋骨

肺　壁胸膜

图9-5　肋间血管和神经

- 现有报道指出，这种方法会增加导管扭结的风险，会使转运过程中导管部分阻塞或暂时阻塞，可能会再次发展为张力性气胸。
- 感染风险也需要考虑。穿刺区域适当的皮肤准备及抗菌消毒可以预防感染发生。

操作步骤

侧入路进行胸腔减压

1.评估患者情况以确定他或她的情况是由张力性气胸引起的。张力性气胸的症状如下。

a.患侧呼吸音减弱或消失。

b.呼吸窘迫，呼吸急促。

c.脉搏细弱，有时桡动脉搏动消失。

d.皮肤湿冷、发汗，苍白或发绀。

e.颈静脉充盈（如果并发严重出血可能无此表现）。

f.气管向健侧移位（晚期表现，而且不常出现）。

g.由于缺氧和（或）灌注不足引起的意识水平下降（LOC）。

h.患侧叩诊音为鼓音（过清音）。

2.给予患者高流量吸氧及通气支持。

3.明确存在紧急减压的指征。接下来，如果需要的话，获取医疗指导来执行操作。

4.侧入路减压部位：显露张力性气胸一侧，识别同侧乳头（第4肋骨）与腋前线的交点（图9-6）。

5.迅速对穿刺区域进行术前准备。

6.将塑料帽从至少2.5in或6cm长的导管（14Ga.口径）上面取下来。并在第5肋骨上缘以90°角将针插入，以避开神经血管束（图9-7）。如果患者肌肉发达或肥胖，则可能需要使用更长的导管针。针的斜面方向不影响穿刺的结果。当穿刺针进入胸腔时，会感觉到"砰"的一声。如果患者存在张力性气胸，当胸腔压力减轻时，可以听到空气的"嘶嘶"声。如果应用套管针，将套管向胸腔内推送。去除针头，留置导管于适当位置。务必用胶带或胸部密封贴将导管接头固定在胸部。

7.在减压针末端接单向活瓣或者穿刺针上方放置一个单向活瓣。在穿刺针上方放置胸部密封贴可以起到单向活瓣作用，并防止减压导管意外脱出（穿过橡胶手套手指的针头不能作为单向活瓣使用）。健康的年轻患者可以耐受没有单向活瓣的减压装置。

8.留置塑料导管并固定在位，直到到达医院进行胸腔闭式引流术。

9.如有指征，可以给患者气管插管，并在有条件时用二氧化碳监护仪进行监测。密切监测张力性气胸的复发情况，因为二氧化碳增加是导管扭结或张力性气胸复发的早期迹象。

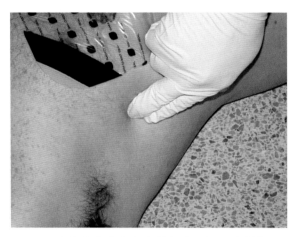

图9-6　确定患者患有张力性气胸，标记穿刺部位，使用侧入路进行针刺减压（*Courtesy Roy Alson, PhD, MD, FACEP, FAEMS*）

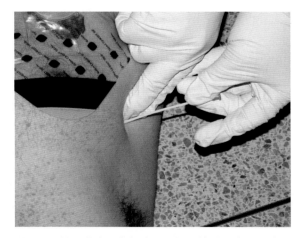

图9-7　侧入路胸腔穿刺减压。将导管插入胸腔，并用胶带固定（*Courtesy Roy Alson, PhD, MD, FACEP, FAEMS*）

开放性气胸的处理

自主呼吸依赖于横膈膜和胸壁的扩张，继而扩张肺脏，在胸部产生负压，让空气通过呼吸道进入。如果胸壁的完整性受到影响，空气可能会进入胸膜腔，影响胸壁扩张的"风箱"效应，造成气胸。"开放性"气胸（也被称为"吮吸样"胸部伤口）的初始现场处置是用密闭敷料封闭伤口，防止空气进出伤口。一般情况下，急救医疗人员会用涂有凡士林胶的纱布、铝箔（包括涂有凡士林胶的纱布包裹）、塑料包装等材料制作临时敷料。这种经典的教学处理方法是为了防止压力积聚和发展为张力性气胸。但是这种封闭敷料只有三面贴在皮肤上，当胸腔内压力上升时，伤口就会有气体像"打嗝"一样流出。战术紧急伤情救护（TCCC）指南不再推荐这种方法。

由于血液、体毛等原因，这些临时制作的封闭贴并不总能保持密封。根据军事行动的经验，市面上有许多可以快速应用的胸部密封贴，甚至可以贴在沾血的皮肤上。它们可以作为通气式或非通气式密封装置。两种类型都能充分密封，但通风式密封贴可以避免"打嗝"现象出现，并且降低张力性气胸的发生率。在紧急情况下，可以使用自动体外除颤器（AED）的电极片制作现场应急非通气式胸部密封贴。

操作步骤

胸部穿透伤放置胸部密封贴

1. 评估患者情况，以确定患者是否存在开放性气胸。

2. 如果有需要的话，给予患者高流量吸氧及机械辅助通气。

3. 清洁胸部伤口周围的区域，以清除可能干扰密封贴黏附在皮肤上的严重污染物。

4. 在伤口部位敷上密封贴，如果你用的是通气型密封贴，要确保通气口盖住伤口，让空气能够溢出。

5. 如果有不止一个胸部伤口，密封所有发现的伤口。切记观察患者背侧不要遗漏。

6. 如有必要，则保护气道，有条件时使用呼气末二氧化碳监测仪，检测二氧化碳指标；密切监测张力性气胸发展，特别是当患者正在接受正压通气时。

7. 如果没有现成的商品化的胸部密封贴，可以使用涂有凡士林的纱布、金属箔或塑料包装，或者其他防水材料制成适合现场使用的密封敷料。把敷料敷在伤口上。用胶带将敷料固定在胸壁上，沿着敷料的四周粘好（见图8-12）。如果应用了胸部密封贴后患者又发展为张力性气胸的表现时，则移除密封贴以使空气逸出（"短暂揭开密封贴"）。如果这不能缓解张力性气胸，如果在您的执业范围内，您需要对患者进行胸腔减压。

（译者 杨 磊）

第 10 章

脊柱创伤和脊柱运动限制

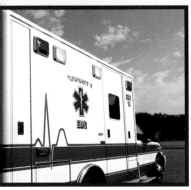

（Cheryl Casey/Shutterstock）

Roy L. Alson, MD, PhD, FAEMS
James J. Augustine, MD, FACEP

关键词

紧急救援

中立位对齐

感觉异常

原发性脊髓损伤

快速解救

继发性脊髓损伤

脊柱

脊髓

脊柱运动限制

学习目标

学完本章后，应该能够做到：

1.描述脊柱和脊髓的正常解剖与生理。

2.准确解释脊柱运动限制（SMR），以及其与患者安全性的关系。

3.描述脊髓损伤的因素、病史和评估，这些会有助于确定患者是否将受益于脊柱运动限制。

4.解释紧急救援和快速解救技术之间的差异，并说明它们分别适用于什么情况。

5.请使用临床评估区分神经性休克和失血性休克。

章节概述

脊髓损伤是一种现代创伤造成的毁灭性且威胁生命的后果。在美国，每年约有100万创伤患者需要急救人员考虑他们的脊椎损伤风险。幸运的是，只有约2%的创伤发生了实际的脊柱损害，并且大多是稳定的，与脊髓损伤无关。对创伤患者的管理需要持续警惕脊柱与脊髓损害，要采取有利于脊柱、脊髓损伤并发症的治疗措施。

本章将回顾创伤患者的评估、相应的处理、转运医院及终身损害的预防等程序。脊髓损伤可能在初次评估中并不明显，但需要急救医疗服务管理，以防止进一步的损害。这种预防性措施被称为脊柱运动限制，包括一些能够最大限度减少脊柱活动的技术和设备。这是急救领域中对此程序的最准确定义，因为某些患者的脊柱不能完全被固定。

脊柱运动限制（SMR）：在脊柱不能完全固定的情况下，主要用于减少脊柱运动的技术和设备。

在过去的10年里，脊柱运动限制的方法发生了显著的变化。从主要的损伤机制转移到关注患者、他和她的状况及损伤机制。急救人员必须熟练评估损伤机制，以提供结构化评估结果，并对已知或潜在的脊髓损伤患者进行约束固定、治疗和转运。

案例分析

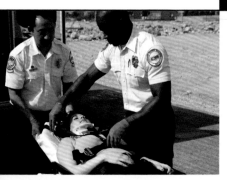

你是一名护理员，正在被派往一个多车相撞事故现场的第三辆急救车上，事故涉及一辆牵引拖车、一辆摩托车和一辆轿车。别的救护车是被首先到达的救护车（第一组）请求支援来的。第二辆到达的急救车（第二组）急救人员直接去处理轿车上的几名乘客，第一组急救人员向第二组转达了轿车内人员的以下信息：患者是一对老年夫妇，坐在驾驶座上的男性可正常交谈，主诉左臂和左足踝疼痛。他指着摩托车说："他刚才突然转向了我，越过发动机引擎盖直接摔在我面前的挡风玻璃上。他从我旁边倒下的时候，刮掉了我的倒车镜。"他的妻子说："我没事。请照看好我的丈夫和孙女。"第二组急救人员发现一个婴儿坐在安全座椅上，婴儿和座椅都被抛在地面上。他们小心地抬起婴儿和座椅，婴儿就开始大哭。

你和队友被派去检查牵引拖车的

司机，他正走来走去，主诉颈部强直。你靠近卡车司机时，第二组急救人员请你的队友去帮助他们检查前排女乘客，而他们在车后面检查婴儿的情况。你的队友注意到副驾驶一侧的挡风玻璃受损，一位女士正抱着颈后部。

在实施急救之前，需考虑以下问题：

- 这对卡车司机来说是一个高风险还是低风险的脊柱损伤机制？
- 现场是否有帮助你发现前排女乘客受伤的可能线索？
- 患者的年龄是否会影响脊柱损伤的评估？
- 什么是脊柱运动限制的应用指征？

在阅读本章的过程中，请记住以上问题。然后在本章末尾找出急救人员是如何处理这些患者的。

脊柱运动限制的演变

与患者安全性的关系

自 50 年前开始报道脊柱损伤以来，急救人员就已开始高度仪式化地固定患者，即用固定带和胶带将患者牢牢固定在长脊板上。有研究清楚地表明，这种固定方法使不稳定脊髓损伤的发生率保持在较低水平，发生严重并发症的可能性也较低，尽管会给患者造成不可思议的不适感，但这种做法一直被沿用。对于某些患者而言，如那些躯干穿透伤患者，他们的高死亡率与长脊板固定有关（Hauswald，2013）。

认识到过度固定的危害性使得急救人员要设法确定患者是否受益于这种固定方法，并发表论文主张对最高风险的不稳定损伤的患者要更多限制使用这种固定方法，因不稳定损伤患者可能会在急救处理和运送过程中病情加重。文本总结性倡导选择性使用固定措施，并在 2013 年年初由美国外科医师学会创伤委员会和美国急救医疗服务医师协会联合发布，并于 2018 年进行了更新。美国急诊医师学会（American College of Emergency Physicians）2015 年关于这一专题的立场文件强烈建议，只有在有临床适应证时才应用 SMR，而不是简单地依据损伤机制。

一项对患者的国际队列研究显示，有限使用脊柱运动限制可改善患者治疗效果。结合在穿透伤患者中实施标准固定方法死亡率较高的研究，许多急救人员寻求改变固定创伤患者程序，特别是涉及脊柱运动限制的程序。

许多 EMS 已经采用了这一方法，并修改了他们的协议，以集中使用 SMR，并仅针对脊柱存在骨骼或软组织损伤风险的区域使用限制工具。这些方案以患者为中心，关注患者的舒适度和减少因完全限制在硬脊板上而引起的继发性损伤风险。实施减少全面 SMR 使用的协议，同时需要本地区创伤救治系统内的急救医疗服务人员、急诊科人员，以及参与创伤处理的外科医师之间的协调。

个性化且适宜的脊柱运动限制

在院前急救中选择性使用脊柱运动限制需遵循以下原则。

- 不稳定的急性脊柱损伤且尚未造成不可逆性损害是患者应用硬脊板固定的首要理由。这种情况非常少见。
- 脊柱（骨）损伤更为常见。由于周围组织肿胀、肌肉痉挛，以及患者自身识别损伤和相关疼痛，特别是识别活动伴随疼痛的能力，碎骨片会形成一个稳定的复合体，使得绝大多数脊柱损伤保持稳定。
- 脊柱损伤，即使是不稳定型损伤，在创伤现场经简单程序后就已获得充分的稳定，并不需要对全脊柱进行脊柱运动限制。
- 在高速情况下，脊柱可能会有多个部位发生损伤，且会影响损伤机制，尤其是合并头外伤和意识改变。用脊柱运动限制来解救和运送这些患者将是最安全的。
- 使用长脊板的患者报告痛苦会随着躺卧时间的延长而加重。许多脊柱运动限制的患者会有发生严重的和威胁生命的并发症的风险，包括呼吸功能不全、气道丧失、误吸和呕吐，以及皮肤破损。

根据创伤原因或损伤机制，按照上述原则应用 SMR。

到达现场后，在收集信息的过程中，最好将患者头部和颈部摆放或保持在中立位。高速或强冲击损伤和意识丧失的患者应被摆放或保持在中立位，并准备全脊柱运动限制。因未能防止脊柱损伤而导致患者残疾是急救人员最大的顾虑之一。这样的损伤类型几乎都出现在主诉疼痛或功能丧失，或是意识丧失的患者中。

应检查脊柱疼痛的患者，并准备对脊柱区域进行约束固定，这会令患者感觉不适。在院前处理和转运过程中，减少移动的装置不应引起疼痛，且不应扩大已有的脊柱损伤。使用舒适牢固且摩擦力大的表面材料比较合理，因为在运送和移动过程中会消耗能量。真空床垫或担架上的衬垫非常适合，再应用固定带保持患者固定在限制装置上，即使发生碰撞或在运输车辆的方向迅速变化也不会发生移动。患者应使自己的气道处于受到保护并且呼吸用力最小的位置。对于许多体型较大的患者，在保持SMR的同时应选择抬高担架头部30°～45°（半卧位）。

从急救现场短距离运送患者或将患者从建筑物中垂直移出，可使用长脊板或脊柱运动限制型铲式担架。随后可将患者从硬脊板转移到担架垫或气垫上进行运送。硬脊板是一个转移设备，而不是运输设备。

对于一些因创伤引起颈部疼痛的患者，可以使用短脊板或颈部固定装置进行颈椎运动限制。根据车辆破坏程度可预测判断颈椎或胸腰椎损伤风险最高者和需要完全性脊柱运动限制者。可用侧方支撑来进行颈椎运动限制，头部是护理中最重要的部分。良好的颈前部支撑可防止突然发生的头部屈曲。

颈托可减少头部和颈部活动，并及时给患者一个提示：急救人员希望你尽量减少颈椎活动。颈托可将活动传递到它的底部，并在不稳定颈椎损伤的情况下，能转移损伤节段的受力。颈托过紧会危及气道、增加颅内压、减少流向脑部的血液。因此，许多患者在最初的解救过程中使用颈托，随后当患者被摆放在带有侧方颈部支撑物的硬脊板上时，颈托即被取出。

低危患者可用适合患者的颈托来限制颈部运动。有很多不同的颈托构型，可分为一片式和两片式设计，特征是可限制背部、后头皮和胸壁的上下运动。没有一种颈托设计完全符合以患者为本的理念，因此应根据患者的舒适度来选择制动装置。

胸椎损伤一般都属于力学上稳定的损伤，患者最好以舒适的体位摆放，可以进行安全处理及运送。放在硬脊板上，他们会感觉非常不适，如果患者是老年人，则可能会在短时间内出现皮肤破损。

与仰卧位相比，侧卧位可降低误吸风险。患者可保持SMR或侧卧于救护车担架上，适当地填充头部两侧之间的空间，然后将患者固定在救护床上，可以使患者在SMR中侧卧于救护床上。

腰椎损伤患者同样可放在舒适的担架垫或气垫上，并约束固定骨盆，使其在运输过程中保持稳定。单纯腰部损伤的患者常会说他们喜欢怎样摆放腰部以减轻疼痛，以及他们有多希望屈曲或伸展腿。如果在腰部和臀部上有一些支撑，一些创伤患者会同意躺在硬脊板上。

多项研究已经证明全脊柱固定会增加穿透伤患者的死亡率（Vanderlan et al.，2009；Velopulos et al.，2018）。很多医疗组织［美国急诊医师学会、美国外科医师学会创伤委员会（COT）、美国急救医疗服务医师协会（NAEMSP）］已经声明支持有限脊柱运动限制，除非是罕见的神经功能损害或是在院前评估就已确定的脊柱外伤患者。穿透伤患者需要优先保护气道、优化通气、避免呕吐和误吸，并尽量缩短院前时间。

对于多发伤患者及高强度和高速度事故的患者来说，全脊柱运动限制很重要。意识丧失的创伤患者脊柱损伤的发生率更高，目前的共识（NAEMSP和COT）指南建议，如果运输时间短，应将其约束固定在长脊板上，以防止最初的治疗和运送过程中发生脊柱活动。应仔细评估神经功能损害的患者，以确定固定是否可防止任何进一步的恶化。如果脊柱已经变形，应在其发现地点就地固定。

小结：患者为本的脊柱运动限制

目前通过研究已经制定出了选择性患者脊柱固定方案。最近的文献更多支持应用有限脊柱运动限制，以改善患者的舒适度，并使大量的成人创伤患者急救成功。有明显头部外伤的儿童很难做院前评估，因此急救人员在保持气道通畅和治疗其他创伤的同时行 SMR 是明智的。

在院前处理和运输过程中，并非所有创伤患者都必须行全脊柱固定。许多患者没有脊柱损伤，因此无须任何脊柱运动限制措施。对于所有运送患者，必须保证其在车辆行驶过程的安全性，所以强制他们固定在救护车的担架上。创伤患者必须考虑气道、呼吸功能和血管灌注功能，这些都是优先考虑的部分。对于有意识的患者，选择性固定要让患者的急救护理更舒适，并减少硬脊板约束固定引发的损伤。

正常的脊柱和脊髓

脊柱

区分脊柱与脊髓很重要。脊柱是由 33 块椎骨组成的骨性管状结构（图 10-1）。它支撑身体保持直立姿势，使我们运用四肢，并保护精巧细致的脊髓。脊柱的 33 个椎体根据其位置分为 7 块颈椎、12 块胸椎、5 块腰椎，其余的融合成骨盆的后面部分（5 块骶椎和 4 块尾椎）。每部分的椎体按照从头部到骨盆的顺序进行编号。例如，从头部数第 3 块颈椎被定为 C_3，第 6 块被称为 C_6 等，以此类推。胸椎依次是 $T_1 \sim T_{12}$，每个胸椎连于一对肋骨，共 12 对。腰椎依次编号为 $L_1 \sim L_5$，L_5 是骨盆上方的最后一块椎骨。

> 脊柱：由 33 块容纳和保护脊髓的椎骨组成。

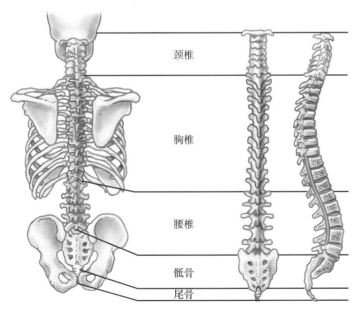

颈椎

胸椎

腰椎

骶骨

尾骨

图 10-1　脊柱的解剖

每块椎骨由充当缓冲器的椎间盘隔开。脊柱的正常位置是由强大的椎间韧带和从头部到骨盆贯穿整个骨性柱体全程的肌肉来维持的（椎骨不恰当地上移就会引起这些肌肉拉伤）。脊柱以一条柔和的"S"形曲线排列而成，成年人以 $C_5 \sim C_6$ 和 $T_{12} \sim L_1$ 水平最为突出，故这些部位最容易受伤。

脊髓

> 脊髓：是一个由特定神经纤维束组成的电通路。它将大脑与身体的肌肉和器官连接起来。

脊髓是充当脑干延续部分的电子信号通路。在成人，向下一直延伸到第 1 腰椎水平，并在此处分成多根神经。脊髓直径 10 ~ 13mm，悬浮在椎孔中间（图 10-2）。脊髓像棉绳一样柔软且有弹性，并且全段被脑脊液包围，浸泡其中。脑脊液和脊髓的弹性可保护脊髓免于受伤。

脊髓由多个特定的按照可预见方式排列的神经纤维束组成，就像一根绳子，由多个纤维股组成。脊髓向下穿过椎管，并在每个椎体水平发出一对神经根（图 10-3）。神经根紧贴着椎间盘和椎骨的侧方，因此这些部位的外伤很容易损伤神经根（图 10-4）。神经根将感觉信号从身体传到脊髓，再传到大脑。

神经根也将信号从大脑传导到特定的肌肉，使其活动。这些信号迅速往复传递，有些信号强烈到足以引起其自身的活动，被称为反射。这种反射系统可以表现为敲击膝盖下方的髌韧带可引起小腿猛地一抬。如果你不小心把手指放在热炉子上，反射系统甚至在大脑接收到警告信号之前就会让手缩回来。

脊髓功能的完整性可通过运动、感觉和反射功能来测试。感觉的丧失能够最准确地预测脊髓损伤的水平。对有意识的患者来说，肌肉力量是另一种容易评定的功能。反射也有助于区分是否为完全性脊髓损伤，但是最好让医院来评定。脊髓也是自主神经系统的整合中心，自主神经系统协助控制心率、血管张力和皮肤的血流量。这一部分的脊髓受损伤可导致神经性休克（通常被称为脊髓休克），将在稍后进行讨论。

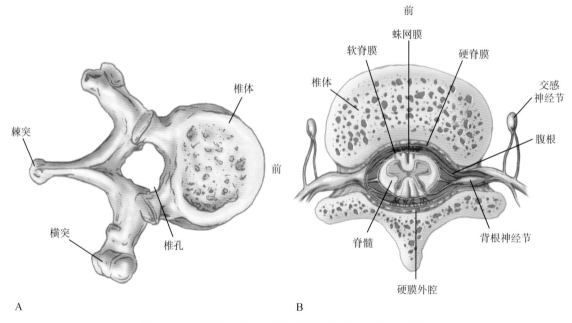

图 10-2　A.脊柱上面观，脊髓从椎孔通过；B.脊椎及脊髓

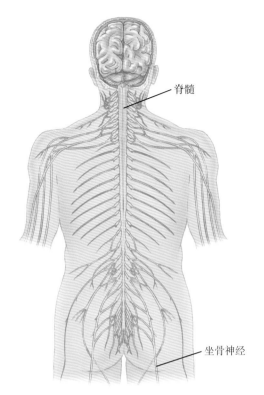

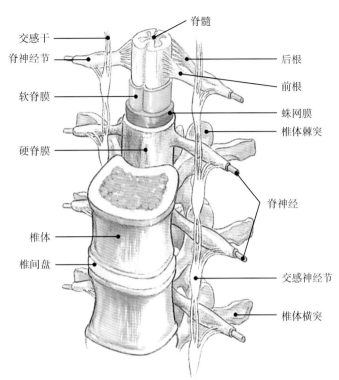

图 10-3　脊髓是颅外中枢神经系统的延长部分

图 10-4　脊髓与椎体的关系
请注意神经根如何从椎骨之间发出

脊柱损伤

　　正常健康的脊柱可承受很重的压力，从而保持自身的完整性，且不会伤害脊髓。然而，某些损伤机制可以破坏这种保护性防御，损伤脊柱和脊髓。最常见的受伤机制是过伸、过曲、压缩和旋转。横向压力或牵拉也会损伤脊髓，但不常见。这些机制及其继发性损害的说明见表10-1。

钝性脊柱损伤的机制

　　头部是一个相对较大的球体，处于颈部上方。头部或躯干的突然运动会产生应力，有可能损伤脊柱的骨性组织或结缔组织。脊柱损伤类似于身体其他部位的任何一种骨骼损伤，需要巨大的力量，除非在此之前骨骼存在脆弱部位或缺损。正因如此，老年人有严重关节炎者有较高的脊髓损伤风险。

　　像其他骨骼损伤一样，疼痛是最常见的症状，但患者可能不会在意。当患者同时还有其他的疼痛性损伤时尤其如此。骨骼损伤部位可能会有局部的肌肉痉挛。个别神经根损伤可能源于骨性脊柱受损，从而引发局部疼痛、麻痹或感觉丧失。因此，提示脊柱损伤的体征包括背部疼痛、沿脊柱的压痛、背部活动时疼痛、背部的明显畸形或伤口、瘫痪、无力或感觉异常（皮肤感觉刺痛或烧灼感）。

感觉异常：指异常感觉，常呈"刺痛"或"烧灼"感。

　　幸运的是，脊柱损伤可以不伤及脊髓。但颈段的脊柱损伤更常伴随脊髓损伤，约40%的脊柱损伤同时伴有脊髓损伤。反过来也有可能，脊髓损伤可能没有明显的脊柱损伤。这种情况多见于儿童，被称为无骨折脱位型脊髓损伤（SCIWORA）。

表 10-1　钝性脊柱损伤的机制

描　述		举　例
过伸 （头部或颈部向后过度运动）		机动车事故（MVC）中迎面撞在挡风玻璃上 老年人坠落到地面 美式橄榄球中的拦截者 浅池跳水
过曲 （头部或颈部向前过度运动）		骑手从马上或摩托车上被抛出 浅池跳水
压缩 （头部或骨盆的负荷转移给静态的颈部或躯干）		浅池跳水 从 3～6m 或以上高处坠落，头部或双腿着地
旋转 （躯干或头颈部过度旋转，脊柱的一端与另一端反向转动）		翻滚的机动车事故 摩托车事故
侧方应力 （侧向力量直接作用于脊柱上，典型的是来自同一脊髓水平的侧方剪切力）		侧面撞击的机动车事故 坠落（侧方落地）
牵拉 （脊柱和脊髓的过度拉伸）		悬吊 儿童错误地将肩带戴在颈部 在雪橇或摩托车上被绳子电线挂住

脊髓损伤的病理生理

脊髓损伤可导致信号传导功能缺陷，表现为运动功能和反射功能丧失、感觉的丧失或改变，或神经源性休克。脊髓神经束精巧细致的构造使得它对任何形式的创伤都非常敏感。出现在创伤发生时的脊髓损伤被称为原发性脊髓损伤。原发性脊髓损伤是由脊髓被切割、撕裂、挤压或其血液供应被阻断造成的。即使给予最好的创伤护理，这种损害也常是不可逆转的。继发性脊髓损伤是因低血压、全身缺氧、血管损伤、肿胀、周围出血致脊髓压迫，或是由被破坏的和不稳定的脊柱活动造成的脊髓损伤。急救工作旨在通过对气道、呼吸、循环的有效管理、药物治疗及对患者的细心包扎固定来预防继发性脊髓损伤。

> 原发性脊髓损伤：这种脊髓损伤出现在创伤发生时。这种损伤是因脊髓被切割、撕裂、挤压或其血液供应被阻断造成的。
> 继发性脊髓损伤：这种脊髓损伤是由低血压、全身缺氧、血管损伤、肿胀、周围出血致脊髓压迫，或由被破坏的和不稳定的脊柱活动造成的脊髓损伤。

神经源性休克

颈或胸脊髓损伤可以导致高颈段休克（即相对性低血容量性休克或分布性休克）（见第4章）。神经源性休克是因自主神经系统调节血管张力和心排血量的功能出现障碍而致。典型表现是神经源性休克会导致受伤患者低血压，但皮肤颜色和温度正常，并且心率不恰当地减缓，这与低血容量性休克不同，后者通常会出现心动过速。

在健康的患者中，血压由来自肾上腺的儿茶酚胺（肾上腺素和去甲肾上腺素）的可控性分泌来维持。主动脉和颈动脉的感受器负责监测血压。儿茶酚胺可引起血管收缩、心率加快、心肌收缩力增加，并刺激汗腺分泌。大脑和脊髓发出信号使肾上腺分泌儿茶酚胺，维持血压在正常范围。在单纯失血性休克的情况下，这些感受器检测到低血容量状态，并通过收缩血管、加快心率来代偿。高浓度的儿茶酚胺可引起皮肤苍白、心动过速和出汗。

脊髓损伤引发的休克机制却正好相反。没有明显的失血，但脊髓损伤破坏了大脑调节肾上腺释放儿茶酚胺的能力（没有信号抵达肾上腺），所以不释放儿茶酚胺。此外，对动脉的直接信号也丢失了。当儿茶酚胺水平下降、血管扩张，周围血管阻力降低。前负荷减少导致血压下降。对于这种状况，大脑无力纠正，因为它不能将信号传导到肾上腺。

神经源性休克的患者不会出现皮肤苍白、心动过速和出汗的现象，这是因为脊髓损伤阻止了儿茶酚胺的释放。神经源性休克的患者通常在腹部平面以上有脊髓损伤，使得腹部没有感觉，因此腹腔内的损伤难以评估。多发伤患者可并存神经源性休克和失血性休克。神经源性休克是一种排除性诊断，应在所有其他引起休克的潜在原因被排除后才可做出。

神经源性休克在野外环境下的治疗重点是通过液体复苏来维持灌注，防止神经系统的继发性损伤。由于不能排除现场并发出血，通常不推荐使用血管活性药物，尤其是在液体复苏完成之前（见第4章）。

> **提示**
>
> **高颈段休克**
> 脊髓损伤可以引发高颈段休克，患者会出现低血压、皮肤颜色和温度正常及不恰当的心率减缓。

创伤患者的评估

评估可能存在的脊髓损伤

所有创伤患者都要按照相同的方式使用ITLS初步评估进行评价，脊髓功能的评价是其中一部分。表10-2给出了脊髓损伤的线索。部分神经系统检查在ITLS初步评估过程中执行，其余的神经系统检查在ITLS进一步评估中进行。通常在患者被抬上急救车之后来做。

> **提示**
>
> **运动和感觉功能**：在搬动患者前后，都应对上下肢运动和感觉功能进行简单的检查。

表 10-2 患者评估过程中揭示的脊髓损伤线索
受伤机制
锁骨以上的钝性损伤 跳水意外 机动车或自行车事故 坠落 在脊柱附近的穿透伤 躯干的枪伤或爆炸伤 任何可能作用在脊柱或脊髓的暴力损伤
患者主诉
颈部或背部疼痛 感觉麻木或刺痛 无法活动或力量减弱
评估过程中出现的体征
活动背部或脊柱时引起疼痛 明显的背部或脊柱畸形 背部活动受限 感觉功能丧失 肌肉无力或松弛 大小便失禁 阴茎勃起（阴茎异常勃起） 神经源性休克

重点评估脊髓

　　所有昏迷的创伤患者如果存在脊髓损伤，都应及时治疗。有意识、能够合作的患者可通过询问疼痛、麻木、感觉异常，以及活动能力来评估潜在的脊髓损伤。创伤患者报告新出现肢体无力或麻木症状的，须假定为脊髓损伤并给予相应处理。患者检查包括以下内容。

- 疼痛。患者能感受到脊柱周围的疼痛，以及脊柱附近钝性损伤或穿透伤部位的疼痛。
- 麻木。急救人员应检查可疑部位，并报告患者没有感觉或感觉不到急救人员触摸的任何部位。
- 压痛。急救人员应检查脊柱区域的可疑部位，并报告该区域任何触摸或活动引起的疼痛。
- 活动疼痛。如果患者尝试活动潜在的损伤部位，疼痛会加重。对于潜在脊柱损伤的患者，急救人员不必让患者活动脊柱。
- 畸形。畸形较少见，但可能存在异常弯曲或骨性突起。
- 撕裂伤，孔洞或皮肤破损，如擦伤。脊柱部位损伤的患者可伴有背部或腹部伤口。
- 瘫痪。患者不能活动或无法对抗重力撑起一部分身体。

紧急救援：不施行脊柱运动限制，立即把患者从即将危及生命的环境中转移出来。

快速解救：施行改良的脊柱运动限制，将患者从危险的位置或环境中快速转移出来。

　　需要解救的患者属于特殊情况。在开始解救之前，应当检查手和足的感觉运动功能，随后在书面报告中记录检查结果。这种解救前的神经系统检查不仅提醒要留心脊髓损伤，而且还可记录解救开始之前是否有功能丧失。遗憾的是，少数报告中患者声称脊髓损伤是由救援人员造成的。对于需要紧急救援的患者，没有时间进行解救前的神经系统检查，而那些需要快速解救的患者，可能也没有时间去做神经系统检查。

ITLS初步评估一定要节约时间。如果有意识的患者能够活动手指和足趾，说明运动神经功能完好。任何异常的感觉（刺痛或感觉减退）都提示有脊髓损伤。如果掐昏迷患者的手指和足趾，他可能有回缩动作。如果是这样，就说明神经运动和感觉功能完好，因此脊髓功能也完好。然而，这并不意味着无须施行脊柱运动限制。对于所有无意识的创伤患者，都应施行脊柱运动限制。丧失意识的头部外伤患者出现弛缓性瘫痪，没有反射或回缩，也通常意味着存在脊髓损伤。要记录这些重要的发现（神经系统检查在第2章、第12章有更详细的讲解）。

创伤患者的处理

最大程度减少脊柱活动

有两种情况需要对普通的脊柱运动限制进行改良：患者处于恶劣环境中面临死亡的威胁，或在建筑物或车辆中处于危及生命的位置，这种情况下患者需要紧急救援。如患者处于机动车事故的车辆中，当你到达时，车已经着火了。在某种情况下甚至几秒钟就意味着生死之别，你有正当理由以任何一种可能的方式挽救患者。这就是所谓的紧急救援。任何时候使用这种救援方式，你都应记录理由，并告知接收患者的急诊室的工作人员。

可能需要紧急救援、现场评估确定存在危及急救人员或患者安全的情况，如：
- 失火或有面临失火或爆炸的危险。
- 有敌意的环境、枪声或其他武器的存在。
- 有被汹涌的洪水冲走的危险。
- 面临倒塌危险的建筑物。
- 持续暴露在有危及生命的有毒物质周围。

第二种需要改良脊柱运动限制惯用做法的情况是，ITLS初步评估显示患者有严重的持续性危险，需要在1～2分钟进行干预。快速解救有以下几个适应证。
- 气道阻塞，无法通过改良的双手托颌手法或手指清除方法解除。
- 心搏骤停或呼吸骤停。
- 胸部或气道损伤，需要通气或辅助通气。
- 严重休克或无法控制的出血。

快速解救需要多个救援人员，用手沿身体纵轴移动患者，以最大限度地减少脊柱的活动（第11章中的技巧）。应用快速解救技术时，应详细回顾书面报告，以确保正确记录解救技术及其指征。

最容易和最方便使用的颈椎制动的方法是用双手或双膝。双手要将颈部固定，以中立位对齐脊柱纵轴（图10-5）。"牵引"不是院前救治的内容，术语"牵引"也不是脊柱运动限制的恰当描述。牵引常会导致任何一种脊柱损伤的进一步不稳定。正确的做法是固定，而不牵拉颈部。当身体被约束固定在脊板上时，在中立位上脊髓的空间最大，因此这是脊柱运动限制的最佳位置。

急救人员完成气道评估后，可以给患者戴上一个尺寸合适的颈托。单片或双片颈托对颈椎制动不能起决定性作用，应该仅作为脊柱运动限制的辅助工具，防止颈部有大的活动。只有当患者（头和身体）被约束固定在长脊板上，并附带一个头部固定装置时，急救人员的手才可以移开。

对于有意识的患者，正确的指导原则是保持头部和颈部处于一个舒适的位置。

提示

紧急救援： 紧急救援应用在受害人和（或）救援人员的生命面临即时的（数秒钟内）环境威胁的情况。以对救援人员危险最小的方式将患者转移到安全区域。

快速解救： 快速解救要考虑应用在患者的健康状况或处境需要快速干预（1分钟或2分钟内，而不是数秒钟内）时，以防其死亡。

提示

牵引

不可牵引头部和颈部。保持头部、颈部和脊椎呈中立位对齐。

中立位对齐：指对准患者脊柱生理学位置的基线。

必须确保头部、躯干和大腿被牢牢地约束固定在长脊板上。如果约束不牢固，当患者移动、翻身、跌落或旋转时，颈部和身体会发生反向扭转。

将患者放置和约束在长脊板上时，实际上解除了患者保护气道的能力，因此救援人员要负责保护气道。一旦患者被固定在长脊板上，救援人员必须在旁边，如果患者开始呕吐或气道不畅，将患者和长脊板翻向一侧。这条原则在急诊室仍然有效，急诊室人员必须负责保护患者气道通畅。

将身体牢牢地约束固定在担架上（或固定在带有衬垫、毯子或毛巾卷的长脊板上），保持头部、颈椎、躯干和骨盆在一条直线上，这就是最可靠的脊柱运动限制。沙袋在这里无助于达到脊柱固定的目的。如果正确使用这些工具，就可以去除颈托的前半部分，并观察颈部情况，如对于开放性颈部外伤的患者。

部分患者（受到惊吓的儿童和精神状态改变的患者）会猛烈挣扎，使得你无法阻止他的脊柱活动。对此可能没有很好的解决办法。Reeves™套筒（见图10-8A）是一种限制躁动成年患者脊柱运动的装置。请务必详细记录这些患者拒绝配合脊柱运动限制的情形。

对于颈部自然屈曲的老年患者，需要在头颈部后面放置衬垫。可以在颈部制动装置上放一个头枕或是一些长脊板配套使用的衬垫。由于儿童的头相对较大，通常需要在肩下垫上衬垫，以防止在长脊板上发生颈部屈曲。

创伤患者的脊柱运动限制

脊柱运动限制并非适用于每个创伤患者。那些有指征的患者，包括存在可能脊柱损伤的或有脊柱损伤高风险的，或是因意识改变在临床上无法充分评估的，都适合使用脊柱运动限制。在这些情况下，急救人员应采用适当的指导方针（图10-6），如有必要可使用颈托。当创伤患者被良好固定在带有床垫或担架衬垫的硬脊板上时，脊柱运动限制即告完成。完成脊柱运动限制后，患者无须躺在长脊板上。

长脊板主要作为一种将患者转移到转运担架车上的解救装置。让患者长时间躺在上面会引发不适、压疮，并影响呼吸。如果移除长脊板对患者是安全且实用的，就应移除，以尽可能减少负面影响。

躯干、颈部或头部有穿透伤的患者不适宜用长脊板固定，除非临床上有脊柱损伤的证据。

有研究指出，救援人员不应该做任何颈部牵引，或在使用、调整或绷紧颈托或固定装置的过程中，让颈部固定装置有意地、偶然地或无意识地向上延伸颈部。对于严重多发性创伤患者来说尤其如此，他们有可能伴有很不稳定的脊柱损伤。在这些患者中，牵引将会牵拉脊髓或加重原有的伤害。

在某些情况下，一旦患者被约束固定在长脊板上，患者和长脊板可能就不得不翻向一侧（图10-7）。仔细约束可以防止脊柱在这种情况下发生侧向移动，但使用真空充气长脊板会好得多。

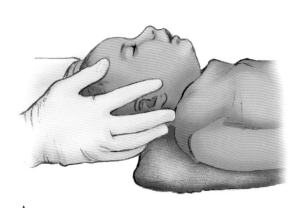

A

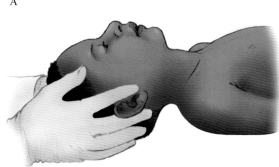

B

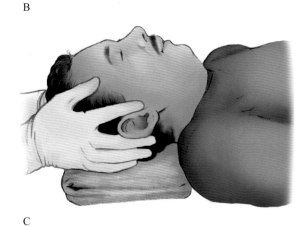

C

图10-5 婴儿、儿童、成人患者的脊柱中立位

A. 由于低龄儿童的头比较大，可能需要用衬垫抬高其肩部；B. 对年龄较大的儿童，让肩膀和头部在一个平面上即可获得中立位；C. 对成人，则需要将头部抬升2.5～5cm

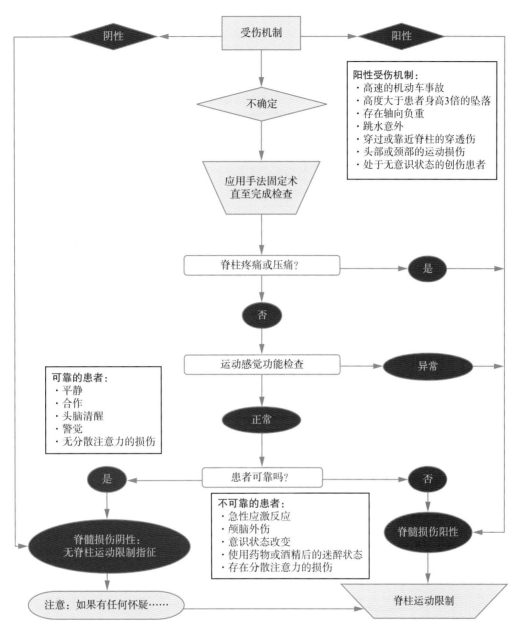

脊髓损伤临床诊断标准的初始检查

受伤机制

阴性　　　　　　　　　　　阳性

阳性受伤机制：
· 高速的机动车事故
· 高度大于患者身高3倍的坠落
· 存在轴向负重
· 跳水意外
· 穿过或靠近脊柱的穿透伤
· 头部或颈部的运动损伤
· 处于无意识状态的创伤患者

不确定

应用手法固定术
直至完成检查

脊柱疼痛或压痛？　　　　　　　是

否

运动感觉功能检查　　　　　　　异常

可靠的患者：
· 平静
· 合作
· 头脑清醒
· 警觉
· 无分散注意力的损伤

正常

患者可靠吗？　　　　　　　否

是

不可靠的患者：
· 急性应激反应
· 颅脑外伤
· 意识状态改变
· 使用药物或酒精后的迷醉状态
· 存在分散注意力的损伤

脊髓损伤阴性：
无脊柱运动限制指征

脊髓损伤阳性

注意：如果有任何怀疑……　　　　　　　脊柱运动限制

图 10-6　脊柱运动限制的决策流程（*Reprinted by permission of Peter Goth，MD*）

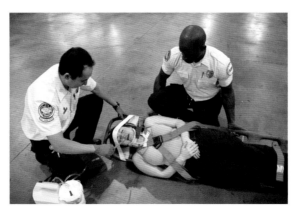

图 10-7　将长脊板上的患者翻向一侧

此外，最近的研究（Hyldmo et al., 2017）表明，患者在侧位时可以保持SMR。

有呼吸道问题但没有插管的患者，运送时最好向一侧倾斜。当有不可控制的出血进入气道或存在严重的面部或颈部外伤时，这一点就显得特别重要。在这种情况下，重力作用可帮助排出气道内的液体，患者发生呕吐时也可防止误吸。由于存在呕吐和误吸的危险，在运送未插管的昏迷患者时，救援人员应全程陪伴。

整体翻转法

整体翻转技术用于将患者转移到长脊板上。这种方法很常用，因为只需最少的救援人员就可以轻松做到。到目前为止，还没有设计出使患者在转移到长脊板的过程中保持脊椎完全固定的技术。通过正确的操作，整体翻转技术可像任何其他将患者转移到长脊板的技术一样，安全且有效地使脊柱活动最小化。

整体翻转技术将脊柱与头部和骨盆作为一个整体来移动。这项技术可对俯卧或仰卧的患者进行操作。用3名或更多的救援人员，由处于患者头部的救援人员进行指挥，将患者（手臂放在侧面）翻向健侧，长脊板置于其身下，然后将患者面部朝上平放在长脊板上。当患者的胸部、骨盆和头部被固定在长脊板上时，整体翻转技术即告完成。

对于因手臂、腿和胸部受伤疼痛需要向健侧翻身的患者，也可改良整体翻转技术。在整体翻转过程中将患者翻向哪一侧不重要，并且在你只能将长脊板放置在患者某一侧的时候，翻身方向也可以改变。

整体翻转技术对大多数创伤患者是有用的，但对于不稳定骨盆骨折的患者，翻身使他们的体重压在骨盆上，这可能会加重损伤。如果骨盆骨折看上去是稳定的，整体翻转时应小心将患者翻向健侧（如果可以辨别出来）。骨盆骨折明显不稳定的患者就不应进行同步翻身，而是应用4名或更多的救援人员小心地将患者抬到长脊板上（跨坐滑梯）。跨坐滑梯是另一种将患者从地面搬运到运输装置上的技术。铲式担架也可用于将不稳定的骨盆骨折患者转移到长脊板上。此时推荐使用配有头部固定器的脊柱运动限制型铲式担架。

脊柱运动限制装置

市场上为受伤患者提供脊柱运动限制的装置种类范围很广（图10-8）。没有哪种装置被证明优于其他类型，也没有哪种装置能为所有患者提供脊柱运动限制。对于任何一种脊柱运动限制装置，没有人能比救援人员用得更好。为了给患者提供良好的护理，对现有工具进行应用培训是最重要的。

脊柱运动限制的并发症

将患者约束固定在长脊板上会造成一些并发症。患者会感到不适，并会常抱怨头痛和腰痛，这与他被绑在硬长脊板上有直接关系。头部和呼吸道处于一个固定位置，如果患者发生呕吐，会引起气道不畅和误吸。肥胖患者和充血性心力衰竭患者有可能发生缺氧而危及生命。在硬长脊板上，会有不规则的皮肤受压，可能会造成压疮。搬动患者和长脊板也可能会使救援人员受伤。对于那些最有可能受益于脊柱运动限制的患者，要合理应用脊柱运动限制，如果不需要就避免使用。

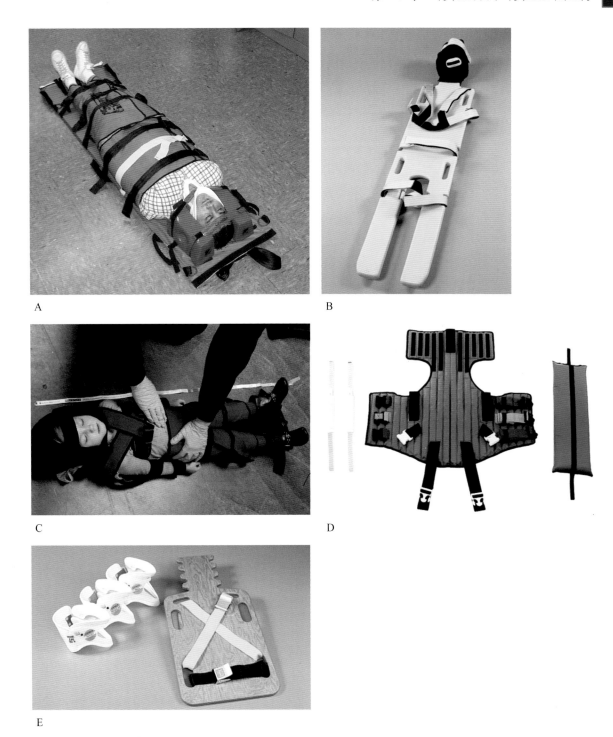

图 10-8　A.Reeves™ 套筒；B.Miller 身体夹板；C. 儿童脊柱运动限制装置；D.Kendrick 解救装置；E. 短脊板

气道干预

当急救人员以任何方式施行脊柱运动限制时，患者都会在一定程度上失去保持气道通畅的能力。正如前面提到的，急救人员必须承担起责任，直到稳定患者的气道，或在急诊室排除患者的脊柱问题，并解除制动（图 10-9）。这一点对儿童尤其重要，因为他们在创伤后更有可能发生呕吐和误吸。

对创伤患者的气道操作要谨慎。目前的研究表明，任何气道干预都会引起一定的脊柱活动，但似乎这样的活动不会加重任何现有的损伤。与脊髓损伤的低风险相比，保持和稳定气道显然是当务之急。中立位手法固定是最大限度减少这种活动的最有效方式。

经鼻、气管或环甲软骨插管都会诱发一定的骨性移动。ITLS初步评估应包含手法固定，然后使用你最擅长的气道控制方法进行操作。在权衡每个气道操作步骤的风险和益处时，要想到气道失去控制的死亡风险大于用审慎的方法插管引起脊髓损伤的风险。

脊柱运动限制的特殊情形

急救人员必须对所有遭受严重创伤的患者进行脊柱固定。在一些患者中（见下文），必须对传统的脊柱运动限制技术进行改良，以保障其安全和有效。

1.封闭空间救援

封闭空间救援以适当的方式处理患者的临床病情。这类救援应用的唯一普遍原则是避免大的脊柱活动，要沿着身体纵轴方向搬运患者（图10-10）。在整个封闭空间的救援过程中，救援人员的安全是最重要的。窒息、有毒气体、结构坍塌都是密闭空间救援的危险因素，并且可能需要应用紧急救援。除非接受过适当的培训，有合适的装备（如便携式氧气包、安全绳索等），且确保现场安全，否则千万不要进入封闭空间。

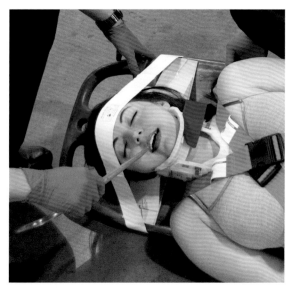

图10-9　被固定在长脊板上行气道吸引

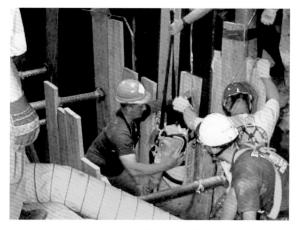

图10-10　对于陷落在坍塌坑道中的患者，沿着其身体纵轴将其悬吊起来（*Courtesy Roy Alson, PhD, MD, FACEP, FAEMS*）

2.水上突发事件

施行水上救援移动患者时要保持身体呈一条直线，从而避免大的脊柱活动。当急救人员处于稳定的位置施行脊柱运动限制时，长脊板浮在患者下方，然后固定患者从水中转移出来（操作步骤图10-1）。急救人员和患者双方的安全是最重要的。

急救人员如果未接受水上救援训练或无相关设备，就不要在危险情况下如深水或急流中试图营救患者。

3.俯卧位、坐位和站立位的患者

以最大限度地减少脊柱活动的方式来固定俯卧位、坐位和站立位的患者，并最终将患者转换为常规的仰卧位（见第11章的技巧）。

• 急救人员小心协调操作，用整体翻转法将俯卧位的患者转移到长脊板上，或用铲式担架来转移。

- 坐位患者如有应用脊柱运动限制的指征，可使用短脊板固定。如使用得当，短脊板可为颈椎和胸椎提供初步固定，并可将患者转至长脊板，再转运到担架车上，或是直接转运到担架车上。
- 站立位患者很少需要放置在长脊板上，特别是当他们在现场能走动时。如果站立位患者有应用脊柱运动限制的指征，在维持手动SMR的情况下，他或她可以在协助下坐在救护车担架上。

4.儿童患者

最好用双手对儿童患者施行初步的脊柱运动限制，然后用垫子或毛巾卷将儿童固定在合适的长脊板或装置上。一些儿童创伤专家建议，对于3岁以下儿童，在长脊板上用衬垫垫在后背和肩膀下方（图10-5，图10-11）。儿童通常头部相对较大，平躺在直板上颈部会有屈曲。背部和肩膀下方垫上衬垫可防止这种屈曲状况，也使孩子更舒适。

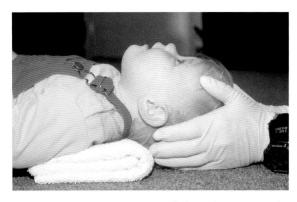

图 10-11　大多数儿童需要在背部和肩下垫上衬垫，以保持颈椎处于中立位置（*Photo courtesy of Bob Page，NREMT-P*）

操作步骤图 10-1　水中救援

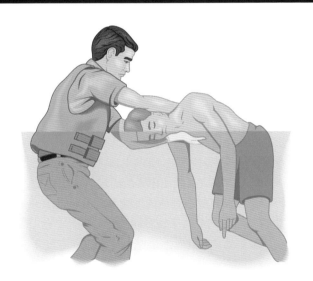

10-1-1　**用双臂夹持住患者的头部和颈部**

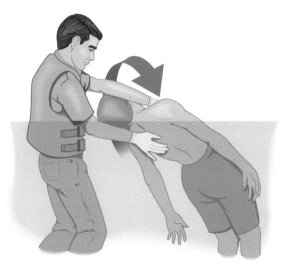

10-1-2　**将患者翻转过来**

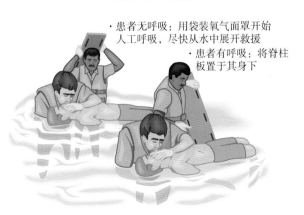

· 患者无呼吸：用袋装氧气面罩开始人工呼吸，尽快从水中展开救援
· 患者有呼吸：将脊柱板置于其身下

10-1-3　**确保呼吸和气道通畅**

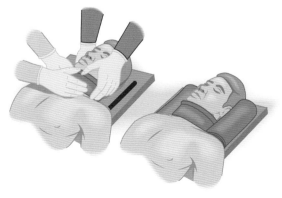

10-1-4　**使用刚性解救颈托**

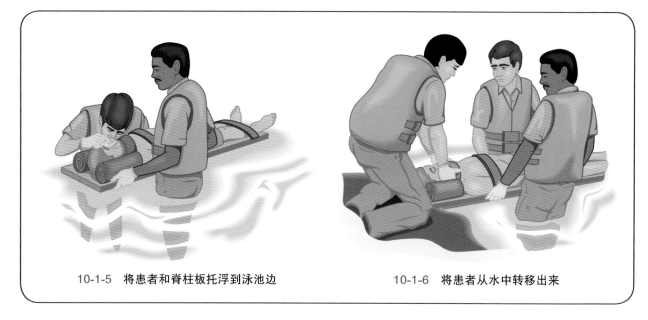

| 10-1-5 将患者和脊柱板托浮到泳池边 | 10-1-6 将患者从水中转移出来 |

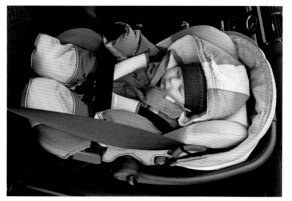

图10-12 婴儿被固定在安全座椅内（*Photo courtesy of Andrey Kekyalyaynen/Alamy*）

提示

儿童应在救护车中使用适合其大小和年龄的约束系统运送，并适当地被固定在救护床或担架上。如果孩子没有受伤，而且没有其他适当的约束系统可用，可以使用孩子的汽车座椅，只要它没有损坏，并在救护车中被妥善保护。最终的指导请参考当地的指南和流程。

此前人们认为，在机动车碰撞中被限制在儿童安全座椅上但没有明显受伤的儿童可以被固定在安全座椅上送往医院。最近，国家急救官员协会（NASEMSO）发布的指导意见指出，救护车运送的患者应该有一个年龄和尺寸合适的约束系统，并被适当地固定在救护车或救护车担架上。用毛巾或毯子卷、布胶带就可以将儿童固定在安全座椅上，然后用安全带将安全座椅固定在救护车上（图10-12）。这种技术可最大限度地减少儿童的活动，为儿童的救护车转运提供可靠方法。

当儿童所在的汽车座椅被损坏或处在不能去除的嵌入式儿童保护座椅内时，就必须将儿童转移出来进行脊柱运动限制。这种情况下必须使用手法固定，小心将儿童解救出来，转移到长脊板或其他的儿童脊柱运动限制装置上。对于被吓坏或挣扎的儿童，也许没有好的办法来施行脊柱运动限制。耐心安慰，有能令其安心的家庭成员在场、轻柔处理都会有助于避免更多的难题和进一步的挣扎。

5.老年患者

老年患者对约束固定技术的灵活性要求高。许多老年患者伴有脊椎关节炎，皮肤又薄又缺乏韧性。这样的患者置于仰卧位时会很不舒服。伴有关节炎的脊椎缺乏柔韧性，以致患者不能平直躺在担架上，一些老年患者颈部僵硬屈曲，使得头部和担架之间有很大的落差。可以用毛巾、毛毯和枕头当作老年患者的衬垫，避免其在长脊板上的活动和不适（图10-13）。在这种情况下，使用真空充气长脊板（适合患者体型的）效果会非常好。

6.佩戴防护装置的患者

在某些时候要完成评估和护理，必须去除运动中和骑自行车所使用的大头盔。不同运动项目所使用的头盔给救援人员提出了不同的问题。美式橄榄球和冰球头盔是为个人量身定制的。在院前环境下出现特殊情况，如呼吸窘迫或无法维持气道通畅时，应去除头盔。

面罩一旦被去除，运动员的头盔设计一般会使气道通气变得容易。最好用螺丝刀去除面罩（手动螺丝刀是最好的）。每辆救援车都应备一把这样的螺丝刀。但有时候因螺槽滑丝，不得不切割面罩。有些商业工具能够做到这一点，但这些工具比普通带砧式修枝剪要多花费10～20倍的时间。用带砧式修枝剪卸面罩同样令人满意（图10-14）。

当运动员戴着头盔躺在担架或长脊板上时，通常其所戴的垫肩会使其颈部处于中立位。如果摘下头盔，头下方必须塞入衬垫，以防颈部过伸（图10-15）。到达急诊室后，可戴着头盔做颈椎X线检查。一旦检查评估了脊柱，就可以在固定头部和颈部的情况下摘下头盔，取出双颊衬垫，给充气系统排气，然后以传统的方式缓缓摘下头盔。

对于院前急救人员，现场去除运动头盔最好是在运动教练的配合下进行，并应考虑某些患者的治疗情况。考虑

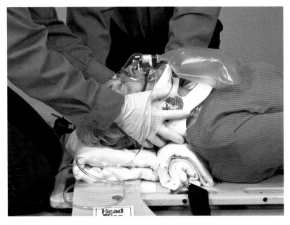

图 10-13 可能需要额外的衬垫，如毯子卷或毛巾卷，以保持头部的中立位

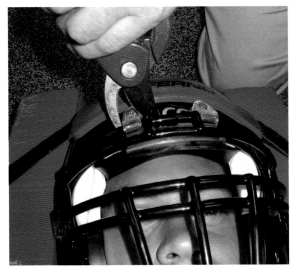

A

图 10-14A 可以用螺丝刀或修枝剪摘除美式橄榄球头盔的面罩（*Photo courtesy of Jeff Hinshaw, MS, PA-C, NREMT-P*）

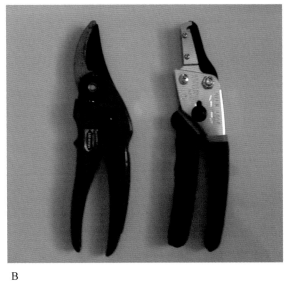

B

图 10-14B 可以用带砧式修枝剪（左）或面罩摘取器（右）去除美式橄榄球头盔面罩（*Photo courtesy of Jeff Hinshaw, MS, PA-C, NREMT-P*）

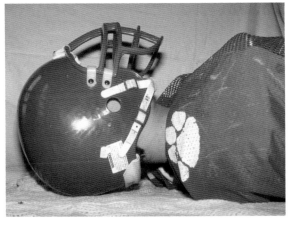

A

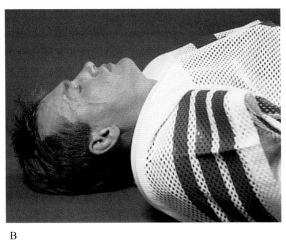

B

图 10-15 A. 戴头盔和垫肩的患者通常最好用头盔原位固定，尽可能少活动，以保持脊柱的中立位（*Photo courtesy of Bob Page, NREMT-P*）；B. 如果摘除头盔，带垫肩的患者必须在头下垫上衬垫，以保持中立位

现场去除头盔的4条主要理由如下。

- 面罩不能及时摘下。
- 因头盔和下颌带设计的缘故，无法控制气道。
- 头盔和下颌带不能牢牢固定头部。
- 在转运中，头盔妨碍患者被固定在合适的位置上。

摘取运动头盔时，必须切断下颌带，但不要试图解开头盔的扣子或搭扣。

在运动赛场中去除头盔的同时往往需要取出垫肩。这不仅是去除头盔的常规做法，而且在无法对齐颈椎的中立位（通常是由不合身的垫肩造成）时、无法将运动员固定在担架车和长脊板时，以及需要按压胸部进行复苏时都要如此。通过以下步骤可以取出大多数垫肩：切断腋下的带子和前面的系带，从中间向外围（类似蚌壳）打开垫肩，然后从运动员身下抽出垫肩。

相比之下，摩托车头盔则往往必须在院前急救中取下。要改良摩托车头盔摘取技术，以适应不同的头盔设计。摩托车头盔往往带有一体化的固体面罩的设计，这限制了气道通气。这些头盔不是量身定制的，常不太适合患者。如果患者平躺在长脊板上不取下头盔，大号头盔通常会造成明显的颈部前屈（图10-16）。摩托车头盔使得患者的颈部难以固定在中立位上，妨碍了气道的畅通，并隐藏头部或颈部的损伤。因此，应在院前急救中用第11章中所讲解的技术取下头盔。

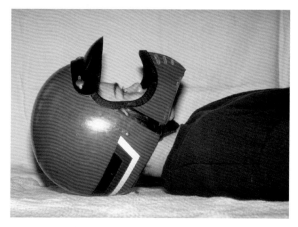

图10-16　全面罩头盔阻碍患者气道通气。请注意，头盔使不带垫肩的患者颈部发生前屈（*Photo courtesy of Bob Page，NREMT-P*）

7.体型巨大或肥胖的患者

体型巨大或肥胖的患者，也就是肥胖患者，可能不适合使用标准设备。许多机构已经对担架进行了改进，以适用于这样的患者。救援人员可能不得不临时使用毛巾卷或毛毯等SMR装置来进行SMR。对于任何被固定的体重较大患者，都应该抬高担架的头部（半卧位），以防止呼吸道受阻。没有脊柱损伤的体重较大患者应以直立位转运，这通常是舒适体位。气候寒冷时，穿着肥大温暖衣服的患者需要贴身保护，以防止过度活动。

8.颈部受伤的患者

必须持续观察颈部或面部下半部有穿透伤或毁容伤口的患者。因颈托会妨碍对受伤部位的持续检查，另外伴随血肿或皮下积气的不断扩大，颈托也可能会引起气道不畅，所以不宜使用颈托。如果下颌骨骨折，颈托可能会再次引起气道不畅。因此，对于这类损伤患者，避免使用颈托，改用手法固定及用头枕装置或毛毯卷限制颈椎活动，可能是明智的做法。

案例分析（续）

你在被派往多车相撞事故的第三辆高级生命支持（ALS）急救车上。首先到达的急救车已将摩托车驾驶者转运。你被要求去查看倾覆卡车的司机，他是自己爬出来的，正站着跟一名警官说话。

所有急救人员都穿戴个人防护装备（PPE）。消防部门通知你，所有危险已得到控制。你从卡车司机前面靠近他，并告诉他头不要动。你注意到他能走动，并说自己没事。他主诉颈部僵硬。因为他在说话，能回答问题，也能行走，你得出的结论是初步评估没有问题。他的颈椎或椎旁肌无触痛，他不等你靠近他开始评估，就声称颈部没有问题。这时候你推断他不需要脊柱运动限制，你开始进一步评估，值得注意的仅是一些擦伤。此时司机称他不希望去医院，你开始和他讨论拒绝治疗的问题。

队友一直在评估轿车前排副驾驶位上的女性患者，现在请你帮忙。女性患者面前的挡风玻璃已破损。队友已对她实施了脊柱运动限制。她说手臂有些刺痛。她能说出完整的句子，否认呼吸急促或胸痛，自诉无意识丧失。初步评估显示其呼吸功能完好，无胸部、腹部的外伤证据。进一步评估显示，其头顶有挫伤，颈椎中段有触痛。她除双臂有刺痛及抓握力量比下肢有减弱外，无局限性神经功能障碍。生命体征：脉搏75 次／分，血压166/96mmHg，呼吸14 次／分，瞳孔等大，对光反射存在。

考虑到受伤机制和评估结果，该患者有明显脊柱损伤风险，你和队友决定对她施行脊柱运动限制。为患者戴上大小合适的颈托，在消防人员协助下，将其置于长脊板并从车内解救出来，然后转移到救护车担架上。到救护车上，因距离创伤中心较近，所以决定不撤除长脊板，直接将患者固定在担架床上。在执行同步翻身技术（如第12章所述）时，触摸患者脊柱的其余部分，无压痛。给予鼻插管吸氧。在途中重新评估，结果无变化。

接着，创伤中心的MRI评估显示脊髓挫伤，但没有脊柱骨折。她从伤病中恢复过来已无大碍。

小结

脊髓损伤是一种毁灭性的创伤。脊柱或脊髓的不稳定或不全损害是无法完全预测的，因此，对于无意识的或任何存在影响头部、颈部或躯干受伤机制的创伤患者，都应该施行脊柱运动限制。非严重损伤且合作的患者可使用较少限制的设备来固定、运送，如颈托。特殊创伤病例可能需要特殊的脊柱运动限制技术。一旦施行脊柱运动限制，患者就会失去控制自己气道的能力，因此EMS救援人员必须随时准备管理患者的呕吐或气道不畅。最重要的是，急救人员必须明白，SMR不仅仅是一个长脊板的应用，而是以配合患者的需要和适当的干预措施所采取的一系列步骤。

（译者　陈世铮　孙知寒）

第 11 章

脊柱管理技术

S. Robert Seitz, MEd, RN, NRP

Darby L. Copeland, EdD, RN, NRP

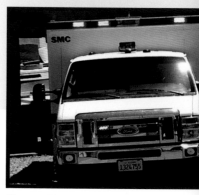

(*Courtesy of Roy Alson, PhD, MD, FACEP, FAEMS*)

关键技术

颈托的使用

Kendrick 解救装置

快速解救

应用长脊板放置和移动患者

   从仰卧位和俯卧位进行轴向翻身

使用铲斗担架

头盔的去除

   运动头盔

   摩托车头盔

学习目标

学完本章后，应该能够做到：

1. 列出脊柱运动限制的目标和原则。

2. 描述应用SMR的适应证。

3. 理解何时应用紧急救援和快速解救。

4. 对仰卧位和坐位患者进行SMR。

5. 使用长脊板或铲斗担架将患者转移到救护车担架上。

6. 正确地将患者固定在担架或长脊板上。

7. 当无法安全达到中立体位时，稳定患者的头部和颈部。

8. 掌握施行快速解救的方法。

9. 说明何时应该和不应该为患者取下头盔。

10. 掌握正确取下摩托车头盔的方法。

脊柱运动限制的基本组成

所有的创伤患者都要以相同的方式进行评估，即应用 ITLS 初步评估，包括神经学简易评估。传统上，创伤患者的院前处理已等同于使用长脊板进行脊柱运动限制。研究表明，并非所有的创伤患者都必须进行脊柱运动限制，也不是每位患者都需要约束固定在硬脊板上。

此外，美国急诊医师学会、美国急救医疗服务医师协会（NAEMSP）及美国外科医师协会（ACS）发布的立场文件同意长脊板固定的益处在很大程度上是未经证实的，在运输过程中使用应谨慎，以便使其潜在的益处大于风险。根据当前文献，英国爱丁堡皇家外科学院的院前急救学院的共识组也公布了两项有关脊柱运动限制的共同声明，符合先前的立场。

鉴于长脊板主要用作转运设备，被放置在长脊板或其他硬质设备的患者，越快去除越好。当把长脊板作为脊柱运动限制程序的一部分时，配合其他部件共同限制身体活动。进行全脊柱运动限制的其他重要组成部分如下。

- 颈托。虽然颈托不能固定颈部，但可起到一定的支撑作用，并可帮助提醒患者保持颈部不动。现有几种颈托类型。工作人员应该熟悉自己系统内使用的颈托类型。
- 固定带。固定带用于将患者身体约束在长脊板上，以限制脊柱活动。固定带用于减少患者在长脊板上的左右移动和上下滑动。现有几种不同的固定带。
- 头部固定装置。这些装置连接于长脊板，可于患者身体被绑在长脊板后限制其头部运动。应用头部固定装置时，如有必要可去除颈托。现有几种不同类型的头部固定装置。需要牢记的是，只有将患者的其余部分固定在担架上后，才能通过头部动作限制装置将患者固定在担架上。
- 气道处理组件。当将一个人的身体和头部绑定在长脊板上时，就必须对他（或她）的气道负责。必须随身携带气道组件，且必须掌握使用技能。气道处理是脊柱运动限制时首先要考虑的。因此，气道处理技能和设备也是脊柱运动限制的必要组成部分。

脊柱运动限制的原则

脊柱运动限制的目的是减少或防止转运过程中的继发性脊柱损伤。脊柱运动限制应合理应用在可能已有或处于脊柱损伤高风险的患者，以及尚不能在临床上充分评估此类损伤的患者。在有指征的情况下，搬动患者及适当将其固定在转运担架车上时，保持脊柱中立位是需要脊柱运动限制的重要部分。

若医师或高级执业临床医师在急诊室已经将颈椎问题排除，或患者情况不符合脊柱运动限制要求，或是患者为进一步治疗在机构间转运，则在转运过程中不需要将患者放置或停留在长脊板上。如果需要为患者去除长脊板，应使用传统的整体翻转法或抬起-抽出技术。选择哪一种方法应根据具体情况及本地的医疗指南进行。需要注意的是，目前研究表明，抬起-抽出技术可减少 C_5 和 C_6 之间的活动。执行这些操作如下（操作步骤图 11-1）。

- 轴向翻身。一名队员手动固定颈椎，另外在患者肩部、髋部、腿部各置一名队员，同步将患者翻起 90°。患者一旦翻向一边，长脊板随即被抽出放在旁边。然后将患者同步翻回到仰卧位。

- 抬起-滑动技术。一名队员手动固定颈椎，其余队员排在患者肩部、髋部和腿部的长脊板两侧，将患者抬高4in（10cm）。患者被抬起后，另一名队员从患者的足下抽出长脊板。然后将患者缓缓地以仰卧位平放。

- 跨越滑动。一名团队成员负责维持颈椎SMR。2名队员跨于患者上方，一名在胸部，一名在骨盆下方，2人都面向患者头部。每个队员从两侧将手放在肩膀或臀部下方。在团队成员的指挥下，将患者举起约4in（10cm），最后一名团队成员从患者足下向上滑入长脊板。然后患者被放到长脊板上。

操作步骤图11-1　为患者移除长脊板

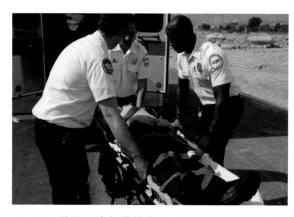

11-1-1　使用适当数量的人员，以确保患者安全。原地刹住担架车，将长脊板轻轻放在担架车的左侧或右侧

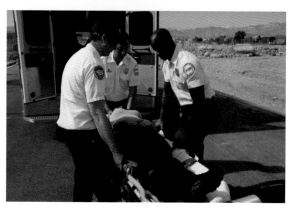

11-1-2　一名队员以中立位稳住头部，为患者打开固定带

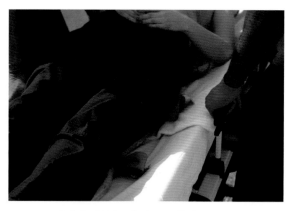

11-1-3　准备长脊板：去除固定带或将其固定在长脊板下方

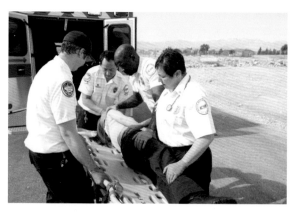

11-1-4　轴向翻身患者离开长脊板至担架车。转移到担架车时，根据需要检查患者背面皮肤

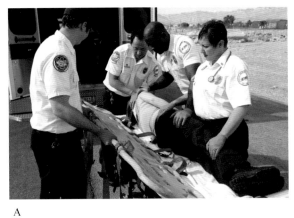
A

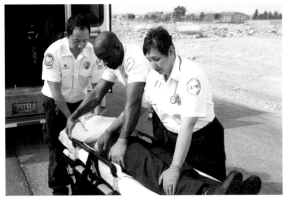
B

11-1-5　从患者身下去除长脊板（A），将患者翻回到担架车中间（B）

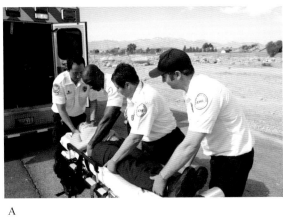
A

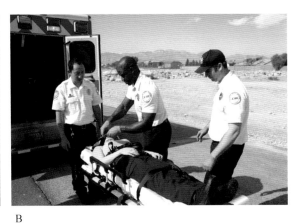
B

11-1-6　根据需要重新摆好患者体位（A），将其固定在担架车上（B）

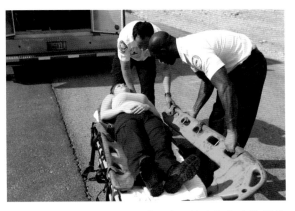

11-1-7　当人员数量有限时，使用铲式担架也许是将患者转移到担架车的好办法

脊柱运动限制原则如下所示。

- 脊柱运动限制只应用于有临床指征，或在评估后可能有脊柱损伤和具有高风险损伤机制（见下面）的患者。
- 固定脊柱必须将患者置于解剖（中立）位。常需要衬垫来维持中立位。
- 固定带应固定在稳定的骨骼上。避免用固定带约束颈部、肚脐和膝盖等部位。
- 患者处于脊柱运动限制时，有气道损害的风险，任何时候都应有急救人员看护。

应用脊柱运动限制原则有助于急救人员应对患者出现的各种情况。要认识到在患者就医的院前阶段实行脊柱运动限制预防措施能最大限度地减少继发性损伤的可能性。尽管脊柱运动限制可减小患者脊柱损伤的危险，但研究表明，长时间待在长脊板上不利于患者，且其会限制患者的呼吸用力，增加误吸的风险，或导致压疮。将患者约束固定在长脊板上"作为预防措施"对患者来说未必是最佳选择。

需要SMR并被放置在救护车担架上的患者，需要时刻维持脊柱管理，担架的头部可以稍微抬高以协助呼吸护理（图11-1）。

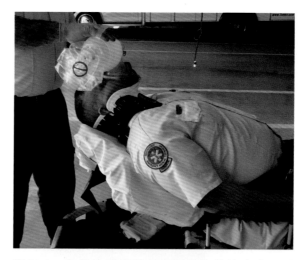

图11-1　在保持SMR的状态下抬高救护床头可以减轻呼吸阻力（*Courtesy Roy Alson, PhD, MD, FACEP, FAEMS*）

脊柱运动限制应用

患者需要脊柱运动限制

合理应用脊柱运动限制应考虑符合下列条件的患者（图11-2）。

- 脊柱畸形、疼痛或有压痛。
- 钝性损伤及意识改变（LOC）。
- 高能量创伤机制伴包括中毒在内的LOC改变。
- 局灶性神经病学主诉。

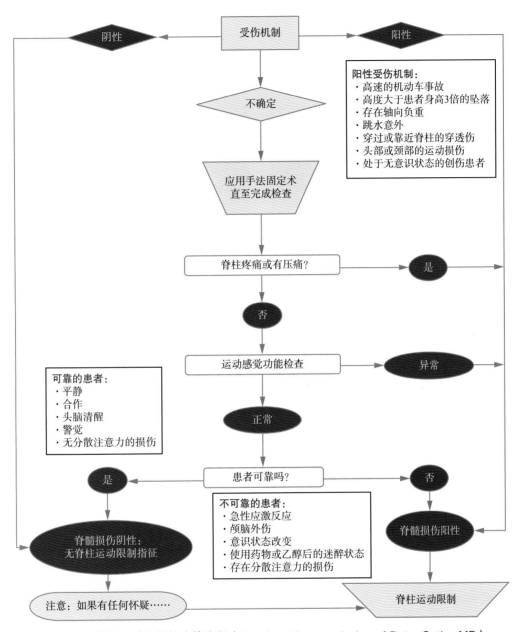

脊髓损伤临床诊断标准的初始检查

受伤机制

阴性   **阳性**

阳性受伤机制：
· 高速的机动车事故
· 高度大于患者身高3倍的坠落
· 存在轴向负重
· 跳水意外
· 穿过或靠近脊柱的穿透伤
· 头部或颈部的运动损伤
· 处于无意识状态的创伤患者

不确定

应用手法固定术
直至完成检查

脊柱疼痛或有压痛？   **是**

否

运动感觉功能检查   **异常**

可靠的患者：
· 平静
· 合作
· 头脑清醒
· 警觉
· 无分散注意力的损伤

正常

患者可靠吗？   **否**

是

不可靠的患者：
· 急性应激反应
· 颅脑外伤
· 意识状态改变
· 使用药物或乙醇后的迷醉状态
· 存在分散注意力的损伤

脊髓损伤阳性

脊髓损伤阴性：
无脊柱运动限制指征

注意：如果有任何怀疑……

脊柱运动限制

图 11-2 **脊柱运动限制的决策流程**（*Reprinted by permission of Peter Goth，MD*）

　　此外，脊柱运动限制还应适用于在临床上对此类损伤不能进行充分评估的患者。

　　需要脊柱运动限制的患者，在以任何方式移动之前必须完成必要的程序。就车祸而言，将患者从汽车残骸中移出前必须稳定脊柱。解救过程中患者移动的时间比其他步骤更多，所以在开始解救前必须仔细固定好颈部和脊柱。如果有脊柱运动限制的指征，要稳定脊柱，不要牵引。除紧急救援或快速解救的情况外，在移动患者前后都要设法记录脉搏和四肢的运动及感觉功能。

　　任何患者有应用脊柱运动限制的临床指征时，如前面所列出的，都应使用大小合适的颈托，以减少颈椎活动。操作步骤图 11-2 展示了颈托的佩戴。

操作步骤图 11-2　颈托的佩戴

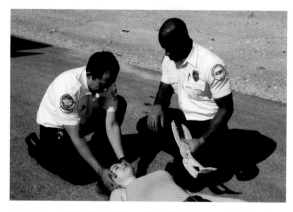

11-2-1　手动固定要靠 1 号急救人员双手扶着患者的头，当患者处于仰卧位时，安装半硬质颈托最容易完成。如果患者没有反应，或者没有处于人体中线的中立位上，如有必要，1 号急救人员可以尝试调整其头部的位置

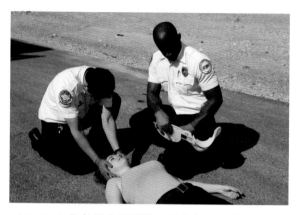

11-2-2　2 号急救人员测量一下患者，以确定合适尺寸的半硬质颈托。虽然下颌骨和斜方肌间的角度是测量颈托大小所需的最常见的解剖点，但急救人员必须参考各制造厂商的说明

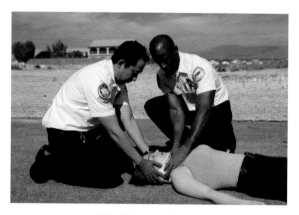

11-2-3　2 号急救人员安装颈托，固定到位

提示

短解救装置

- 用固定带约束男性患者的腿部时，不要让约束带压在生殖器上。
- 不要把固定带作为搬动患者的把手。搬运时要将患者和解救装置作为一个整体。许多短解救装置配有内置的把手。这些固定带和把手都不可单独用于搬动患者。
- 可能需要根据受伤情况调整约束技术。

用短解救装置施行脊柱运动限制

　　对于体位（如在机动车中）不允许使用长脊板的患者，可应用短解救装置。这类解救装置有几种不同产品。有些产品的绑定机制与这里介绍的并不相同。在紧急应用之前，要熟悉你所用的解救装置（请参见操作步骤图 11-3，指导如何应用短解救装置）。

紧急救援和快速解救

　　车祸发生后，解救被留在车内的患者时通常将其固定在半身解救装置上，然后再向长脊板转移。虽然这是解救所有潜在脊柱损伤患者的最佳方式，但在某些情况下必须用更快速的方法。有几项关于将患者从车辆中解救出来时脊柱运动的研究表明，戴颈托自救的患者可能比被急救人员救出的患者脊柱运动更小（Dixon，O'Halloran 和 Cummins，2014；Shafer 和 Naunheim，2009）。

　　注意：ITLS 组织提供了一个为期一天被称为"Access"的课程，即运用简单手工工具从机动车内解救患者的基本课程。请致电 888-495-4857 获取更多信息

（国际致电 630-495-6442）。

1.需要紧急救援的情形

　　紧急救援仅用于因环境中存在潜在危险，患者生命正受到威胁的情形。在那种情况下，可能没有时间运用任何技术，只能将患者拖到安全的地方。如果可能，拉力应该沿着身体的长轴施加（图11-3）。这是一个"非常情况下必须采取非常措施"的例子。要运用良好的判断力。不要在危险境地中牺牲生命。无论何时应用这个程序，都应在书面报告中注明，在医疗主管审查时，应准备为你的行为辩护。

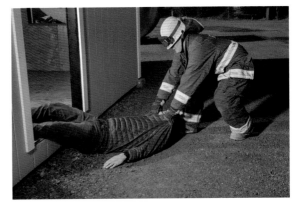

图 11-3　营救拖拽

操作步骤图11-3　　Kendrick解救装置的佩戴

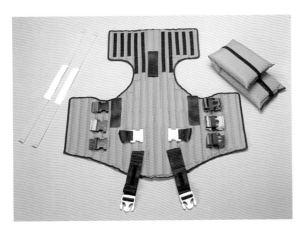

11-3-1　Ferno Kendrick 解救装置（KED）（©*Ferno Corporation*）

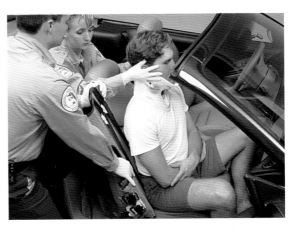

11-3-2　实施颈椎颈托固定后，将KED 置于患者背后，摆在正中

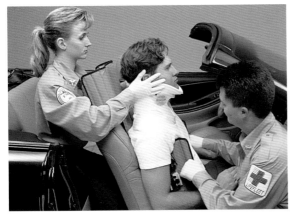

11-3-3　将解救装置正确对位。然后用胸甲将患者的躯干包裹起来

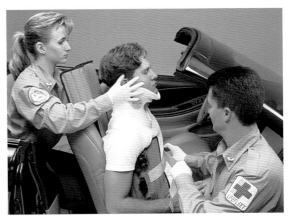

11-3-4　将解救装置在腋下围好，然后固定胸带

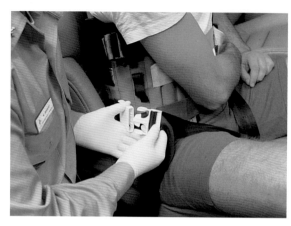

11-3-5　装置上的每条腿部处的固定带都要绕过同侧大腿，然后返回同侧扣环并固定好

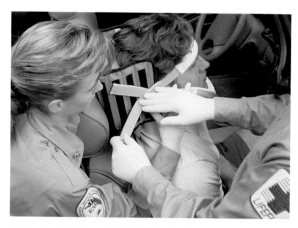

11-3-6　用 Velcro（尼龙搭扣）头部固定带固定患者的头部。如有必要，则用衬垫保持头部的中立位

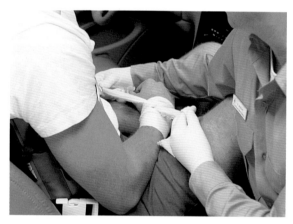

11-3-7　将双手固定在一起或用固定带将手臂和手固定在患者的一侧

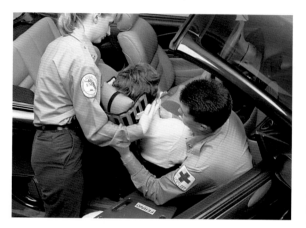

11-3-8　将患者和解救装置作为一个整体进行方位旋转，然后将患者置于长脊板上。松开腿部固定带，让双腿伸展放平。最后，将患者和解救装置固定在长脊板上

　　如果估计现场存在数秒内即将危及急救者或患者的情况，必须执行紧急救援，如图11-4所示。

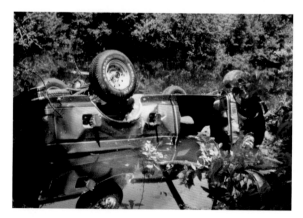

图11-4　可能必须施行紧急救援的一种情形（*Photo courtesy of Bonnie Meneely，EMT-P*）

- 失火或有面临失火或爆炸的危险。
- 敌对的环境，有枪炮声或受其他武器的威胁。
- 被汹涌洪水卷走的危险。
- 面临有倒塌危险的建筑物。
- 持续暴露在有危及生命的有毒物质周围。

2.需要快速解救的情形

如果ITLS初步评估发现患者正处于严重的持续危险中，需要在一两分钟内进行干预，急救者应执行快速解救（操作步骤图11-4）。在这种情况下，急救者必须立即而快速地采取行动，但在解救过程中仍可以在一定程度上固定患者。

以下是可能需要快速解救的情况。

- 气道阻塞，无法通过托颌法或手法清除气道异物来解决。
- 心搏或呼吸骤停。
- 胸部或气道损伤，需要通气或辅助通气。
- 严重休克或存在无法控制的出血。

提示

- 使用长脊板时，当需要用胸前的横向固定带固定女性时，要将胸前的固定带置于乳房上方和手臂下方，而不是横越乳房。
- 当使用腹部的横向固定带固定孕妇时，要将固定带置于骨盆上，而不可横越子宫。
- 根据受伤情况，可能需要调整约束技术。
- 要将患者固定得足够好，即使长脊板翻向一侧也不会或很少产生脊柱活动。
- 不要让固定带太紧，以免影响患者呼吸。

操作步骤图11-4　快速解救

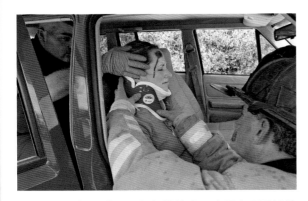

11-4-1　颈部制动，进行初始检查。应用半硬质解救颈托

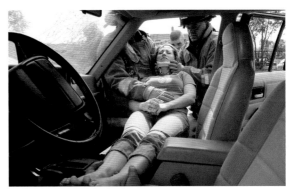

11-4-2　2号急救人员站在打开的汽车车门旁，接替控制颈椎的稳定。将长脊板置于座位上，轻轻放在患者下方。急救人员小心支撑患者的颈部、躯干和腿，转动患者

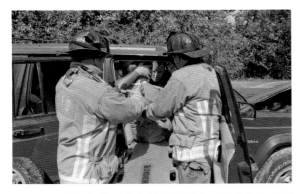

11-4-3　将担架车固定在长脊板下方。开始将患者平放在长脊板上

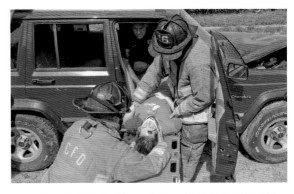

11-4-4　抬起患者双腿，将其向后平放在长脊板上。小心将患者全身移到长脊板上。如果有急救车，立即将患者从事故车里撤离出来，转移到急救车上。尽快将患者固定在长脊板上

使用长脊板进行脊柱运动限制

对怀疑存在脊髓损伤的患者应用脊柱运动限制的最重要的方法是将他从头到足固定在长脊板上。但必须要以细致的、相互配合的方式将患者转移到长脊板上，防止患者在轴向翻身时受到任何进一步的伤害。

请参阅操作步骤图11-5，用轴向翻身法将仰卧位患者转移到长脊板上。相比之下，俯卧位患者最常见的是其头部转向一侧。在这种情况下，急救人员需要将其头部置于中立位对齐。可以采用以下3种方式。

- 轴向翻身之前，将患者的头部置于中立位（鼻子朝下）。
- 在轴向翻身过程中，逐步将患者的头部转向中立位。
- 在轴向翻身过程中，身体转动时一直保持头部的偏转方向。待完成轴向翻身后，再将头部置于中立位。

操作步骤图11-5　用轴向翻身法将平卧位患者转移到长脊板上

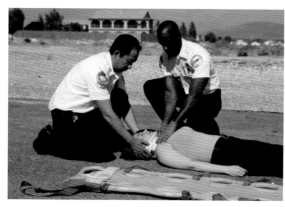

11-5-1　建立并保持中立位制动。使用半硬质颈托固定患者颈椎

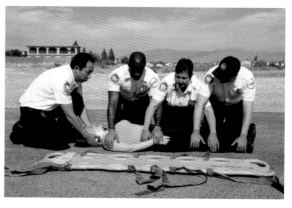

11-5-2　将长脊板置于患者旁边，2、3、4 号急救人员位于患者一侧，面向长脊板，预留出空间以使患者朝向他们翻身

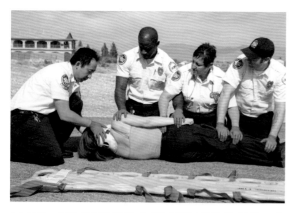

11-5-3　1号或2号急救人员可指挥其他队员将患者作为一个整体同步翻向急救人员一侧

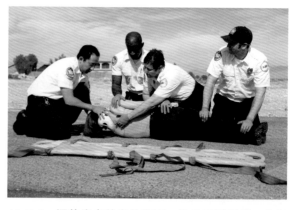

11-5-4　评估患者的身体背面，从枕后到足跟，在腰部的急救人员伸出手，抓住长脊板，将其拉近，紧靠着患者。这个动作也可以由5号急救人员完成。1号或2号急救人员指挥大家一起将患者向后翻身到长脊板上

俯卧位患者的气道状态是决定施行整体翻转顺序的关键。决定如何进行整体翻转，有 3 种临床情况。第一种临床情况：没有呼吸或是有严重呼吸困难的患者。必须立即对其进行整体翻转，以便可以处理气道。除非长脊板已安置好，否则就必须为患者整体翻转，先处理气道，随后准备运送时再把患者转移到长脊板上（在整体翻转的第二步）。

操作步骤图11-5（续）

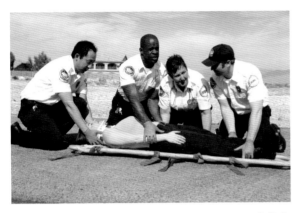

11-5-5 将患者定位在长脊板的中线上，用固定带将患者身体固定在长脊板上。管理好患者的四肢和手，以免出现不受控制的移动

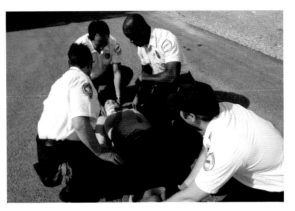

11-5-6 身体和四肢固定好后，使用头部或颈部固定装置将患者的头部固定在长脊板上

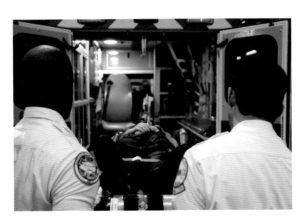

11-5-7 将患者和长脊板作为一个整体转运至担架车，继续将患者转入救护车

第二种临床情况：口腔或鼻腔大出血的患者，一定不要将其转为仰卧位。上呼吸道大出血患者处于俯卧位可保证呼吸。这样的患者必须小心进行脊柱运动限制，要以俯卧位或偏向一侧的体位运送，让重力帮助保持气道通畅。在这种情况下，真空担架非常有用，因为它可以让患者以一个整体进行翻身。

第三种临床情况：对于气道足够通畅并有呼吸功能的患者，必须直接用整体翻转法将其转移到长脊板上。

操作步骤

将气道足够通畅的俯卧位患者用整体翻转法转移到长脊板的步骤

1. 1号急救人员固定颈部。急救人员的手放在患者的头部和颈部，拇指指向患者面部（图11-5）。这样在为患者进行整体翻转时可以避免急救人员的双臂交叉。完成初始检查和患者背面的检查。然后，为患者戴上半硬质颈托。

2. 以正常方式将患者的下肢放平伸直，手臂（掌心向内）伸直并放在身体两侧。患者将要翻身压在一只手臂上，可用这只手臂充当身体夹板。

3. 长脊板贴近患者身体放置于1号急救人员低位手的一侧（如果1号急救人员的低位手在患者的右侧，长脊板就放置在患者的右侧）。如果患者靠近长脊板一侧的手臂受了伤，要小心将患者的手臂抬高到头上方，以免在翻身时压到受伤的手臂。

4. 2号和3号急救人员跪在患者身边，与长脊板相对。

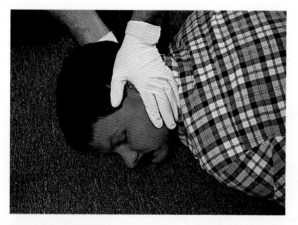

图11-5 固定俯卧位（或仰卧位）患者的颈部时，拇指始终要指向面部（而不是枕部）。这样在为患者翻身时可以避免双臂交叉

5. 2号急救人员位于患者的胸部。3号急救人员应该位于患者的大腿旁边。

6. 2号急救人员抓住患者肩膀和髋部。通常情况下，很可能是抓住患者的衣服（如果衣服不是太宽松），以帮助患者翻身。

7. 3号急救人员抓住髋部（同时将旁边的手臂控制住）和小腿（将双腿控制在一起）。

8. 所有人都准备好后，1号或2号急救人员发出指令将患者整体翻转。

9. 2号和3号急救人员将患者翻向远离他们的一侧。患者的手臂始终被锁定在身体一侧，以维持夹板作用。翻身时头、肩和骨盆始终保持呈一直线。

10. 现在将长脊板贴近患者，并由4号急救人员扶着长脊板成30°～45°。如果只有3名急救人员，则由2号或3号急救人员将长脊板拉近放置到位。此时，长脊板是平放的。

11. 当所有人都准备就绪，1号急救人员发出指令将患者翻身到长脊板上。操作时要保持头、肩和骨盆始终保持呈一直线。

12. 如果患者没有居中，使用"Z"字移动使其位于长脊板的中心。在稳定颈部人员的指挥下，护理人员将患者移向足侧。然后在第二步中，患者被移回长脊板的顶端和中心。另一种方法是第一次在长脊板上对患者进行轴向翻身并将其移向头部时，将长脊板的顶端高于患者头部40cm，这样在沿长轴拉动患者时可以将其移向中心（Grayson，2011）。

13. 此时应完成ITLS初步评估。

1. 特别注意事项

胸部或腹部受伤的患者在轴向翻身时应翻向其健侧。翻身要快速，不要影响肺部扩张。对于下肢受伤的患者，让2号急救人员在患者的足旁就位，以便在轴向翻身过程中可托住受伤的腿使身体呈一直线，然后再尝试将患者翻向未受伤的一侧。一般情况下，在轴向翻身过程中，将患者翻向哪一侧不重要，并且在只能将长脊板放置在患者某一侧时，翻身的方向也可以改变。

对于大多数创伤患者来说，轴向翻身技术是有益的。但是，它可能会加重骨盆骨折。如果骨盆骨折看上去是稳定的，轴向翻身时应小心地将患者翻向健侧（如果可以辨别出来）。骨盆骨折明显不稳定的患者就不应进行轴向翻身，而是应该由4名或更多的急救人员小心地将患者抬到长脊板上。

铲式担架是另一种装置，当特殊伤情使整体翻转变得困难时，它可以帮助将患者转移到长脊板上，已出现一些更新的铲式担架（如脊柱运动限制型铲式担架），与长脊板相比，它们可提供同等或更好的稳定性，可用来替代长脊板将患者转运到担架上。

操作步骤图11-6概述了铲式担架作为转运板的使用方法。如果把它作为脊柱运动限制过程的一部分，那么在放置铲式担架前，应首先用颈托配合进行头部手法固定。

还有一种可用于脊柱运动限制的设备是真空担架。它在欧洲比较常用，使用这种设备发生压疮的风险较低，患者感觉更舒适（图11-6）。

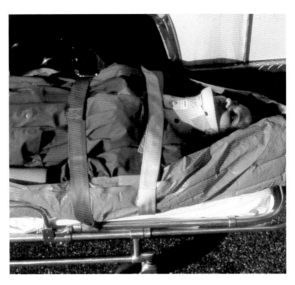

图11-6　真空担架

2.将患者固定在长脊板上

当将患者固定在担架或长脊板上时，必须使用适当的带子。带子应当足够宽（2in，或至少5cm），并且没有打褶。应该先固定好躯干，然后是腿，最后是头部。肩带应该穿过骨盆和胸部，如果救护车的速度突然变化，应该防止患者滑动。其次还要确保腿的安全，确保带子不会在骨折部位上交叉。一旦躯干和腿被固定在救护车担架上，就可以固定头部。与所有设备一样，在紧急情况下使用它之前，您应该熟悉该设备的捆扎系统。

目前市面上有许多应用于特殊和救援情况下的商用全身固定设备，包括Ferno Paraguard、Sked担架、Reeves套筒和Miller身体夹板。

Reeves套筒是一个可塞入标准长脊板的重型套筒。该套筒有以下几种附件。

- 头部固定装置。
- 厚乙烯基涂层尼龙垫板，可越过胸部和腹部，并用安全带型的固定带和快拆式接头固定。
- 两个全长下肢垫板，以固定双腿。
- 将双臂固定在位的固定带。
- 6个用于搬运患者的把手。
- 用于绳索提拉患者的金属环（可承受2500磅的力量。译者注：2500磅＝1133.98kg）。

操作步骤图11-6　铲式担架的应用

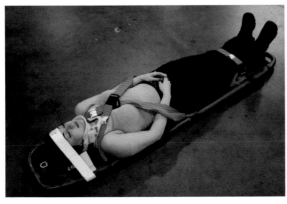

11-6-1　将患者固定在铲式担架后，需要安装头部固定器和头部固定带

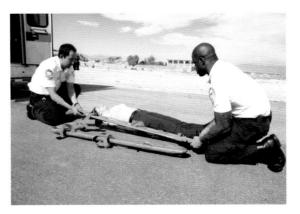

11-6-2　将铲式担架分成两半

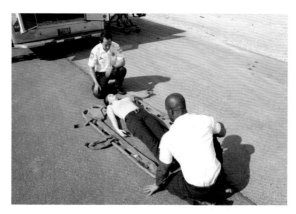

11-6-3 可以将铲式担架放在患者任意一侧，小心不要直接在患者上方传递担架

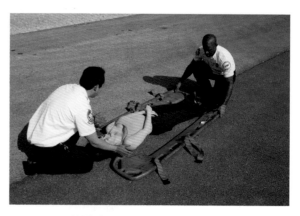

11-6-4 调整铲式担架两半部分进行匹配，确保头和足跟在铲式担架区域内

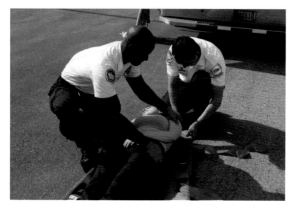

11-6-5 先重新衔接铲式担架的头端。可能需要重新定位患者肩部

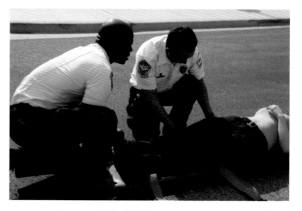

11-6-6 仔细合拢铲式担架足端，以防夹住患者背面的身体组织，并重新衔接

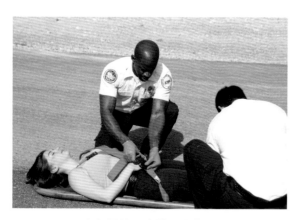

11-6-7 用一定数量的固定带将患者固定在铲式担架上，以确保患者在移动中的安全

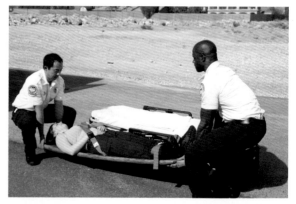

11-6-8 在确认铲式担架的头端和足端锁在一起后，即可转运患者

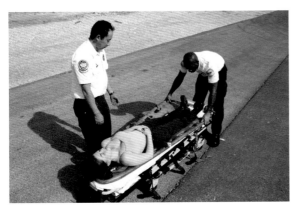

11-6-9　将患者从铲式担架移走，要按照相反的步骤进行

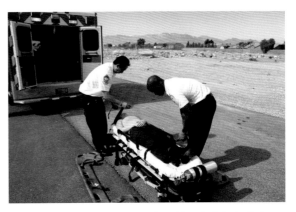

11-6-10　一旦移除，患者需被固定在担架车上

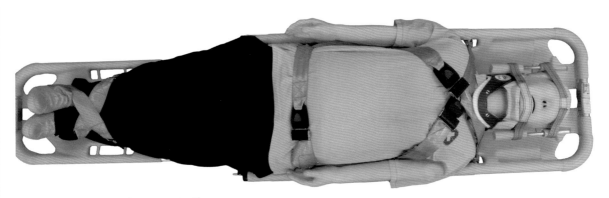

11-6-11　最新型脊柱运动限制型脊柱板担架（SMR-Scoop stretcher）将长脊板和铲式担架的优点整合在一起，并克服了长脊板不能搬运骨盆骨折患者而铲式担架没有制式头部固定器的缺点

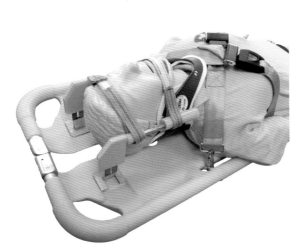

11-6-12　制式的头部固定器可在需要时翻折，并兼顾成人/儿童不同尺寸

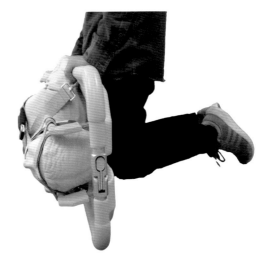

11-6-13　钩锁式固定带可将铲式担架上的呕吐患者侧翻成90°以上，以防止窒息

当患者被置于Reeves套筒内时，无论是被水平、垂直提起，还是提着患者的一侧（就像手提箱）时依然可以保持固定。此装置对于神志不清、有攻击性及为了安全必须限制其行为的患者来说非常好（图11-7）。

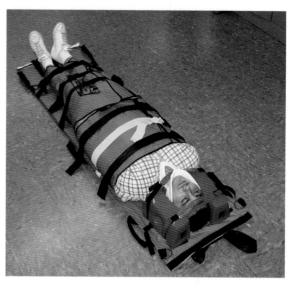

图11-7　Reeves 套筒是一种可选配的活动限制/空间限制性解救装置。患者手臂被包裹在垫板和固定带内

Miller身体夹板是长脊板、头部固定器和身体固定装置的结合体（见第10章，图10-8B）。与Reeves套筒一样，它仅需要很少的时间和力量就可以出色地完成脊柱运动限制。然而，如果长时间被放置在这些设备上，患者也会遇到限制呼吸、误吸及压疮问题。

3.固定头部和颈部的特别注意事项

有时无法安全地做到将头部和颈部固定在中立位。如果头部或颈部停留在一个成角度的姿势，且无论如何尝试将头颈部摆正都会引起患者疼痛，那么应将患者的头颈部固定在最初的位置上。这对于颈部偏向一侧，且用轻柔的力量不容易摆正的昏迷患者也一样。可以考虑使用一种商用头部运动限制装置，该装置允许在头部中线位置以外的位置应用颈托，还可以用毛毯卷小心将头部和颈部通过胶带固定在最初的位置上，这样也是合理的。

4.头盔的管理

对创伤患者的摩托车头盔处理见操作步骤图11-7和操作步骤图11-8。去除头盔的首要目的是方便气道管理，尤其是整体面罩设计的那些头盔。患者处于仰卧位时，摩托车头盔会导致颈部弯曲，行脊柱运动限制有困难。

操作步骤图 11-7 卸除摩托车头盔

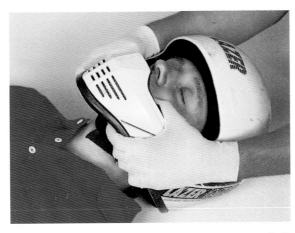

11-7-1 一名急救人员将手放在头盔的两侧，手指放在患者的下颌上固定头部。这样做可以防止下颌带松脱的时候打滑

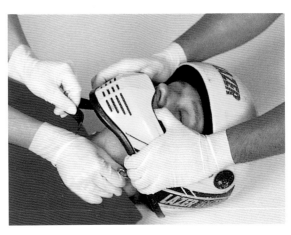

11-7-2 2号急救人员松开头盔D环上的下颌带，此时要保持头部固定

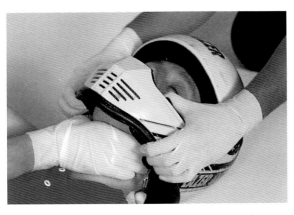

11-7-3 2号急救人员一只手张开一个角度托住下颌，拇指托住一侧，其他四指托住另一侧

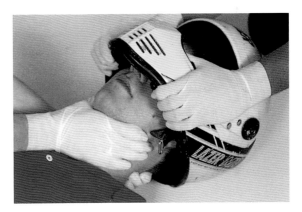

11-7-4 2号急救人员用另一只手托住枕部。这个动作将固定的责任转移给2号急救人员。在头顶部的急救人员分两步取下头盔，可允许2号急救人员重新调整枕后手的位置。要记住三点：①头盔底部是椭圆形的，因此必须向侧方撑开，以便从头上取下来；②如果头盔是全面罩的，则必须先取下眼镜；③如果头盔是全面罩的，鼻子会妨碍取下头盔。要顺利通过鼻子，头盔必须向后倾斜，然后向上提

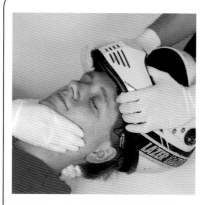

11-7-5 在整个摘头盔的过程中，2号急救人员在下方保持中立位制动，以防止头部倾斜

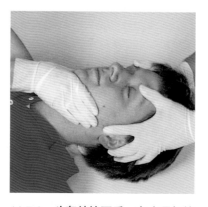

11-7-6 头盔被摘下后，在头顶部的急救人员重新将手放在患者的头部两侧，手掌绕过耳朵，接替固定责任

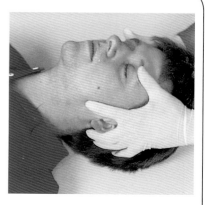

11-7-7 从上方保持固定，直至完成脊柱运动限制

操作步骤图11-8 其他卸除摩托车头盔的步骤

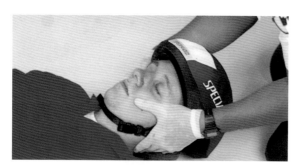

11-8-1 保持稳定的中立位制动

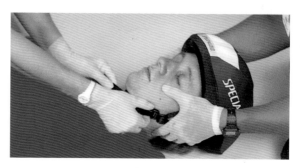

11-8-2 取下下颌固定带

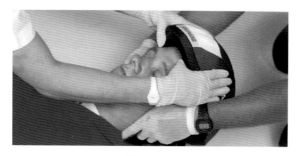

11-8-3 手扶两侧轻轻脱下头盔

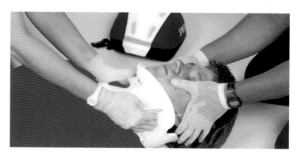

11-8-4 使用合适的颈托，并将患者固定在长脊板上

（译者 陈世铮 孙知寒）

第 12 章

头外伤和创伤性脑损伤

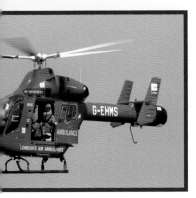

（Cheryl Casey/Shutterstock）

David E. Manthey, MD, FAAEM, FACEP
Shin Tsuruoka, MD
Roy L. Alson, PhD, MD, FACEP, FAEMS

关键词

脑疝综合征

脑灌注压（CPP）

对冲伤

受力侧伤

库欣反应

药物辅助插管（DAI）

颅内压（ICP）

平均动脉压（MAP）

Monro-Kellie 定律

无血流现象

原发性颅脑损伤

继发性颅脑损伤

学习目标

学完本章后，应该能够做到：

1. 了解颅脑的解剖结构。

2. 了解颅脑损伤的病理生理学机制。

3. 了解如何区分原发性和继发性颅脑损伤机制。

4. 了解继发性颅脑损伤机制。

5. 了解颅脑损伤的评估方法。

6. 了解颅脑损伤的院前急救。

7. 了解脑疝综合征的表现及处理。

8. 了解救治颅脑损伤中可能出现的问题。

章节概述

颅脑损伤或更具体地说创伤性脑损伤（TBI）是复合性创伤患者致残和死亡的主要原因。在世界范围内，由创伤性脑损伤造成的死亡、伤残及治疗费用导致的经济损失是巨大的。对于多系统损伤患者，40% 合并中枢神经系统损伤，这些患者死亡率（35%）是不合并中枢神经系统损伤患者的 2 倍（17%）。颅脑创伤占所有外伤死亡患者的25%，且交通事故死亡人数的50% 以上为颅脑损伤。颅脑损伤导致死亡和家庭被毁的数量是惊人的。预防外伤发生仍是最有效的方法。EMS 人员通过鼓励在运动、工作中使用头盔及在车上使用约束装置有助于减少此类颅脑损伤的发生。

急救员可能会遇到不同严重程度病情的颅脑损伤患者，如果能够快速有效地识别出需要紧急干预的患者，并转送到合适的医疗单位，能明显改善患者的预后。不是每种头部外伤都会导致创伤性脑损伤。一些外伤可累及头皮、颅骨或者面部。累及部位为锁骨以上的损伤提示急救员寻找是否存在创伤性脑损伤。

颅脑损伤患者经常存在意识水平的改变，无法有效地评估此类患者的颈椎情况，因此急救者需要考虑到颅脑损伤患者可能合并颈椎及脊柱损伤，需要像在本书其他章节提到的那样恰当地限制脊柱运动（第10章）。

从本书的第 3 版开始，此章节中内容主要参考了颅脑损伤基金会（BTF，此基金会是专门改善颅脑损伤患者治疗的多学科组织）的指南。

案例分析

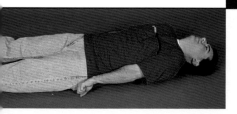

你是急救车上的救治小组组长，正在将一名摩托车车祸中的患者运送到创伤中心。初始检查和快速创伤检查显示可危及生命的左膝外部出血，现在用止血带控制出血。其余发现包括头部、胸部及腹部可疑损伤，下肢移动困难，考虑可能合并脊柱损伤。由于呼吸功能紊乱，你对患者进行了气管插管，对右侧张力性气胸进行了减压。患者由于伤害性刺激表现为去大脑强直，在治疗患者的休克之后，你再次评估患者病情，患者仍表现为去大脑强直状态，气道通畅，呼吸频率减慢（辅助呼吸下 6～8 次/分），脉搏小于80次/分，血压为88/40mmHg，SaO_2 为95%，$ETCO_2$ 为38mmHg。距到达急救中心还有 6～8 分钟，神经系统检查提示伤害性刺激导致的下肢瘫痪。右侧瞳孔散大且对光反射消失。

在处理患者病情前，请考虑下列问题：你推测这位患者正在发生什么？对于患者持续减弱的反应，你认为可能是什么原因？ITLS 持续评估可以显示什么吗？你曾经检查患者的指尖血糖吗？阅读此章节时记住这些问题，读完后，找到处理此患者病情的方法。

颅脑解剖

为了有效救治颅脑损伤患者，掌握颅脑解剖结构及生理学特点显得尤为重要。颅脑（除颌面部）主要包括（图12-1）：头皮、颅骨、脑膜（硬脑膜、蛛网膜、软脑膜）、脑组织、脑脊液、血管结构。

头皮覆盖于颅骨，头皮富含血供，因此当它被撕裂时容易出血。颅腔是密闭结构，坚硬的颅骨能够保护脑组织，同时也是颅脑损伤的重要因素之一。颞骨作

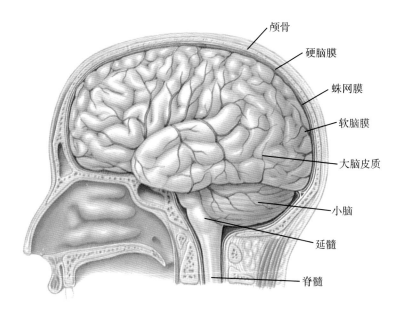

颅骨

硬脑膜

蛛网膜

软脑膜

大脑皮质

小脑

延髓

脊髓

图 12-1　**颅脑解剖**

为颅底结构的一部分，非常薄且易损伤。纤维组织在颅骨内覆盖脑表面，主要有以下三层结构：硬脑膜（坚韧），包裹整个脑组织；蛛网膜，位于硬脑膜之下，脑动静脉就在此层；软脑膜（软），在蛛网膜下，覆盖于脑组织表面。脑脊液位于蛛网膜与软脑膜之间。

脑组织间充满脑脊液，且脑组织固定于颅底，颅顶部脑组织相对于颅底部分更容易移动。脑组织只能在密闭颅腔中活动，容易撞击突出的颅骨结构（见第1章发病机制中的第3种撞击）。

颅腔内容物包括脑组织、脑脊液及血液，3 种内容物完全充满颅腔，因此其中一种内容物体积增加会引起其余两种的减少，这是颅脑损伤的重要发病机制（Monro-Kellie 定律）。外伤后脑组织出现水肿，因颅内容量固定，脑组织肿胀，需要更大容量的颅内容积。首先，随着脑组织的肿胀，血液及脑脊液代偿性的体积减少，颅内压随之升高。随着脑组织继续肿胀，颅内失代偿，颅内压开始增高，血液可进入颅骨，脑灌注下降，导致远期的脑损伤。颅内压继续升高，颅内可以减轻颅内压力的唯一的开放通道即枕骨大孔。严重的颅内压升高可引起枕骨大孔疝，脑干受挤压向下通过枕骨大孔进入颈椎，造成极严重的后果。例如，由年龄或酒精中毒引起的萎缩，给颅内穹窿提供了额外的空间，使更多的血液或肿胀在患者出现症状之前发生。

脑脊液是填充于脑及脊髓内的营养性液体，在脑室内以 0.33ml/min 的速度产生，经蛛网膜吸收。任何阻碍脊髓液流出的东西，如脑室或蛛网膜下腔里的创伤性血液，可引起脑脊液在脑内大量聚积（脑积水），并引起颅内压增高。

颅脑损伤的病理生理学机制

根据致伤物是否引起脑组织暴露，颅脑损伤可分为闭合性颅脑损伤及开放性颅脑损伤。颅脑损伤也可分为原发性颅脑损伤及继发性颅脑损伤。

提示

颈椎损伤
在治疗颅脑损伤患者时，总是要考虑是否合并颈椎损伤。

Monro-Kellie 定律：颅内容物包括脑组织、血液、脑脊液体积都是固定的，一种内容物体积的增多伴随着另外两种内容物体积的减少。

原发性颅脑损伤及继发性颅脑损伤

原发性颅脑损伤：外力作用下即刻出现的脑损伤。

（1）原发性颅脑损伤：是指受伤即刻发生的直接损伤，损伤是不可逆的。在损伤发生之后可做的补救措施很少。原发性颅脑损伤可以通过一些措施预防，如汽车的约束系统、运动、工作及骑行中使用头盔、枪支使用管理教育等。

穿透伤常引起原发性颅脑损伤，多由外力直接作用于颅骨或脑组织在颅腔内冲撞引起。头部撞击物体时可引起减速性损伤，如撞击汽车的挡风玻璃，外伤发生时颅骨突发减速，脑组织由于惯性作用继续向前运动，撞击受力侧颅骨（第3种撞击）并反弹撞击到受力对侧颅骨（第4种撞击），因此脑组织损伤可发生于撞击侧（"受力侧伤"）及对侧（"对冲伤"）。颅骨内不平滑（图12-2），脑组织运动撞击到突出部分容易引起脑组织及血管损伤。

受力侧伤：受力侧的脑损伤。
对冲伤：受力对侧的脑损伤。
继发性颅脑损伤：在原发性颅脑损伤之后，产生的由于脑缺氧及脑供血不足引起的脑损伤。

（2）继发性颅脑损伤：是由脑缺氧及脑灌注不足引起的。有效的院前急救能够预防继发性颅脑损伤的进展。由于原发性颅脑损伤引起的脑水肿可引起灌注不足。缺氧、高碳酸血症、酸中毒或低血压作为其他损伤的结果而发生，每一次都会给脑组织造成伤害。脑组织对损伤最主要的反应是出现脑水肿，脑血管扩张使进入损伤部位的血液增加，因颅内没有多余的空间，肿胀损伤的区域或新形成的颅内血肿增加了颅内压，脑血流减少进一步加剧颅脑损伤。颅内水肿的加重不会突然发生，但脑水肿在受伤数小时后发生，受伤早期应阻止水肿的增大并保持充足脑灌注能够缓解病情。

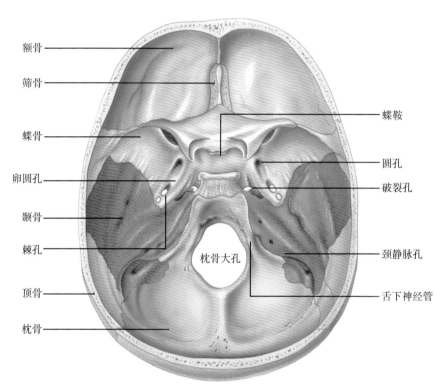

图12-2　粗糙的颅骨内面基底部

脑组织通过调节脑血流维持脑代谢需要，血流的自动调节机制主要依赖于血液中二氧化碳。血二氧化碳分压的正常范围是 $35\sim45mmHg$。血二氧化碳增加（通气不足）引起脑血管扩张，血二氧化碳减少（过度通气）引起脑血管收缩及脑血流减少。过去学者们认为，受损脑组织的血流量增加将加重脑组织肿胀，因此过度通气可减轻脑水肿及缓解脑组织肿胀导致的颅内压增高。因颅内压增高将减少脑血流量，加重脑损伤。

近期研究表明，过度通气对于缓解脑水肿的作用甚微，但是可引起脑血管收缩，导致脑缺氧。脑组织不能耐受缺氧。因此，通气不足或过度通气均可增加颅脑损伤患者脑缺血及死亡率。良好的通气及充足的氧供对于颅脑损伤患者至关重要，呼吸频率需维持在 6 ～ 8 秒/次，呼气末二氧化碳分压需在 35 ～ 45mmHg。对于颅脑损伤患者，不推荐过度通气治疗。

颅内压

脑组织、脑脊液及血液位于颅骨及脑膜内，由于颅腔体积固定，上述 3 种颅腔内容物中任何一种成分体积增加，可引起其余两种成分体积减少。尽管脑脊液及血液量可在一定程度上增减，但只能代偿小部分空间，无法抵消快速肿胀的脑组织。颅骨内的压力称为颅内压，颅内压增高导致脑血流量减少。脑组织存活需要持续的血供（氧气及葡萄糖），灌注不足导致的脑肿胀可快速进展为毁灭性结局。

当颅内压高于 15mmHg 时较危险，当高于 25mmHg 时可出现脑疝。脑灌注压（CPP）定义为通过脑组织的血流压力，数值上等于平均动脉压（MAP）减去颅内压的差值。

平均动脉压（MAP）＝舒张压＋1/3（收缩压－舒张压）

脑灌注压（CPP）＝平均动脉压（MAP）－颅内压（ICP）

当脑水肿或颅内出血时，可引起颅内压增加及脑灌注不足，最终导致脑缺氧。在晚期，会出现高血压、心动过缓、呼吸不规则的情况，这一系列症状称为库欣反应，与颅内压显著增高有关，预示着将会有脑疝发生。颅内压增高后，全身动脉收缩压升高代偿性增加脑血供。收缩压增高后，机体试图通过降低心排血量来降低血压时，就会出现心率的下降。严重脑损伤或脑缺氧，颅内压持续螺旋式上升直到接近平均动脉压，脑灌注持续降低直至消失，由于脑灌注压决定于动脉压及颅内压，当颅内压增高时，血压降低也可加剧脑灌注压不足。

颅脑损伤后血管自动调节机制受损，脑组织灌注主要决定于脑灌注压。对于严重颅脑损伤患者，需维持脑灌注压在 60 ～ 70mmHg（算法见上面的公式），这就要求非复合性的严重颅脑损伤患者的平均动脉压保持在 70mmHg 以上。对于非复合性的严重颅脑损伤患者（格拉斯哥昏迷量表评分＜9分），只有 5% 的患者出现低血压，因此维持收缩压在上述数值不难做到。一位典型颅脑损伤的患者，在血压较低的情况下，某部位出血或有脊髓损伤导致神经源性休克。过于激进的尝试仅使用输液的方式使脑灌注压达 70mmHg 以上，可能导致成人急性呼吸窘迫综合征（ARDS）的发生。在液体复苏不能够恢复灌注的情况下，加压也可能有效，但对于复合性颅脑损伤的患者可能有害。一定记住，低血压和相关的灌注不良对于受伤大脑的影响是毁灭性的。

脑疝综合征

当脑组织肿胀或颅内血肿形成时，特别是颅脑损伤后，颅内压急剧增加。脑组织受压通过小脑幕向下移行，导致脑脊液循环受阻，脑干受压引起脑疝综合征。脑疝的典型临床表现为意识水平（LOC）下降至昏迷、瞳孔散大、眼球向受伤侧的外下方凝视、受伤大脑对侧肢体偏瘫或去脑强直（上下肢强直）。脑疝发生早期，患者生命体征表现为血压升高、心率下降（库欣反应），随后快速出现生命体征消失、患者死亡。脑疝常发生于急性硬膜外或硬膜下血肿后。

当颅脑损伤患者出现上述临床表现，意味着即将发生脑疝，此时应进行临床干预。过度通气能够收缩脑血管，降低颅内压。此种情况下，脑疝风险高于过度

颅内压（ICP）：脑及其他颅腔内容物压力。

脑灌注压（CPP）：血流进入脑组织的压力。

平均动脉压（MAP）：舒张压＋1/3（收缩压－舒张压）。

库欣反应：颅内压增加后，人体代偿性出现血压升高、心率下降及呼吸紊乱。常见于脑损伤后。

脑疝综合征：脑水肿导致颅内压增高，挤压脑组织通过颅底孔隙，如脑干，从而导致昏迷、瞳孔散大、对侧肢体偏瘫、血压升高、心动过缓。

通气引起脑缺氧风险，过度通气是推荐的治疗方式（成人维持呼吸次数在20次/分，儿童为25次/分，婴儿为30次/分）。如果能够监测二氧化碳波形，应维持呼气末二氧化碳分压在30～35mmHg。如果没有二氧化碳图，表12-1中的比率可以帮助指导颅脑损伤患者的通气。

纠正脑缺氧及低血压后，患者出现以下一种或多种临床表现时，可行过度通气治疗。

- 颅脑损伤患者格拉斯哥昏迷量表评分低于9分，去脑强直。
- 颅脑损伤患者格拉斯哥昏迷量表评分低于9分，瞳孔不对称、瞳孔散大，对光反射消失。
- 颅脑损伤患者格拉斯哥昏迷量表评分低于9分，且评分持续下降2分及以上。

瞳孔不对称是指双侧瞳孔相差1mm及以上，瞳孔固定是指瞳孔（＜1mm）对光反射消失。双侧瞳孔扩大且固定是脑干损伤的指征，且死亡率高达91%；约54%的单侧瞳孔扩大且固定，患者预后较好。脑缺氧、眼眶损伤、药物、闪电及低体温均可影响瞳孔对光反射，所以在进行过度通气治疗前应评估是否存在此类情况。弛缓性偏瘫通常表明脊髓损伤。

亚利桑那州EPIC-TBI计划研究指出，在CT检查前很难对脑疝进行准确诊断，有些患者在不必要的时候接受过度通气而遭受伤害。EPIC指南强调维持脑灌注（收缩压＞110mmHg），$ETCO_2$保持在35mmHg，血糖保持在3.9mmol/L（70mg/dl）以上。

ITLS指南仍然继续遵循BTF的建议，包括对脑疝患者进行温和而适度的过度通气。ITLS从之前的版本就开始推荐为了保证充足的灌注，颅脑损伤的患者保持至少110mmHg的收缩压，这比BTF指南建议的要高，但与亚利桑那州EPIC的推荐相一致。随着数据的逐渐完善，这些指南的推荐将被更新，并且可在ITLS网站获得。

表 12-1　正常通气频率及过度通气频率		
年龄分组	正常通气频率	过度通气频率
成年人	10～12次/分（呼气末二氧化碳分压35～45mmHg）	20次/分（呼气末二氧化碳30～35mmHg）
儿童	15次/分（呼气末二氧化碳分压35～45mmHg）	25次/分（呼气末二氧化碳30～35mmHg）
婴儿	20次/分（呼气末二氧化碳分压35～45mmHg）	30次/分（呼气末二氧化碳30～35mmHg）

头部损伤

头部由头皮、颅骨、大脑、颜面部构成，严重外伤可引起上述任何部位损伤。年龄较小的儿童，头部是身体最重的部分，所以跌落伤或减速性损伤通常引起头部损伤。

颜面部损伤

颜面部软组织血供丰富，损伤可出现擦伤或挫裂伤，如合并呼吸道损伤或失血性休克，可危及生命。大多数出血可通过压迫止血，但是鼻咽部出血难以在院前急救控制，可能出现生命危险。

　　颜面部骨折最常见的是鼻骨骨折，但不常引起大出血。面部合并颌部骨折也常见，此种情况下如出现呼吸道水肿或出血则较危险。

　　眼部损伤一般情况下不会导致生命危险，致残率较高。眼部损伤治疗应用生理盐水冲洗，然后选用合适材料覆盖保护，如果眼睛存在可疑性开放性损伤、瞳孔不规则，不要冲洗。覆盖眼罩，须保证眼球不受压。

头皮损伤

　　头皮血供丰富，发生挫裂伤后容易出血较多。由于许多小血管是在软组织的弹力层，不应使用预防血管痉挛的药物，此类药物会导致出血量及时间增加。此种情况更常见于儿童，因为他们的血管更细小。相对于成人，儿童更容易因头皮损伤发生失血性休克。

　　如果头皮损伤的成人患者出现休克，应寻找是否存在其他部位出血，如内出血。如果颅骨不存在不稳定的颅骨骨折，大多数头皮损伤的出血可以通过直接压迫止血。

颅骨损伤

　　颅骨损伤包括线性骨折、凹陷性骨折及复合性损伤（图12-3）。对于头皮大面积挫伤或淤肿的成人，应考虑合并颅骨骨折。除凹陷性骨折或复合性颅骨骨折引起压迫脑组织外，一般颅骨骨折无须特殊处理。需要特殊关注是否合并脑组织损伤。

　　开放性颅骨骨折应闭合伤口，避免为了止血而压迫脑组织。对于颅骨内异物，应小心保护（避免盲目取出）且及时转运至医院。

提示

休克

颅脑损伤出现无法解释的休克时，首先应考虑为低血容量性的。及时治疗低血压。

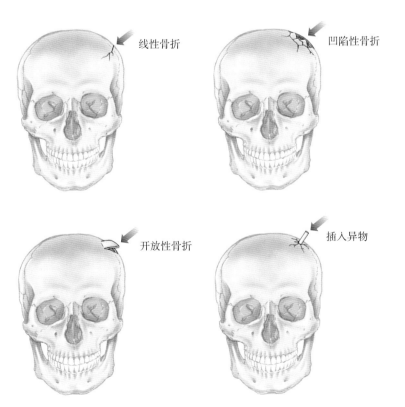

线性骨折

凹陷性骨折

开放性骨折

插入异物

图 12-3　不同类型骨折

对于不知道原因的儿童头外伤患者，应排除儿童受虐待的可能性。如果所解释的关于受伤的经过和造成的伤害不匹配，或者责任人让孩子做了一些与这个年龄段孩子没有能力进行的活动，更应怀疑患者受虐待致伤的可能性。如怀疑受伤儿童受虐，可向警察或社会服务机构报告请求帮助。

脑损伤

脑组织及血管损伤的类型有很多种。在此章节讨论的脑损伤类型较严重且常进展至生命危险。

1.脑震荡

无肉眼可见的颅脑损伤，通过现代影像学手段可做出诊断说明。神经元功能紊乱是脑震荡患者意识丧失的原因，但是部分患者也不出现意识丧失。

典型的脑震荡患者在受伤后可出现时间长短不等的意识丧失或障碍，数分钟后可恢复意识。患者还可出现失忆，不能记起受伤发生至即刻的事情（逆行性近期失忆）。患者近期记忆受影响，如果患者没有专注于说话者的回答，可能会反复提出问题。患者也可出现头痛、头晕、耳鸣和（或）恶心等症状。

脑震荡的长期症状多样，特别是复合性损伤患者容易出现，拳击、美式足球、橄榄球或其他需要身体接触运动的运动员也容易出现长期症状。脑震荡症状持续存在的运动员不应继续参加运动，除非得到医生许可。较好的防护设施可以减少脑震荡的发生率，脑震荡后的评估相关附加信息及指南可从美国疾病控制与预防中心及美国神经病学学会的网站查询。国际足联已经开发了脑震荡评估表（SCAT-5），可以经网址下载（https://resources.fifa.com/image/upload/scat5-sport-concussionassessment-tool.pdf?cloudid=y0qwvjew3zzz0bxx0a0h），其可以帮助急救人员评估脑震荡运动员的状态和指导决定他们什么时候可以重返比赛。

2.脑挫伤

脑挫伤患者常出现较长时间的意识丧失或意识水平严重改变（如意识障碍、持续性失忆、不正常行为）。虽然不常见，但脑水肿较快速且严重。患者可能出现局灶性神经系统功能缺损（肢体无力、失语）和貌似脑卒中症状。由于损伤部位特殊，患者还可出现性格改变，如脾气突发暴躁等。

3.弥漫性轴索损伤

严重钝器伤最常引起弥漫性轴索损伤（图12-4），脑损伤较重，易引起弥漫性脑水肿。通常情况下，脑部CT扫描查不到结构性脑损伤的证据，大多数患者表现为意识丧失，这是由于皮质及脑干之间神经纤维的破坏，不合并局灶性运动功能障碍。

4.脑缺氧性损伤

缺氧（如心搏骤停、气道阻塞、溺水）常引起严重脑损伤。上述病因下，脑血管痉挛导致脑皮质缺氧。缺氧状态持续4～6分钟后，重新供给氧气及升高血压后，脑皮质灌注不会改善（无血流现象）且脑细胞将持续性发生损伤，就会出现不可逆的损伤。

低体温似乎可以防止这种现象，有病例报道患者在低温环境下缺氧1小时后复苏；对于心搏骤停患者的研究表明，给予患者适当低温治疗可改善神经系统预后。此项治疗有待于应用于颅脑损伤患者。在外伤性脑损伤患者的治疗领域，启动低温疗法并不是当前指导方针的一部分。目前的研究主要关注既能缓解缺氧后血管痉挛又能减少细胞缺氧损伤的药物开发。

5.颅内出血

出血可位于颅骨与硬脑膜之间，硬脑膜与蛛网膜之间，蛛网膜下腔或脑内。

1）急性硬膜外血肿：常见于脑膜中动脉破裂。颞骨或顶骨线性骨折易引起脑

无血流现象：在缺氧4～6分钟后，即使恢复氧气及血液供应，大脑皮质仍会处于无灌注状态。

膜中动脉损伤（图12-5）。由于是动脉源性出血（静脉窦损伤也可导致出血），失血量较大，颅内压急剧增加，此类患者病情进展快，可危及生命。

　　急性硬膜外血肿患者临床表现为头部受伤后最早出现的意识丧失及短暂性清醒（中间清醒期）。受伤后数分钟至数小时后，可出现颅高压症状（头痛、呕吐及精神状态改变），意识再次丧失及受伤对侧肢体偏瘫（参见前文脑疝综合征）。受伤侧瞳孔散大固定（对光反射消失），随后患者死亡。请注意，并不是每位硬膜外血肿的患者都会有中间清醒期。恢复清醒并不意味着没有结构性损伤。应警告患者的家人和朋友，如果不做CT来排除这种疾病，要监测患者是否有精神状态改变的症状。在脑疝发生之前行手术清除血液并且控制住出血通常可以使神经功能恢复。

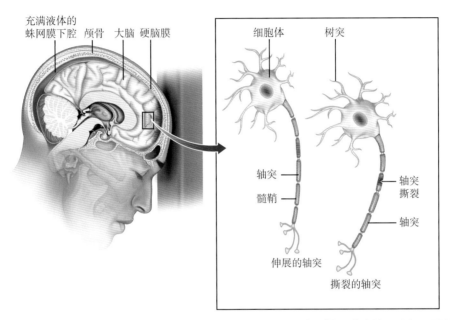

图 12-4　剪切力造成的弥漫性轴突损伤，这是由大脑快速减速或加速损伤神经轴突造成的，它们不再能够携带神经信号，脑水肿往往伴随着进一步的脑损伤

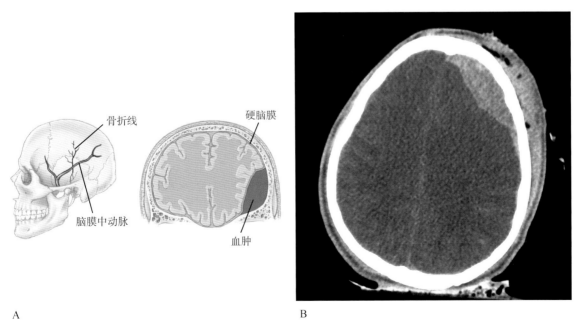

A

B

图 12-5　A.急性硬膜外血肿，常由硬膜外动脉损伤所致，血液聚集于硬脑膜与骨膜之间；B.在CAT扫描中注意出血的晶状体形状

2）急性硬膜下血肿：这是复杂脑挫伤导致的桥静脉和（或）脑动脉出血引起的（图12-6）。出血原因为静脉源性时，颅内压升高相对缓慢，症状在受伤早期不明显，因此常在受伤之后的数小时至数天才可明确诊断。

如果出血来自与脑挫裂伤相关的动脉，则临床症状发展迅速。临床表现包括头痛、意识水平改变、局灶性神经系统功能缺损（如单肢无力、一侧肢体无力、腱反射异常、语言障碍）。因为存在脑组织损伤潜在可能，此类患者预后较差。当患者出现昏迷时，死亡率高达60%～90%。使用抗凝药物会增加硬膜下出血的风险。脑萎缩会导致桥静脉伸展，患者受伤风险更高。因此，饮酒患者和老年人在减速性损伤后出现这种损伤的风险更高。他们可能一段时日后才会表现出这种症状和体征，因为萎缩也同样在出现症状前为血肿提供了空间。

6. 蛛网膜下腔出血

创伤性蛛网膜下腔出血很少单独发生，经常伴有硬脑膜下血肿或脑挫裂伤，蛛网膜下腔的血液刺激导致血管内液体"泄漏"进入大脑，导致脑水肿加重及小血管痉挛，从而可能降低脑灌注（图12-7）。剧烈头痛、昏迷及呕吐是常见表现。患者很少出现明显的脑水肿并发展成为脑疝综合征。

脑内出血：出血位于脑组织内（图12-8）。创伤性脑内出血常见于钝器伤或穿透伤。体征和症状取决于受伤的部位和受伤的程度，表现类似于大脑同一区域的脑卒中。患者常出现意识丧失的改变。清醒的患者可能会抱怨头痛和表现出呕吐的症状，但不幸的是，手术常不能改善预后。

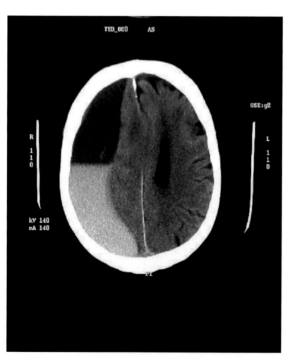

图12-6 急性硬膜下血肿，常由硬脑膜窦撕裂所致，血肿能严重压迫脑组织（*Courtesy Roy Alson, PhD, MD, FACEP, FAEMS*）

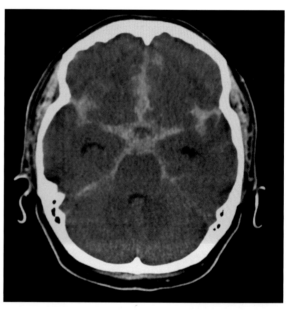

图12-7 急性蛛网膜下腔出血，血液聚集在基底池，形成五角星图案（*courtesy of David Effron*）

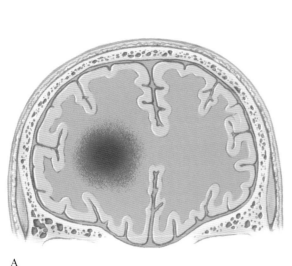
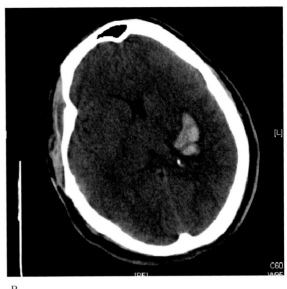

A　　　　　　　　　　　　　　　　B

图 12-8　脑内血肿

颅脑损伤患者的评估

颅脑损伤类型或出血部位评估不能在现场进行，因为这需要借助现代影像学技术，如 CAT 扫描等。及时认识到患者存在颅脑损伤并且在患者被转运到适宜的医疗机构的同时给予支持的治疗措施显得尤其重要。因为颅脑损伤患者常不配合且部分患者有饮酒或服药史，有效管理治疗患者比较困难。作为医疗工作者，必须保持耐心、格外关注患者病情。

ITLS 初步评估

每位颅脑损伤患者必须进行 ITLS 初步评估（图 12-9）。

1. 现场评估

从识别危重患者开始现场评估。如果急救者面对需要马上转送的患者，现场迅速评估有助于判断患者病情。可能会导致不良后果的广泛致伤的受伤机制（交通事故伤、高处跌落伤）需要全身评估（快速创伤检查）。局部受伤（足球赛中撞击头部）可以先进行局部检查（头、颈及神经系统功能检查）。

2. 初始检查

目的在于识别是否需要优先救治或即刻需要生命支持的患者。对于头外伤患者，初步评估能够及时判断患者是否存在脑损伤及病情是否恶化。与叫醒后意识清醒且定向力正常的患者相比，如果患者的病史及体格检查表明受伤后出现中间清醒期（可能是硬膜外血肿），则此患者需要紧急救治。在不干扰患者治疗的情况下，需要及时记录患者病情变化，为后续治疗提供依据。

对于所有头部或颜面部外伤且伴有意识改变的患者，需要评估是否存在颈椎损伤，因为在院前急救过程中不能依靠意识水平变化判断颈椎情况。在保持呼吸道通畅及维持循环系统稳定的同时，应限制颈椎的活动。

在初始检查中，神经系统功能评价主要局限于意识水平及偏瘫的评估。意识水平的改变是脑功能状态最敏感的指标。AVPU 评分适用于初始评估。如果就诊患者存在外伤病史或意识状态改变，应对此患者进行详细的神经系统评估。意识水平下降是颅脑损伤或颅内压增高首先出现的症状。

ITLS患者评估

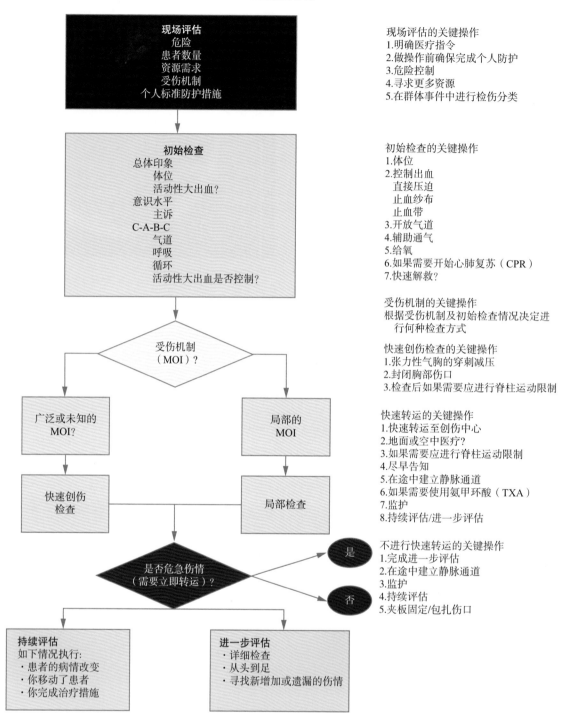

现场评估的关键操作
1.明确医疗指令
2.做操作前确保完成个人防护
3.危险控制
4.寻求更多资源
5.在群体事件中进行检伤分类

初始检查的关键操作
1.体位
2.控制出血
　直接压迫
　止血纱布
　止血带
3.开放气道
4.辅助通气
5.给氧
6.如果需要开始心肺复苏（CPR）
7.快速解救？

受伤机制的关键操作
根据受伤机制及初始检查情况决定进
　行何种检查方式

快速创伤检查的关键操作
1.张力性气胸的穿刺减压
2.封闭胸部伤口
3.检查后如果需要应进行脊柱运动限制

快速转运的关键操作
1.快速转运至创伤中心
2.地面或空中医疗？
3.如果需要应进行脊柱运动限制
4.尽早告知
5.在途中建立静脉通道
6.如果需要使用氨甲环酸（TXA）
7.监护
8.持续评估/进一步评估

不进行快速转运的关键操作
1.完成进一步评估
2.在途中建立静脉通道
3.监护
4.持续评估
5.夹板固定/包扎伤口

图12-9　国际创伤生命支持（ITLS）初步评估

要充分重视气道管理的重要性。对于仰卧及昏迷患者，容易因为舌后坠、血、呕吐物或其他分泌物等阻塞呼吸道。颅脑损伤后的1小时内，呕吐是常见的表现，应当立即给予吸引。

对于意识障碍且无咽反射的患者，应行气管插管或放置口咽通气道，及时吸引。在行气管插管的过程中，应尽量熟练迅速地插管，避免刺激引起患者兴奋、紧张或憋气等，导致颅内压升高。不推荐行气管插管时，静脉使用利多卡因。颅脑损伤患者可能存在牙关紧闭，插管较困难。如果强行气管插管，可能会引起其他损伤。

3.药物辅助插管

在插管前，给予患者吸入高流量氧气（不要过度换气）（见第6章及第7章）。避免出现患者缺氧状态，否则会增加死亡风险。据报道，医师需要意识到脑损伤患者使用药物辅助插管技术时可能增加死亡率，原因被认为是在尝试气管插管时患者出现的短暂缺氧状态。假如医师可以在不插管的情况下充分管理患者的呼吸道，并且急救运输时间较短，可以考虑在到达医院前不做气管插管。

如上所述，在药物辅助插管前，应评估神经系统功能状态，因为药物会影响评估。

4.快速创伤检查

不同程度意识障碍的患者均需快速进行创伤评估（见第2章）。

1）头：当初步评估完成，根据受伤机制进行下一步评估。首先进行头皮检查，快速而仔细地判断有无撕裂伤或开放性颅骨骨折，或压迫性颅骨骨折。临床中因为染血的头发掩盖，常不能正确评估撕裂伤的受伤面积。轻柔按压头皮判断是否存在不稳定性骨折，如果不存在则可以进行头皮按压止血或直接绷带加压包扎止血。如果患者透过绷带出血，而无法控制好出血，就需要去重新评估伤口，以直接按压来控制出血。不要继续增加绷带数量，因为绷带只会收集更多的血液而不能在源头止血出血。你可以考虑使用止血纱布或绷带。

下列症状或体征提示患者可能存在颅底骨折：鼻或耳出血、鼻腔或外耳道流出清澈或血性液体、耳后淤血斑（巴特尔征，图12-10A）、眶周淤肿（"熊猫眼"）（图12-10B）。"熊猫眼"是前颅底骨折的体征之一，且可能出现脑脊液或血

提示

呕吐

颅脑损伤患者常出现呕吐，应预防患者吸入呕吐物。如果患者昏迷、咽反射消失，应给予气管插管。否则应准备抽吸设备，且当患者呕吐时随时能够使其侧卧（限制脊柱运动）。

药物辅助插管（DAI）：给予患者镇静及肌肉松弛药，以助于气管插管，也称为快速诱导插管。

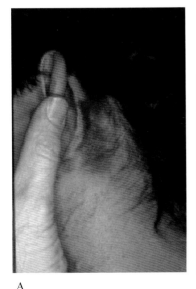
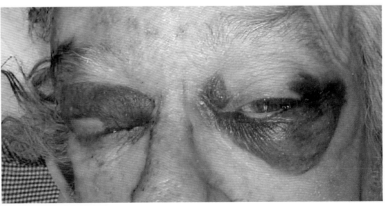

A　　　　　　　B

图12-10A　巴特尔征——后颅底骨折征象（*Courtesy Roy Alson, PhD, MD, FACEP, FAEMS*）　图12-10B　"熊猫眼"——前颅底骨折征象（*Courtesy Roy Alson, PhD, MD, FACEP, FAEMS*）

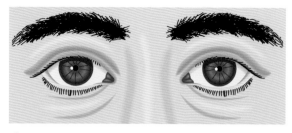

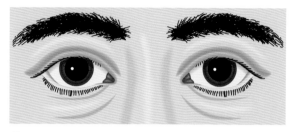

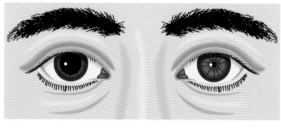

图12-11 瞳孔评估
A.瞳孔缩小；B.瞳孔散大；C.双侧瞳孔不对称

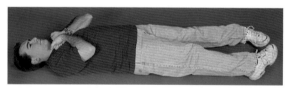

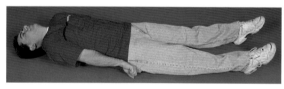

图12-12 去皮质强直（A）和去大脑强直（B）

液鼻漏。不管是否合并鼻漏，"熊猫眼"是经鼻胃管或经鼻气管插管的禁忌证，因为导管可能从破裂的筛板进入颅腔内。

2）瞳孔：瞳孔（图12-11）主要是由第Ⅲ对脑神经支配的，脑水肿及颅内压升高容易压迫此神经。如果颅脑损伤患者出现双侧瞳孔散大且对光反射消失，提示患者可能存在脑干损伤且预后差。如果双侧瞳孔扩大但对光反射存在，提示颅脑损伤是可逆的，应及时转运患者去有条件的医院救治。单侧瞳孔扩大且对光反射存在为脑疝的早期信号。对于单侧瞳孔扩大且对光反射消失的昏迷患者，需给予过度通气且紧急转运至医院。下列原因也可导致瞳孔扩大：低温、闪电、缺氧、视神经损伤、药物作用（如阿托品）或眼睛损伤。瞳孔扩大固定、意识进行性下降表明患者颅内压增高。如果瞳孔散大但是无意识障碍，可能是由眼睛损伤或药物所致。

眼皮眨动可能是由情绪不稳定所致。上睑下垂闭合通常是由颅脑损伤或药物毒性（如乙醇或镇静类药物）所致。可以用纱布、棉签或其他疼痛刺激进行角膜反射检查，但此项检查不可靠，不应用于院前评估。

3）肢体：评估患者肢体感觉及运动功能。患者能否感觉到检查者触碰其肢体？患者手指或足趾能否动？如果患者昏迷，则评估其对疼痛刺激的反应。如果患者对疼痛刺激能够定位或躲避，则提示其感觉及运动功能基本正常，脑皮质功能轻度损伤或未受损。

去皮质强直（上肢屈曲、下肢伸直）及去大脑强直（四肢伸直）提示大脑半球深部或脑干上部损伤（图12-12）。去大脑强直提示脑疝，是过度通气治疗的指征之一。弛缓性偏瘫提示脊髓损伤。

4）神经系统功能检查：医疗工作者如果要应用修订后的创伤评分及其他领域的评分系统，应熟悉格拉斯哥昏迷量表评分，此评分使用方便且能够较好提示预后（表12-2）。如果患者格拉斯哥昏迷量表评分低于8分，提示颅脑损伤严重。此评分根据患者基本反应进行评分，应记录每一项的评分。早期的格拉斯哥昏迷量表评分并不反映伤情本身的严重程度，因为系统原因（缺氧、低血压、低血糖等）可能导致急性的精神状态的改变。这些因素校正之后能反映脑损伤的严重程度。所以，记录格拉斯哥昏迷量表评分的每一次评分而不仅仅是总分。最近的研究表明，格拉斯哥昏迷量表评分中的动作反应部分与整个格拉斯哥昏迷量表评分一样有效（Acker et al.，2014；Caterino 和 Raubenolt et al.，2012）。

5）生命体征：在进行神经系统评估时，应由其他的检查者同时评估生命体征。生命体征评估对颅脑外伤患者十分重要，最重要的是能够提示颅内压变化（表12-3）。在ITLS初步评估时、行详细体格检查及ITLS持续评估时均应观察与记录生命体征。

表 12-2　格拉斯哥昏迷量表评分

睁眼反应	分数	语言反应	分数	动作反应	分数
自然睁眼	4	说话有条理	5	可依指令运动	6
呼唤会睁眼	3	应答混乱	4	对疼痛有明显的定位	5
疼痛刺激会睁眼	2	发出不恰当的单字	3	疼痛刺激时肢体会退缩	4
无反应	1	发出不可理解的声音	2	疼痛刺激时肢体会屈曲	3 *
		无反应	1	疼痛刺激时肢体会过伸	2 **
				无任何反应	1

* 去皮质强直。

** 去大脑强直。

表 12-3　休克和颅脑损伤生命体征变化比较

	休克	伴有颅内压增高的颅脑损伤
意识水平	降低	降低
呼吸	增加	不规律但经常降低
脉搏	增加	降低
血压	降低	增加
脉压	变小	变大

A. 呼吸：颅内压升高能够使呼吸频率加快、减慢和（或）不规律。不正常的呼吸方式可能提示脑或脑干损伤。在患者死亡之前，可能出现呼吸加快且伴呼吸性杂音，称为中枢神经性过度通气呼吸方式。因为呼吸常受到各种因素（如情绪不稳定、恐惧、胸部损伤、脊髓损伤、糖尿病）影响，呼吸不能作为监测颅脑损伤病情变化的独立指标。异常呼吸可能提示有胸部损伤或其他会导致缺氧的问题。

B. 脉搏：颅内压增高能导致脉搏变慢，但这是一种迟发型改变。心动过速可能是产生休克及痛苦的迹象之一。

C. 血压：颅内压增高能够导致血压升高，血压升高经常与脉压（收缩压减去舒张压）的增大相关。疼痛及恐惧也能使血压升高。颅脑损伤患者出现低血压，常是由出血或神经源性休克所致，应及时处理出血，但由脑损伤引起的低血压较少。此类患者不能耐受低血压，成人颅脑损伤患者发生低血压（收缩压为90mmHg）会使死亡率增加150%，儿童风险更大。即使严重颅脑损伤成人患者（格拉斯哥昏迷量表评分为 8 分或更低）存在穿透伤引起的出血，应该静脉输液维持收缩压在100 ～ 110mmHg。根据BTF 推荐，脑灌注压需维持在60mmHg 以上。对于儿童患者，血压应维持在年龄匹配的正常范围。

6）病史：在进行检查前或检查同时收集病史，尽可能明确外伤事件发生的情况，这对于诊治患者及判断预后极其重要。明确患者是否存在溺水、电击、药物滥用、吸烟、缺氧及癫痫发作等。需要获得患者从受伤后到医师到达前的情况。明确患者既往药物使用史，意识水平改变也可能是由非创伤性原因导致，应进行血糖监测。

ITLS 进一步评估

意识状态改变的颅脑损伤患者应紧急转运至医院，在转运过程中进行ITLS持续评估（见第2章）。

ITLS 持续评估

每次进行ITLS评估时应及时记录意识水平、瞳孔大小及对光反射、格拉斯哥昏迷量表评分和肢体运动障碍发展情况或改善情况。上述表现和生命体征能够反映患者病情变化情况。患者的治疗方案是根据上述检查情况来决定的。

颅脑损伤的治疗

对于颅脑损伤患者，医师应该预防继发性颅脑损伤发生。做出快速病情评估、及时转运患者至可诊治的医院是非常重要的。有效转运患者至恰当的医院对患者预后有着重要意义。以下是院前诊治的要点。

颅脑损伤的循证医学证据（BTF指南）可分为以下三级。

- Ⅰ级推荐：Ⅰ级科学证据支持（标准化诊治）。
- Ⅱ级推荐：Ⅱ级科学证据支持（指南）。
- Ⅲ级推荐：Ⅲ级科学证据支持（可选择诊治）。

操作步骤

颅脑损伤诊治步骤

1.保持呼吸道通畅、提供充足的氧气。颅脑损伤患者不能耐受缺氧，必须供给100%氧气。通过脉搏血氧仪监测血氧饱和度，维持动脉血氧不低于90%（Ⅱ级推荐），最佳状态是在95%。

保持良好的通气及高流量的供氧，维持呼吸速率在6～8秒/次（8～10次/分）。研究显示医师常给予危急患者过度通气，且没意识到此情况。如果能够监测呼气末二氧化碳分压则能有效避免此类情况，应保持二氧化碳分压维持在35～45mmHg。

如果不能保持呼吸道通畅或供氧仍不能维持充足的氧气，推荐给予成人气管插管。如果呼吸道通畅或氧供情况良好，则不推荐常规气管插管。一些研究表明，气管插管能导致颅脑损伤者生存率下降，未意识到的过度通气和（或）误插入食管是可能导致此情况的原因，二氧化碳波形图监测能有效避免此类情况（见第6章）。建议所有气管插管患者使用二氧化碳波形图、脉搏血氧仪、血压计监测相关指标（Ⅲ级推荐）。

对于颅脑损伤的儿童，没有证据显示院外气管插管优于面罩通气（Ⅱ级推荐）。

颅脑损伤患者容易出现呕吐，严密监测运动受限的患者，及时从口咽部吸出呕吐物，尤其是未行气管插管的患者。尽量不使用镇吐药物，因为容易使意识水平下降。

2.脊柱活动受限患者不能与合并意识障碍的脑外伤患者（见第10章）用同样的评估标准。病情允许的情况下，升高患者的头部约30°来减低颅内压。

3.情绪焦虑易怒的患者不耐受束缚及通气设备，会引起颅内压升高和增加颈椎进一步损伤的风险，此种情况可给予合适的镇静药，但镇静药物可能会影响神经系统状态的评估和使气道管理复杂化。适当剂量的苯二氮䓬类药物（地西泮，2～5mg，静脉注射；咪达唑仑，1～3mg，静脉注射；观察呼吸）在不降低血压的情况下，能够镇静且预防癫痫发作。氟哌啶醇（5mg，静脉注射或肌内注射，用于成人）也可以使用。

操作步骤（续）

4.建议记录生命体征（包括呼吸频率及类型）、意识水平、瞳孔（大小及对光反射）、格拉斯哥昏迷量表评分及肢体障碍的变化情况（恶化或改善），每5分钟检查一次。如果患者出现低血压，应警惕出血或脊柱损伤。对意识水平改变的患者应进行快速血糖检测。

5.对每位精神状态改变的患者都应检查并记录手指血糖浓度。

6.应使用两根大口径静脉导管以供输液使用。在进行容量复苏（晶体液）的过程中应避免低血压（Ⅱ级推荐）。过去认为对于颅脑损伤患者应限制液体入量，现已发现液体输入引起的脑水肿的风险远远低于不给予容量复苏导致低血压的风险。

7.只对在纠正低氧或低血压情况下有脑疝征象的患者推荐过度通气（Ⅲ级推荐）。如果能够监测二氧化碳波形图，在过度通气过程中应维持二氧化碳分压保持在 35 ～ 40mmHg。如果必须要给患者做手术，应维持在 30 ～ 35mmHg（Stocchetti et al., 2005）。

8.如果患者发生低血压，可能是由于出血，或很少可能是由于脊髓损伤。高渗盐水和晶体液是否有效还需多做研究（DeWall, 2010）。

9.常规使用类固醇类药物并不推荐。

10.甘露醇是一种可以降低颅内压的利尿剂，一篇科克伦评价报道提供了可以支持甘露醇在院前应用的数据（Wakai, 2013）。

11.指南推荐尽早启动颅脑外伤后的早期治疗。苯妥英钠和佐拉西坦等药物是有效的，但是需要持续输入，会加重患者的负荷。苯二氮䓬类药物的使用可能更适合急救的情况，因为它们有抗癫痫和镇静的作用。

案例分析（续）

你是急救车上的救治小组组长，正在运送一名摩托车车祸中的患者到创伤中心。患者有张力性气胸，已排气减压，患者呼吸困难，给予气管插管。你按照 ITLS 评估方法进行检查，腿部血肿未再发现进行性出血，生命体征较稳定。按照检查的一部分，你重复了神经系统检查，显示上肢的持续去大脑强直状态。自主呼吸紊乱，频率较慢（辅助呼吸状态下约 8 次/分），心率小于 80 次/分。其他生命体征如血压 88/40mmHg，SaO_2 为 95%，$ETCO_2$ 为 38mmHg，格拉斯哥昏迷量表评分为 3 分。你观察患者瞳孔，右侧瞳孔散大固定。因为瞳孔固定及心动过缓，你担心可能会出现脑疝。你让同事升高患者的通气频率到 20 次/分，$ETCO_2$ 到 30 ～ 35mmHg，你也打开大口径导管增加输液量，血压升高到 100mmHg 以上。你告知创伤中心患者病情恶化，创伤中心回复他们在创伤室安排了神经外科医师。

传统来讲，脑疝的症状以高血压、心动过缓及呼吸紊乱为特征，但是患者的其他损伤掩盖了这些特征。患者有出血性休克及心动过速。此外，可疑的脊髓休克也可能隐藏了出血性休克的自发反应（心动过速）。创伤性失血造成的低血压及脊髓休克会恶化患者的脑缺血，所以对血氧不足及低灌注的处理是严重脑外伤院前处理过程中的关键步骤。

在后续跟进的电话中，你被告知创伤中心行脑CT 检查示右侧硬脑膜下血肿，中线移位（脑疝倾向），伴有脑挫裂伤。神经外科医师与创伤团队在患者的休克稳定下来后对患者成功地进行了血肿减压。脊椎的影像学检查示第1胸椎压缩骨折，骨折碎片后退压迫脊髓。外科手术后，患者下肢可以活动。

小结

　　颅脑损伤是创伤的严重并发症。为了最大限度地救治患者，需要熟悉颅脑、中枢神经系统的解剖结构及各种损伤机制下的临床表现。救治颅脑损伤的最重要措施是快速评估、维持呼吸道通畅、避免低血压、快速转运至创伤救治中心和 ITLS 持续评估。BTF（颅脑损伤基金会）指南的应用使重度颅脑损伤患者的预后效果有显著的提高。进一步的诊治措施需根据即时的评估结果来决定。

（译者　赵元立）

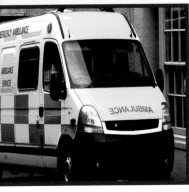

第 13 章

（*Courtesy of Kyee Han, MD*）

腹 部 创 伤

Ingrid Bloom, MD

Melissa White, MD, MPH

Arthur H. Yancey II, MD, MPH, FACEP

关键词

脏器脱出

胸廓内腹腔

腹膜

后腹膜腔

"安全带征"

固有腹腔

内脏器官

学习目标

学完本章后，应该能够做到：

1.掌握腹部的基本解剖结构特点，并理解腹部与胸部损伤的关系。

2.区分钝性损伤与穿透伤，并掌握两者并发症的特点。

3.掌握脏器脱出患者的处理方法。

4.骨盆骨折的判断及其固定方法，并了解骨盆骨折及时处理的重要性。

5.通过详细的病史、体格检查和损伤机制，评估可能的腹部损伤情况。

6.腹部创伤患者的紧急干预方法。

章节概述

即使在医院条件下进行腹部创伤评估也具有一定的难度，何况是在事发急救现场。腹部创伤引起的急性出血是导致患者死亡的可预防性死因之一，因此，对于此类患者，需要尽快进行评估、处理及记录。对于腹部穿透伤而言，常需要急诊手术干预。而钝性损伤（有身体接触的体育运动、车祸、打架等）看似较前者轻，但仍有较高的致命性风险。

腹部创伤患者，无论是腹部穿透伤，还是钝性损伤，均可出现危及生命的两种表现：出血和感染。腹部创伤后可立即发生出血，因此对于此类患者需高度警惕并严密观察症状及体征，以评估是否发生失血性休克。而感染的发生相对较晚，尽管严重感染也可以致死，但是在现场急救主要以预防二次污染为主，不需要特殊干预。

腹部创伤现场急救人员的任务随时间推移而逐渐发生变化。20世纪80年代中期，很多研究表明，经过良好培训的急救人员及时合理救治严重腹部创伤患者可明显改善患者的机体循环状态。但之后的研究表明，对于腹部穿透伤患者，院前积极使用充气式抗休克服及快速静脉液体复苏时，其弊大于利。而对于钝性损伤患者，积极液体复苏是有害的，因为它会影响凝血功能（见第8章）。

在急救现场，对患者进行快速评估及早期抗休克治疗，并将其及时安全转至院内救治，是腹部创伤患者现场救治的关键环节。

案例分析

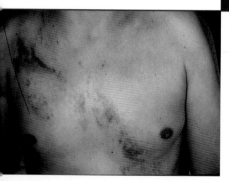

在高速公路发生了一场交通事故，一辆卡车和摩托车相撞，消防员已经处理好事发现场，交通警察也已准备恢复道路畅通。按照常规流程，事发现场指挥人员启动了EMS，与紧急救援调度中心取得联系，并请求救护车前往现场。卡车司机说自己没有受伤，只是感觉中腹部疼痛，并拒绝EMS转运。当他掀起衬衫时，你注意到下腹部有淤青，而且在排尿时有血。你是急救医务人员，你已经把摩托车司机送到附近的医院，并再次返回事发现场。

进一步处理前，需要考虑到如下问题。

- 什么样的损伤因素和损伤机制会导致内脏损伤？
- 在初步评估和再次评估时，应重点检查哪些方面？
- 此患者是否需要脊柱运动限制？下一步应如何治疗？

请思考上述问题，完成本章的学习。当完成本章学习后，你会发现现场急救人员是如何救治此患者的。

腹部解剖特点

传统上腹腔可以分为三大部分：胸廓内腹腔（图13-1）、固有腹腔（图13-2）和后腹膜腔（图13-3）。

胸廓内腹腔：是腹部的一部分，位于膈肌下面，其被下位肋骨包绕，包括肝脏、胆囊、脾、胃、横结肠。

固有腹腔：肋骨下缘到盆腔的范围，位于后腹膜前，包括大肠、小肠、部分肝脏和膀胱，女性还包括子宫、卵巢及输卵管。

后腹膜腔：位于胸廓内腹腔和固有腹腔的后方，以后腹膜与其他腹腔隔开，包括肾脏、输尿管、胰腺、十二指肠水平部、升结肠、降结肠、腹主动脉、下腔静脉。

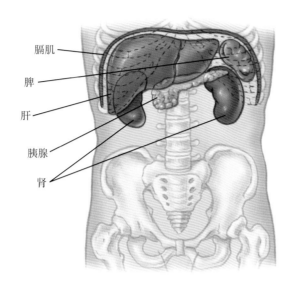

图 13-1　胸廓内腹腔

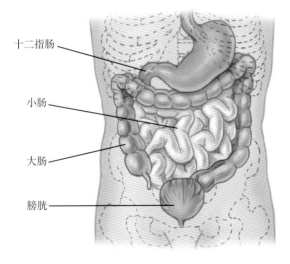

图 13-2　固有腹腔

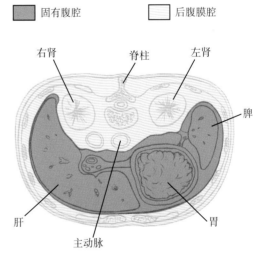

图 13-3　后腹膜腔

固有腹腔内出血可以出现腹壁膨隆，而后腹膜腔严重出血时，即使出现休克征象，也不一定会有上述腹壁膨隆的表现。由于后腹膜腔位置距离腹前壁较远，此处损伤很难在急救现场快速准确评估。另外，在后腹膜腔的盆腔部位，有髂血管走行，腹部创伤或骨盆骨折均可导致这些血管及其分支损伤，一旦损伤，可发生大出血，然而局部症状和表现却不明显。

损伤类型

腹部损伤通常可分为钝性损伤和穿透伤，有时这两种损伤同时存在。钝性损伤最为常见，其死亡率高达10%～30%，原因可能是此类损伤同时多伴有头部、胸腔、盆腔或四肢的多发性损伤，其中高达70%的车祸伤会出现上述多发性损伤。

腹部钝性损伤可由坚硬物体直接撞击腹部导致，从而造成腹腔实质脏器的撕裂或被膜下血肿（如肝脏、脾脏、胰腺）。也可以因为减速力的作用，导致腹腔脏器或血管的撕裂，尤其是肝脏和肾脏的动脉。同时由于腹腔内压力骤然升高，导致空腔脏器（如小肠）的破裂。

腹部钝性损伤的患者可没有明显疼痛和外部损伤征象，给人以安全的假象而被忽视。多发低位肋骨骨折可以造成严重的腹腔脏器损伤，而无明显腹痛表现。肋骨骨折所引起的剧烈疼痛通常会掩盖腹部损伤所引起的疼痛，因此极易漏诊。如果未及时发现腹腔脏器损伤，常会导致严重后果。

无论是钝性损伤还是穿透伤，均可以导致膈肌破裂。腹腔内器官可以通过损伤的膈肌疝入胸腔，左侧胸腔更为常见，而肝脏尚可疝入右侧胸腔。根据疝入胸腔内容物的多少，患者可以表现为不同程度的呼吸困难，可在胸部听到不同程度的肠鸣音。

多数穿透伤是由枪击伤和刀刺伤引起的，枪击伤中的子弹、碎片可以导致腹腔脏器及血管的直接损伤，同时由于高速子弹能量的传导，也可产生损伤，这被称为"空穴效应"。

通常情况下，多数腹部枪击伤患者需要被送至创伤急救中心进行急诊手术。相比于刀刺伤，枪击伤患者的死亡率更高，因为其高能量的物质冲击常会造成腹腔脏器损伤更为严重，其死亡率高达5%～15%（见第1章）。

相比之下，刀刺伤患者的死亡率则明显降低。通常情况下刀刺伤不会很快出现失血性休克，除非损伤腹腔重要脏器或大血管，如肝脏、脾脏等。然而，一些患者因存在肠道损伤，会在伤后数小时或数天后进展为危及生命的腹膜炎。急诊室的医务人员要对这些刀刺伤患者进行详细检查与评估，因为约1/3的患者存在大出血或空腔脏器穿孔导致的急性腹膜炎而需要急诊手术干预。

并不是所有穿透性损伤的穿透路径仅仅局限在伤口处，如胸部穿透伤同样可以累及腹腔和内脏器官，从而形成胸腹联合伤。枪击伤中的子弹可以穿透身体不同部位的多种组织结构。约50%的臀部（髂嵴至臀褶，包括直肠）穿透伤合并腹腔内损伤，因此需要仔细检查整个臀部皮肤表面。

评估及固定

勘查事发现场

仔细勘查患者受伤的现场及周围环境，可为患者病情评估提供重要信息。快速且准确的现场勘查对现场急救人员判断是否存在腹腔内损伤至关重要。如现场环境可提示患者是车祸伤还是高处坠落伤？或是爆炸伤造成腹腔脏器损伤？或是车祸伤患者的安全带位于腋下还是肩部以上？或是安全带放置位置过高而失去保护作用，从而造成腹腔脏器损伤？很多重要信息都可以在事发现场找到。

在勘察车祸现场时，需要快速详细查看事故车辆受损情况，如乘客座位受损

提示

腹部创伤

当创伤导致低位肋骨骨折或臀部穿透伤时，须警惕腹腔内已存在损伤，不要因为患者没有腹痛症状或压痛等体征而漏诊，要时刻做好准备，以救治由隐性腹腔内出血所导致的失血性休克。腹部受到钝性损伤的患者，一旦有腹痛和（或）压痛征象，则须考虑可能存在严重腹腔内损伤，甚至很快进展为休克（即便初始生命体征平稳），因此要在转运过程中做好治疗失血性休克的一系列准备。

内脏器官：体内的器官

情况，安全气囊是否打开，车窗是否受损，方向盘或驾驶杆是否变形等。在患者被拖出前，需仔细观察安全带的位置，尽管安全带在一定程度上可以救命，但不恰当地使用也会造成严重损伤。车祸发生时，其产生的压力使腹腔实质脏器被压迫至后方的脊柱，导致腹腔钝性损伤。对于青少年群体而言，如只佩戴腰部安全带，一旦发生车祸，极易造成腹腔内脏器损伤。

对于刀刺伤或枪击伤的患者，需要尽可能了解凶器大小或子弹轨迹。对于枪击伤，最好知道（如果可能）枪械的口径、射程、发射子弹的数量等信息，这通常需要旁观者或警察来提供。但要记住，我们的目的是更好地治疗患者，因此不应该因为过度地了解枪械相关信息而延误治疗。

当患者被送至医院时（最好是创伤急救中心），一定要全面仔细了解病史并尽可能地分析导致腹部损伤的机制。而在事发现场，则不需要花太多时间去获得详细病史。腹部创伤最主要的死亡原因是诊断及治疗的延误，而这种死亡通常是可以避免的。

患者评估

在处理所有创伤患者时，应该对腹部创伤患者首先采取ITLS初步评估。院前快速腹部检查要点包括要对腹部和胸部进行视诊、触诊，观察胸腹部是否存在畸形、挫伤、擦伤、穿刺伤、脏器脱出、膨隆等。

胸腹腔之间仅仅通过膈肌而分隔。部分腹腔脏器被低位肋骨包绕，因此胸腹联合损伤并不罕见。对于乳头连线水平以下（第4肋或第5肋）的胸部钝性或穿透性损伤，需要高度警惕胸腹联合伤。肋骨骨折可能会导致肝脏、脾脏和膈肌的损伤。脾脏损伤产生的牵涉痛可放射至左肩部后方（Kehr征），肝脏损伤产生的牵涉痛可放射至右肩部后方。当出现"安全带征"时，即腹部出现大片擦痕或淤青，约25%的病例提示患者已存在腹腔内损伤。

视诊腹部发现脐周淤青（Cullen征）通常提示后腹膜腔出血，但多在损伤数小时后出现。Grey-Turner征是指在腹壁的两侧出现血肿，通常也是后腹膜腔损伤后出现（图13-4）。由于大血管（如主动脉、腔静脉）和肾脏均位于后腹膜腔，一旦发生损伤，则会导致大出血，有时大量血液积聚在后腹膜腔，而没有任何腹部体征。

触诊患者腹部是否存在膨隆、压痛或肌紧张等。腹部触诊时，需要用指腹在腹壁施加轻柔而固定的力量，浅触诊判断是否存在压痛及肌紧张，触诊时确保涵盖腹部四个象限。然后逐渐增加压力（使用双手可能更好）进行深触诊。腹部膨隆常提示严重的腹腔内损伤，且多伴有出血。而腹壁的压痛或肌紧张通常也提示腹腔内损伤，尤其是在远离伤口部位的腹壁出现压痛或肌紧张更有提示意义。如果在院前环境中出现压痛或反跳痛，腹部通常有明显的血管损伤，或因出血而游离于腹部的血液，引起腹膜刺激，这表明休克可能即将发生（见第4章）。

腹部下方延伸至盆腔，而骨盆是由6块骨头连接成的一个环形，后方与骶骨连接。股骨与骨盆形成髋关节，髂骨构成骨盆的侧翼，耻骨组成骨盆的前部，坐骨位于骨盆下部。在下腹部，腹主动脉分为两侧的髂动脉，延伸为股动脉，而相应伴行的髂静脉汇合成下腔静脉。因此，当骨盆骨折时，常会伴有出血，且容易进展为失血性休克，这种出血可以是骨折局部出血，也可以是骨折断端损伤周围血管而引起出血。

> 脏器脱出：腹腔内脏器从伤口突出。
>
> "安全带征"：由于安全带位置不恰当，腹部出现大片的擦痕或淤青，通常提示腹部有钝性损伤。

> 腹膜：腹腔内一层薄的浆膜，包裹腹腔内脏器。

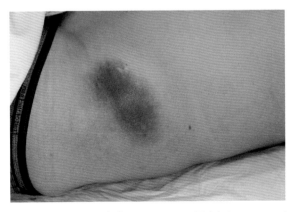

图 13-4　侧面血肿（Grey Turner征）（*Courtesy of David Effron*）

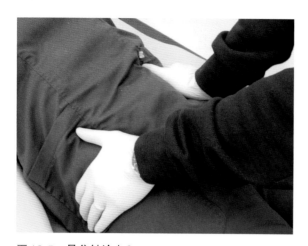

图13-5　骨盆触诊（*Courtesy Roy Alson, PhD, MD, FACEP, FAEMS*）

现场评估骨盆骨折，可以轻触诊（垂直按压）髂嵴（骨盆翼）和耻骨，可以提示骨盆骨折的有关征象包括压痛、骨摩擦感或不稳定（图13-5）。如可诱发疼痛，则推测骨盆骨折存在。只有当骨盆环存在两处骨折时，才会出现不稳定状态。注意：骨盆不应该被压缩，因为这样会导致血凝块脱落或骨折恶化，同时不应该有太多人进行骨盆不稳定性检查。在ITLS再次评估过程中，应该仔细检查会阴部（生殖器和臀部）是否存在淤青或出血。

急救现场进行腹部听诊多不能提供更多可靠的信息，切忌用手指或其他器械对腹部伤口进行探查，盲目的探查可能会导致浅表伤口延伸至腹腔内。如查看伤口时必须将衣服去除，应试图保留可能的重要法律证据，剪切时应绕过有穿透迹象衣服的部位。

固定

在实施ITLS初步评估后，需要对患者进一步处理。通常按以下顺序进行：（C）控制严重出血，（A）气道，（B）呼吸，（C）循环。如果患者只有腹腔内损伤，则应采用各种方式给予吸氧，在处理循环、纠正休克前，保证气道通畅，维持有效通气。

在急救转运过程中，根据患者需要，予以适当的脊柱运动限制。当然，腹部或胸部穿透伤的患者，如果没有出现神经系统损伤的症状及体征，则不需要进行脊柱运动限制。

及时将危重患者转运到创伤急救中心至关重要，因此在事发现场，为节省时间，应尽量减少不必要的操作。一旦送达创伤急救中心，则需快速开放至少两条较粗的静脉通路，并输注生理盐水。如果患者收缩压＜90mmHg，且伴有休克征象，应该适当加快输液速度，以维持收缩压在80～90mmHg（见第4章）。但应切记，过度液体复苏可能会导致体内凝血因子的稀释及保护性血凝块的不稳定，从而加重出血。

用生理盐水或清水浸湿的无菌纱布轻轻覆盖在脱出腹腔的脏器表面。如转运时间预期较长，可使用非粘连材料，如塑料袋或铝箔，以减少浸湿纱布和下面肠道水分的丢失（操作步骤图13-1）。一旦肠道水分丢失过度，则会发生不可逆的损伤。尽量不要将脱出腹腔的脏器推回至腹腔内。同理，如果有异物（如刀子或玻璃片）扎入腹腔内，不要试图将其拔出，否则可能会出现严重且难以控制的大出血。将异物小心固定在原来的位置，不要轻易移动（妊娠期患者的固定需要特殊处理，见第20章）。

当患者受到高能钝性创伤（如车祸伤）时，应高度警惕是否存在骨盆骨折，尽管在急救现场很难去判断，但应用骨盆固定带（或床单）也可以起到一定的固定作用，促进血凝块形成，从而减少后腹膜腔进一步失血，缩小患者失血的内部空隙。如果使用床单固定，则需要将其折叠成宽度为8～12ft（20～30cm）的规格，从患者后面绕至前面，盖住股骨大转子，拉紧后在末端打结。避免过度用力和出现皱褶。固定后要再次检查患者远端肢体的神经血管功能（关于骨盆固定带应用的更多信息，见第15章）。

研究表明，早期使用骨盆固定带可以提高患者生存率，同时降低输血的必要性（Hsu et al.，2017）。需要担心的是如果是孤立性的髋臼骨折，使用骨盆固定带有可能会加重损伤，但这在急救现场很难进行准确判断（Auston和Simpson，2015）。

操作步骤图13-1　腹腔脱出脏器清创术

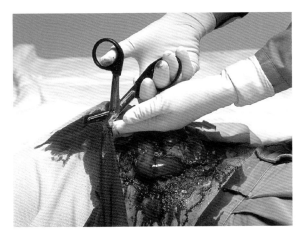

13-1-1　脱下衣服，充分显露腹部伤口。如无禁忌证，保持患者仰卧位，屈膝和髋部，以降低腹内压力

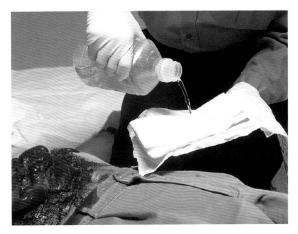

13-1-2　用漫过生理盐水的无菌纱布覆盖伤口

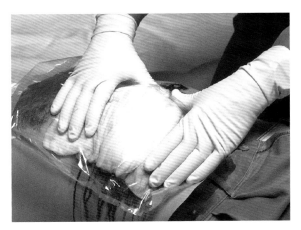

13-1-3　用封闭性敷料（如保鲜膜）覆盖湿润的无菌敷料，防止水分蒸发

腹部创伤救治的新进展

仅仅通过患者外伤史、现场勘查及患者初步评估等，很难决定哪些患者需被送至当地社区医院，而哪些患者需被转送至较大的创伤急救中心。需要有更好的方法来区分创伤患者的状态，如对于既不严重，也不具有时间紧迫性，而且会持续保持稳定的患者，以及那些起初虽属于稳定状态，但很快进入失代偿期，需要迅速送至创伤急救中心救治的患者。现有一些伤员检测设备可应用于急救现场或救护车，以达到快速现场分诊的作用。同时可以预测哪些看似稳定的患者会进一步发生恶化。目前研究显示，使用创伤重点超声评估（FAST）方法可有助于现场急救人员对腹腔内出血做出准确判断。

创伤重点超声评估（FAST）是一种超声检查，在急诊室广泛应用于腹部钝性创伤患者，而院前应用FAST可对腹腔内出血做出快速且准确的诊断。一项关于移动性超声系统可行性的研究发现，它可以在院前进行重点超声检查，并且可将超声图像信息实时传送给医院内专家。院前对腹部钝性创伤患者进行FAST检查可以提高对其诊断的准确性。通过超声图像信息实时传送，可以让创伤急救中心提前了解患者的情况，并且做好充分的救治准备。院前的早期诊断同样可以为临床医师提供重要信息，以更好地对不同病情的患者进行分级诊治。近些年在欧美国家，院前超声的应用越来越普遍，且超声机体积逐渐变小，成本也越来越低。更多的研究表明，急救现场超声还可以用于检查气胸、急性心脏压塞，判断气管插管位置，以及静脉穿刺、心肺复苏时评估心脏活动等。尽管如此，也不应因FAST检查而延误危重患者的及时转运。

现场处理腹部创伤患者时，不仅要考虑如何快速转运患者，同时还要及时评估是否存在内出血，因为创伤患者最常见的死亡原因就是大量失血。如果患者因腹部创伤导致出血，那么在院前处理的方法很有限。在择期手术中，氨甲环酸（TXA）可以有效地减少出血，为此研究者开展临床研究，以评估该药物是否可以帮助创伤患者进行止血。一项名为CRASH-2的临床随机试验研究发现，对有出血的创伤患者尽早使用氨甲环酸（Roberts et al., 2013）可安全有效止血并降低死亡率，但在创伤发生3小时以后开始应用氨甲环酸则不能获益。在英国制定的标准中，创伤患者使用氨甲环酸应在创伤发生4小时内，如延迟使用，效果会更差。MATTER研究表明，战地伤员应用氨甲环酸可减少总输血量，同时增加生存率，尤其是对需要接受大量输血的伤员（Morrison et al., 2012）（内出血的处理方法，见第4章）。

乳酸是休克的一个重要生化指标，床旁乳酸检测系统的发展与应用大大提高了对患者休克的早期诊断。同时也可以作为评估患者是否存在持续性内出血的指标，以判断患者是否需要直接送至创伤急救中心或是有救治能力的其他机构。

对于创伤患者而言，快速准确的诊断和及时有效的治疗至关重要。更加准确有效的院前诊断和治疗方法仍需要进一步探索与研究。

案例分析（续）

你回到事发现场，在现场指挥车上遇到患者，他行动自如，并没有表现出很痛苦，说话成句，可正确回答问题，对他的ITLS初步评估结果正常。而他的主诉是中下腹部和左肩部疼痛，伴有恶心，并且再次出现肉眼血尿。体格检查颈部无压痛，胸部未见明显异常，胸壁无压痛，双肺呼吸音对称。腹部挫伤部位压痛明显，触诊时左上腹疼痛。

生命体征：心率110次/分，血压130/88mmHg，呼吸10次/分，呼吸顺畅。既往有甲状腺功能减退病史，2个月前右下肢出现深静脉血栓，并规律服用华法林。在让他躺到担架的过程中，他呕吐了一次，但是没有见到血性呕吐物。快速创伤评估后，你使用E-FAST超声检查，发现脾周存在游离积液，同时将超声图像传送至医院内。

在将患者转运至医院的途中，为患者开放外周静脉通路，静脉给予4mg昂丹司琼进行镇吐。由于患者疼痛持续存在，静脉给予4mg硫酸吗啡镇痛。

转运途中进行ITLS持续评估，并没有发现病情变化。在医院急诊室的进一步评估中，发现患者存在脾周血肿（但未见脾周游离积液）和膀胱挫伤。血尿和脾被膜下血肿看似都与患者应用华法林抗凝药有关。因此患者无须手术治疗，观察数天后好转出院。这个案例说明对于创伤患者，有时可表现为迟发性腹腔内损伤。

小结

对腹部创伤患者进行有效的院前评估与处理时，应遵循以下几点。

- 认真勘查现场，查找损伤机制，并通过患者和（或）目击者了解相关外伤史。
- 对患者进行快速评估。
- 将患者尽快转运至有接诊能力的医院（最好是创伤急救中心）。
- 为患者开放静脉通路、固定骨盆及进行其他必要的有创操作（通常在转运路途中完成）。

腹部创伤患者急救中最大的难题是判断有无出血及受伤后能否及时有效地转运至医疗机构进行救治。如果能够做到以最短时间送至急救机构进行有效救治，最大限度地减少时间拖延，可使患者存活率大大提高。

（译者　王江山）

第 14 章

四 肢 创 伤

Sabina Braithwaite, MD, MPH, FACEP

S. Robert Seitz, MEd, RN, NREMT-P

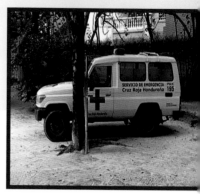

（*Courtesy of Roy Alson, PhD, MD, FACEP, FAEMS*）

关键词

离断伤

闭合性骨折

骨筋膜隔室综合征

骨擦音

挤压综合征

异物穿刺伤

关节脱位

血管神经损伤

开书型骨盆骨折

开放性骨折

扭伤

拉伤

学习目标

学完本章后，应该能够做到：

1.分清四肢创伤对生命体征影响的不同级别评价和管理。

2.讨论四肢创伤主要并发症和短期并发症的治疗：骨折，脱位，开放性伤口，离断伤，血管神经损伤，韧带扭伤和肌肉拉伤，穿刺伤，挤压伤。

3.讨论骨筋膜隔室综合征的病理生理改变，哪些四肢创伤容易导致骨筋膜隔室综合征。

4.描述骨盆及股骨骨折时潜在的出血量。

5.讨论以下损伤的受伤机制、潜在并发症和处理方法：锁骨与肩关节，肘关节，前臂与腕关节，股骨，手或足，髋部，膝部，骨盆，胫腓骨（包括踝关节）。

章节概述

不要被明显的畸形及受伤的肢体吸引所有注意力而忽视可能存在的更加致命的损伤。当第一眼看到患者时，明显的损伤很容易被发现，这些损伤可能会导致功能障碍，但很少会立即危及生命。一定要记住，气道、呼吸、循环血量的维持、休克的正确处理要优先于骨折与脱位的处理。

失血性休克是一些骨关节损伤的潜在并发症。动脉撕裂伤及骨盆或者股骨干骨折可以导致大量出血。然而，这些出血多是内出血，体检难以发现，直到足够的血液丢失而出现休克的症状和体征后才被发觉（见第4章）。支配手足的血管和神经损伤是骨折和脱位的常见并发症。这些损伤会导致功能或者感觉的丧失，将在本章的"血管神经损伤"部分讨论。因此，对于受伤患者，骨折远端的脉搏（pulses）、运动（motor function）、感觉（sensation）（PMS）的评估非常重要。严重的血管损伤会导致肢体的坏死。

血管神经损伤：也称为血管神经损害，指对神经及血管的损伤。

案例分析

急救车组要应对一个发生在主干道上的包括卡车、汽车和摩托车的交通事故。你作为第二组的急救车组被派往现场。骑摩托车的人受伤严重，在你到达的时候其已经被送往医院。目前现场危险已经被控制，消防员带你到事故中被撞坏的司机侧，轿车的挡风玻璃已经破裂。单位的抢救护理人员去评估汽车前座的老年女性乘客病情，派你去评估司机情况。你发现一个已经被消防员放置了颈托的老年男性，他抱着左手臂，说肩膀痛，并且告诉你左足踝也痛。你看到安全气囊在事故中已经打开，乘客侧的挡风玻璃有裂纹。司机说他尝试着站起来，但是由于足踝疼痛不能站起来。

在开始处理前，需要考虑如下问题：

- 急救护理人员需要做什么？
- 应考虑患者有什么样的损伤？
- 会有什么样其他额外的损伤出现？
- 应如何评估和处理患者？

带着这些问题阅读本章。然后，在本章的末尾，找出急救护理人员应怎样处理这样的患者。

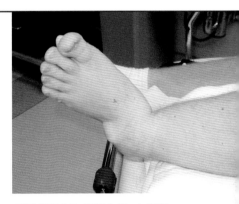

踝关节脱位及骨折。注意遮盖皮肤。如果踝部没有迅速减压，它可能发生坏死（*Courtesy Ray Alson, PhD, MD, FACEP, FAEMS*）

四肢损伤

四肢的损伤可能包括骨折、脱位、开放性伤口、离断伤、血管神经损伤、韧带扭伤和肌肉拉伤、穿刺伤、骨筋膜隔室综合征、挤压伤和挤压综合征。

骨折

骨折可能是开放的，骨折端可能已经穿出或曾经穿出皮肤，或者是没有外露的闭合性骨折（图14-1）。骨折端非常锐利，可以切割骨周围的软组织。因为神经、静脉、动脉通常邻近骨周边，通常在关节屈曲侧或者邻近皮肤（在手和足的部位），它们很容易受损。这些神经血管可能是骨折端直接损伤，也可能是因为肿胀或血肿压迫导致的间接损伤。

闭合性骨折可能与开放性骨折一样危险，因为损伤的软组织可能会有广泛的出血。一定要记住任何骨折端周围的皮肤破损都可能会伴随骨折端的污染。所有

闭合性骨折：骨的连续性中断，但表面皮肤未发生破损。

开放性骨折：骨的连续性中断，而且有部分骨经过表面皮肤穿出或者曾经穿出。

骨折都有出血，一侧股骨闭合性骨折可能会有 1～2L 的出血。因此，双侧股骨骨折可能会导致危及生命的出血（图 14-2）。

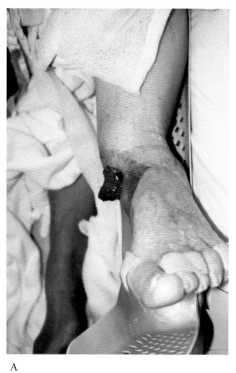

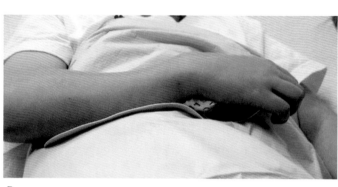

A   B

图 14-1　A.开放性踝关节骨折；B.闭合性前臂骨折（腕关节 Colles 骨折的病例，因跌倒时手伸在外导致的骨折）（*Courtesy Roy Alson，PhD，MD，FACEP，FAEMS*）

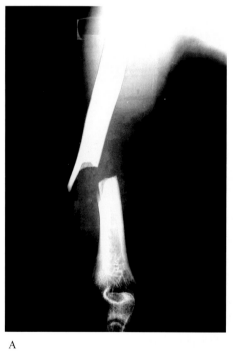

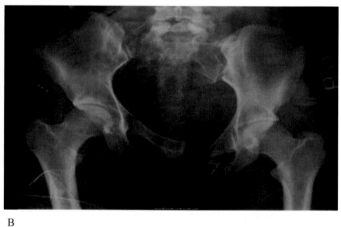

A   B

图 14-2　骨折导致的内出血

A. 闭合性股骨骨折可导致多达 1L 的出血（*Courtesy Roy Alson，PhD，MD，FACEP，FAEMS*）；B. 闭合性骨盆骨折会导致 2L 到全身血容量的丧失。这种骨盆骨折通常是闭合性骨折，被称为开书型骨盆骨折，因为耻骨联合处像打开的书一样张开（*Courtesy Roy Alson，PhD，MD，FACEP，FAEMS*）

骨盆骨折会导致大量血液积聚到腹腔或腹膜后间隙。不稳定骨盆骨折通常至少会有两处骨折，并导致1L以上的出血（20%的全身血容量）。根据骨盆骨折部位的不同，可能会并发尿道、膀胱或肠道损伤。骨盆后方的骨折或骨折脱位可能包括骶髂关节，会损伤盆腔内的大血管，导致大量腹膜后或腹腔内出血。因为骨盆骨折需要较高能量，1/3的骨盆骨折会合并腹腔内损伤。要记住，多发骨折即使没有外出血，本身也可能会导致危及生命的出血。

开放性骨折除伤口出血外，还增加伤口污染和继发感染的风险。如果当肢体固定时露出的骨折端被回复体内，污染的碎块就会被带回伤口中，这些碎块导致的感染会减缓或阻止骨折愈合。要明确告知接收医院，患者是否存在开放性骨折的可能，因为伤口有时会被用于固定骨折的夹板和敷料所掩盖。

通常骨折后非常疼痛，一旦完成全面评估和稳定患者后，处置应尽快，包括固定骨折端，使其减少进一步的损伤并保持患者舒适。在急救过程中，控制疼痛是非常重要的一部分。除非有特殊的禁忌证如高血压，只要工作流程及患者情况允许，应使用镇痛药物。

脱位

关节脱位是一种非常疼痛的损伤。通常比较好识别，因为正常的解剖结构明显被破坏（图14-3）。尽管大部分的脱位并不危及生命，但确实是急症，因为伴随的血管神经损伤如没有及时诊断及处理，会导致肢体严重的功能障碍，甚至是截肢。因此，评判脱位远端患肢的脉搏、运动、感觉（PMS）非常重要，而且在夹板固定、复位、搬运后要反复观察，并且要把检查的结果记录下来。

通常，骨折与脱位要用适当的衬垫夹板固定在原来的位置。与骨折一样，如果有条件，对关节脱位的患者应该使用镇痛治疗。如果发现肢体远端动脉搏动消失，就不要求夹板固定在原来的位置。这种情况下，如果转运到附近医院还需要较长时间，应该沿患肢轴向施加轻微的牵引，使患肢保持较好的解剖位置，以恢复患肢远端的动脉搏动。最好，同时应用一些镇痛药及镇静药。

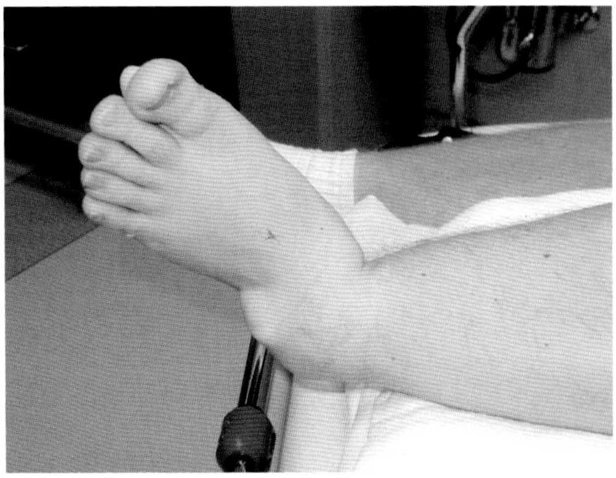

> 关节脱位：关节面完全失去接触，关节完全破坏。

图14-3　踝关节脱位

注意隆起的皮肤，如果踝关节没有迅速恢复，皮肤可能会出现坏死（*Courtesy Roy Alson, PhD, MD, FACEP, FAEMS*）

开放伤口

如果ITLS初步评估的初始检查（CABC）显示持续出血，要立即在患肢使用止血带。直接压迫或加压包扎大多能够止住出血。很重要的是直接用手压迫出血点，不只是受伤的区域。然而，如果患者的患肢严重出血并且压迫不能止住出血，要毫不犹豫地使用止血带。如果该部位不能通过压迫及止血带止血，如腋部、颈部、腹股沟区，如果可以，要应用止血敷料或一种新型的交叉止血带（见第5章）。

若方法得当，直接压迫或者使用止血带再加止血物品或止血敷料可以有效止住穿透伤及撕裂伤导致的出血。注意对腹部及胸部开放伤不能应用止血物品，一些止血物品可能需要根据不规则的伤口情况改变包扎的方式。严重出血的患者在ITLS初步评估后，要立即转送医院。出现危及生命的大出血时，我们要将初始检查顺序改为CABC（控制出血、气道、呼吸、循环）（见第2章）。止血带不能控制的严重出血罕见。在这种情况下要考虑应用第二个止血带，但不要把第一个止血带拿下来再应用。

当开放伤的出血已经控制时，要将伤口用无菌敷料及绷带仔细包扎。如果可能，要将大的污染物从伤口中取出，如树叶及碎石。对于那些需要长时间转运的患者，如郊外营救，根据医学指导和当地情况，可以用生理盐水像冲洗眼中的化学污染物一样，从伤口中冲洗小的污染物。开放性骨折患者应尽快接受抗生素治疗。这在转运过程中可以开始使用。第一代头孢菌素类抗生素是一个很好的初始选择。其他药物可以在医院评估伤口后增加使用。破伤风药物应在到达医院后应用。

离断伤

离断伤会导致功能丧失，有时会危及生命，它可以是肢体部分或完全离断。虽然它会导致大量出血，但通常可以通过残端直接加压止血。残端可以用无菌敷料、弹性绷带加压包扎，以使残端均匀受力。如果直接压迫不能止住危及生命的大出血，可使用止血带（图14-4）。当累及近端肢体时，止血带是可以救命的。

尽量找到离断的部分和患者一起带到医院。只要患者生命体征平稳，这些不会耽误太多时间。将肢体断端带到医院这件事有时会被忽视，但这个疏忽确实会给患者带来不好的预后。因为在事故现场，你搞不清离断的部分能否再植成功、再恢复血供或作为组织移植的一个来源。即使再植看起来已无可能，也要携带离断的组织。值得一提的是，伤后24小时仍有手指再植成功的病例。小的离断部分要冲洗干净，用湿润的无菌纱布包裹，放入塑料袋里（图14-5）。袋子上标注好患者姓名、日期、离断发生时间、肢体包装及冷藏时间。如果有冰块，把封好的袋子放入有冰及水的大袋子或容器中，不要把离断部分直接放在冰上，切记不要用干冰。冷却可以减慢化学反应，延长可再植的时间。如果可以，应该将离断伤患者直接送往有能力进行再植的医院。

离断伤：一种肢体、部分身体或器官被切割或撕脱的开放性损伤。

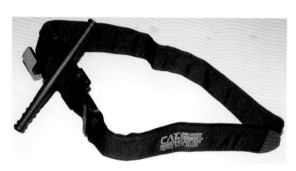

图14-4　战时应用的止血带（*Courtesy Roy Alson, PhD, MD, FACEP, FAEMS*）

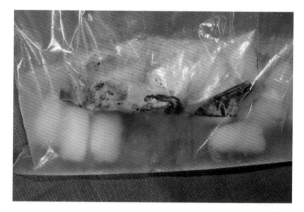

图14-5　离断部分应放进干袋子，封好，放入冰水中（*Photo courtesy of Stanley Cooper, EMT-P*）

提示

韧带扭伤和肌肉拉伤
韧带扭伤和骨折在现场很难鉴别，把它们都当作骨折来处理。肌肉拉伤一般很好与骨折相鉴别，但需要夹板固定，以便更舒适。

血管神经损伤

通常神经和血管相互伴随走行，在主要关节的屈侧走行。它们可能同时损伤，也可能因为断裂、肿胀或骨折块和血肿的压迫导致循环或感觉障碍。异物或骨折端可能正好穿入这些精细的组织导致功能障碍。在任何肢体处理、应用夹板或牵引的前后要经常检查脉搏、运动、感觉（PMS）。

如果肢体出现感觉或循环障碍，一定要立刻把患者转入有急诊骨科的医院。由肢体的位置不合适导致的症状，你可能有时可以，有时不可以在现场纠正。通常，如果转运的时间较短，最好把肢体用夹板固定在发现时的位置。如果因夹板或牵引导致出现症状，或需重新固定或者取消固定直至循环血供恢复。

扭伤与拉伤

（1）扭伤：由关节的急性扭曲引起韧带过度伸展所致，会导致疼痛和关节肿胀。在现场很难辨别骨折与扭伤，所以都要将其像骨折那样固定。

（2）拉伤：指肌肉或者肌腱的过度牵拉或撕裂导致的疼痛，通常也会出现肿胀。肢体拉伤，需要夹板固定以便使其减轻痛苦。拉伤一般（但不总是）比较容易与骨折相鉴别，不管是否有骨折存在，都要用夹板将其固定，这是对患者的一种保护。如果可以，冰敷可以减轻肿胀。

扭伤：关节突然的扭伤伴随韧带的牵拉或撕脱。
拉伤：肌肉或肌肉肌腱复合体的牵拉或部分撕裂。

异物穿刺伤

不要轻易拔出肢体的穿刺异物。皮肤是这些异物的支点，露在体外的异物的任何移动都会在组织内发生变化和扩展，这样异物在体内的末端会撕裂组织或者对脆弱组织引起进一步的损伤。因此，应用大的敷料稳定住异物并将患者及时转运。

异物穿刺伤：是指异物刺入组织内引起的损伤。

注意：对于阻塞气道的穿刺物，除了发生在颈部和面颊上的穿刺物，必须及时拔出，否则患者会因缺氧窒息而死亡。拔出异物会引起大量出血，因此在拔出时要小心按压伤口并且联合应用止血药。面颊上穿刺异物拔出时比较安全，因为可以在伤口内、外对伤口同时按压。如果需要的话，这可以让你保护气道。

骨筋膜隔室综合征

四肢包含肌肉和其他的组织，这些组织被坚韧膜所包裹，称为筋膜；这些膜没有伸展性，形成许多封闭的空间称为筋膜间隔。挤压伤和闭合性骨折（部分开放性骨折）引起出血和肿胀，筋膜将其封闭在一个有限的空间内，其内的压力会升高。这样的结果就是所谓的骨筋膜隔室综合征。

骨筋膜隔室综合征在前臂、大腿、手、足均能发生，而小腿骨折时最易发生。当损伤处肿胀时，压力会挤压筋膜间隔内的所有组织，如动脉、静脉、神经和肌肉。最重要的是，压力会阻碍静脉回流。紧接着压力会继续增加，阻断动脉血流。由于压力造成缺血、缺氧，神经也受到损伤。

骨筋膜隔室综合征：在一个密闭的空间内增加对组织的压力会引起血流减少、组织缺氧，进而引起骨骼肌、神经、血管损伤，若持续缺氧则会引起细胞死亡，甚至导致不可逆损伤。

此过程需要时间，因此骨筋膜隔室综合征不会立即出现，而是出现在原发性损伤若干小时之后。在外伤患者的转运中，应用医疗设备来完成ITLS测试和评估远端神经血管功能是非常重要的。在战场里，可以应用抬高受伤肢体和冰敷的方法来处理疑似骨筋膜隔室综合征的患者。对骨筋膜隔室综合征患者的疼痛控制也是非常重要的。

骨筋膜隔室综合征晚期症状和并发症为"5P征"：疼痛、苍白、无脉、感觉异常、麻痹。早期症状主要是疼痛，典型的表现就是与损伤程度不相匹配的剧痛和感觉异常（麻木和刺痛）。治疗时需要紧急外科切开筋膜减压。在晚期症状和不可逆性损伤出现前，我们就要高度警惕此病的发生，这与休克一样。

挤压伤和挤压综合征

挤压伤是外力作用于身体上导致的。躯干的挤压伤可能会引起创伤性窒息和死亡。四肢的挤压伤会导致直接的组织损伤，特别是肌肉和侧支循环。受伤的组织膨胀，进一步降低灌注。由于低灌注和氧缺乏，组织转换为无氧代谢，产生像乳酸这样的有毒代谢产物。另外，受损细胞可以释放出钾和肌红蛋白。在细胞死亡前，虽然组织损伤在不到1小时就可以发生，但大多数患者的肢体能够耐受4小时的由血流障碍导致的缺血。

当循环恢复后，这些毒性产物可以到达全身，使许多器官系统受到影响，这被称为挤压综合征。酸中毒和高钾血症可以导致心脏泵功能下降，从肾滤过的肌红蛋白可以导致急性肾衰竭。地震和其他的倒塌事件常导致挤压综合征的发生。

挤压综合征的处置管理原则就是首先关注直接危及生命的处置情况，即通过ITLS初步评估验证随后的液体复苏是否到位。目标是维持尿量达0.5～1.0ml/（kg·h）。静脉内应用碳酸氢钠碱化尿液（尿液pH 6.5～7.5）可以提高肌红蛋白的排泄，降低肾衰竭的危险。如果可能，在从倒塌物中救出患者前，就可以开始静脉应用液体。

> 挤压综合征：一种系统性的情况，由于挤压损伤的肌肉细胞死亡，包括肌红蛋白在内的有毒物质的释放会导致休克、急性肾衰竭和最终死亡，也称为外伤性横纹肌溶解。

评估与处理

现场评估和了解病史

当评估患者肢体损伤的程度时，特别重要的是获取病史，这样可以帮助判断损伤的机制。对肢体损伤的正确评估和损伤机制判断可以帮助预测损伤的严重程度。若施救人员足够，可以专门找一个人在进行ITLS初步评估时去搜集病史。若人员不足，千万不要为了了解现场的详细情况而耽误处理患者的呼吸道、呼吸和循环功能。若患者清醒，要在ITLS初步评估后尽可能详细地了解损伤时的场景。

高处坠落时，足部落地引起的足部创伤常伴随脊柱损伤。当患者处于坐位时，任何对膝部的损伤往往提示髋关节也有损伤。同样的，髋关节的损伤会将疼痛投射到膝部，因此在评估膝部和髋关节损伤时，要同时分析两者而不是分开考虑。

通常，摔倒时腕部着地也会损伤肘关节，因此腕关节和肘关节要同时分析。同样的道理，小腿外侧腓骨近端骨折要和踝关节骨折同时考虑。肩关节疼痛可能源自肩关节本身，也可能源自颈部、胸部甚至腹部的损伤。

> 骨擦音：骨折碎片之间摩擦产生的声音或者感觉。

骨盆骨折需要较大能量的撞击，往往伴随大量出血。一旦确诊骨盆骨折，就要高度警惕休克的发生，并马上采取相应的措施。

评估

在进行ITLS初步评估时，不仅要关注直接威胁生命安全的损伤，还要注意到骨盆和四肢长骨的明显骨折。也要注意发现并控制伤口的大出血。

在进行ITLS进一步评估时，快速全面评估每个肢体，寻找有无畸形、挫伤、擦伤、穿透伤、烧伤、软组织伤、撕裂伤、肿胀（DCAP-BTLS）。探寻不稳定性骨折和骨擦音（见第2章和第3章）。若无明显的畸形和疼痛，检查关节是否有疼痛或反常活动。检查并记录末端循环、运动和感觉功能。探查到的最强脉搏的位置可以用笔标注下来，以确定其位置（图14-6）。

骨擦感和骨擦音是骨折比较确切的证据。一旦确定，骨折端要及时固定以防进一步的软组织损伤。探寻骨擦音时要小心轻柔，以防进一步损伤，尤其是当探寻骨盆骨折时。

提示

优先顺序

- 首先评估和处理气道、呼吸、循环（ABC），不要因四肢的明显损伤而忘记上述三项最重要的事项。
- 控制出血优先于上述三项，一般遵循CABC顺序，而不是ABC。但是在控制出血时也不要忽略对气道和呼吸的处理。
- 要注意受伤的机制，以便于预测可能出现的骨折位置和并发症。

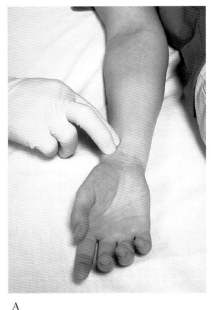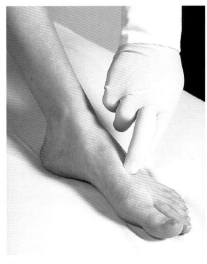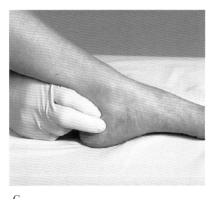

A　　　　　　　　　　　　　　B　　　　　　　　　　　　　　C

图 14-6　触摸创伤远端的脉搏

A. 触诊桡动脉；B. 触诊足背动脉；C. 触诊胫骨后动脉

四肢损伤的处理

对四肢骨折和错位的合理处置可以减少疼痛、残疾和一些严重并发症的发生。在送往医院前，需要使用合适的夹板和敷料对其进行相应的固定治疗。即使固定方法合理，患者也需要镇痛药控制疼痛。

1.使用夹板的目的

防止骨折端的移动。骨折点往往邻近神经。骨折会损伤神经，引起剧痛。夹板不仅可以减少疼痛，而且通过限制骨折断端移位，还可以减少对肌肉、神经和血管的破坏。

2.使用夹板的时机

不同的患者使用夹板的次序并无统一规定。对于多发伤患者、可以迅速转运的患者，肢体的骨折靠束缚在长脊板上给予临时固定。但是，这并不是说不需要判定并保护肢体骨折，而是说在处理完其他一些需要优先处理的情况如休克等之后，在转运医院途中，最好能够对肢体骨折进行固定。倘若为了用夹板固定肢体防止残疾而耽误抢救患者生命的时机，才是最得不偿失的。相反，若患者病情稳定，在转运患者之前就应对其肢体骨折进行夹板固定，原因如前所述。

提示

黄金时间

- 千万不要浪费黄金时段，应小心并迅速，抢救生命先于固定肢体。
- 在合适的时间使用夹板，在ITLS初步评估后沿骨的长轴对骨折进行夹板固定。情况紧急时，四肢固定可以在转运患者的途中进行。

提示

循环、运动、感觉功能

在任何操作中或操作结束后，尤其是使用夹板时，要经常检查并记录循环、运动、感觉功能。

操作步骤

使用夹板的规则和步骤

1.必须能够推测受伤的部位。要除去衣服，最好用剪刀剪开并除去，以便评估伤情和恰当固定。

2.在使用夹板前后，应检查并记录末端循环、运动、感觉功能。检查骨折远端肢体的运动功能时，若患者清醒，则让其运动手指和足趾；若患者昏迷，可以对其进行疼痛刺激，观察其肢体反应。可以在其有搏动的地方用笔标注脉搏。

3.若肢体有严重的成角畸形、脉搏消失且距离送达医院较远时，可以对肢体施加轻微的牵拉使其变直（图14-7）。若此时遇到较强的阻力，可以将肢体以发现时的样子给予固定。在拉直患肢时，对于阻力的大小必须做到心中有数，因为很小的力量就能够撕裂血管壁、阻断供应大神经的血流。若附近有合适的医院，夹板最好固定在原始体位。

4.开放性损伤在使用夹板固定之前最好能够用湿润的无菌敷料覆盖伤口。只要有可能，夹板都应该放在开放性伤口的对侧，以远离伤口。在医院里，要告知医护人员所有的开放性伤口。

5.使用的夹板要能够将损伤处上、下两个关节同时固定。

6.给夹板足够的衬垫，尤其是当皮肤有损伤或有骨性突起时，因为骨性突起会和坚硬的夹板之间相互挤压，引起疼痛或损伤皮肤。

7.不要试图将外露的骨折端复回到皮肤内。若施加了牵引力使骨折断端进入皮肤内，就不要再增加牵引力。也不要试图把骨头的末段拉出来。交接时，一定要告诉接诊医师是开放性骨折。小心地用湿润的无菌纱布覆盖骨折断端。若转运过程较长，这有利于骨折的愈合。

8.若患者有生命危险，可以在转运途中进行夹板固定。若患者病情稳定，骨折或畸形的固定可以在转运之前进行。

9.对于可疑骨折，也要进行夹板固定。

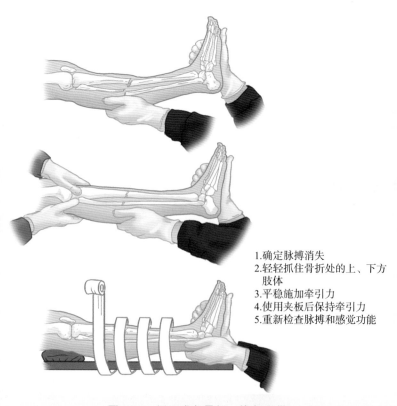

1.确定脉搏消失
2.轻轻抓住骨折处的上、下方肢体
3.平稳施加牵引力
4.使用夹板后保持牵引力
5.重新检查脉搏和感觉功能

图14-7　矫正成角骨折，恢复血供

3.夹板类型

四肢夹板固定举例，见图 14-8。

1）硬质夹板：硬质夹板可以用多种材料来做，如硬质板、硬塑料、金属或木头。还有一种通过抽真空来塑形达到坚固的夹板（真空夹板），也被归类为硬质夹板。运用硬质夹板时要在骨性隆起处加上衬垫，并且固定时要超过骨折处上、下两个关节。

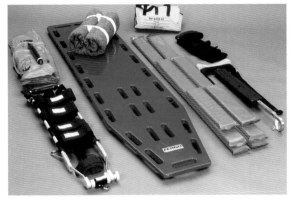

A

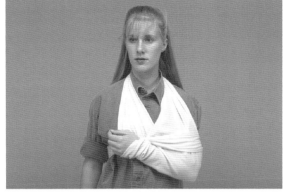

B

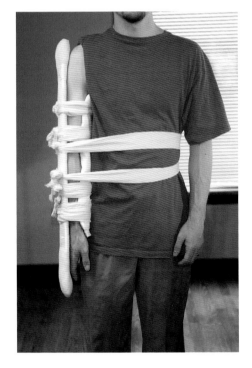

C

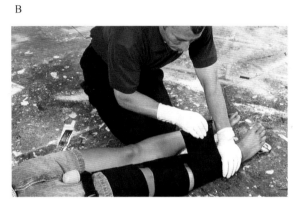

D

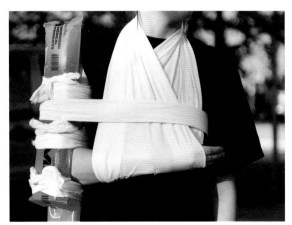

E

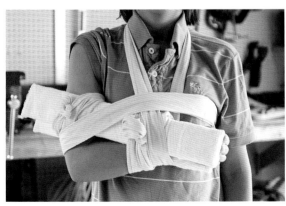

F

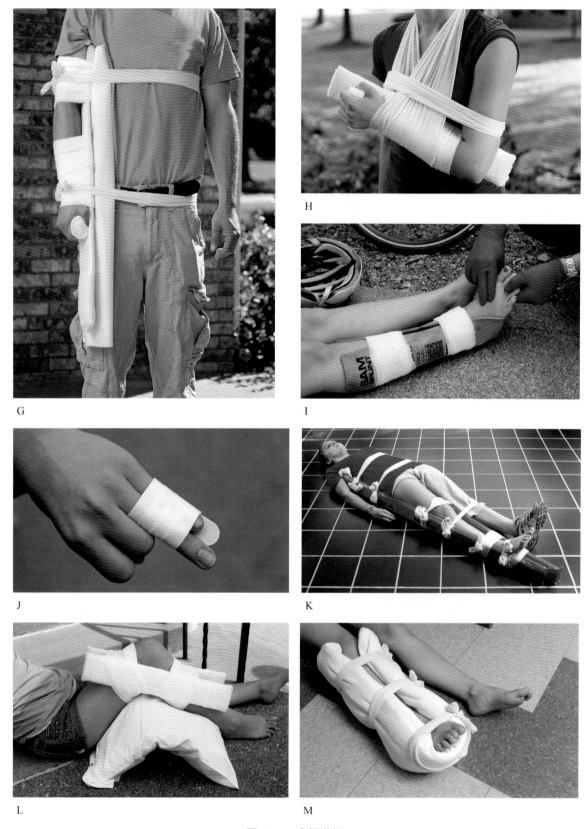

图14-8　夹板举例

A. 不同材质的夹板；B. 悬吊方法；C. 绷带固定夹板；D. 牵引夹板；E. 充气夹板；F. 用吊带或绷带固定夹板；G. 肘部损伤以伸直的体位固定；H. 前臂、腕部、手部的损伤固定；I. 运用 SAM 夹板对损伤下肢的固定；J. 用压舌器作为夹板，将患指与邻近的手指捆扎在一起；K. 高位股骨骨折的夹板固定；L. 膝关节夹板固定；M. 毛毯包裹的夹板固定足和踝

2）软质夹板：包括枕头、绷带悬吊夹板、充气夹板。枕头对于足踝的固定作用较好，对伤处同时具有固定和衬垫的功能。用绷带进行悬吊固定对肩关节脱位的效果较好。三角绷带悬吊固定对于锁骨、肩部、上臂、肘部及部分前臂损伤的效果较好。可以用胸壁作依托将手臂固定在上面。部分肩关节的损伤若不施加较大的力量则不易与胸壁固定在一起。部分情况下，枕头可作为胸壁与上臂的桥梁。

三角巾悬吊和绷带包扎对以下部位损伤的固定是很有效的，如锁骨、肩部、上臂、肘部，有时是前臂的损伤。它们以胸壁为坚实的基础，用夹板将上肢固定于胸壁上。在没有外力的情况下，一些肩部的外伤在固定时不能贴紧胸壁，这时，枕头可以作为填补胸壁和上臂之间空隙的衬垫。

充气夹板可以用于前臂和小腿骨折。这种夹板很轻并且容易移动。其提供的挤压力使出血速度减慢。缺点是随着温度升高或海拔升高，其压力也会增加。甚至导致肢体远端脉搏消失，移动患肢时，可引起潜在的疼痛。充气夹板不能用于成角骨折，因为充气后会对伤处直接施压。

使用充气夹板时，要用嘴或泵来充气（不要用压缩空气），直到它虽然用手指轻压会出现凹痕，但足够支撑患肢。使用充气夹板时要反复检查压力，确保其不至过紧或过松（它经常漏气）。

3）牵引夹板：被设计用于固定股骨中段骨折。这类夹板不能用于髋部骨折和多于一处的下肢骨折。通过在耻骨、腹股沟和踝关节之间施加牵引力来固定骨折。这种稳定的牵拉力可以克服强大大腿肌肉痉挛收缩的倾向。若无此牵引夹板，骨折断端之间的碰撞或摩擦会加剧疼痛。牵引也防止了股骨断端的自发移动，这种移动会撕裂股部神经、动脉和静脉。

可以对下肢起到牵引作用的夹板有多种（图14-9）。在第15章中将阐述几个。像其他夹板一样，牵引夹板也要应用垫料，防止骨盆周围软组织过度受压。

提示

休克

当有骨盆或股骨骨折时，要提防出血性休克。

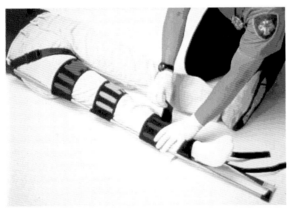

A

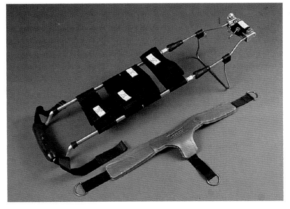

B

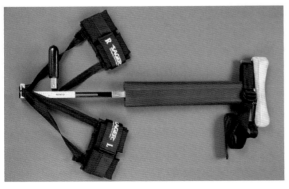

C

图14-9 A.Kendrick 牵引器（*Photo courtesy of Eduardo Romero Hicks，MD*）；B.Hare 牵引夹板；C.Sager 牵引夹板

4.止血带

止血带在军事和民用中又恢复了常规使用，主要用于控制四肢不易控制的出血。在这些情况下，它可以提高生存率、改善患者的状态，并已经又获得了人们的认可（第4章也有描述）。当肢体损伤导致大出血引起休克时，加上循环复苏，应用止血带可以挽救生命。虽然止血带长时间压迫会有潜在缺血性损伤的风险，但是这个风险需要与止血带能够停止危及生命的出血综合考虑。理想的方法是应用止血带最好不要超过 2～4 小时。随着时间的延长，并发症也会增加。挽救患肢的能力也会随着长时间的缺血而降低（无血流）。

止血带的应用指征包括明显的肢体出血伴有 ITLS 初步评估的其他情况（如需要呼吸道、呼吸干预、休克）、恶劣的环境、群体性伤亡事件或无法用直接压迫止血的方法控制的出血。总之，上述情况下应用止血带后就不要轻易撤掉。

在应用商业化的止血带时要遵守相应的产品指南。最重要的是确保所有的施救人员都知道患者应用了止血带。方法之一就是在患者额头上标注上 "TK" 和止血带使用时间。千万不要覆盖止血带，否则会让人不易发现。商业止血带优于临时性止血带，由于其良好的设计能更好地分布压力而减少对组织的损伤。一旦应用止血带，就要尽快将患者送至创伤中心。

5.止血药

对于直接压迫和应用止血带无效的出血，止血药可以通过促进凝血块的形成而减慢出血或止血。止血药的类型（敷料、粉末、纱布等）依产品类型的不同而异。不管怎样，应将止血药直接用在出血血管而非伤口，这样才能将止血药的效价发挥到最佳。相比止血纱布，粉末止血药很难使用。有一些报道指出，应用粉末止血药提高了全身血栓的形成。

使用止血药时最少要压迫4分钟或压迫至出血停止。出血停止后，最好用纱布进行加压包扎。为了效率最大化，在使用止血药之前，急救人员最好都熟悉止血药的类型，并按照产品说明使用止血药。

特殊损伤处理

1.脊柱损伤

在第10章和第11章中已经讲过脊柱损伤，在此简要阐述。需要提醒的是，若患者有脊柱损伤，必须实施脊柱运动限制（SMR），以避免脊髓损伤后产生的永久残疾或死亡。紧急情况下，将患者小心平放并固定在长脊板上，相当于为发生多种类型四肢损伤的患者提供足够的夹板。要了解一下某些损伤的机制，如坠落伤，患者双足着地，由于撞击力会沿着足跟经腿、骨盆向上传导至脊柱，有可能引起腰椎骨折。要记住应用长脊板长时间制动对患者有不利的影响。长脊板是一个转运的工具，一旦患者安全并且情况允许，就要尽快将长脊板撤掉。

2.骨盆损伤

将骨盆损伤和四肢损伤囊括在一起是很切合实际的，因为两者联系紧密。骨盆损伤通常由摩托车事故或严重的创伤如高处坠落导致。诊断的主要根据是站立不稳或在ITLS初步评估时轻压髂嵴、髋关节、耻骨时出现疼痛。一旦在检查中发现骨盆不稳定，不需要反复的检查确认其不稳定。因为所有这些检查都会引起患者更多的疼痛，并加剧出血。

开书型骨盆骨折：是一种严重的骨盆骨折，症状为耻骨联合断裂，骨盆前方像书一样展开。通常伴随着骶髂关节损伤。

骨盆骨折时通常伴有出血，因此要谨防休克，同时要迅速转运患者（抬上救护车并转运）。出现骨盆骨折提示患者有高能量的损伤。环绕法固定骨盆可以减少不稳定性骨盆骨折引起的内出血。过去曾经用床单当吊带固定骨盆，现在有很多商业化的器材可以提供更牢固的固定（图14-10）。对于开书型骨盆骨折（图14-2），骨盆固

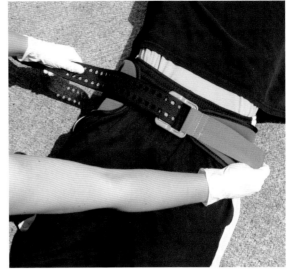

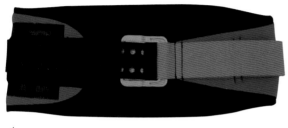

A   B

图 14-10   A.商业化骨盆固定带；B.骨盆固定带的使用（*Photos courtesy of SAM Splint*）

定的效果更好，还能降低输血的需求量。应该应用骨盆固定
带，这样它们的压缩力就集中在大转子的水平，而不会在髂
骨水平（另可见第 13 章）。在没有骨盆固定带的情况下，可
将双足内旋，然后将它们固定在一起，将有助于关闭骨盆
（参见第 15 章图 15-1B）。

　　每个骨盆骨折的患者都要评估脊柱损伤的风险。如果
提示需要进行脊柱运动限制，这些患者更适合使用抽真空
夹板，因为它比硬脊板更舒适。对于不稳定性的骨盆骨折，
当对患者进行翻转时，容易加重伤情。我们需要有足够的
助手和器材（如铲式担架）才能将患者转移到脊板上，同
时最大限度地减少疼痛和骨盆骨折的移动。如第 2 章所述，
一些最新的更牢固的铲式担架固定脊柱时可以起到和脊板
同样的脊柱运动限制的效果（图 14-11）。

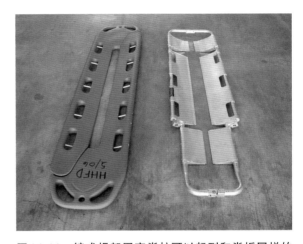

图 14-11   铲式担架固定脊柱可以起到和脊板同样的
效果（*Photo courtesy of Leon Charpentier，EMT-P
and Ferno Washington，Inc.*）

3.股骨骨折

　　股骨骨折可能会伴随开放性伤口，如此一来，我们要高
度怀疑其为开放性骨折。股骨周围有很多肌肉组织，股骨骨折后的肌肉痉挛会引起
骨折端重叠，造成更多的肌肉破坏、出血、神经损伤、疼痛。正因如此，强大的股
骨中段骨折通常需要牵引夹板固定，防止进一步破坏软组织和疼痛。如前所述，强大的股
骨肌肉可以容纳 1 ～ 2L 的出血。双侧股骨骨折失血量可达循环血量的 50%。

4.髋关节损伤

　　髋骨骨折通常发生在股骨狭窄的颈部，由于有强大的韧带支撑，此类骨折有
时依然可以承重。韧带非常强壮，大多数情况下髋骨骨折断端移位很小。当老年
人摔倒后出现膝部或骨盆区域疼痛时，都要考虑髋骨骨折的可能性。老年人摔倒
后若无法承重，要假定其发生了骨盆或髋骨骨折。伤腿可能（不是经常）会外旋
短缩。老年人对骨折引起的疼痛的耐受性较好，有时甚至被忽视、误诊。总之，
老年人的组织更脆弱，很小的力就能对其造成损伤。请注意，单独的膝部疼痛很
可能是由髋骨损伤引起的。髋骨骨折时切记不要使用牵引夹板。

　　髋关节脱位分为前脱位和后脱位，后脱位最常见。通常当膝盖与仪表盘撞击

时，相对疏松的髋关节穿破关节囊后壁，脱出髋臼（图14-12）。因此，交通事故中，患者若有膝关节损伤时，要仔细对其髋关节进行检查。髋关节后脱位属于骨科急症，需要迅速复位，以防血液中断时间过长引起坐骨神经损伤和股骨头坏死。人工髋关节的患者不需要太大的力量就会出现髋关节脱位。

髋关节后脱位后，下肢常处于屈曲位，通常无法将腿伸直。患肢总是向中轴线方向旋转。后脱位的伤肢可以用枕头或夹板将其以最舒适的方式固定在健侧腿上（图14-13）。

髋关节前脱位很少见，因为很复杂的机制才能产生。髋关节前脱位会像髋关节骨折那样，出现患肢外展外旋，不同点是前者不能将患肢伸直与躯干成一条线。很难将其仰卧放置在救护车的脊板或担架上。髋关节后脱位会挤压坐骨神经，而前脱位则会挤压股动、静脉。若静脉被挤压坍塌，会出现静脉远端凝血块，当损伤恢复后可能会产生大块的肺动脉血栓。

5.膝关节损伤

膝关节骨折或脱位（图14-14）的后果很严重，因为一旦关节错位，就很容易损伤经过膝关节的血管和神经。无法准确知道膝关节畸形是否同时伴有骨折，无论哪种情况，都先要判断足远端的循环和神经功能。

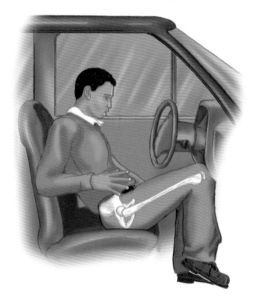

图14-12 髋关节后脱位的机制

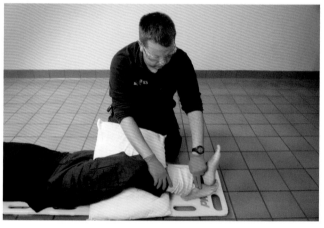

图14-13 夹板固定髋关节后脱位（*Photo courtesy of Louis B. Mallory，MBA，REMT-P*）

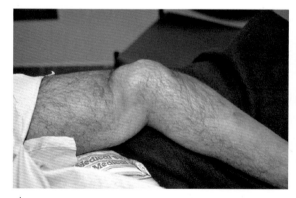

A

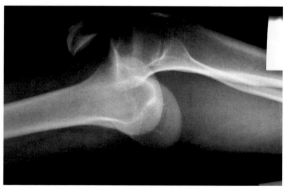

B

图14-14 膝关节脱位（*Photos © Edward T. Dickinson，MD*）

A.膝关节脱位的表现；B.脱位后的X线表现

很多膝关节脱位都伴有动脉和神经损伤。重要的是要及时恢复膝关节以下的血液循环并尽快转运患者给予确定性治疗，以避免造成如截肢一样不良的结局。因此，迅速复位膝关节是至关重要的。务必在下肢的长轴方向施加牵引。若患肢无法伸直，则将患肢以其最舒适的姿势进行夹板固定，并迅速转运患者。膝关节错位也是紧急矫形术的绝对适应证。

千万不要将膝关节脱位与髌骨脱位相混淆，髌骨脱位脱向一侧，患肢在膝关节处微屈曲。很轻易就能发现髌骨错位。尽管疼痛剧烈，但它不是严重损伤，只需在膝关节下用枕头固定并送往医院即可。伸直患肢往往就能恢复，通常在医师赶到之前，脱位的髌骨会自动复位。

6.胫、腓骨损伤

小腿骨折是非常常见的损伤。随着时间的推移，组织肿胀和内出血会引起骨筋膜隔室综合征。胫骨骨折后，患者几乎不能承受自己的体重，但是腓骨远端的骨折常被误诊为扭伤。小腿和踝关节的骨折可以用硬夹板、充气夹板、枕头来固定。和其他骨折一样，胫骨、腓骨骨折时最好将伤口覆盖，若骨折断端在夹板下，要用敷料衬垫，同时解决患者的疼痛问题。踝关节错位时，若足部血液循环不良且运输距离较长，需要轻轻地尝试将其复位。抬高患肢可以减少骨筋膜隔室综合征的发生风险。

7.锁骨骨折

锁骨是人体最易骨折的部位，骨折通常发生在锁骨中1/3段。锁骨骨折很少发生较严重的并发症（图14-15），尽管少，但有时也会出现锁骨下血管和臂丛神经的损伤。对于锁骨骨折的患者，要仔细检查患者的胸壁是否受损，后者更加重要。这类骨折最好的固定方法是使用三角巾和吊带固定。

8.肩关节损伤

大部分情况下，肩关节损伤都不会危及生命，但由于损伤肩关节需要很强的暴力，因此肩关节损伤一般会伴随胸部和颈部更重的损伤。常见的肩关节损伤是

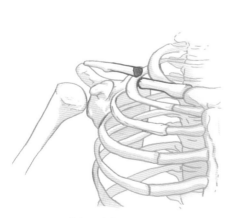

体征、症状
·肩部前屈位
·肘关节屈曲，前臂交叉于胸前
·肩部疼痛
·肿胀或肿块

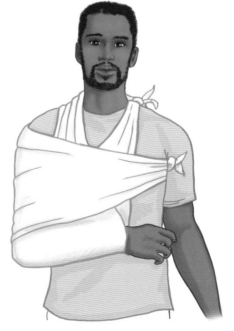

使用绷带和悬臂带
·将患肢折叠交叉于胸前
·将手臂放入吊带中，用三角巾将手臂固定在胸前

图 14-15　锁骨骨折

关节脱位，可表现为关节上外方关节盂空虚。有时也会发生肱骨上端骨折。桡神经距肱骨较近，肱骨上段骨折时极易损伤桡神经。桡神经损伤会造成患者垂腕。

肩关节脱位疼痛剧烈，通常需要用枕头垫在手臂和躯干之间以支撑上臂，使其处于比较舒适的姿势。肩关节脱位后，千万不要试图将其异常的姿势变得正常（图14-16）。肩胛骨骨折常提示肩关节自身也有损伤。造成肩胛骨骨折的暴力也很强大，因此，有此类骨折的患者一定要仔细检查其胸部的其他器官有无损伤，如肋骨骨折或肺挫伤。

9.肘关节损伤

通常情况下，鉴别肘关节骨折和脱位很困难。两者病情都比较严重，因为两者都易损伤到走行于肘屈肌表面的神经和血管。最常见的损伤机制是患者跌倒时上臂过度后伸，使桡骨小头骨折。肘关节损伤最好以患者最舒适的姿势进行固定，同时仔细评价肢体远端功能（图14-17）。此处的解剖结构非常复杂，因此切忌试

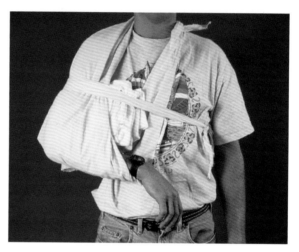

图14-16　肩关节脱位

将肢体固定在其原有姿态

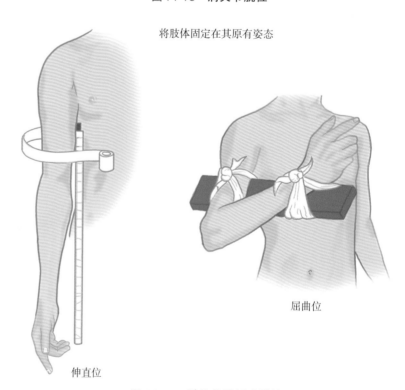

伸直位

屈曲位

图14-17　肘关节骨折或脱位

图拉直患肢或牵引。要迅速转运这些患者。

10. 前臂或腕关节损伤

前臂和腕关节的损伤很常见（图14-18）。像肘关节损伤常见机制一样，前臂和腕关节损伤的机制是跌倒时手臂过度后伸。此种骨折最好用硬质夹板和充气夹板固定（图14-19）。使用硬质夹板后，患者手中握住一卷纱布有助于手部处在舒适的功能位。前臂骨折的患者也有并发筋膜间隔综合征的可能，因此要严密监测。

11. 手和足损伤

很多工伤都会出现手和足的损伤，导致开放性骨折和撕裂伤。该损伤通常让

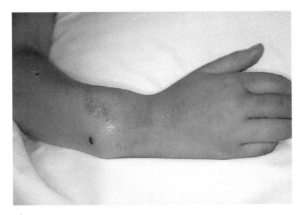
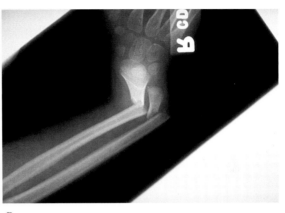

A　　　　　　　　　　　　　　　　B

图 14-18　前臂骨折的表现
A. 骨折通常伴随着畸形；B. 前臂骨折的 X 线表现

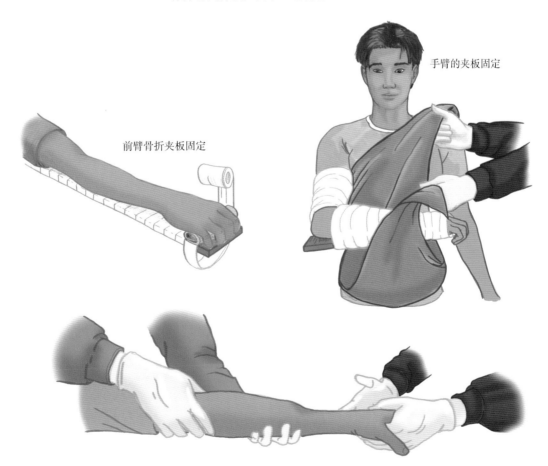

前臂骨折夹板固定

手臂的夹板固定

图 14-19　前臂和腕关节骨折

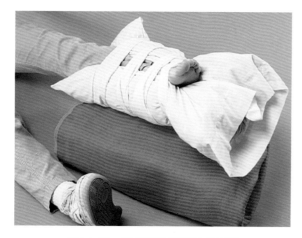

图14-20　足部损伤时用枕头固定

人感到恐惧，但很少会有致命的大出血。枕头可以很有效地固定此损伤（图14-20）。另一种可供选择的包扎手的方式就是在手掌中放入一卷布，将手指都摆放在其功能位。然后将整个手缠绕在一起，就像一个球被包裹在又大又厚的敷料中（图14-21）。

12.挤压伤

对于挤压伤患者，要注意持续检查和密切监测患者重要的生命体征。为了有效地清除释放的毒性产物、降低挤压综合征的风险，需要应用生理盐水碱化血液。避免应用林格乳酸盐，因为它含有钾。此外，碱化试剂碳酸氢盐和渗透性利尿药甘露醇可以通过肾增加尿液，减少肾衰竭的危险。在1L 5%的葡萄糖溶液中加入碳酸氢钠（3×50 mEq针剂）可近似于等渗溶液进行滴注。碳酸氢钠的起始剂量在1mEq/kg，接下来维持用药速度为0.25mEq/（kg·h）。若在解救被压迫的肢体之前无法进行输液或用药，可以考虑在距离肢体损伤最近处使用止血带。尽管使用

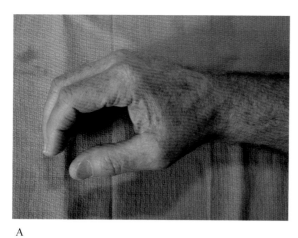

A

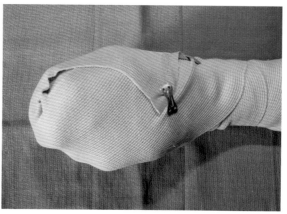

B

图14-21　A.手处于功能位；B.手的包扎（*Photos courtesy of Stanley Cooper，EMT-P*）

案例分析（续）

急救医疗人员完成了对患者的初步评估，他是一位机警的老年男性，对他妻子的情况很担心，没有跟他提及他的女儿很快就到。他没有呼吸窘迫，桡动脉搏动有力，为96次/分。他的气色良好，头部、颈部和胸部也没发现问题，双肺呼吸音清且对称。腹软，没有压痛，骨盆看上去也没有太大问题。他的左踝肿胀，向内旋转。急救人员脱掉了他的鞋子，可以触及双足的足背动脉。患者的左手腕关节肿胀，桡尺骨远端有轻微触痛，左侧桡动脉搏动不易触及。但毛细血管充盈时间（capillary refilling time，CRT）少于2秒，感觉正常。

因为患者没有意识丧失，神经系统查体正常，没有颈部疼痛，所以不需要SMR。急救人员固定左臂肘关节以上到手的部位，并且悬吊在颈部，只剩下手指外露。然后左踝进行夹板固定。在再次检查远端循环及足动脉搏动和毛细血管充盈时间没有变化后，用担架把患者送到急救车上，用方凳使患者左足抬高。其他急救人员照顾女性乘客，在把她也运送到急救车上后，一同送往医院。

止血带能够减少全身毒性产物释放，但挤压综合征也会继续进展。对于挤压伤患者，要尽早联系医师或创伤中心，以接受外科治疗。

13. 疼痛控制

对于骨折，适当的镇痛有助于患者的运动和转运，一旦损伤稳定就应处理。审慎地使用阿片类药物或其他镇痛药（氯胺酮）可以更好地看护患者。关于疼痛控制的详细信息，请参阅附录 B：创伤患者的镇痛。

小结

尽管多数肢体损伤不致命，却可以造成残疾。肢体损伤可能比那些更加严重的内脏损伤更引人注意，但切忌因为它而忘记 ITLS 初步评估。骨盆骨折和股骨骨折是例外，因为可能伴发致命的内出血，因此，这类患者要迅速转运。这两种损伤都被认为是高强度损伤。

适时的夹板固定对保护患肢免受进一步的损伤及减少疼痛至关重要。肘关节、髋关节、膝关节脱位时要小心进行夹板固定并迅速复位，以防止严重残疾。需要迅速转移并非因为其致命性，而是因为会致残。如果远端动脉搏动消失，应该及时评估损伤远端的神经和血管的功能，及时处理骨折或复位骨折。挤压伤时，最重要的是要提高警惕、早期干预，以减少挤压综合征的危害。

（译者 张 帆 李 莹 赵 斌）

第 15 章

四肢创伤救护技术

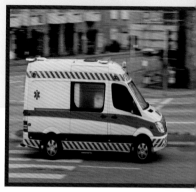

(Pawel Nawrot/Shutterstock)

S. Robert Seitz, MEd, RN, NRP

Darby L. Copeland, EdD, RN, NRP

关键技术

夹板的应用：

　　托马斯牵引夹板（半环夹板）

　　Hare 夹板固定

　　Sager 夹板固定

骨盆固定：

　　使用床单或毯子固定

　　商品化器材固定

学习目标

学完本章后，应该能够做到：

1. 掌握何种情况需要使用牵引夹板。

2. 掌握使用牵引夹板的并发症。

3. 了解如何使用常见的牵引夹板：Hare 夹板，Sager 夹板，托马斯夹板。

4. 能够示范骨盆固定技术。

注意：本课程的所有学生都应该熟悉使用硬质夹板进行基本夹板应用的技巧，因此，本课程不包括这些技巧。

牵引夹板

牵引夹板主要用于固定股骨骨折，不能用于臀部、膝盖、下肢远端的骨折固定。在用于骨折和膝关节脱位时，固定强度过强会撕裂膝关节后面的血管。如果有骨盆骨折，就更不要使用牵引夹板，因为会造成骨盆进一步的损伤。非成角移位或不是严重缩短移位，股骨下半段骨折也可以使用充气夹板固定。

牵引夹板是通过沿着骨头的线性力量保持两端固定来起作用的。压垫装置最初应用于骨盆后部或腹股沟处，钩系设备应用于踝部。然后应用夹板提供对抗牵引至肢体变直并且很好地固定。应该小心固定夹板在骨盆或腹股沟处，以避免生殖器过度受压。钩系设备在足和踝部使用时也要小心，避免影响血液循环。当完成夹板固定后需要经常检查远端动脉的搏动，因此应用钩系设备前要先脱去患者的鞋子。

任何情况下至少要2个人来固定夹板。当一个人操作夹板时，另一个人必须保持稳定，动作轻柔地牵拉足和腿。遇到紧急情况必须立即转运患者时，就不要先上夹板。先要完成的措施是稳定患者的生命体征，并且把患者抬上救护车，在去医院的路上再上夹板（除非救护车还未到）。

当把患者放置在转运担架床上时，要务必谨慎。若牵引夹板过长伸出担架床外，在搬运患者时一定要小心，尤其当关闭救护车门时，应避免撞到夹板造成骨折端移位。

目前有各种各样的牵引夹板都供使用。下面章节将会介绍3种不同类型夹板的应用。还有许多其他有效的设备可用。材料方面的进步使新设备变得更轻、更紧凑。重要的是练习所在相应机构正在使用的装置。

操作步骤

使用托马斯牵引夹板（半环状牵引）的步骤

现代牵引设备出现之前，托马斯牵引是常用的牵引方法。在第一次世界大战中，它的使用把战场股骨骨折的病死率从80%降低到40%。那时候它被认为是医疗界最先进的设备之一。现在在一些国家，若没有其他选择时依然会使用该技术。值得重视的是，在第一次世界大战中，枪伤是股骨骨折的主要原因，这显然是开放性骨折。夹板固定经常会引起皮肤外的骨断端回复至体内。那时没有抗生素，感染非常常见。尽管如此，托马斯牵引出现后，股骨骨折的病死率明显下降。

使用托马斯夹板应遵循以下步骤（操作步骤图15-1）。

1.助手托着患肢，维持着轻微的牵引力，你剪掉患者的衣物，脱掉鞋袜，检查足的脉搏和感觉功能。

2.把夹板放在伤腿的下方，扎带朝下，短端放在大腿内侧。滑动绷带环使其紧贴臀部下方，并使其压在坐骨结节处。

3.系住皮带环顶端。

4.把压垫放在足和踝部。

5.在足踝部打牵引结。

6.用手维持轻微的牵引力。

7.把牵引结系在夹板的末端。

8.用木棍或者压舌器，通过西班牙绞盘法增加牵引力。

9.在膝盖的上方和下方各放两个支撑的皮带，不要放在骨折处。

10.松开手，不给予其牵引力，再次检查患肢循环和感觉运动功能。

11.托起夹板的末端，不要让足跟部受压。

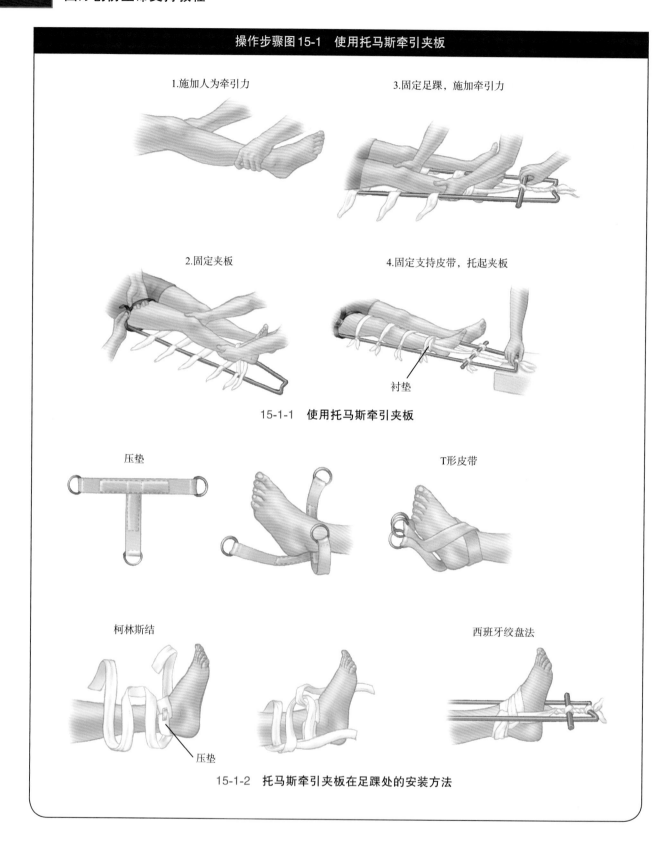

操作步骤图 15-1　使用托马斯牵引夹板

1.施加人为牵引力

3.固定足踝，施加牵引力

2.固定夹板

4.固定支持皮带，托起夹板

衬垫

15-1-1　使用托马斯牵引夹板

压垫

T形皮带

柯林斯结

西班牙绞盘法

压垫

15-1-2　托马斯牵引夹板在足踝处的安装方法

操作步骤

使用 Hare 牵引夹板的步骤

Hare 牵引夹板是托马斯夹板的现代版。使用 Hare 牵引夹板应该遵循以下步骤（操作步骤图15-2）。

1. 把患者放在脊板或者担架上。

2. 助手扶着患肢，维持轻微的牵引力，此时你剪去患者衣物，脱掉鞋袜，并检查其足部的脉搏和感觉功能。

3. 以健侧肢体为参考，把夹板调到合适的长度。

4. 把夹板放在伤肢下面，扎带朝下，短端放在大腿内侧。在臀部下方紧紧滑动绷带环，使其压在坐骨结节处。

5. 系住皮带环顶端的皮带。

6. 把压垫放在足和踝部。

7. 用"S"形钩的方式把牵引结打在绞盘上。

8. 转动齿轮至合适的强度。

9. 重新评估患肢的脉搏、运动、感觉功能。

10. 在膝盖的上方和下方各放两个支撑的皮带，不要放在骨折处。

11. 松开手工牵引给予的牵引力，再次检查患肢脉搏、运动和感觉功能。

12. 若要减轻机械牵引力（当牵引力过紧或者撤掉夹板时），把齿轮柄向外拉，然后慢慢松开。

操作步骤图15-2　使用Hare 牵引夹板

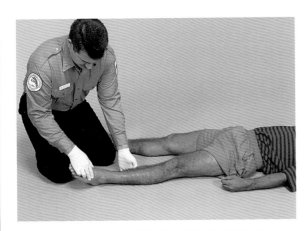

15-2-1　评估足背脉搏、运动及感觉功能

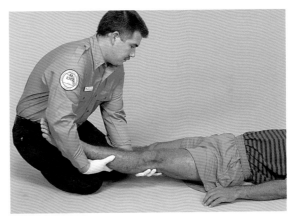

15-2-2　通过手动牵引稳定伤腿

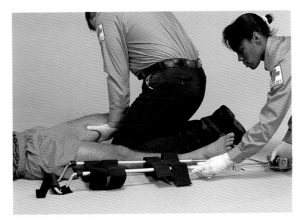

15-2-3　调整夹板至合适长度

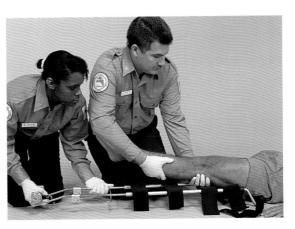

15-2-4　将夹板放在伤腿下方，把坐骨垫紧贴臀部骨性突出部位。夹板放好后，将足后跟直立起来

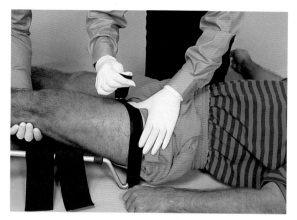

15-2-5　将坐骨带系在腹股沟和大腿处

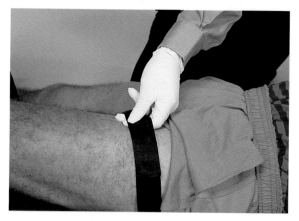

15-2-6　确保坐骨带松紧适中，不影响远端供血

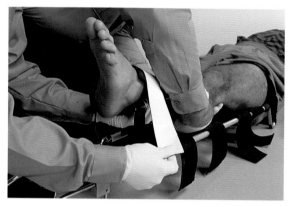

15-2-7　在患者足直立的情况下，确保足踝结牢固

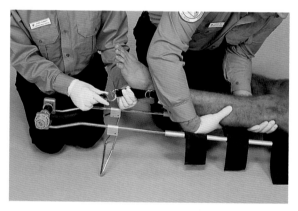

15-2-8　把"S"形钩钩在"D"形环上，施加机械牵引力。机械牵引力最高强度为手工牵引力的强度，此时疼痛和肌肉痉挛会降低。若患者反应迟钝，调节牵引力大小使伤腿和正常腿长度相同

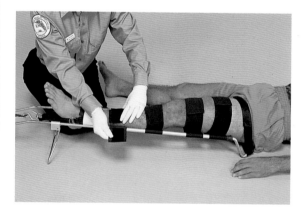

15-2-9　系紧腿部的支撑带

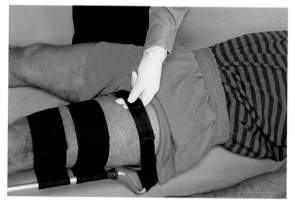

15-2-10　重新评估坐骨带和足踝钩的松紧，确保两者均已系紧

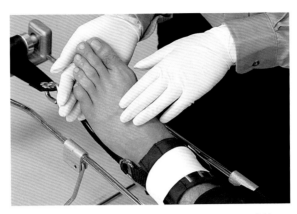

15-2-11　重新评估末端循环、运动和感觉功能

操作步骤

使用 Sager 牵引夹板的步骤

Sager牵引夹板和上述两种夹板的使用方式不同，它通过耻骨支和坐骨结节来对股骨施加牵引力。因此它不是安装在腿的下方。臀部也无须像Hare固定那样需要弯曲。Sager牵引夹板在重量上比其他的牵引夹板更轻，而且结构更加紧凑。如果需要，一个Sager牵引夹板可以同时固定两条腿。

与以前相比，Sager牵引夹板有明显的改进，并且可以称为牵引夹板中的艺术品。使用Sager牵引夹板应遵循以下步骤（操作步骤图15-3）。

1.将患者平放在长脊板或担架上。

2.由搭档扶着患肢，维持轻微牵引力，此时你剪去患者衣物，脱掉鞋袜，并检查其足部的脉搏和感觉功能。

3.以健侧肢体为参考，把夹板调到合适长度。

4.把夹板放在伤腿内侧，将压垫以适当的松紧度在腹股沟处压在骨盆上。把皮带系在大腿上。该夹板也可以放置在大腿的外侧，用皮带维持着与耻骨支的牵引力。注意不要把生殖器压在皮带下。

5 当助手维持适当手动牵引力的时候，术者应用放有压垫的钩子系住患肢的足踝。

6.拉长夹板至合适长度，使得牵引力的强度适中。

7.用有弹性的皮带把患肢系在甲板上。切记不要系在骨折部位。

8.松开手动给予的牵引力，再次检查患肢循环和感觉功能。

操作步骤图 15-3　使用 Sager 牵引夹板

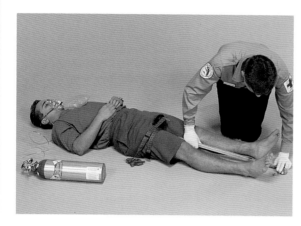

15-3-1　将夹板放在患肢内侧，调整其长度，使得夹板比腿长 10cm（4in）左右

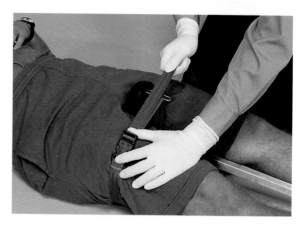

15-3-2　将皮带系在大腿上。注意：若怀疑骨盆骨折，不应使用 Sager 牵引夹板

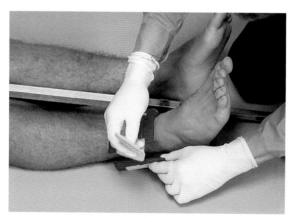

15-3-3　使用足踝结，将其系在夹板上

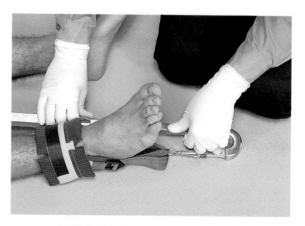

15-3-4　调整夹板长度以施加牵拉力，拉力大小约为患者体重的 10%

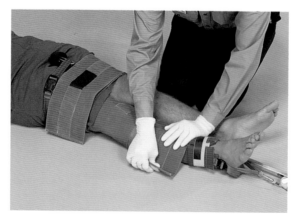

15-3-5　用皮带将患肢固定在夹板上，重新检查末端循环、运动和感觉功能

骨盆固定方法

　　骨盆骨折包括髂骨骨折和骨盆环骨折两部分。髂骨骨折时，外伤程度较严重，并且有严重腹部创伤的危险，但并不像骨盆环骨折那样危及生命，因为后者会有大量失血发生。两种骨折的固定方法是相同的，两种方法中的任何一种都可以解决问题（这里会描述）。

操作步骤

用床单或者毯子固定骨盆的步骤

　　1. 在搬运患者前，先把床单或者毯子平放在脊板的下半部分。

　　2. 如果可能的话，使用铲式担架将病人移到救护车担架或脊柱板上（如果临床需要）。将骨盆放在床单或毯子上，对齐两侧，使力量作用于大转子处。如果没有担架，尽可能轻且快地把病人移动到床单或毯子上。

　　3. 床单或毯子对角打结在臀部的一侧，另一对对角打结在臀部的另一侧。每次打结时力度要轻稳，慢慢增加压力，直至有足够的强度支撑骨盆（图15-1）。

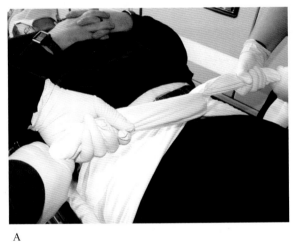

A

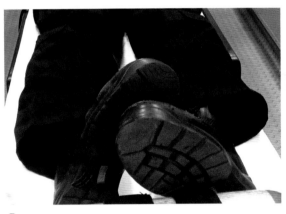

B

图15-1　A.用床单固定非稳定骨盆骨折（*Courtesy Roy Alson，PhD，MD，MFACEP，FAEMS*）；B.内旋足部，帮助闭合骨盆骨折。记住要把它们固定在一起（*Courtesy Roy Alson，PhD，MD，FACEP，FAEMS*）

操作步骤

用商品化器材固定骨盆的步骤

1. 在搬运患者前，先把床单或者毯子平放在脊板的下半部分。

2. 如果有可能的话，用铲式担架将患者移至救护车的担架上或脊板上（根据临床指征）。若无，要像滚原木一样将患者以整体的形式轻轻地快速滚动。如果有较新的更稳定的铲式担架，就可以代替脊板，但是在患者躺在担架上后，救援人员就得把床单或毯子打结。

3. 像说明书上所述那样绷紧该设备，慢慢增加张力，给骨盆足够的力量固定（图15-2）。记住压缩力需要应用在股骨大转子水平（臀部水平），而不是髂骨翼水平。

4. 在没有骨盆压迫装置或板的情况下，进行双足内旋转，然后将它们固定在一起，可以帮助关闭骨盆环。

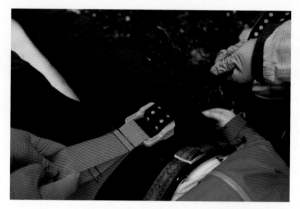

图15-2 用商品化设备固定不稳定骨盆骨折
（*Courtesy of Sam Medical Products*）

（译者 张 帆 李 莹 赵 斌）

第 16 章

创伤性心搏骤停

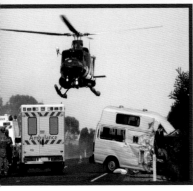

(*Hypervision Creative/Shutterstock*)

Ray Fowler, MD, FACEP, FAEMS

Ahamed Idris, MD

Jeremy Brywczynski, MD

A.J. Kirk, MD, FACEP

关键词

创伤性心搏呼吸骤停（TCPA）

无法挽救的患者

无须或终止复苏

学习目标

学完本章后，应该能够做到：

1. 识别可治疗的创伤性心搏呼吸骤停的原因。

2. 描述创伤性心搏呼吸骤停患者合适的评估和处理方式。

3. 识别不需要复苏的创伤性心搏呼吸骤停患者。

章节概述

在事故现场可能遇到创伤后出现无脉或窒息的患者，或即使在看护下，创伤患者的脉搏和呼吸征象快速地恶化。虽然一般来说，无脉性心搏骤停实施心肺复苏（CPR）被认为是无效的，但还是存在一些引起心搏骤停然而却可纠正的原因，因此敏锐的识别和介入有时还是可以挽救生命的。本章将讨论我们该何时尝试复苏及判断什么情况下复苏是无意义的。同时在本章复习创伤性心搏骤停的原因和如何对其进行快速识别和处理的最佳行动方案。

案例分析

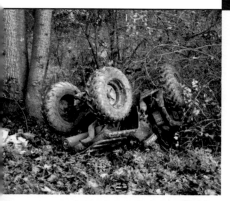

(Photo courtesy of International Trauma Life Support for Emergency Care Providers)

一辆基础生命支持（BLS）救护车刚到达一个发生在农村的摩托车车祸现场。最近的医院在24km以外，而最近的二级创伤医院在72km以外。在紧急医疗服务系统（EMS）中，高级生命支持（ALS）救护车只能在现场的BLS救护车要求时而被派遣。现场评估显示：现场安全，一名从摩托车上摔下的约20岁患者躺在地上，而摩托车可能是在泥土路的弯道中失去控制。摩托车和没戴头盔的骑手被甩出车道并撞到了树上。

这个患者没有反应，没有呼吸和心跳。患者的头颅出现明显畸形，触

诊可及多发肋骨骨折，并且有左股骨畸形。在车祸现场没有目击者，并且很难判断发生车祸的时间。应用体外除颤仪（AED），AED显示"不建议电击"。

在继续救援前，思考如下问题：

- 是否应该实施CPR？
- BLS是否应该呼叫ALS？
- 如果ALS确实已启动，ALS是否要开启"警灯和警笛"？
- 导致心搏骤停的原因是什么？

带着上述问题去阅读本章节。然后在章节的结尾，找出救助者是如何处理这位患者的。

无法挽救的患者

创伤性心搏呼吸骤停（TCPA）：是由创伤作为诱发因素而导致的心搏骤停。

无法挽救的患者：是指基于临床指标和参数无复苏意义与生还可能的患者。这种情况下允许终止对患者的复苏。

无须或终止复苏：基于研究和已发布的指南，在某些情况下可能终止对心搏骤停的患者进行复苏。

试图复苏创伤性心搏呼吸骤停（TCPA）的患者可能使你和公众陷入危险。有研究表明，救护车的警灯和警笛引发的交通情形会对院前救治者和公众安全产生威胁。不要试图复苏无生还机会的人。一项对"无意识和无可触及脉搏或无自主呼吸的"195例创伤患者的研究表明，只有有窦性心律、瞳孔无扩大（直径＜4mm）并存在对光反射的患者才有存活可能。然而，那些无脉的、濒死心律的、心室颤动的或室性心动过速的患者（也称无法挽救的患者）是无法幸存的。美国国家急救医疗服务医师协会和美国创伤外科医师协会联合编写完善了有关对"创伤性心搏呼吸骤停患者无须或终止复苏的治疗指南"（表16-1）。你应该熟悉所在地的有关创伤性心搏骤停的临床指南。

高级心脏生命支持（ACLS）主要用来指导对心源性无脉搏患者的处理。然而，在创伤事件中，心搏呼吸骤停往往不是由心脏基础疾病如动脉粥样硬化引起的急性心肌梗死所致。面对创伤患者，必须有针对地识别潜在的引起心搏骤停的原因，否则无法成功复苏。运用ITLS初步评估并明确心搏骤停的原因和识别需要尝试复苏的患者。

表 16-1　对院前的创伤性心搏呼吸骤停患者无须或终止复苏的指南 *
1.以下情况不需要复苏：
a.当EMS到达现场后发现没有呼吸、没有脉搏、无规律心律的钝性伤
b.没有呼吸、脉搏、瞳孔对光反射、自主活动和没有节律性心脏电生理活动的穿透伤
c.所有明显不能存活的损伤（如头颅离断）
d.所有能表明长时间无脉搏的创伤的证据，包括淤青、尸僵等
2.损伤机制与临床状况无关的心搏呼吸骤停患者，若已明确是非创伤原因所致心搏骤停，那么启动标准复苏
3.以下情况应该考虑终止复苏（参考医疗指南）
a.EMS人员目击心搏呼吸骤停的发生，用15分钟的时间不能复苏成功
b.将患者转运至医院急诊的时间多于15分钟
4.溺水、电击伤、低体温所致的心搏呼吸骤停患者应做专门的考虑

*美国急诊医师协会和美国创伤外科学会委员会联合立场声明（2012年修订版）。美国急诊医师协会和美国创伤外科学会委员会。"成人创伤性心搏骤停停止复苏"院前急救，第17卷，第2期（2013年4-6月：291页）

气道和呼吸问题

低氧血症是创伤性心搏呼吸骤停的常见原因。急性气道梗阻或无效呼吸在临床上表现为低氧血症。呼吸不足导致二氧化碳蓄积会使患者无法成功复苏。在表16-2中列举了一些阻碍肺部氧流量所致低氧血症的气道问题。毒品、药品和乙醇常与头部创伤（TBI）有关，会导致舌根后坠引起气道梗阻和呼吸抑制。

对醉酒患者进行密切监测能预防呼吸或心搏骤停。同样，头部创伤所致昏迷的患者也需要严密监测。咽部肌肉松弛会导致舌后坠而阻塞气道。采用改良双手托颌手法，同时应用口咽或鼻咽通气道来建立和维持气道开放，对于没有咽反射的患者至关重要。如果患者可以忍受，可以采用声门上导气装置（King Airway™，LMA™，i-gel™等）。气管内插管（ETI）对严重创伤患者的作用大小是目前存在广泛争议和研究的领域。理论上讲，应用气管内插管更容易对气道进行管理，但有很多研究质疑对气管内插管的益处及提高生存率的作用。不管怎样，救治人员应当尽最大努力保护患者的呼吸，包括应用快速有效的吸引装置。

气道梗阻所致创伤性心搏呼吸骤停的患者，如果缺氧时间不长，可对复苏有反应。

继发于呼吸问题的缺氧患者，也许其气道通畅，但由于氧气和血液不能在肺泡膜上融合，不能使血液得到氧化，原因可能如下。

- 不能通气，如张力性气胸、开放性气胸、连枷胸、肺挫伤或高位脊髓损伤（C_3或以上）导致的膈肌抑制。
- 肺组织中充满液体，如患者误吸血液或呕吐物。溺水患者很少见肺内快速出现液体，他们起初因缺乏氧气表现为低氧血症。
- 周围起火的环境能产生有毒气体，如一氧化碳和氰化物。另外，着火会消耗氧气，引起低氧血症。吸入热蒸汽可导致肺水肿，进而通过增加红细胞和氧气的距离（由于肺泡膜肿胀）而阻止氧合作用。
- 头部损伤、闪电伤和（或）毒品、药品和乙醇引起的通气不足。

应该对存在呼吸问题的患者实施积极的、合适的气道管理和高流量氧气的辅

提示

心搏骤停

创伤引起的心搏骤停往往不是心脏基础疾病所致。

表 16-2　院前创伤性心搏呼吸骤停的原因

1. 气道问题
    a. 异物
    b. 舌后坠
    c. 喉头水肿
    d. 气管损伤
    e. 血液流入气道
    f. 人工气道放置位置错误

2. 呼吸问题
    a. 张力性气胸
    b. 开放性气胸
    c. 连枷胸
    d. 膈肌损伤
    e. 高位脊髓损伤
    f. 吸入一氧化碳
    g. 吸入烟雾
    h. 误吸
    i. 非致命性溺水
    j. 毒品、药品/乙醇所致的中枢神经抑制
    k. 继发于电击伤或雷电伤的窒息

3. 循环问题
    a. 任何原因所致的失血性休克，包括创伤性主动脉夹层和其他血管损伤
    b. 张力性气胸
    c. 心脏压塞
    d. 心肌挫伤
    e. 急性心肌梗死
    f. 继发于电击伤的心搏骤停

助通气。很多这类患者如果缺氧时间不长，可对复苏有反应。需要注意的是，休克患者很容易受到正压通气（也称为"辅助"通气）的影响。正压通气可以减少静脉血液回流入心脏。这会降低心排血量，加重休克。关于这部分会在本章后面进行详细说明。

提示

ACLS 指南

不要仅仅依赖高级心脏生命支持（ACLS）指南。当判断患者为创伤性心搏呼吸骤停时，TCPA指南应当包括快速、适当的容量替代和胸腔减压。另外，如果患者有一个胸部开放伤口导致胸腔封闭，并发生了创伤性心搏呼吸骤停，解除封闭，以帮助减压，因为可能进展为张力性气胸。

循环问题

循环衰竭所致的创伤性心搏呼吸骤停的原因已列在表16-2中。失血性休克（出血导致的休克）是引起创伤性心搏呼吸骤停最常见的循环因素。出血可能是外出血、内出血或者两者兼有。出血可分为可控制的和不可控制的出血。大量内出血所致的心搏骤停往往是致命的，可能在心电监护上表现为任何一种心搏骤停的心律，最常见的是心搏停止或无脉电活动。

大量外出血所致的创伤性心搏呼吸骤停可以通过如截肢的方法得到控制，此类情况应用止血带可能会挽救生命。快速静脉补液（特别是输注血液或血制品）可能有机会挽救此类患者。

大量内出血所致的心搏骤停是由于血管断裂或内脏损伤，或两者兼有。这类创伤性心搏呼吸骤停往往是致命的。当患者被送达创伤中心时存在一些心脏电活动，这类患者呈经过创伤团队的尽力救治，但能被成功复苏的希望很渺茫。

创伤性张力性气胸（"机械性或梗阻性休克"的一种形式），由于患侧胸腔内压力增高而减少静脉回流，这个过程的后期会对纵隔产生压力。减少了静脉回流就减少了心排血量，从而发生休克。出现颈静脉怒张、心动过速和发绀，临床表现与心脏压塞类似，后期会因为患侧胸腔压力增高压迫纵隔而使气管偏离患侧。

在 TCPA 患者中，能够诊断张力性气胸的存在是非常重要的。张力性气胸是TCPA 的一个潜在可纠正病因，在执业范围内给予患侧胸腔针刺减压或手指胸膜腔造口，这可能会挽救患者的生命（见第 8 章和第 9 章）。

创伤性心脏压塞（"机械性或梗阻性休克"的另一种形式）所致的 TCPA 可快速致命。这种情况常见于胸壁穿透伤的患者。心脏在心包中被血液和血凝块挤压，每一次心脏搏动都不能充分充盈。心包内的压力会转移至各个心腔内，阻止心腔充盈。这就减少了回心的静脉血量，然后发生心搏骤停和休克。由于肺部灌注不良，发绀进一步加重。

心脏压塞的患者可表现为贝克三联征，包括心音低钝（低钝的心音是由于心脏内没有血液并且被周围的血液包裹）、无血液回流入心脏的体征（颈静脉怒张）、双侧呼吸音对称（除非肺部也有损伤）情况下的低血压（由于心排血量减少）。

随着低血压的情况进一步恶化，外周血管搏动减弱，由于心排血量太低，外周血管搏动无法触及。即将发生心搏骤停前，监护心律经常表现为心动过速。吸气相时外周血管搏动减弱或消失（成为奇脉），与正常情况下吸气相的收缩压略有下降（<10mmHg）相比，这是一种极端现象。

重要的是，多发创伤患者除了心脏压塞或张力性气胸之外，可能还有大量出血，减轻了颈静脉怒张的程度，从而增加了心脏压塞或张力性气胸的诊断难度。

心脏压塞的患者常表现为无脉电活动，并且常对药物治疗无反应。心电监护可能表现为电交替。紧急救治者可尝试给予静脉输液（特别是在去急救中心的途中），增加静脉回流量。如果指南许可或救治者已取得证书和参加过培训，紧急救治者可以行心包穿刺术。只要抽取 10ml 血液就能使自主循环恢复（ROSC），然而术者应该意识到心包内的出血还会再次蓄积。急性心肌梗死和心肌挫伤通过一种或三种机制共同作用可使循环血流减少。这些机制包括心律失常、急性泵衰竭和心脏压塞。心肌挫伤的患者往往是由减速中冲撞所致，可能还伴有胸壁或胸骨的挫伤。

心室颤动（VF）可由心脏复极时前胸壁遭受打击而触发，最常见于在体育活动中的青少年男孩或开车时遭受方向盘挤压胸壁。这种情形称为心脏震荡。能够快速识别心室颤动由胸壁受到撞击所致是至关重要的，并且迅速除颤经常能挽救生命。

电击伤所致的 TCPA，特别是交流电所致，通常表现为心室颤动。如果 TCPA发生早期能够启动复苏，那么患者可能对 ACLS 有反应。因此，标准的 ACLS，特别是早期电除颤，可以挽救生命。雷电伤的患者出现心搏骤停，常是因为呼吸肌麻痹而长时间呼吸抑制。电击伤患者会经历严重肌肉抽搐，并且很可能被甩出或掉落到很远的地方。因此，跟其他患者相比，此类患者需要同样的系统评估，同时还需要识别出全部合并伤，以达到更好的结果。然而应记住，电击伤或雷电伤的 TCPA 患者存活率高于其他原因所致心搏骤停的患者，并且遇到此类患者时，要尝试给予全力复苏。给予复苏前确认患者已远离电击源，这样你才不会也被电击!

值得注意的是，当有多名电击伤患者时，紧急救治者应先复苏无脉搏和（或）呼吸暂停的患者。这是大规模群体伤亡事件的传统分诊、分检规则中对"不复苏无脉搏患者"的一个例外。如果一名电击伤的患者仍有脉搏，那么他（她）的存活率大于98%。

总之，由循环不足引起的创伤性心搏呼吸骤停，原因是以下几种情况。

- 回心血量不足
  —出血引起的出血性休克伴循环血容量不足。
  —胸腔压力增大导致回心血量下降，如张力性气胸或心脏压塞。
- 心脏泵功能减弱
  —心肌挫伤、急性心肌梗死、心脏震荡或电击伤所致的心律失常。
  —心肌挫伤或急性心肌梗死导致急性心力衰竭伴肺水肿。

创伤性心搏骤停患者的处理

创伤性心搏呼吸骤停的患者是一个特殊群体。大多为年轻患者并且既往没有心脏基础疾病或冠心病。因为很多病例涉及犯罪行为（如刀刺伤、枪伤），所以呼叫EMS后，应认真记录观察到的现场完整情况。如果你迅速到达现场并且仔细分辨此类患者和一般病源性心搏骤停患者的区别，那么将有利于成功复苏此类患者。

创伤性心搏呼吸骤停患者的极低复苏成功率的原因是在发生心搏骤停之前，患者已经长时间处于缺氧状态。长时间的缺氧导致严重酸中毒，可能患者对复苏无反应。一项研究总结了138名在现场或转运途中无法测出血压、无脉搏、无呼吸的需要行院前心肺复苏的患者，无论是钝性伤还是穿透伤，均无一例存活。此外，没有证据表明创伤性心搏骤停患者经空中转运比经地面转运有生存获益。

仅因头部外伤所致的创伤性心搏呼吸骤停患者通常不能存活。然而头部外伤的严重程度通常不能确定，不能预测患者的预后，所以应该积极给予复苏。此类患者也是潜在的器官捐赠者。对于疑似头部损伤的患者，避免过度通气非常重要，因为过度通气会减低已受损脑组织的供氧。严重钝性伤致心搏停止的患者，特别是那些对初始复苏无反应的，遵循相关临床指南，可停止对这类患者进行复苏。

儿童患者的情况特殊。尽管有报道指出，创伤性心搏骤停的儿童与成人相比，复苏成功率同样低，但有一项对超过700名在救治现场接受心肺复苏的儿童患者的研究表明，其中有25%存活并出院。这种情况的部分原因是儿童的脉搏不易触及。所以，在任何情况下都应该对未触及脉搏的患儿实施非常积极的复苏。检查脉搏的时间控制在10秒内，如果10秒后仍不能触及脉搏，开始或继续心肺复苏。

常规处理方案

创伤性心搏骤停的管理

创伤性心搏骤停可被纠正的原因参照列出的H和T（见表16-3）。常规处理方法是识别和纠正此类原因。

你的常规方法是识别并纠正他们，当你接近患者时，注意明显的损伤。心脏骤停患者不会出现活动性出血，但如果患者倒在血泊里，你有出血导致心脏骤停的证据，用止血带止血。

经评估，若患者没有反应也没有呼吸（或仅有喘息），则实施颈椎制动。保持颈椎制动的状态开放气道，清理口腔内血液或呕吐物，尝试给予通气。检查脉搏的时间不超过10秒，然后立刻开始高质量胸外按压。胸外按压与人工通气的比例为30：2，按压频率为100～110次/分。

如果未触及脉搏，那么即刻开始胸外按压。如果不打算停止复苏，那么做好立即转运患者的准备。在准备监护仪的时候，允许另两位紧急救治者实施心肺复

提示

妊娠患者

妊娠患者发生创伤性心搏骤停的处理方式与一般患者相同。若妊娠20周以上，为了改善静脉回流，子宫会向左侧移位。除颤仪的设置和药物剂量也与一般患者相同。对于低血容量性的心搏骤停患者，补液量需增加，并且在转运过程中静脉输注血制品或晶体液的速度越快越好。需要尽早告知医院，以使医院准备行剖宫产术。

提示

儿童心搏骤停

相对于成年人而言，儿童心搏骤停更容易对复苏有反应。因此应给予心搏骤停的儿童更积极的治疗，除非是明显无法挽救的患者。

提示

恰当的响应

需要适当数量的紧急救治人员才能处理以下情况：一名驾驶救护车，一名实施胸外按压，一名对心搏骤停的原因进行诊断和治疗。紧急救治者到达患者身旁后，要记录明显损伤处。心搏骤停的患者不会有活动性出血，但如果他（她）躺在血泊中，就是失血所致休克的有力证据。控制严重出血需使用止血带。

表 16-3　创伤性心搏骤停的可被纠正的原因

H	T
低氧血症	张力性气胸
低血容量	心脏压塞
氢离子增多（酸中毒）	
低体温症	
高钾血症	

苏。应用带监护的除颤仪。实施至少连续2分钟不间断的胸外按压，然后检查心脏节律。如果心律是心室颤动或无脉性室性心动过速（VF/pVT），那么在给除颤仪充电期间持续胸外按压。除颤仪所使用的能量大小已在诊治指南中列出。有证据表明较高的能量可能对复律有益。电除颤后继续2分钟的胸外按压，然后再检查心律。

如果出现心搏骤停或无脉电活动或是休克后出现心室颤动/无脉性室性心动过速，必须在继续实施心肺复苏的同时，评估患者心搏骤停的原因。如果是钝性伤的患者出现心搏骤停，可考虑停止复苏。如果是穿透伤的患者，快速检查瞳孔，若瞳孔扩大且对光反射消失，可考虑停止复苏。如前文所述，张力性气胸是创伤性心搏骤停的可纠正的病因，因此尝试在胸前壁第2肋间（或侧胸壁第4肋间）进行针头穿刺减压可能对患者有益。对于损伤严重或有证据表明心搏骤停已很长时间的患者，可不再尝试进行复苏（表16-1）。如果已经开始对这类患者进行复苏，可根据当地医疗规定终止复苏。

对于心电图显示仍有节律的心搏骤停患者，必须快速评估和治疗心搏骤停的原因。如果可能的话，评估和治疗病因应该在转运过程中的救护车中进行。应对每名创伤性心搏骤停的患者遵循ITLS初步评估方案查找导致创伤性心搏呼吸骤停的原因。

提示

心搏骤停

剧烈钝器伤后出现心搏骤停的患者，说明其已经死亡。心肺复苏的成功率微乎其微。

提示

转运

迅速将患者转运至具备外科手术能力的机构非常重要。转运过程中，应在救护车中持续救治患者。但要认识到在移动中的救护车上实施有效心肺复苏是非常难的，自动胸外按压机可能更有效。

步　骤

初步评估和关键措施

1.根据诊疗指南使用适合的人工气道辅助装置来建立和控制气道。给予纯氧。当其他施救者进行通气和胸外按压时，必须系统地寻找心搏骤停的可逆性原因。

2.寻找呼吸方面可致心搏骤停的原因。回答下列问题可帮助确认可能导致心搏骤停的呼吸原因或呼吸原因是相关因素。

a.颈部视诊。颈部静脉是扁平还是怒张？是否气管居中？是否有颈部软组织损伤的证据？

b.胸壁视诊。是否每次给予通气时胸廓起伏都对称？是否存在胸部损伤（穿透伤、挫裂伤、连枷胸）？是否有自主呼吸？是否有可注意到的胸壁矛盾运动？

c.胸壁触诊。是否呼吸不稳定或不对称？是否有骨擦音？是否有皮下气肿？

d.胸部听诊。是否双侧均有呼吸音？是否双侧呼吸音对称？

如果双侧呼吸音不对称，则行双侧胸部叩诊。在呼吸音消失或降低的一侧，是否呈鼓音或浊音？如果患者已行气管内插管，是否导管放置过深？

如果表现为颈静脉怒张、胸部一侧呼吸音降低、气管向健侧偏移及患侧胸部叩诊呈过清音，则该患者可能发生了张力性气胸。气管内插管的放置位置不恰当可造成双侧呼吸音不对称，而且单侧肺通气可能对患者产生危害。由于气管内插管位置不正确所致的呼吸音不对称的可能性要远远高于张力性气胸所致的可能性，所以在诊断张力性气胸之前，要反复确认气管内插管的放置位置。如果你接受过相关培训并且遵循指南，可在张力性气胸患者的患侧胸壁行减压术（针刺或手指胸膜腔造口）。必要时得到临床指导的许可进行减压。持续给予纯氧通气。

除非明确地触及脉搏或决定终止复苏，否则不可中断胸外按压。尽管可能已诊断出心搏骤停的其中一个潜在原因，但可能还存在其他原因。通过气道管理和高流量氧气通气能够处理其他呼吸问题（开放性气胸、连枷胸、闭合性气胸）。一旦为创伤性心搏呼吸骤停患者建立了人工气道并给予正压通气，就无须封闭胸部伤或外固定连枷胸。需谨记，正压通气可使闭合性气胸转变为张力性气胸。

一旦建立适当的人工气道和良好的气道管理，就应该重点关注患者的循环问题。静脉通路一旦开通，快速输注2L晶体液（如乳酸林格液）。再次强调，如果决定转运患者，就不要在现场滞留。如果决定继续给予治疗，那么在开始胸外按压之后，控制外出血（见后续讨论部分）、建立人工气道、给予通气都应在转运途中进行。

失血性休克是循环系统因素中最常见的导致创伤性心搏呼吸骤停的原因。如果在患者身上或周围有大量血液，那么在复苏患者的同时，必须寻找并控制出血位置。如果没有外出血的证据，那么仔细寻找患者的内出血证据。再次检查颈静脉。对于心电监护上提示窦性心动过速而颈静脉未充盈的患者，需考虑低血容量休克的情况。如果决定转运患者，那么在转运途中尝试开通2条大静脉通路并给予静脉输注（如果允许，选择乳酸林格液或血液）。尽管通常骨髓内通路的输注速度不如大静脉的输注速度，但仍可作为替代静脉通路的选择。建立骨内通路后，应用10ml生理盐水冲洗管路，通常能提高流速。

一侧胸部呼吸音减低且叩诊为浊音，提示该侧存在血胸，然而叩诊浊音也可能提示是横膈破裂。明显的出血、腹部膨隆、多发长骨骨折或不稳定骨盆均提示患者出现创伤性心搏骤停的原因是出血性休克。

胸部或上腹部的穿透伤、前胸部的挫伤，都可能发生心脏压塞和（或）心肌挫伤。若颈静脉怒张，但气管位置居中并且双侧呼吸音对称，那么应怀疑是心脏压塞所致患者出现创伤性心搏呼吸骤停。给予患者静脉注射有利于复苏。如果你已有相关资质，可对心脏压塞的患者行心包穿刺术。

电击伤是一种特殊情况。通常患者表现为心室颤动。患者发生心搏骤停期间，严重的酸中毒快速进展，增加了复苏的难度。对于电击伤引发的创伤性心搏呼吸骤停，在酸中毒无法逆转之前应快速启动高级心血管生命支持（ACLS）方案。同时不能忘记要限制脊柱活动，因为高压电击伤的患者可能是从输电线处掉落或由电击所致的强烈肌肉痉挛而被抛出数英尺之外。请确保患者不再接触电源，同时注意救治者的自身安全！

有关创伤性心搏骤停处理的思考

如何优化对创伤性心搏呼吸骤停患者的评估和处理的研究还在不断深入。处理这些患者的伤情面临诸多挑战，要求按照ITLS进行紧急救治的人员始终保持对这类严重创伤患者伤情的应对能力。

提示

ITLS初步评估
在ITLS初步评估中，对于无脉的创伤患者应格外小心，以确定可治疗的问题的优先级。

1.气道管理

目前尚不明确创伤性心搏呼吸骤停患者最适用哪种人工气道。院前急救中尝试给予患者气管内插管的过程被证实可能引起患者长时间缺氧。气管内插管过程中对气道过度操作会增加误吸的风险。2014年的一项研究表明，在院前急救过程中应用气管内插管与应用联合导管对心搏骤停患者的存活（截止至出院）没有差异（Tiah et al.，2014）。另一项研究表明，心搏骤停患者应用声门上气道装置比气管内插管的生存率略有优势（Wang et al.，2018）。

对创伤性心搏呼吸骤停患者的气道管理时，应用所需的人工气道都能起到相应作用。如果球囊面罩（BVM）辅助通气适合患者，那么就用球囊面罩。钝性伤所致喉软骨骨折或吸入灼热气体所致严重喉头水肿的患者需行环甲膜切开术。对于创伤性心搏呼吸骤停患者的气道管理，没有"一刀切"的方法。

如果创伤患者行气管内插管之后出现心搏骤停，使用DOPE法评估气道情况。

D-displacement：气管内导管移位。

O-obstruction：气管内导管阻塞。

P-pneumothorax：气胸。

E-equipment：设备问题（通气问题、供氧不足）

2.通气

无论是应用球囊面罩、气管内插管还是声门上气道，提供的正压通气会减少回心血量。必须给予充足的气体交换但同时要避免过度通气。对于创伤性心搏呼吸骤停的患者，起始辅助通气时应5～6秒给予一次通气，潮气量在5～8ml/kg。通气过程中需确保胸廓起伏良好。在复苏过程中需反复评估患者情况，从而判断辅助通气的频率是否恰当，是过高还是过低。

3.超声

在过去几年中，便携式超声仪在院前急救中的使用有所增加。尽管超声机器价格仍然昂贵，但被医务人员广泛应用，且在重大转运救治项目中应用，超声仪可以协助诊断心脏压塞、气胸、心脏活动和腹部出血，以上都是心搏骤停的潜在原因。在院前急救中，经培训且有资质的救治者使用超声仪器记录无脉电活动患者的心脏无活动情况，以判断是否终止复苏。

4.二氧化碳波形图

氧气通过肺部和血管系统供给细胞。氧气通过血管内的红细胞转运至身体细胞后，细胞利用能量底物（如糖类）发生酶促反应，产生能量、水和二氧化碳。细胞产生的二氧化碳的总量取决于转运至细胞的氧气总量。细胞产生的二氧化碳被转运回肺部，经肺部呼出体外。

气道内的二氧化碳可用"二氧化碳波形图"来检测（描绘呼出的二氧化碳波形）。另外，利用波形图可以大致提示身体的实际代谢情况，在呼气时气道内的二氧化碳正常水平为40mmHg左右。

监测气道内的二氧化碳变化，有三点值得思考：二氧化碳是在气道中吗？波形是什么样？呼出二氧化碳的波形顶点是什么样？如果通气过程中并没有监测到二氧化碳，那么救治者应首先考虑气道存在阻塞。例如，如果已放置气管内导管，二氧化碳的监测值为零表明气管内插管已经移位。监测到的二氧化碳应该是近似正方形的，存在气道狭窄的情况会改变二氧化碳的波形。

二氧化碳波形的顶点正常来讲应该是40mmHg左右。监测创伤性心搏呼吸骤停的气道内二氧化碳水平低，提示患者的细胞供氧水平低。给予创伤性心搏呼吸骤停患者复苏的过程中，监测二氧化碳水平升高提示循环功能在改善。

给予创伤性心搏呼吸骤停患者过度的通气会减低心排血量。这会降低组织的

案例分析（续）

一辆配备基础生命支持（BLS）设施的救护车赶到车祸现场，一辆摩托车撞到了树，没有目击者并且不确定碰撞时间。最近的医院距此24km，而最近的二级创伤医院距此72km。现场环境安全，找到1名患者，20岁左右。患者未佩戴头盔并且无反应、无呼吸、无脉搏。颅骨有明显变形伴多发肋骨骨折和左股骨变形。应用AED提示"不建议电击"。

由于AED不能识别心脏节律，即刻启动心肺复苏和呼叫高级生命支持（ALS）团队。ALS团队接到呼叫后于5分钟内到达现场。ALS团队检查患者情况发现患者无反应、无自主呼吸、无脉搏（无论是否实施心肺复苏）。应用心律监测仪，2个导联提示心脏停搏。ALS团队联络医疗指导，申请停止复苏。医疗指导批准申请，停止复苏。ALS团队将此次救治告知执法机构，以便后续可被调查。

死者的尸僵报告表明严重脑组织损伤、肋骨骨折、肺挫伤、肝裂伤、骨盆和左股骨骨折。考虑死因为事故所致的创伤性脑损伤及失血过多。

氧气供应，从而减少二氧化碳的产生量和监测到的气道内二氧化碳水平。因此，对于创伤性心搏呼吸骤停的患者来说，监测气道内二氧化碳的水平有助于指导建立正确的通气频率和潮气量（每分通气量），如果二氧化碳水平低于10mmHg，下调通气频率（同时保持胸外按压的深度）。参照当地医疗指导方案调整通气设置。

小结

创伤性心搏呼吸骤停患者通常都存在呼吸或循环的问题。如果有机会救治此类患者，必须按照ITLS初步评估方案识别心搏骤停的原因，然后在实施针对性救治措施的同时快速转运患者。虽然复苏因失血性休克所致的创伤性心搏呼吸骤停患者的成功率很低，然而注重细节将使你有最大机会"将患者从死亡线上拉回来"，这是急救医疗服务最大的挑战和成就感。

（译者　雷　畅　熊　辉）

第 17 章

烧　　伤

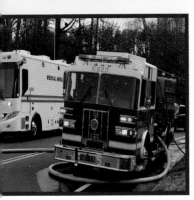

(Courtesy of Roy Alson, PhD, MD, FACEP, FAEMS)

Lisa Hrutkay, DO, FACEP
Roy Alson, PhD, MD, FAEMS

关键词

烧伤深度
一氧化碳中毒
化学烧伤
电烧伤
热力吸入性损伤
闪电烧伤
Parkland 公式
放射烧伤
横纹肌溶解
九分法
烟雾吸入性损伤
热烧伤

学习目标

学完本章后，应该能够做到：

1. 区分皮肤的以下基础解剖。

a. 表皮及真皮层。

b. 附件结构。

2. 掌握皮肤的基本功能。

3. 基于烧伤深度对烧伤进行分类。

4. 基于皮肤的外观估计烧伤深度。

5. 使用九分法估计烧伤面积。

6. 掌握以下情况烧伤的处置。

a. 热烧伤。

b. 化学烧伤。

c. 电烧伤。

7. 列出可引起以下情况的症状和体征。

a. 热力吸入性损伤。

b. 一氧化碳中毒。

8. 讨论一氧化碳中毒是如何导致低氧血症的。

9. 掌握一氧化碳中毒的初始治疗。

10. 鉴别需要转运至烧伤中心的患者。

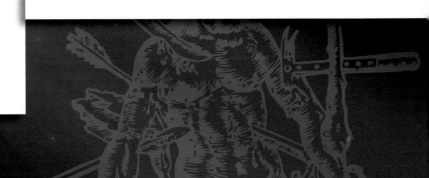

章节概述

据美国烧伤协会的数据，美国每年有超过100万烧伤患者，其中4500名以上的患者死亡。世界卫生组织（WHO）的报告指出，全球每年有超过25万的患者死于烧伤，其中许多来自发展中国家。烧伤已经成为全球范围内的主要公共卫生问题。烧伤幸存者中有许多人遗留严重的功能及外观残疾。烟雾传感器的广泛使用及烧伤救治技术的提高已经使近40年烧伤患者的发生率和死亡率有所下降，但烧伤仍然是当今社会一个较大的问题。使用本书中所写的基本原理能够降低烧伤所致的死亡率、致残率及毁容率。由于烧伤患者的救治过程十分危险，故现场安全救治的原则十分重要。多种物质（表17-1）可以导致烧伤，但通常意义上，无论致伤原因如何，皮肤的病理损害是相似的。不同原因所致烧伤的具体差异将在随后的章节讨论。

表 17-1 烧伤分类
热力烧伤：火焰、热液、蒸汽
电烧伤
化学烧伤
放射烧伤

案例分析

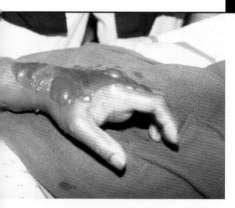

接到通知在某一住宅发生了烧烤架着火事件，你作为一名救护车上的高级急救人员与消防队员一起被派往现场进行救治。到达后，被消防主管告知共有2名受伤的患者。火已经被熄灭。患者是在参加聚会的过程中受伤的。烧烤架加热得不够快，一个客人为了使烧烤架快速燃烧，向上倒了一杯汽油。一瞬间火焰冲天。倒汽油的患者衣服上黏附了汽油，他的手臂、胸部和脸都被烧伤了。另一患者由于靠近烧烤架，他的脸被烧伤了。

在开始之前，思考以下几个问题：最需要密切关注的患者体征是什么？治疗的先后顺序是什么？这些患者怎么分类？在阅读本章节时，牢记上述问题，然后，在本章结束时，分析急救人员是如何管理烧伤患者的。

解剖学及病理生理学

皮肤

皮肤作为身体最大的器官，有两层结构。外层，表面可见，称为表皮。它是躯体与外在环境的屏障。表皮层以下是一层较厚的胶原结缔组织，称为真皮。真皮层含有重要的感觉神经及支撑结构，如毛囊、汗腺、皮脂腺（图17-1）。

皮肤有许多重要功能，包括躯体与外部世界的机械和保护屏障，防止体液丢失，防止细菌与其他病原微生物轻易进入体内。

皮肤也是重要的感觉器官，可将外部环境的普通数据与特殊数据传递到脑，在体温调节中起着重要作用。皮肤损伤后，这些功能也受损，使得机体面临一系列严重问题。

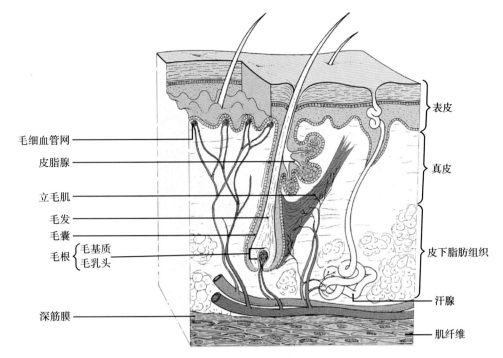

毛细血管网
皮脂腺
立毛肌
毛发
毛囊
毛根 { 毛基质
毛乳头
深筋膜

表皮
真皮
皮下脂肪组织
汗腺
肌纤维

图 17-1 **皮肤**

当热力或腐蚀性化学物质接触皮肤时，皮肤受损，表现为其化学成分和细胞成分受损，进而实体组织受损，机体对皮肤损伤的炎性反应可能导致进一步损伤或增加烧伤的严重程度。热力损伤所致的皮肤坏死区域被称为凝固带，这部分组织的损伤是不可逆的。环绕这一区域是淤滞带，血流缓慢；如果血流不恢复，这一区域将继发坏死。这种现象在二度烧伤创面的偏深区域可以观察到，而妥善的创面处理及液体复苏对其有益。环绕淤滞带的是充血带，是皮肤损伤后炎症介质释放，进而组织血流增加所致。

烧伤深度分类

根据组织受损深度和皮肤反应，烧伤分为浅表烧伤（一度）、深层皮肤烧伤（二度）和全层皮肤烧伤（三度）。

一度烧伤，仅表皮外层组织轻微受损，但会引发强烈的疼痛炎性反应。此类烧伤最常见的原因是日光晒伤。虽然通常无须药物治疗，仍有多种外用药物可显著加速愈合，减轻疼痛的炎症反应。

二度烧伤可伤及表皮全层，并深达真皮的不同深度。这类损伤可自愈（通常没有瘢痕），因深部的毛囊、汗腺的细胞可增殖，进而形成新生皮肤。常规可使用抗菌软膏及多种特殊敷料治疗这类烧伤，故患者需要恰当的医疗评估及处理。二度烧伤的现场处理包括创面的冷疗及用清洁敷料覆盖。

三度烧伤可伤及表皮及真皮全层，无细胞成分残存，故不能靠深部的表皮细胞重新生长而愈合。所有三度烧伤均会遗留瘢痕，且之后瘢痕可能收缩，限制肢体活动（如果发生在胸部，则限制胸壁活动）。偏深的三度烧伤通常导致皮肤蛋白变性，变硬后形成坚固的皮革样改变，称为焦痂。

这些烧伤的特征见表 17-2，深度及示例见图 17-2、图 17-3 及图 17-4。

表 17-2　不同深度烧伤的特征

	浅表烧伤 （一度）	深层皮肤烧伤 （二度）	全层皮肤烧伤 （三度）
致伤原因	日光或轻度闪电	热液、闪电及火焰	化学物质、电、火焰、热金属
皮肤颜色	红色	潮红色	珍珠白色或炭化的半透明、羊皮纸样改变
皮肤表面	干燥无水疱	有水疱伴渗出	干燥并伴有栓塞的血管
感觉	疼痛	疼痛	感觉消失伴有周边疼痛
愈合	3～6天	2～4周，因深度不同而异	需要植皮

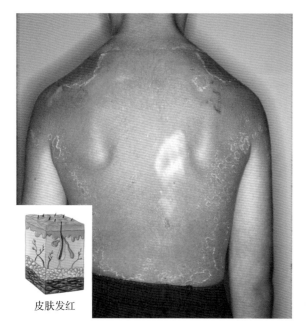

皮肤发红

图17-2　浅表烧伤（一度）

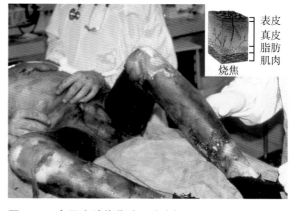

水疱

图 17-3　深层皮肤烧伤（二度）（ *Courtesy Roy Alson, PhD, MD, FACEP, FAEMS* ）

表皮
真皮
脂肪
肌肉

烧焦

图17-4　全层皮肤烧伤（三度）（ *Courtesy Roy Alson, PhD, MD, FACEP, FAEMS* ）

烧伤严重程度的判断

机体对烧伤的正常炎性应答可在伤后1～2天出现，引发进行性的组织损伤，进而导致烧伤深度增加。受损组织的血液循环减少（休克）或直接导致继发组织损伤的任何因素，均可引起创面加深相伴的烧伤病情加重。正因为有烧伤严重程度继发加重现象，通常不必精确判断烧伤深度。然而应该能够清楚辨别浅度和深度烧伤；因为转运至烧伤中心的依据是烧伤深度和烧伤面积，所以应该能够正确估计烧伤面积。

烧伤面积最佳的预估方法是九分法（图17-5）。九分法中躯体被按照体表面积的9% 或18% 分为不同区域；大致描记烧伤部位后，就可以预估烧伤面积了。仅二度和三度烧伤用九分法计算烧伤面积。儿童与成人躯体表面的比例有所不同，因此儿童可使用Lund-Browder表估计烧伤面积（表17-3）。

对于小面积或不规则烧伤创面，其面积可用患者的手掌面积（包括手指）估

烧伤深度：依据皮肤烧伤的深度进行分类的一种方法，按皮肤受损严重程度排序：浅表烧伤（一度）、深层皮肤烧伤（二度）、全层皮肤烧伤（三度）。

九分法：估算烧伤体表面积的一种方法，将躯体表面分区，每个区域代表近似9% 的全身体表面积，加上会阴部位的1%。

算，一个手掌的面积约相当于1%的体表面积。如果烧伤创面累及有可能影响功能和外观的部位，即便小面积烧伤也可能是严重的（图17-6）。

烧伤患者的早期处理应侧重限制烧伤深度或面积的进一步恶化，包括脱离烧伤源和创面的冷疗。

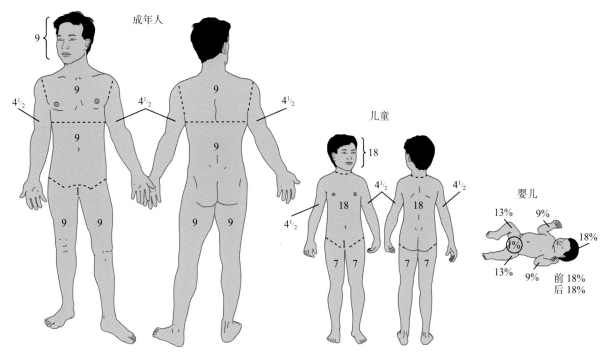

图 17-5　九分法

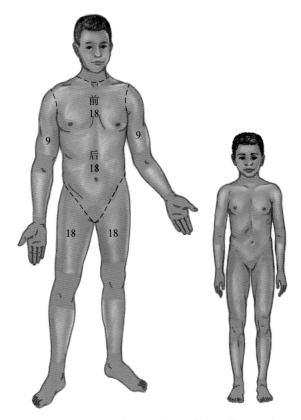

图 17-6　小面积烧伤亦属于严重患者的区域：这些部位的二度或三度烧伤（阴影部分）也应住院治疗

表 17-3 Lund-Browder 表

面积	年龄（岁）					%		
	0～1	1～4	5～9	10～15	成年人	二度	三度	合计
头部	19	17	13	10	7			
颈部	2	2	2	2	2			
躯干前侧	13	17	13	13	13			
躯干后侧	13	13	13	13	13			
右臀	2.5	2.5	2.5	2.5	2.5			
左臀	2.5	2.5	2.5	2.5	2.5			
会阴	1	1	1	1	1			
右上臂	4	4	4	4	4			
左上臂	4	4	4	4	4			
右前臂	3	3	3	3	3			
左前臂	3	3	3	3	3			
右手	2.5	2.5	2.5	2.5	2.5			
左手	2.5	2.5	2.5	2.5	2.5			
右大腿	5.5	6.5	8.5	8.5	9.5			
左大腿	5.5	6.5	8.5	8.5	9.5			
右小腿	5	5	5.5	6	7			
左小腿	5	5	5.5	6	7			
右足	3.5	3.5	3.5	3.5	3.5			
左足	3.5	3.5	3.5	3.5	3.5			
					合计			
体重								
身高								

引自 Lund CC，Browder NC，1944. "The Estimation of Areas of Burns." Surg Gynecol，Obstet，Vol. 7（9）：352-358.

患者病情评估与处理

由于烧伤损伤的特异性，对患者病情的评估往往很复杂，很容易被烧伤面积所困扰。必须牢记即便大面积烧伤患者往往也很少在伤后早期死亡。烧伤后即刻死亡往往与烧伤相关的创伤及呼吸道损伤或烟雾吸入有关。应用国际创伤生命支持（ITLS）的初步评估，对患者的一系列细致的系统化评估将使你能够发现并处理危及生命的情况并改善患者预后。ITLS 初步和进一步评估应遵循第 2 章中提及的标准。

ITLS 初步评估

1.现场评估

评估大面积烧伤患者的步骤与任何其他严重创伤患者相同，以第 1 章提及的大体现场记录开始，同时还要强调注意施救者自己的安全。大体现场记录结束后，随后的主要任务就是把患者转移到距离火源一段距离的安全区域。

所有类型的烧伤中，移除烧伤致伤源时均有特定的显著危险。当一座建筑起火时，往往会有一个点发生闪爆。闪爆是房间内无论任何物质燃烧时，局部温度短时间内超过2000℃，火焰内突然出现的爆炸。闪爆发生时几乎没有任何征兆。因此将患者从燃烧的建筑中营救出来是第一要务。

也请记住，火焰消耗氧气后会产生大量的毒性物质及烟雾。因此，人们在实施救援时应该佩戴呼吸面罩，以免自己受伤。应该由在消防部门经过培训的人员负责将患者从火源处营救出来。急救医务人员的职责是在患者已经转移至安全的位置时开始的，除非是接受过消防员的训练。

化学品沾染往往难以发现，无论是沾染于患者身上还是环境中的物体表面。由于毒性物质或腐蚀性化学品沾染易被忽略，且又没有使用适当的防护装备时，急救人员易受到严重的化学烧伤。应该对所有的急救人员进行危险物质处理的特殊培训，帮助他们识别这种危险。

即使是家用电压，都是非常危险的，处理高压电线时更是如此。妥善处理这些情况需要有特定的训练、知识和设备，如果没有经过特定训练和保护装备，就不要试图移除电线。即使是那些通常意义上安全的物质，如木棍、麻绳和消防专用手套，也不一定能够提供足够的保护，也有可能导致触电死亡。如果可能，在任何救援措施施行之前，应该断开电源。

2.初始评估

烧伤患者与其他创伤患者的不同之处是必须立即将患者从烧伤致伤源移开以中断致伤进程。最佳措施是使用室温自来水冲洗患处。任何其他清洁水源均可使用，但不要使用冷水。为避免患者低体温，冲洗仅5～10分钟即可。其他急救人员冲洗的同时，救援队队长应立即开始ITLS初步评估。

患者往往不会迅速死于烧伤本身。早期烧伤的死亡往往基于呼吸道受累、烟雾吸入，或由相关的创伤引起。烧伤液体丢失诱发的休克死亡往往在数小时乃至数天之内罕见，脓毒症的出现往往需要数天。烧伤患者可能由于高处坠落或其他机制而伴有多发创伤。相对烧伤休克而言，出血性休克则进展迅速，故处理钝击伤或穿刺伤时，使用ITLS指南非常重要。虽然烧伤事故很引人关注，其现场令人震撼，但是除终止烧伤进程外，处理大出血和气道烧伤比处理创面更为重要。在烧伤患者转移到安全区域后，应尽快进行初始检查。

首先快速评估大出血的来源，并尽快止血。如果你是唯一的院前处置者，这将是你的第一要务。若现场有两位经过培训的处置者，如果患者有指征，控制出血的同时应该评估意识状态和保护颈椎。下一步就是评估气道。如果患者声音嘶哑、有喘鸣音，保护气道则是当务之急。紧接着应该对呼吸和循环进行评估。

3.快速创伤检查

在现场评估和初步评估基础上，应尽快实施创伤评估或专科检查，获取生命体征，如果可能，采集化验检查的样本。在此基础上，决定是否需要立即转运或危机干预。烧伤患者需要立即干预的危急状况，包括气道受累、意识状况改变及合并烧伤之外的严重损伤。受伤机制往往提示相关的危急状况，包括密闭空间的火焰或烟雾损伤、电烧伤、化学暴露、高处坠落或其他主要的钝性伤。对于所有大面积烧伤患者，应尽快使用非再呼吸面罩（如果有指征的话，可气管插管），给予12～15L/min的吸氧。

在控制了所有可能引起大出血的因素后，对烧伤患者的快速创伤检查是为了识别呼吸和循环受累的原因。除损伤机制的线索之外，发现颜面或头皮烧伤、炭末痰、鼻毛或眉毛烧焦时也应警惕是否存在潜在的呼吸道损伤。检查口腔，寻找是否有发黑、肿胀、水疱（发红）。让患者说话，声音嘶哑、喘鸣或持续咳嗽，提示深部气道受累，是积极处理呼吸道的指征。胸部听诊，喘息或水泡音警示可能存在吸入性下呼吸道损伤。检查烧伤区域，确定肢体远端动脉搏动。在初步评估和明确损伤机制的基础上，寻找合并伤是快速创伤检查的重点。

在对烧伤患者的评估记录中，记录烧伤机制及事件发生时的环境，如密闭环境、爆炸及其他可能受伤的机制，烟雾暴露、化品、接触电的细节等。妥善的既往医学处置史也应记录。如果患者不能口述，向目击者或消防队员询问患者受伤的环境。

ITLS进一步评估

对病情平稳的患者实施标准的 ITLS 进一步评估。该评估应包括对烧伤病情的估计，根据表现估计烧伤深度和烧伤面积。这些发现对于确定所需的适宜医疗救治水平十分重要。

患者管理

危及患者生命的状况处置妥当后，就应关注烧伤创面本身。如前所述，尽量局限烧伤创面的进展（恶化）。在烧伤创面尽快实施冷疗能够局限这一恶化进程。将患者脱离致伤源后，皮肤和衣物仍然是热的，这种热量可以继续损害组织，导致烧伤创面加深及损伤程度加重。冷疗可阻断这一进程，如果操作得当是十分有益的。应使用室温的自来水或任何其他清洁水源，但实施时间不应超过 5～10 分钟。冷疗时间过长可能导致低体温并诱发休克。不要使用冰或冰水，可能会导致低体温。

在短期冷疗后，使用清洁、干燥的床单或毯子覆盖患者以保温，防止低体温。无须使用无菌床单。通常，清洁床单已足够，但如果转运需要较长时间，可以使用抗菌敷料（如 Acticoat™ 或 Silverlon®）。即便周边环境并不寒冷，患者仍然需要覆盖，因为受损皮肤的体温调节能力亦受损。Water-Jel® 是一种可以覆盖烧伤创面的敷料。

患者不能在湿床单、毛巾或湿衣物上转运，冰更是绝对禁忌。因为冰导致血管收缩，减少已经受损组织的血供，故将加重损伤。烧伤创面冷疗不当可引起低体温和进一步的组织损伤，甚至比未经任何冷疗的创面更糟糕。化学烧伤和电烧伤的早期处理将在本章后续部分的相关内容中讲述。

评估烧伤面积时，应该去除患者松脱的衣物和珠宝，剪除烧伤创面周围黏附的衣物，但不要尝试将衣物从皮肤上强行撕脱。往往在早期处理时很少建立静脉输液通道，除非到医院的转运延迟。烧伤休克的进展往往需要数小时，因此，静脉输液治疗的唯一指征是其他因素提示需要补液或给药。大面积烧伤患者的现场静脉输液治疗往往很困难，且往往延误早期转运和抵达医院的时间。静脉输液或口服补液可在转运途中进行。

输注大剂量的普通生理盐水可能导致高氯血症。如果条件允许，对于大面积烧伤患者，乳酸钠林格液是液体复苏的首选。一般情况下转运至医院前不给予胶体溶液。

烧伤的创面会引起疼痛。即使是轻微的烧伤也会感到明显而持续的疼痛。在现场处置中，镇痛药的管理也是医疗护理的重要组成部分。使用镇痛药物最大的风险是掩盖可能存在的合并伤，同时使用镇痛药物往往对中枢神经系统和心血管系统有抑制作用。但是现实中，这些问题可能不存在。对于大面积烧伤患者，无论有无合并创伤，尤其是需要长时间转运者，使用适量的镇痛药物能够改善患者的舒适度。因此，按照镇痛指南使用镇痛药物或者请求会诊后再进行医疗决策

提示

冷疗

烧伤后早期，热烧伤创面使用室温的水进行适宜的冷疗，但需避免低体温。

提示

液体复苏

与其他潜在危及生命的情况相比，现场的液体复苏并非那么重要。大多数烧伤无须院前液体复苏，除非转运时间较长。

是烧伤护理的一个重要组成部分。记住，对于儿科和成人患者，吗啡的剂量是 0.1mg/kg（最高 10mg）。对于大面积烧伤患者，常给予镇痛药物。虽然阿片类药物可以抑制患者的血压和呼吸，但对患者进行密切监测可以及时发现并纠正这些情况。镇痛药物的讨论见附录 B。

除了最轻微的烧伤，其余所有患者在抵达医院后均需要进行评估。现在已有专业化的治疗方案，分别针对一度、二度和三度烧伤创面制订了具体且理想的方案。二度烧伤创面可能因处理不当而继发感染，然后恶化至三度烧伤创面。因此，可尽早实施烧伤专科处理，处置越迅速，结果往往越理想。

表 17-4 列出了在烧伤中心可能获益的伤情，取决于当地的软硬件条件，将患者直接转运到烧伤中心可能更为适宜。

表 17-4　在烧伤中心治疗能够受益的伤情

- 二度烧伤体表面积超过 10%
- 烧伤部位包括颜面、手、足、会阴、生殖器或大关节
- 任何年龄组的三度烧伤
- 电烧伤，包括闪电烧伤
- 化学烧伤
- 吸入性损伤
- 烧伤患者伤前即已患病，有可能导致治疗复杂化，延长恢复时间，影响死亡率
- 任何合并创伤的烧伤患者（如骨折），其中烧伤病情对死亡率和生存率的危险最大，可早期在创伤中心稳定病情后，转运到烧伤中心。这种情况下，需要内科医师的判断，并与区域医疗计划和分诊协议协作
- 在缺乏有资质的人员或设备的医院治疗的儿童烧伤住院患者
- 需要社会、情感支持或长期康复干预的烧伤患者

引自 Committee on Trauma American College of Surgeons，2006.

烧伤治疗的特殊问题

以下章节将基于损伤机制，回顾特殊类型烧伤的处理。注意，同一烧伤患者可能存在不止一种类型的烧伤。例如，高压电烧伤可能伴有患者衣物燃烧引起的火焰烧伤。

1. 环形烧伤

三度烧伤会形成粗糙、质硬的焦痂。如果肢体发生环形三度烧伤，随着肢体烧伤水肿的加重，焦痂可能出现止血带样作用，导致肢体循环受限。因此，所有烧伤肢体均需定期检查动脉搏动。虽然并非院前程序，但在转运到烧伤中心前，应在医院考虑实施焦痂切开减张术。如果胸部也有环形烧伤，焦痂可能限制呼吸时的胸壁活动，并导致低氧血症。气管插管和焦痂切开减张术能够防止这种情况下的肺换气不足。

2. 闪光烧伤

事实上，闪光烧伤总是一度或二度烧伤。闪光烧伤发生于某些类型爆炸的爆炸时，但没有持久火焰。单次热浪从爆炸中发出，作用于患者致热损伤的时间非常短，以至于几乎不会发生三度烧伤。仅仅那些直接暴露于热浪的部位才会受伤。颜面和手是经典受累部位。这一类型烧伤可见于为了快速取暖而将汽油倒在炭火上的情况。在可能面临闪爆风险的情况下，应穿戴适用的防护衣物并尽量避免进入爆炸环境。爆炸时也会导致其他损伤（骨折、内部损伤、肺爆震伤等）。

3. 吸入性损伤

美国每年烧伤相关死亡的约 4500 人中，超过 50% 是由吸入性损伤引起的。吸入性损伤分为一氧化碳中毒、热力吸入性损伤、烟雾（或有毒物质）吸入性损伤。

热力吸入性损伤：上呼吸道的热烧伤由吸入的火焰或热气引起，由于湿润黏膜的有效冷却作用，下呼吸道通常不会受累。

多数情况下，吸入性损伤发生于患者在密闭环境或被火焰围困而受伤时，然而，即便患者在开放空间烧伤也会出现吸入性损伤而致死。事实上，闪爆（没有火焰）几乎不会引起吸入性损伤。

一氧化碳中毒：一氧化碳中毒和窒息几乎是早期烧伤相关死亡的最常见原因。任何物质烧伤均消耗氧气，故火场应被视为缺氧环境。一氧化碳是燃烧的副产品，是普通烟雾中的化学成分之一。在汽车尾气和某些家庭加热器的废气中，一氧化碳浓度很高。由于其无色、无味，如果不使用特殊仪器，几乎难以察觉一氧化碳的存在。

一氧化碳与血红蛋白结合（其是氧气与血红蛋白结合能力的257倍），导致不能运输氧。即便是在低浓度的一氧化碳环境中，患者也会很快出现低氧血症。意识状态的改变是这一类型低氧血症的主要体征（表17-5）。皮肤呈樱桃红色或发绀是一氧化碳中毒时的罕见征象，因此，不能用来对一氧化碳中毒的患者进行评估。

> **一氧化碳中毒**：吸入性损伤的一种类型，原因是吸入无色、无臭、无味的气体一氧化碳。一氧化碳结合于血红蛋白分子，阻碍机体细胞的氧合。

表 17-5　一氧化碳血红蛋白水平升高相关的症状	
一氧化碳血红蛋白水平	**症　状**
20%	常见头痛，自然抽动、呼吸短促、费力
30%	出现头痛，中枢神经系统功能改变，表现为判断力失常、易激惹、眩晕、视觉减退
40%～50%	显著的中枢神经系统改变，表现为意识模糊、衰弱、用力后晕厥
60%～70%	惊厥、意识丧失、长时间暴露会出现呼吸暂停
80%	迅速致死

出现一氧化碳中毒时，脉氧测定将保持正常或高于正常，故不能用于评估患者的一氧化碳中毒状况。一些新型的脉氧测量仪（图17-7）能够特异性测量一氧化碳血红蛋白水平，因此，如果可能，应用于所有可能的一氧化碳暴露患者。由于大脑或心肌缺血、心肌梗死等，可进一步引起进行性的心源性组织供氧不足，患者常常死亡。

可疑一氧化碳中毒患者的治疗是施行高流量的面罩吸氧。如果患者意识丧失，则需要高级生命支持，进行气管插管、使用100%纯氧的机械通气。如果患者仅仅从一氧化碳暴露处移出，并呼吸新鲜空气，将需要7小时才能将一氧化碳/血红蛋白复合物浓度降到安全水平；给予患者吸入100%纯氧，这一时间将降到90～120分钟；使用高压氧治疗［100%纯氧，2.5atm（1atm＝101.325kPa）］，这一时间将降至30分钟（图17-8）。所有可疑一氧化碳或毒性物质吸入中毒患者，均应转运到适宜的医院。患者是否需要到高压氧舱治疗应由内科医师决定。

氰化物和烟雾吸入：在当今社会，许多家庭或商业中的设施都是由塑料制成的。一旦燃烧，诸多塑料可产生毒性气体，后者可引起明显的肺损伤。烟雾中的毒性物质即氢氰酸，它毒性很大，通过阻止细胞消耗氧气致能量产生障碍，从而导致细胞缺氧。对烟雾吸入性损伤患者的研究表明，部分患者血中氰化物水平升高。

目前对烟雾吸入性损伤并氰化物中毒患者的治疗经验各异。一些研究提示，如果患者对低氧血症和一氧化碳中毒的治疗没有迅速显效，应立即针对氰化物中毒进行治疗。当前氰化物中毒的推荐药物是静脉注射羟钴胺素，后者可与氰化物

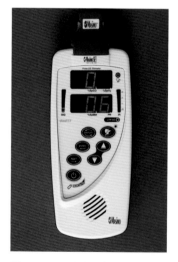

图 17-7　一氧化碳监测仪示例
（©Dr. Bryan E. Bledsoe）

结合形成无毒的氰钴胺（维生素 B₁₂）。与之前的"Lilly"或"Pasadena"氰化物治疗试剂盒相比，羟钴胺素的院前使用更加简便及安全。在烧伤的管理中，随着更多科学研究的开展，这一领域在逐步发展。

热力吸入性损伤： 热力吸入性损伤往往局限在上呼吸道，因为火焰或热气难以将热力传送到深部的肺组织。气管-支气管树内空气中的水蒸气可有效吸收这些热量。蒸汽吸入则例外，因为水蒸气是水的蒸汽。另一例外是患者吸入了可燃气体，被点燃后引起肺泡水平的热烧伤（如一位处于密闭空间的油漆工，挥发的油漆被火星点燃）。

与体表烧伤一样，热力损伤的结果之一是出现组织水肿。声带本身不会水肿，因为它们是致密结缔组织纤维束。然而，声门上区域（下咽部）的疏松黏膜可能发生水肿，且很容易进展至完全性气道阻塞乃至死亡（图 17-9）。损伤发生后到气道水肿加重，往往还有一段时间，因此，在早期院前阶段，由热损伤直接导致的气道狭窄很罕见。需要注意的是，一旦水肿开始，会很快出现气道阻塞。进行性加重的声音嘶哑或喘鸣是立即行气管插管的指征，以保护气道。如果可能的话，吸入的氧气应该进行湿化。过量的液体复苏能够加速水肿的发生。医疗单位可以通过雾化肾上腺素延缓上气道水肿的严重程度，从而维持气道的通畅。

在二次转运至烧伤中心的过程中，如果实施静脉输液的容量复苏，气道水肿可能加重甚至有引发气道阻塞的风险。基于这一原因，如果有任何潜在的气道烧伤，在转运前应给予患者镇静，并实施气管插管。相对于在急救车内进行紧急粗暴的气管插管，选择在急诊室内进行气管插管要容易得多。

图 17-10 列出了伴有上呼吸道烧伤患者需要警惕的危险征象。肿胀的嘴唇（提示呼吸道入口的热烧伤）、声音嘶哑（提示通过喉部的气流改变）警示早期气道水肿。喘鸣［高调吸气音和（或）犬吠样咳嗽］提示气道水肿严重，气道阻塞即将发生，需要紧急处理。唯一妥当的治疗措施是开放气道，首选经口气管内插管。由于水肿导致解剖结构显著改变，这一过程远比在其他常规状况下进行要困难得多。可视喉镜可能会有帮助。

另外，由于炎性损伤组织的刺激，进行气管插管时，初次触及喉部时可能诱发致命的喉痉挛。因此，这一过程最好在医院急诊室进行，只有在绝对必须的情况下才在其他场所紧急施行。在医学专家指导下，对于气管插管失败的这类患者，应做好手术建立气道的准备即气管切开。

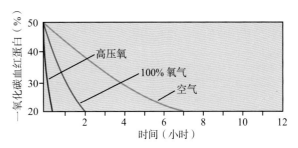

图 17-8　一氧化碳血红蛋白消失的衰减曲线，在空气中、101.325kPa 的氧气（100%）中及 252.5kPa 的氧气（100%）中，一氧化碳血红蛋白从 50% 的致死水平降到 20% 的可接受水平

> 热烧伤：火焰、热液、热气或热固体导致的组织损伤。

提示

化学烧伤

通常意义上，化学烧伤需要长时间、大量冲洗。

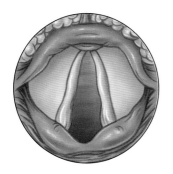

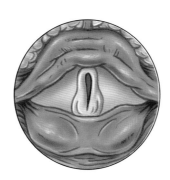

图 17-9　热力吸入能够引起下咽部水肿从而导致气道完全阻塞
左图：正常解剖；右图：肿胀的中央部位呈束状

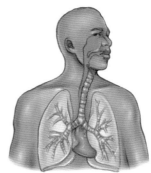

· 颜面烧伤
· 眉毛或鼻毛烧焦
· 口腔内烧伤
· 炭末（黑）痰
· 在狭小的空间内烧伤
· 蒸汽暴露

图 17-10　上呼吸道烧伤的危险症状

烟雾吸入性损伤：吸入烟雾中毒性气体所致的肺或其他身体器官的损伤。

烟雾吸入性损伤： 烟雾吸入性损伤（图 17-11）是吸入毒性化学物质引发的肺部细胞的结构损伤。烟雾中可能含有数百种毒性化学物质，后者损害柔弱的肺泡细胞。塑料及合成物质产生的烟雾害处最大。支气管和肺泡的组织破坏可持续数小时乃至数天。然而，由于烟雾中的毒性产物刺激性很强，在某些敏感患者，它们能够诱发支气管痉挛或冠状动脉痉挛。支气管痉挛的治疗措施是吸入 β 受体激动药（沙丁胺醇）及氧疗。

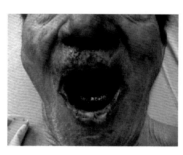

· 密闭空间的烟雾暴露患者
· 烟雾或火焰暴露后意识丧失的患者
· 烟雾或火焰暴露后伴有咳嗽的患者
· 烟雾或火焰暴露后呼吸困难的患者
· 烟雾或火焰暴露后伴有胸痛的患者

图 17-11 提示伴有烟雾吸入性损伤的患者（*Courtesy Roy Alson, PhD, MD, FACEP, FAEMS*）

4. 化学烧伤

成千上万种化学物质能够导致烧伤。化学物质不仅会损伤皮肤，且能够被吸收到体内，引起内部器官衰竭（尤其是肝和肾损伤）。挥发性化学物质能够被吸入，引起肺组织损伤，并继发致命的呼吸衰竭。化学物质对其他器官的作用，如肺和肝，在暴露后短期内不一定表现出来。

化学烧伤：暴露于毒性或腐蚀性化学物质后对皮肤或其他器官的损伤。

化学烧伤往往有假象，甚至在损伤很严重时，在最初污染的皮肤，其局部变化可能仍不明显。这有可能导致救助人员的二次污染。患者的小面积烧伤有可能不明显。如果未曾充分注意防护，救援者自己的皮肤上就有可能沾染化学物质。

影响组织损伤的因素包括化学物质的浓度、剂量、状态、接触皮肤的时间及其作用机制。导致组织损伤的病变进程可能持续进行，直至化学物质在损害过程中耗竭、被机体解毒或物理性清除。使用其他化学物质中和并使致伤化学品失活的想法十分危险，因为中和的过程可能产生其他化学反应（放热），并进一步加重损伤。因此，应专注于遵循以下 4 个步骤，以清除化学品。

理想状况下，所有沾染患者均应在转运之前施行去沾染步骤，以减轻皮肤损伤程度，防止污染救护车或医院。记住，救治患者的首要步骤是将其从危险环境中移出，并将患者身上的危险物质去除。包括气道处理在内的医疗措施可优先于去污染步骤或与其同时进行。如果患者在转运之前未能彻底去除污染，尽快通知接收医院，以便于他们准备妥善处置患者。

操作步骤

清除化学烧伤致伤源的步骤

1. 穿戴适宜的防护手套、眼镜，如果需要，还需佩戴呼吸保护设备。某些情况下，还需要穿戴化学防护套装。

2. 去除患者的所有衣物，放在塑料口袋中以避免继发污染。

3. 使用任何来源的大量的清洁水或冲洗液冲洗躯体，将化学品冲洗掉。如果皮肤上污染干燥的化学品，应该在充分冲洗前，首先彻底刷洗躯体以去除化学品。

操作步骤（续）

记住：化学污染的解决方案是稀释。

4.使用任何适宜的物理方法清除残附于皮肤上的

化学物质，如擦拭或轻柔地刮擦。随后进一步冲洗（图17-12、图17-13）。

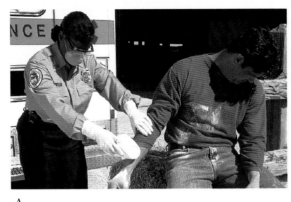 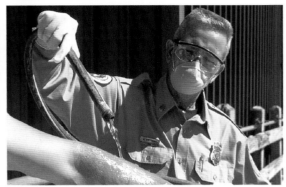

A

B

图17-12 化学烧伤
A.刷掉干粉；B.然后用水冲洗患处

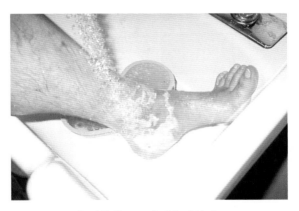

图17-13 踝部酸烧伤，正在进行冲洗（*Courtesy Roy Alson, PhD, MD, FACEP, FAEMS*）

冲洗眼内的腐蚀性化学物质尤其重要，否则，在很短时间内将会发生不可逆性损伤（要短于转运至医院的时间）。由于睁眼引起的疼痛，冲洗受伤的眼睛可能有些困难。然而，必须开始冲洗，以防止对角膜的严重、永久性损伤（图17-14）。检查有无隐形眼镜或异物，如果有，冲洗时尽早将其取出。将一个钩着含有生理盐水静脉输液袋的鼻导管放在鼻梁上，这样能够在转运途中组成良好的双侧眼睛冲洗系统。如果没有生理盐水，则用自来水冲洗眼睛。

5.电烧伤

电烧伤患者的损伤是由进入躯体并穿过组织的电流引起的。损伤归因于电流对器官功能的作用及电流通过时产生的热量。相对于躯干而言，肢体组织损伤的风险更显著，因为它们截面积小，局部电流密度大（图17-15）。影响电烧伤严重程度的因素包括以下几点。

- 电流的种类和容量（交流电或直流电及电压）。
- 电流通过机体的通路。

提示

电烧伤
立即检查电烧伤患者的心脏状况。

电烧伤：电流通过躯体造成的损伤。损伤可能是由电流通过时组织产生的热量引起的，如电流通过心脏引起的心律失常，以及衣物点燃造成的热烧伤。

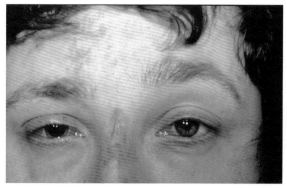

A

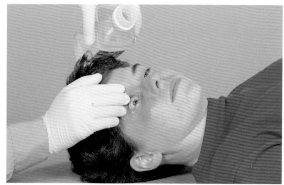

B

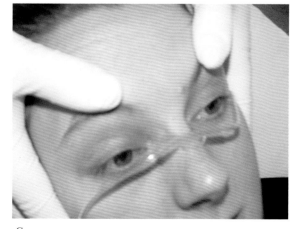

C

图 17-14　A. 眼睛的化学烧伤；B. 眼睛化学烧伤的急诊处理；C 冲洗眼睛的鼻导管

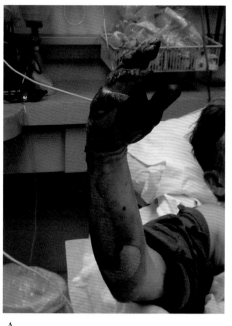

A

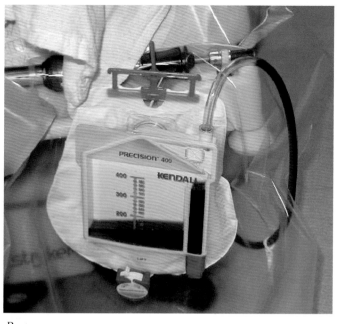

B

图 17-15　A.手臂的电烧伤；B.高压电烧伤所致横纹肌溶解的患者的深色尿（*Courtesy Roy Alson，PhD，MD，FACEP，FAEMS*）

- 电接触的时间。

电接触导致的最严重与即刻损伤是心律失常。躯体有电流通过的任何患者，无论看起来病情如何稳定，都应该即刻进行细致的心脏状况评估及持续心脏监护。最常见的致命性心律失常包括室性期前收缩、室性心动过速与心室颤动。

应该遵循 AHA/ILCOR 指南施行积极的心脏生命支持，治疗这些心律失常，因为这些患者通常是年轻人，且心脏健康。大多数患者伤前没有心血管疾病，通常电流未损伤心肌组织。良好的 CPR 的复苏结果往往十分理想。即使需要长时间的 CPR，通常复苏仍然可能成功。一旦完成处理心脏状况的措施，即可进行之前述及的热烧伤相似的专科治疗。

由于在皮肤表面的电弧产生的高温（2500℃），电损伤导致入口及出口部位的皮肤烧伤。此外，如果患者的衣物被点燃，尚能导致表层火焰烧伤。电损伤可能引起剧烈的肌肉收缩，从而出现骨折和脱臼。通常患者为建筑业从业者，电休克后的高处坠落可能引起骨折。内部损伤往往包括肌肉损伤、神经损伤及可能存在电流通过引起的血管内凝血。电流通过引起的胸、腹部内部器官损伤罕见。

在电烧伤现场，首先应关注现场安全。确认患者是否仍然接触电流，如果答案是肯定的，必须在避免自己触电的同时将患者脱离电接触（图17-16）。处理高压电线十分危险，处理坠落的电线需要特殊训练和特定设备，一定要避免使用临时设备移动电线。树枝、木片及麻绳均有可能是高压电的导体。这种情况下，即使是消防手套和靴子仍然不能提供足够的防护。如果可能，将坠落电线的处置留给电力公司的工作人员，或者在该地区电力公司进行特殊训练，学习使用处理高压电线的特定设备。如果电力公司职工断开了电源，在进入现场之前，一定要让他们检测，保证电源确实断开。

在专业领域，几乎不可能鉴别电烧伤的总损伤面积，因为多数损伤是在深部肌肉组织内。因此，所有电烧伤患者均需转运到医院进行评估。由于存在潜在心律失常的可能，应在救护车上建立静脉通路，并进行持续心脏监护。这种情况下，转运途中就应实施静脉液体复苏。由于大量组织被破坏，电烧伤患者在转院过程中所需的液体量通常要大于热烧伤患者。九分法可能会低估所需要的液体量。

图17-16 移除高压电线。如果未经特殊训练，不要试图使用安全设备（或棍子）移除电线。断开电源或呼叫电力公司以移除电线（*Photo ©Mark C. Ide*）

电烧伤患者往往伴有发生横纹肌溶解的风险，横纹肌溶解是指肌肉细胞崩解后肌红蛋白会释放至血液循环中，肌红蛋白晶体阻塞肾小管，则可能发生肾衰竭。九分法不适用于电烧伤患者，而 Parkland 公式也不能充分估计此类患者的液体需求。我们应该依据液体治疗的效果来评估复苏效果，充分的液体复苏指征是维持尿量在 0.5 ～ 1ml/（kg·h）。此水平的尿量有助于降低横纹肌溶解引起肾衰竭的风险。随着肌细胞的崩解，钾离子也会释放至血液循环中导致高钾血症，而高钾血症可以引起心律失常和死亡。高钾血症在心电图上的征象为 T 波高尖。静脉给予钙剂（葡萄糖或氯化物）、碳酸氢钠或 50% 的葡萄糖加胰岛素可以临时降低血钾，从而减轻高钾血症对心脏的不良影响。

横纹肌溶解：肌肉崩解或溶解，大量的肌红蛋白被释放到血液中，后者可在肾脏沉积，引起肾衰竭。

6.闪电烧伤

在北美，每年闪电比任何其他天气相关现象致死的人都多。闪电烧伤与其他电损伤差异大，因为闪电产生超高电压（> 10 000 000V）和电流（> 2000A），但接触时间短暂（< 100ms）。

闪电产生"飞弧"现象，电流环绕着患者躯体。因此，普通电损伤可观察到

闪电烧伤：多种效应产生的躯体损伤由超短时间、超高直流电引起。最严重的后果是心搏和呼吸骤停。

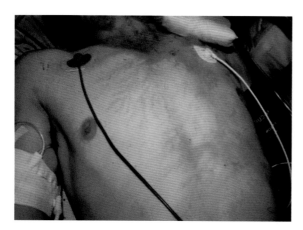

图17-17 雷击伤患者皮肤上的闪络样烧伤（*Courtesy Roy Alson, PhD, MD, FACEP, FAEMS*）

放射烧伤：电离辐射效应导致的皮肤及组织损伤，损伤由放射线破坏了细胞内的分子键所致，不能单纯从症状上与热烧伤鉴别。

的电流引起的内部损伤，在雷击中看不到。雷击的作用多数是因为接触大量直流电而产生的休克效应。经典雷击烧伤会出现皮肤的羊齿状植物（蕨类）或泼溅样改变（图17-17）。

患者无须被直接击中即可出现损伤。闪电击中患者的相邻物体或邻近地面，仍然能够致其损伤。患者的皮肤通常因雨或汗水而潮湿，这些水分被闪电电流加热后，很快蒸发为蒸汽，导致一度或二度烧伤，并能够"炸飞"患者的衣物。由于这类烧伤往往浅表，故无须积极的液体复苏。

雷击最严重的后果是大量电流的除颤仪样效应，使得心脏短暂停搏。心脏活动往往在几分钟内自动恢复，然而，脑的呼吸中枢受抑制，需要相对长时间才能恢复其正常的呼吸驱动。因此，患者仍然有呼吸停止，随即继发心脏再次因缺氧而停搏。

雷击伤患者处理的要点是恢复心肺功能，同时保护颈椎。遵循标准CPR及高级心脏生命支持（ACLS）指南。由于雷击可在运动项目或其他户外聚会时发生，它通常可以引发群伤事件。必须强调，在雷击所致的群伤事件中，不能遵循传统意义上的脉搏消失、呼吸停止即等同于死亡的概念。如果患者在雷击后仍然清醒或能够呼吸，很可能无须后续治疗就能存活。应集中精力救援那些呼吸或心搏停止的患者，因为迅速的CPR和高级心脏支持能够增加这些患者的生存概率。

雷击伤患者可发生远期并发症，如白内障、神经、心理问题。鼓膜穿孔很常见，与普通高压电烧伤患者不同，长骨或肩胛骨骨折罕见。那些骨折在第15章已述及。

7. 放射烧伤

电离辐射通过破坏分子键而损伤细胞。皮肤的放射烧伤看起来很像热力烧伤，两者不能通过症状鉴别。然而，放射烧伤在随后数天内进展缓慢，故通常不像急诊情况。由于损伤了皮肤细胞，放射损伤愈合很慢。这类烧伤与热烧伤相似，也会引起体液丢失，甚至更容易感染。

放射烧伤患者往往没有放射性，除非污染了放射性物质。如果他们有任何污染放射物质的危险，应通知危险物质处置部门对患者进行放射性扫描，如果需要，实施去污染程序。非污染的放射烧伤患者，其治疗与任何其他烧伤患者一样。污染放射性物质患者的去污染程序应优先于上述治疗措施。更多的关于放射烧伤的信息可以在放射紧急援助培训网站上获得（REACTS）https：//orise.orau.gov/reacts/.

8. 环形烧伤

在处理患者的过程中，早已述及，环形三度烧伤可能导致神经血管损害。尽管在火灾现场，这一问题少见，但在转运时却有可能出现。肢体的三度环形烧伤创面随水肿加重，可能呈止血带样效应。早期，患者可能主诉感觉缺失、刺痛，进而加重，动脉搏动消失，出现缺血性疼痛。肢体的环形三度烧伤可能需要医师实施焦痂切开减张术，尤其是需要长途转运时。胸部环形烧伤能够影响胸壁扩张，并进而影响呼吸。在这种情况下，仍然需要焦痂切开减张术改善呼吸状况。

如果转运一名伴有三度环形烧伤的患者，注意通知接收单位。

9. 二级转运

大面积烧伤往往并不会发生于能够立即转往烧伤中心的地点。因此，通常需要从首诊医院转往烧伤中心。初步稳定病情后，立即将患者转往烧伤中心，能够改善患者预后。在转运期间，救护车医疗团队继续之前的液体复苏十分重要。

在二级转运之前，转运医师应该完成下列步骤。

- 稳定呼吸和血流动力学状况，可能包括气管内插管、开放静脉通路输液。
- 评估并处理相关损伤。
- 检查实验室检查指标（尤其是血气分析）。
- 对于烧伤面积 > 20% 体表面积的患者，置入鼻胃管。
- 留置 Foley 导尿管，以便监测尿量，后者有助于判断液体复苏是否充分。
- 评估外周循环状况，妥善处理创面。如果有指征的话，行焦痂切开术。
- 在转运过程中，烧伤医师应给予适量的及足量的镇痛药，经静脉或肌内注射。
- 与接收医院和医师妥善联系。

应该与转出及接收医师专门讨论转运过程，确定可能监测哪些特定功能，确定适宜的输液顺序，因为烧伤患者往往需要每小时输入大量液体以维持良好的心血管功能。烧伤患者早期复苏需要的液体量使用Parkland公式计算。

4ml×烧伤面积（%）×体重（kg）＝ 伤后第一个24小时所需的乳酸钠林格液总量

伤后8小时内给予上述液体总量的1/2，其余液体量在随后的16小时内给予。如果需要大量补液，最好使用乳酸钠林格液。大量输入生理盐水能够引起高氯性酸中毒，应避免应用。

烧伤的高级生命支持课程推荐，按照2～4ml/kg的剂量静脉给予乳酸钠林格液予以液体复苏，使平均动脉压（MAP）维持在60mmHg，使其尿量在0.5～1ml/（kg·h）（Billington和Arnoldo，2016）。

美国军方应用"十秒法则"来指导现场的初始液体复苏。

（1）估计烧伤面积，按最接近的10%计算。

（2）总体表面积的百分数×10＝初始补液速度（ml/h）（适用于体重40～80kg的成年患者）。

（3）体重80kg以上的患者，体重每增加10kg，补液速度增加100ml/h。

这个公式得出的补液总体积小于Parkland公式得出的，应该以患者的临床反应为指导依据。

仔细记录转运期间患者的状况及治疗十分重要。你还应向接收单位提供一份详细报告。

10. 轻微烧伤

在重大火灾发生时，急救人员有时需要对轻微烧伤的患者提供医疗支持，如在重大火灾时向第一位患者提供医疗支持。烧伤伤口需要用温冷疗而不是冰。当伤口干燥后再评估烧伤深度。三度烧伤应由医师评估，最好是烧伤科医师。二度烧伤不伴有水疱可以用无菌敷料覆盖。伤口局部可以应用磺胺嘧啶银盐乳膏或杆菌肽干粉。

如果患者可以很快就医，不要局部外敷上述药物，因为急诊室医师会立即进行清除。不要在暴露的创面处使用含有抗生素的银软膏，如面部，因为它可以导致光过敏和皮肤变黑。基于本地急救人员的执业范围，伴有水疱形成的二度烧伤可以考虑去除水疱。较大、较薄的水疱（> 6cm）可能自发破裂，因此应去掉。影响关节运动的小水疱应去掉。应用带有局部外敷药物的敷料或新型隔膜敷料覆盖创面。

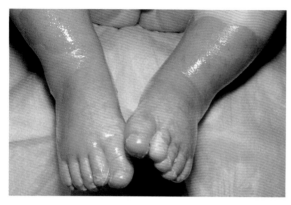

图17-18 儿童烧伤。这是一例典型的儿童虐待烧伤病例（*Courtesy Roy Alson, PhD, MD, FACEP, FAEMS*）

所有患者应在烧伤科或外科随诊。不要忘记烧伤患者的疼痛，应给予适当剂量的镇痛药。

11.儿童烧伤

求治的烧伤患者中，儿童患者占将近1/2。由于皮肤较薄，起火时，儿童患严重烧伤的危险更大。伤后问题，如低体温，在儿童更常见，因为对于其身体质量比率而言，他们的体表面积相对较大。由于解剖学差异，需要校正九分法，幼龄儿童，头部占体表面积的比例更大。Lund-Browder表更适于儿童烧伤面积的评估（表17-3）。儿童患者的手掌面积（1%）在估算体表面积时与成人相同。

令人悲哀的是，儿童烧伤有可能源于虐待，事实上，美国10%～16%的虐待病例伴有烧伤（Hobbs，1989）。应警惕虐待的征象。这些包括与某些物体形状相似的烧伤，如烫发钳、熨斗或烟头烫伤。疑似虐待也会伴有伤害发生的多种事故：烧伤是由患儿活动所致，然而却与儿童的发育特点不一致。生殖器、会阴烧伤或创面呈袜套、手套样分布，应该提高警惕（图17-18）。如果怀疑虐待，必须上报以获得儿童保护服务或法律强制措施。遵循所在地域的法律及程序。

消防队员可进行社区教育，这有助于减少儿童烧伤。教给家长将家庭热水器限温至49℃，教给孩子们有关火的安全性，能够在社区显著降低儿童意外烧伤的发生率。应警惕，老年人也可能成为被虐待的受害者（第18章）。

案例分析（续）

到达后被消防队员告知火已经熄灭，所有的危险已经被控制。你注意到院子周围及烧烤架的旁边散落着大量的空啤酒瓶。经过扫视和分类后发现只有2名患者，他们都能走动、说话，并且服从指挥。当问到刚才发生了什么时，被告知一个客人为了使烧烤架快速燃烧，向上倒了一杯汽油。倒汽油的那个人的手臂、胸部和脸都被烧伤了。另一个客人由于靠近烧烤架，他的脸被烧伤了。

你应立即评估被烧伤手臂、胸部和脸部的患者，同时指导搭档检查只有脸被烧伤的患者。你对患者的初步评估提示说话声音和呼吸正常，桡动脉搏动有力但轻度增快。没有听到喘息声。进一步检查发现他的头发和眉毛、鼻毛烧焦。前臂皮肤焦黑，伴有一些水疱，可见环形烧伤。他的鼻腔、口腔及咽部可见红斑。

他被安置在救护车的简易床上。

这时急救人员观察到他的声音开始沙哑，他主诉气短。ITLS持续评估发现双肺喘鸣音，用非重复呼吸面罩给予15L的氧疗时，脉氧测量仪的读数为95%。以上迹象的出现应考虑存在上呼吸道烧伤及气道狭窄的可能。

救护车上的经皮一氧化碳仪器显示，患者的一氧化碳血红蛋白（HbCO）水平为9%。通常情况下户外的闪光烧伤不会造成吸入性损伤，但是他的衣服被点燃了，因此受热的持续时间长于闪光烧伤。患者呕吐、反射活跃，不能耐受气管插管，并且没有药物辅助插管（DAI）的条件，这时候就不要尝试气管插管了。请烧伤中心来处理潜在的气道问题，以防万一，提醒自己环甲软骨切开术所需器材的存放位置。给患者准备一支沙丁胺醇喷雾剂，并将他带到最近的烧伤中心解决气道狭窄及手臂环形烧伤等问题。

案例分析（续）

在急诊室对他进行药物辅助插管，并使用光纤镜置入一根小于常规尺寸的气管内导管。双侧前壁进行焦痂切开术。他的氧饱和度继续下降，遂收入烧伤ICU，在那里他出现了成人急性呼吸窘迫综合征（ARDS），迁延不愈。然而，因为年轻，基础健康情况良好，最终得以幸存。其上呼吸道烧伤是由吸入汽油蒸汽引起的，而ARDS可能是由误吸引起的。

评估第二个患者，他只有脸部被烧伤并且伤口表浅。搭档呼叫了第二辆救护车转运他，因为病情更重的第一个患者被优先转运了。第二个患者拒绝被送往医院。现在消防队员在现场监测他的状况，等待第二辆救护车的到达。

小结

烧伤的受伤机制无论对患者还是急救人员而言，都是有潜在致命危险的。时刻谨记现场安全！所有烧伤都是严重的，都需要在医院评估。不要忘记基本要素：因烧伤致死的患者中，有1/2是吸入性损伤引起的。烧伤患者需要积极的呼吸道处理。使用室温水尽快冲洗创面，以终止烧伤进程。用干净的床单覆盖创面比用毯子防止低体温更重要。在转运之前，化学烧伤患者需要立即进行去污染，否则在转运途中，烧伤损害将持续加重。电烧伤和闪电烧伤常伴有心搏骤停，但快速评估和处理通常可以挽救生命。高压电烧伤非常危险，在接近之前，需要由训练有素的人员断开电流。在烧伤患者病情稳定、呼吸道得到保护之前，勿开始二级转运。随着研究的深入，烧伤管理将会不断改变。施救者应该不断地学习，这样才能为患者提供更好的医疗帮助。

（译者　赵敏捷　赵　斌）

第 18 章

儿童创伤

Patrick Maloney, MD, FACEP

Ashley Larrimore, MD (Diplomate ABEM in EM and EMS)

Ann M. Dietrich, MD, FAAP, FACEP

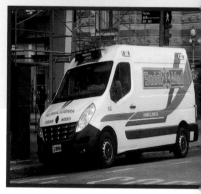

（*Courtesy Roy Alson, PhD, MD, FACEP, FAEMS*）

关键词

儿童安全座椅

知情同意

液体复苏

基于身长的信息尺

非意外创伤

SCIWORA

学习目标

学完本章后，应该能够做到：

1. 描述获取孩子及父母信任的有效方法。

2. 根据常见的受伤机制预测最可能的儿童损伤。

3. 描述并在处理儿童患者中临床应用国际创伤生命支持（ITLS）初步评估和进一步评估方法。

4. 理解并证明在危及生命的情况下对患儿立即进行医疗干预及转运的必要性。该转运决策可忽略患儿家长是否立即同意。

5. 区分用于儿童患者和用于成人患者的急救设备。

6. 描述对患儿实施脊柱运动限制（SMR）的多种方法及与处理成人患者的差异。

7. 讨论紧急医疗服务系统（EMS）人员参与父母和儿童伤害预防计划的必要性。

章节概述

为患儿提供适当和有效的院前急救具有一定难度。所有院前急救的目标是最大限度地减少进一步伤害，确保患者的安全并及时处理危及生命的状况。在将这些原则应用于儿童时，必须记住，孩子不仅仅是年龄小的成年人。他们在很多方面与成年人不同。

1.独特的损伤类型。

2.对损伤产生不同身体和心理反应。

3.需要特殊的设备进行评估和治疗。

4.与患儿的沟通交流更加困难。

5.通常需要同时面对患儿及其家长，并需要解决他们的担忧和恐惧。

由于存在这些差异，加上严重伤伤员数儿童少于成年人，医生和急救人员往往对儿童的治疗缺乏信心。因此，很多急救人员尚未达到符合我们设想的专业技术水平。有孩子的医务人员也会因治疗严重儿童伤员时的紧张情绪受到更大的束缚。

综上所述，本章内容应该仔细学习。本章提供了 ITLS 初步评估的综述，强调了儿童和成人的差异，并描述了处理危重伤患儿的方法。另外，美国儿童急救医疗服务（EMSC）旨在提高儿童院前急救，这可能会为个体急救中心和医疗单位提供一定帮助。

案例分析

一辆高级生命支持（ALS）救护车被派遣至多辆机动车相撞现场。消防员已经控制了危险的场面。到达的急救人员把你带到左边的车上。其他急救人员正在抢救前面座位上2个上了年纪的乘客。你的注意力集中在一个10个月大安全待在车中的婴儿，她是在车子前后座的地板上被发现的。司机（孩子的祖父）说孩子一直都比较清醒，但是事故发生后总是间断哭闹。你对这个婴儿（小女孩）做出初步的评估，神志清，皮肤颜色正常，无呼吸困难。

在做这些之前要考虑以下问题：

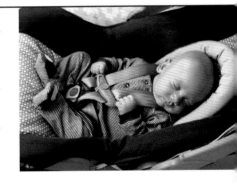

1.等待其母亲到来，其间应该采取哪些措施重新评估和治疗该患儿？

2.婴儿应该如何转移？

3.根据损伤机制，她应该被移动吗？

4.如果要移动，脊柱需要制动吗？她的年龄会影响抉择吗？

5.儿童的评估与成人有什么不同？

6.等待母亲到来是否有利于对患儿的评估？

带着这些问题阅读本章，在学习完本章时，找出救援人员完成救援的方法。

与患儿及其家属交流

儿童是家庭的一部分，这一点在他们整个生命过程中都不会改变，所以对于受伤患儿施行家庭中心式治疗更为理想（记住儿童的看护者并不总是亲生父母，但为简单起见，本章中通用术语"父母"代指儿童的监护人）。在儿童受伤之后，应鼓励父母尽可能提供身体检查及情感支持。接受了精心指导的患儿父母可能对施救者有很大的帮助。向他们解释你正在做什么及你为什么这样做，然后利用他们和患儿之间的信任关系帮助你进行病史采集、查体及治疗。患儿家属的参与和对你的尊重会提升受伤儿童在各个方面趋于平稳的表现。

取得患儿父母信任的最佳方法是展示出你在处理这个患儿时的能力和同情心。当患儿父母看到你充满自信，做事有条理并使用了专为儿童设计的急救设备时，他们会更乐意合作。通过让患儿父母参与对患儿的治疗照料，可以让他们明白，你理解他们参与的重要性。尽可能让父母保持对孩子的身体和言语接触。他们可以做一些简单的事情，如握住患儿的手，用语言安慰孩子。父母可以向患儿解释发生了什么或唱他们最喜欢的歌。

有时，一个生病或者受伤孩子的精神压力可能对父母是压倒性的。这种情况发生时，父母可能会变得明显焦虑、不安，或者安静、沉默甚至"僵住"。作为一名急救人员，重要的是识别出患儿父母的情绪反应。记住，大多数孩子都会根据父母的表现行事。如果父母冷静、配合，那么孩子更可能也会镇静；但如果父母惊慌失措，无法保持冷静，那么孩子更可能也会焦虑，不配合治疗。所以，在患儿父母不能遵循你的指示保持冷静的情况下，有时最好还是请他们回避。询问家庭中最能给孩子提供帮助的监护人。明确列出这个人的特质：冷静、乐于助人，尤其是对孩子给予帮助。最重要的是你能明智地判断出在不同情况下，什么方式对孩子最有利。如果父母也受伤了或者在需要帮忙的情况下，确保他们也能得到合适的治疗。

在评估受伤儿童时，急救人员必须记住不同年龄段的孩子有不同的认知能力和与外界互动的不同方式。通过创造一个对孩子友好的环境，使用孩子易于理解的语言和手势，患儿会感到更加舒适，也会更加配合你的评估和治疗。

当评估受伤患儿的时候，记住尽可能用易于理解和平静的言行方式与患儿及其父母交流。这不仅有助于安慰害怕和受伤的患儿，也会帮助你精确地评估患儿的状况。一个可以被父母安慰并能和父母正常互动的患儿通常精神状态是正常的。相反，一个无法用寻常方式安慰和互动的孩子则可能存在头部受伤、休克、缺氧或剧痛。因为患儿父母熟悉患儿的基本精神状态，所以他们是帮助你发现患儿细微行为改变的最好帮手。他们会在你之前发现患儿的"异常行为"，这对处理可能不会像同年龄段孩子那样做出典型反应的有"特殊需求"的孩子特别有帮助。要像报告成人意识水平改变一样记录并报告你的观察结果。

小于9个月的患儿喜欢听鸽子的"咕咕"声，喜欢看到钥匙摇晃及听到钥匙发出的"叮当"声。小于1岁的儿童懂得很多"ah"声，如"mama"和"papa"，并尝试使用它们。大一点的孩子能理解语言的字面意思。因此，尽量以简单的语言清楚全面地表达你的意思。例如，当要给孩子静脉注射时，不要用"冲水"这个单词，这会让孩子想到厕所，你可以将生理盐水描述为"让药物和血液流动的清水"。

尽可能尝试给予患儿及其家属选择权。这不仅可以给予他们参与感和控制感，而且还可以避免陷入询问2岁孩子同意与否的困境。不要问"我可以听听你的心跳和呼吸吗？"通常患儿必然回答"不！"对一个蹒跚学步的孩子，要问你想不想让我听听你的心跳或者先看看你的嘴。当别无选择时，如需要上颈托或者急救车转运孩子的时候，面带微笑，用平静的语气清晰地告诉孩子你要做什么。情况允许的话，或许可以通过在父母或你自己身上比划一下来显示出这个操作没有危害。永远不要对孩子撒谎。

在任何治疗之前要首先告诉患儿及其父母你将要做什么。大多数孩子不喜欢被惊扰，尤其是当他们感到害怕或不舒服的时候。举例，你可以这样说，"我们将你的头保持稳定。孩子妈妈，这个操作非常重要，以防止他的脖子受伤"。说话要简单、缓慢和清晰。语气要温和而坚定。

分散注意力是很好的方法。婴幼儿和1岁以下的孩子很容易被一个手电筒分散注意力。玩具和洋娃娃可以帮助刚学会走路的小孩及年龄较小的儿童安静下来。方便的话，让患儿父母在就医途中随身携带一件患儿喜欢的东西。这将使就医过程更加顺畅。

离开现场前，一定要向家长询问其他孩子的情况。有时候他们可能因为过度关注当前患儿而忘记其他处境堪忧的孩子，如独自在家的孩子等。如果你在一起车祸现场，应该询问有交流能力的成年伤员，车上是否还有其他伤员。如果他们丧失了交流能力，需要在车上寻找儿童的迹象，如果尚不能确定是否有儿童在此，需要持续搜索现场，因为一旦受到惊吓，儿童可能不会待在车里，而会逃跑或躲藏起来，尤其是有自闭症或其他发育问题的儿童。

家长知情同意

很多司法管辖区都有知情同意法以保护患儿。虽然同意治疗对于病情稳定的患儿是必要的，对所有受伤的儿童都很必要。任何严重受伤的儿童都不应因为尝试取得知情同意而被推迟治疗。院前急救人员必须迅速评估情况，并决定是否可能会因获得家长知情同意导致延误救治而使孩子受到伤害。若患儿伤情严重，在尝试获得家长的知情同意时即可开始对患儿的治疗。院前急救提供者必须能快速到达现场，在患儿需要急救时（如患儿因自行车和汽车碰撞受伤，而又无父母在场），则必须立即开始治疗。当有疑问时，无论是否能够获得适当的同意，都要尽量救治和运送严重受伤的儿童。记住要记录可用于证明未经允许即转运患儿原因的相关资料，并向医疗指挥单位报告。一旦患儿症状平稳，你应尝试通知其父母或其他监护人。

如果患儿父母或法定监护人并不同意转运患儿或进行治疗，但你判断你的做法符合孩子最大的利益，那么应该尝试说服他们。如果可以的话，利用在线医学指导协助与其父母谈话。通常，如果医生通过电话或无线电告诉患儿父母，他们的孩子现在患有重病或者受伤，父母将会同意治疗或者转运。如果不能说服他们，那么应该在书面报告中记录你所做的处理及与父母的对话，向父母交代潜在的伤害，以及未得到治疗和运输后出现的风险，并请父母或监护人签署拒绝治疗同意书。如果患儿重伤而其父母拒绝转运，立即告知执法部门及相应的社会机构，尽力尝试施救直到他们到达。如果你怀疑是虐童，请在适当的时机报告当局。不要直接与可能的施虐者对抗，而应把精力放在对患儿的救治上。

知情同意：允许治疗患儿的授权通常由父母或法定监护人授予，但在情况紧急且无监护人在场的时候并不要求。

提示

虐待
作为现场的急救人员，应该注意非意外伤害的迹象。

评估和急救

儿科设备

表18-1包含推荐用于儿科院前急救的设备。更为详细的列表可从美国儿科学会的官网上下载（AAP和NAEMSP，2014）。确保儿科设备和成人设备分开放置。如果能将儿科设备按每个年龄段分开放置于不同隔间则更为理想。然而，储存空间的不足和高昂的费用使得设置多格设备箱和多套设备难以实现。

提示

设备
儿童需要特殊设备。没有这些设备，将无法为儿科患者提供足够的护理。

表 18-1　用于院前急救的儿科设备和物品

基础生命支持（BLS）设备和物品	
基本设备和物品	**理想设备和物品**
婴儿汽车座椅 婴儿、儿童和成人型号（00～5）的口咽通气道，带有用于插入的压舌板 儿童和成人型号的自行充气复苏袋 婴儿、儿童和成人型号的面罩，用于球囊-面罩装置 氧气面罩：婴儿、儿童和成人型号 非重复呼吸面罩：儿童和成人型号 听诊器 儿童股骨牵引夹 带有头部制动设备的儿童脊板 儿童颈托（坚固） 血压袖带：婴儿和儿童型号 带有调节器的便携式吸引器 吸引管：扁桃形尖端、6～14F 四肢夹板：儿童型号 球形吸鼻器 产科包 保温毯 水溶性润滑剂	鼻咽气道：18～34F，或4.5～8.5mm 格拉斯哥昏迷量表 小型毛绒玩具 末梢血糖测量仪 脉搏血氧仪
高级生命支持设备和物品	
高级生命支持设备和物品除包括基础生命支持设备和物品外，还应包括下列器材	
基本设备和物品	**理想设备和物品**
转运监测设备 血糖分析系统 带有成人和儿童型号电极板的除颤仪 监护仪电极片：儿童型号 气管插管，不带套管2.5～6mm，带套管6～8mm 气管插管导管：儿童和成人型号 婴幼儿喉镜叶片：直片式0～3号，弯片式2～4号 鼻胃管：8～16F 儿童制动装置 Magill手术钳：儿童和成人型号 骨穿针：16号，18号，20号 蝴蝶形套管：23G和25G 留置针导管：16～24G 儿童臂板 Broselow条带尺 雾化器	一次性二氧化碳检测装置 呼气末二氧化碳检测仪

目前已普遍使用基于身长的信息尺来决定用于儿童的设备尺寸大小和药物剂量。

基于身长的信息尺可用于测量患儿的身长，估算患儿体重，恰当地选择尺寸正确的设备及给予预先算好的液体和药物剂量（图18-1和图18-2）。该工具可将医师从烦琐记忆正

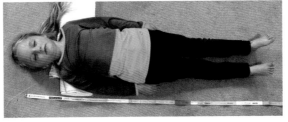

基于身长的信息尺：用于评估患儿所需设备尺寸大小和药物剂量的手段，前提是患儿的体重与身长相称。

图18-1　基于身长的信息尺

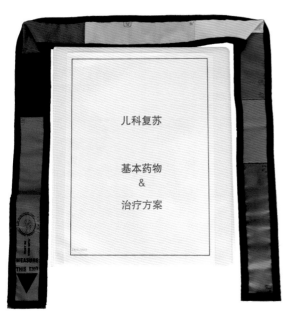

A

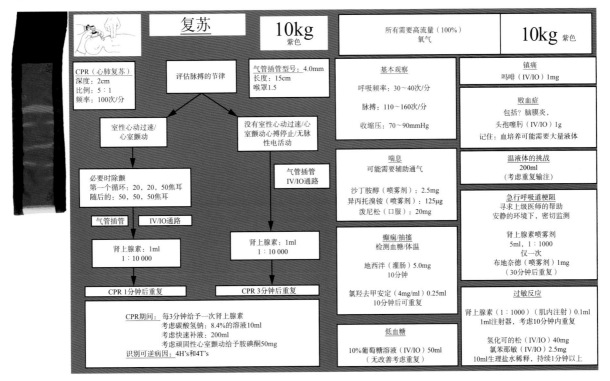

B

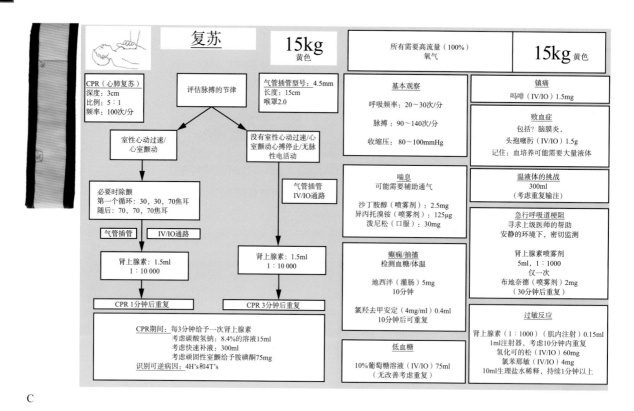

C

图18-2　标准的儿科复苏卡系统带有颜色编码的胶带和一本小册子，其中预先计算了剂量的液体、药物和设备（*Photos courtesy of Kyee Han，MD*）

确设备尺寸和药物剂量中解放出来，以使其有更多时间关注患儿。基于身长的信息尺在估计体重和设备尺寸上要优于医疗专家。尽管因为儿童肥胖症发病率的增加导致对基于身长计算的药物剂量的精确性存在一些争议，但基于身长的标准化复苏装置仍被推荐为一个安全、快速和精确的工具。除了基于长度的磁带系统外，还有许多用于智能手机的应用程序（如前5分钟使用Handtevy系统和Pedi-Wheel）。比较现有各种系统的研究表明，这些系统的权重估算准确性存在差异（Lowe et al.，2016；Wells et al.，2017）。

常见受伤机制

创伤是1～18岁儿童死亡的头号原因。儿童受伤的最常见原因包括坠落（从站立高度或更高的地方）、机动车碰撞、人车相撞或自行车撞伤、烧伤、浸没伤害（溺水）和虐待。钝器伤较穿透性损伤更为常见。幼儿坠落时常以头部着地，因为与年龄较大的儿童或成人的身体相比，头部的大小和重量不成比例。幸运的是，0.9m（3ft）以下的坠落很少造成严重的头部损伤。小于3个月的婴儿是例外，其从较低的地方坠落也会受到严重损伤。

骑乘摩托车和轻型摩托车常导致严重创伤，尤见于不佩戴头盔者。汽车碰撞可导致安全带综合征，尤其在安全带约束方法不正确时，可发生位于肝、脾、小肠和（或）腰椎的致命性损伤。

若受害患儿的损伤类型与创伤机制不符，则需要考虑存在儿童受虐可能，也称为非意外创伤（NAT）或非意外伤害（NAI）。如果存在病史和伤情不符（例如，2个月的孩子不会走路，因此不可能因为跑步摔伤腿）、求助延迟、在评估过程中频繁改述病史等情况，或者有其他可疑的问题，需要注意存在受虐的可能。应熟悉你所在机构的报告程序，并向急诊部门报告任何可疑发现。

非意外创伤（nonaccidental trauma，NAT）：故意对个人造成的伤害；以前被称为"虐待儿童"。又称非意外伤害（NAI）。

总体评估

到达事故或伤害现场后需快速评估所处环境和受伤患儿。在确保自身安全后，下一步要做的是评估对受伤患儿的整体印象。接触患儿时，需要根据其外观、呼吸运动和循环情况（美国儿科学会开发的客观工具——儿科评估三角，见图 18-3），若他（她）外观看起来有严重受伤、表现异常、呼吸运动增加、血液循环改变，则评估为生病。若外观正常、没有呼吸运动增加，循环异常则评估为无病。

尽管学龄前儿童可能看起来是在睡觉而不是因受伤失去意识，但记住，大多数儿童在救护车到来时都睡不着觉。在创伤事件中，意识水平的下降往往提示存在缺氧、休克、头部创伤或癫痫发作。

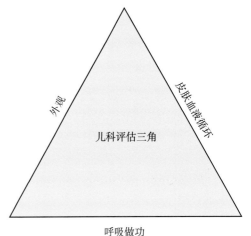

图 18-3　美国儿科学会开发的客观评估工具——儿科评估三角

1. 气道评估

评估气道时需用双手将患儿的颈部固定在中立位置。在完成 ITLS 初步评估（图 18-4）前不要在佩戴颈托上浪费时间。

儿童气道的检查相较成人更加容易。的确，儿童的舌头体积较大，气道组织质地较软且易发生梗阻，但其他特点使孩子的气道更容易管理。举例来说，新生儿只会鼻通气，故采用球形吸鼻器清理鼻腔有时即可挽救生命。球形吸鼻器的使用方法如下，首先捏扁其末端的皮球，再将其顶端插入患儿鼻腔，随后释放皮球，完成一次吸引后将吸鼻器从患儿鼻中取出并挤压皮球，以排空吸入的黏液、血液或呕吐物。可重复上述操作。球形吸鼻器也可用于吸引小婴儿咽后部的分泌物。如有更广泛的出血和分泌物，可能需要使用电动吸引装置。

注意寻找儿童气道梗阻的体征，包括呼吸暂停、喘鸣音和"呼噜声"。如果确定存在气道梗阻，则在保持颈部固定的同时用双手抬高下颌。这可以将相对较大的舌头抬离气道。从后咽部吸除口腔分泌物和呕吐物有助于改善气道梗阻。对于昏迷的患儿，插入口咽通气道可帮助保持梗阻气道的开放（见第 7 章）。如果孩子的牙齿松动，你担心可能会有脱落导致的误吸风险，则可以先用纱布和手指轻轻地取出牙齿。此外，与躯干相比，儿童的枕骨较大，当患儿平躺在脊柱板或担架上时，枕骨常导致颈部发生弯曲和上呼吸道松弛，这会导致气道受到压迫和梗阻。为了防止这种情况发生，可在 8 岁以下儿童的躯干下方放置一个衬垫，以保持其颈部处于中立位置（见图 18-5 和第 11 章）。颈部过伸也可导致气道阻塞。

2. 呼吸评估

评估患儿呼吸困难情况。从计算孩子的呼吸频率开始。8 岁以下儿童的呼吸频率比成人快。当孩子在呼吸困难时，他们会代偿呼吸得更快。当失代偿时则会出现呼吸暂停或呼吸频率明显降低。注意患儿是否存在呼吸费力的情况，如吸气肋下或胸骨上回缩，调动腹部副肌群、鼻翼扇动或有"呼噜声"。注意观察胸廓起伏，仔细听呼吸音，并感觉气流从鼻中呼出。如果胸廓没有起伏，将下颌复位并评估气道梗阻情况（AHA / ILCOR）。如果仍然难以感觉到任何气体交换，则需为患儿做人工呼吸。如果患儿存在可疑的自主呼吸不足，立即辅助其呼吸。为存在呼吸困难、循环障碍或意识状态改变的患儿提供氧气支持。

3. 人工通气

低氧和呼吸衰竭是引起儿童心搏骤停的常见原因。因此，应用球囊面罩（BVM）复苏装置进行人工通气是必须掌握的最重要技术。如果你能给孩子做机械通气，你也许就能救这个孩子一命。

BVM 复苏装置扣在脸部必须具有良好的密闭性，这至关重要。如果所用的面

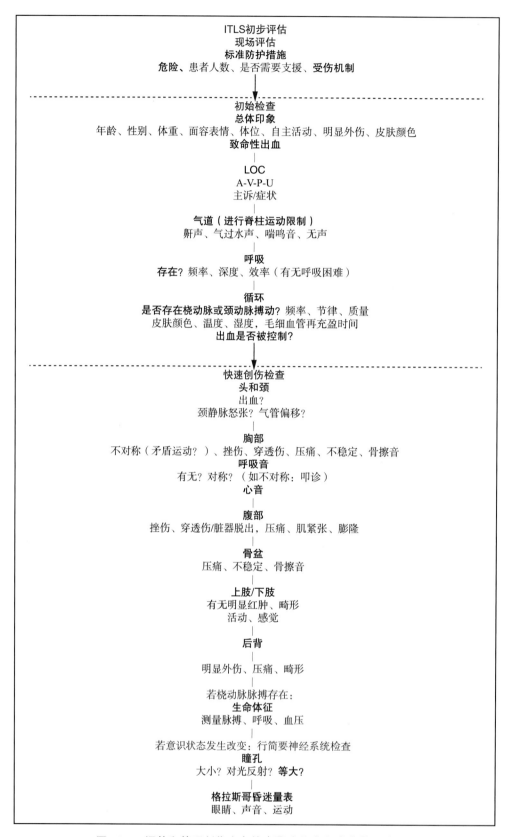

ITLS初步评估
现场评估
标准防护措施
危险、患者人数、**是否需要支援**、**受伤机制**

初始检查
总体印象
年龄、性别、体重、面容表情、体位、自主活动、明显外伤、皮肤颜色
致命性出血

LOC
A-V-P-U
主诉/症状

气道（进行脊柱运动限制）
鼾声、气过水声、喘鸣音、无声

呼吸
存在？ 频率、深度、效率（有无呼吸困难）

循环
是否存在桡动脉或颈动脉搏动？ 频率、节律、质量
皮肤颜色、温度、湿度、毛细血管再充盈时间
出血是否被控制？

快速创伤检查
头和颈
出血？
颈静脉怒张？气管偏移？

胸部
不对称（矛盾运动？）、挫伤、穿透伤、压痛、不稳定、骨擦音
呼吸音
有无？对称？（如不对称：叩诊）
心音

腹部
挫伤、穿透伤/脏器脱出，压痛、肌紧张、膨隆

骨盆
压痛、不稳定、骨擦音

上肢/下肢
有无明显红肿、畸形
活动、感觉

后背
明显外伤、压痛、畸形

若桡动脉脉搏存在：
生命体征
测量脉搏、呼吸、血压

若意识状态发生改变：行简要神经系统检查
瞳孔
大小？对光反射？**等大？**

格拉斯哥昏迷量表
眼睛、声音、运动

图18-4 评估和管理创伤患者的步骤（儿童和成人并无差异）

罩对患儿不合适，试着换用其他型号的面罩或将面罩倒转过来使用。注意手的位置（图18-6）。成年人的大手易致患儿气道阻塞或眼睛受伤。每次呼吸均要缓慢给予并超过1秒。在确保胸廓起伏良好的前提下，通气压力越小越好。胸廓有起伏证明空气进入了肺中。如果未能观察到良好的胸廓起伏，则基本没有气体被挤压入肺中。听诊胸廓两边的吸气音，如果患儿的胸廓起伏不佳，注意面罩是否密闭和有无进气受阻；如果仍然无效，则可能需要在每次通气时提供更多压力。注意压力不能过大，以防发生气胸或因胃过度充气导致呕吐。请记住，大多数儿科复苏囊带有限压阀，在院前急救中，通常最好确保该阀门已关闭。

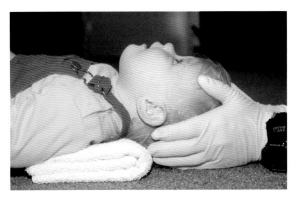

图18-5　多数患儿需要在后背及肩下放置衬垫以保持颈椎处于中立位置（*Photo courtesy of Bob Page, MEd, NRP, CCP, NCEE*）

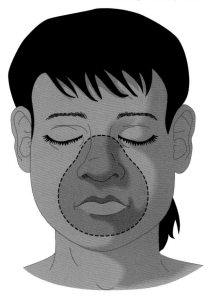

A

图18-6A　面罩应该适合鼻子和下巴上方的缝隙

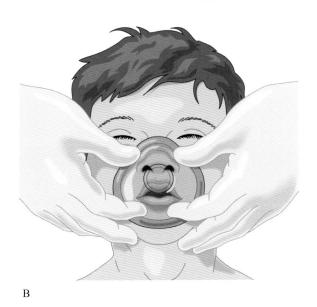

B

图18-6B　双手密封面罩

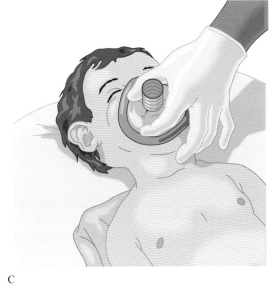

C

图18-6C　单手密封面罩

对于年龄较小的儿童，人工通气的常用频率为1岁以下20次/分，1岁以上15次/分，青少年则为10次/分。有研究发现即使救援者有意识地控制过度通气的发生，但仍难以完全避免。始终要确保气囊已接入氧气，流速通常设定在10～15L/min。目前轻柔压迫环状软骨（Sellick手法，见第4章）不推荐应用于儿童，因为过高的环形压力容易堵塞患儿的气道，这种操作也没被证明能防止误吸。

（1）气管插管

如果BVM对患儿的通气有效，那么气管插管仅作为备选方案。研究还没有表明院前插管可以改善患儿的预后。在一项研究中，与使用ETI和声门上气道相比，使用BVM出院生存率更高（Hansen et al.，2017）。

如果你能使用BVM成功通气则尽量不在现场进行插管。迅速、安全地将患儿转运至治疗条件完善的创伤中心是影响创伤患儿预后的最重要因素之一。因此，不要在现场浪费时间。

即使在急诊内进行气管插管也极为困难，所以如果必须要现场插管，则需有完善的准备。当插管者准备器械的时候，助手应给予患儿预供氧，如果患儿自主呼吸良好可用非重复呼吸面罩，如果患儿自主呼吸不足，在适于患儿年龄的呼吸频率基础上用BVM给予患儿5～7次高流量预供氧（非过度通气）。使用9L/min的氧气流量进行3分钟的潮气量呼吸是达到$FetO_2 \geqslant 90$的最有效的预供氧技术（Chiron et al.，2007）。

与成年患者不同，没有文献表明通过鼻插管的高流量氧气能延长儿童患者呼吸暂停时间。然而，一项研究（Wing et al.，2012）显示通过小儿鼻插管的高流量氧气确实减少了急性呼吸功能不全时插管的需要。

所有患儿均应采用经口气管插管。选择气管插管口径的方法有很多种。最简单的方法是应用基于身长的信息尺。其他方法包括采用与患儿小指末端直径相同的气管插管或应用下述公式。

$$管径（mm）＝4＋年龄/4$$

幼儿气道的最狭窄部分恰在声带的下面，所以传统做法是对小于8岁的患儿应用不带套囊的气管插管。然而，目前很多专家推荐对所有患者均使用带套囊的气管导管。如果采用带套囊的气管导管，其直径要比不带套囊的小0.5mm，3mm直径的气管导管除外（因为气管导管直径已经最小）。一般情况下，不应对套囊进行充气，除非在专业医师指导下进行，因为过度的充气可损伤患儿气道。

在气管插管的过程中，患儿颈部有发生移动的可能，所以必须有人双手固定患儿的颈部。经口腔右侧伸入喉镜叶片并轻轻地将舌头拨到左侧；将喉镜叶片置于会厌并抬起，看到喉部。和成人相比，幼儿的喉-口距离较短，喉部更为靠前（位置更高）。如果因为会厌较大且松软而导致看不见声带，可将喉镜叶片伸入会厌并再次将之抬起。应很容易看见声带。

常见情形之一是喉镜一开始就进得过深，通过声门进入食管。如果遇到这种临床情况，轻柔缓慢地退出喉镜直到看清解剖关系。你很可能看见声带"掉到"视野里，这时你就能插入气管导管。

声门上气道（SGA），包括喉罩（LMA）、i-gel和喉管King LT气道均有儿童规格的产品，可作为急救气道使用。但它们不能用于气道烧伤和因过敏反应导致气道水肿的患儿，因为它们作用于声门上，不能保持声门开放。

推荐在气管插管时应用脉搏血氧仪。脉搏血氧仪是个很好的工具，可以让你知道何时暂停插管，以便在下一次尝试之前再次给患者充氧（通常是当动脉血氧饱和度低于90%时）。记住，小儿的血氧饱和度下降速度快于成人。其他用于提醒施救者实施人工通气的方法包括施救者自己屏住呼吸（用于没有其他人员给予患儿人工呼吸时），在施救者感觉到迫切需要呼吸后的15秒内停止插管尝试，继续给氧数分钟后再次尝试插管。还有一种方法是让负责固定患儿颈部的同事大声地从1数到15，语速要适当偏慢。

用合适的方法证明气管插管的位置恰当（见第7章）。尽管一次性的、定性呼气末二氧化碳检测设备可用于证明气管插管的位置正常，但是最佳方法仍是二氧化碳描记波形图，因为它可以持续监测气管插管的位置。如果使用比色仪，请务必使用儿童患者专用的。确保气管插管牢固地固定于合适的位置。在患儿面颊和口唇涂抹安息香酊。用胶带（或用亚麻布带或塑料吸氧管捆扎带）将插管牢固地贴在一侧嘴角。如果条件允许，也可用制式气管插管固定器。

注意颈部弯曲有可能将插管推进右主支气管，而伸展颈部则有可能使气管导管脱出气管。幸运的是，硬质颈托或毛巾卷可用于头颈制动，且简便易行（颈托不适用于婴儿）。因此，佩戴颈托不仅可以保护创伤患者的颈椎免受更严重的损伤，也可以降低创伤和非创伤患者气管导管移动和错位的可能性（Becker 和 Langhan，2017）。

在没有客观反馈的情况下，向儿科患者提供BVM通气时很难维持正常通气。结合二氧化碳分析监测可以改善儿童的BVM通气。

（2）供氧：包裹患儿经常用到胶带和约束带。而这两种东西都有可能限制胸廓的移动，所以在转运途中要经常评估通气情况。任何重伤患儿均应吸氧（尽可能吸入纯氧），即使看起来没有呼吸困难者也不例外。创伤、恐惧和哭泣都可增加对氧的消耗。任何类型的创伤都可能导致患儿呕吐，对此要有所准备。在开始评估循环前需要给队友下达通气指令。

5.循环评估

儿童的肱动脉和股动脉搏动（中央血管搏动）通常容易触及，桡动脉和足背动脉搏动（周围血管搏动）也较易触及，而颈动脉搏动则较难触及，因为儿童的脖子比较短。因为恐惧、焦虑均可能导致患儿心动过速，所以需要评估是否存在灌注不良的体征，包括外周脉搏弱于中心脉搏、四肢远端发凉和毛细血管再充盈延迟。在新生儿以外的各个年龄段儿童，脉搏微弱且速率>150次/分均为休克的常见表现（表18-2）。

毛细血管再充盈时间延长、四肢发凉和皮肤斑驳提示组织灌注降低。毛细血管再充盈时间结合相关指标可评估循环，但仅有毛细血管再充盈时间延长不能诊断休克，因为任何导致血管收缩的因素（如寒冷或恐惧）均可造成这一改变。毛细血管再充盈时间的检查方法为压紧甲床、整个足面或胸骨上的皮肤，持续2秒后松手并计算再充盈时间。皮肤颜色应在2秒内恢复到施压前，如果超过2秒，则患

提示

休克

因为儿童对休克的代偿能力较强，所以早期休克患儿的一般情况可能相当良好。而当病情恶化时，患儿可能突然死亡。如果患儿的转运时间较长，同时损伤机制或伤情评估提示存在失血性休克的可能，需做好准备。给孩子进行液体复苏时，每次给液量为20ml/kg，给液后再次评估病情。转送到达后，确保你给的液体总量已上报医院。

年龄	体重（kg）	呼吸频率（次/分）	脉搏（次/分）	收缩压（mmHg）
新生儿	3～4	30～50	120～160	>60
6个月至1岁	8～10	30～40	120～140	70～80
2～4岁	12～16	20～30	100～110	80～95
5～8岁	18～26	14～20	90～100	90～100
8～12岁	26～50	12～20	80～100	100～110
>12岁	>50	12～16	80～100	100～120

表 18-2　生命体征范围

儿存在血管收缩，这可能是休克的迹象。

控制出血：必须对明显的出血点进行止血以维持循环。儿童的血容量为80～90ml/kg，所以10kg（22lb）儿童的血容量尚不足1L。即使相对较小的损伤也可能造成大量失血（200ml的失血量约占儿童总血量的20%）。所以对儿童失血的重视程度要高于成人。记住，如果孩子穿着完整的衣服，躺在地毯或者草丛等吸水性表面上，出血可能不会很明显，难以被立即发现。一定要暴露患儿身体，看看有没有出血。头皮后部撕裂伤尤其容易有不明显的出血。必要时，用足够的压力来控制动脉出血。如果你要求家长或旁观者帮助压迫伤口止血，要监督他们，确保以足够的压力进行压迫止血。

急救人员常犯的一个错误是试图用大块的敷料、毛巾或者衣物止血。遗憾的是，大块的敷料常不能提供足够的压强止血，反而会吸收大量的血液并掩盖潜在的严重出血。用戴着手套的手和手指按压纱布敷料通常是对出血部位持续用力按压的最佳方法。一旦出血得到控制，可尝试使用更妥善的包扎。经常复查敷料和伤口以确保没有再次出血。

在初始检查时处理出血情况，如果有必要，可采用直接加压或止血带控制出血。此外，对于用其他方法难以控制的致命性失血，建议使用止血带，用止血带挽救生命的好处超过了肢体进一步损伤和坏死的微小潜在风险（见第4章）。请注意，传统的止血带可能不适合小孩。

快速创伤检查或局部检查

伤情广泛或不明的患儿应行快速全身查体（快速创伤检查）。2岁以下无法解释的突发精神状态改变的儿童也应考虑。而伤情集中（孤立）或不严重者则可能只需行受伤部位的局部检查。伤情不重的患儿可能不需要进一步ITLS评估。

快速创伤检查

快速创伤检查包括快速检查头、颈、胸、腹、骨盆和四肢。如果患儿存在意识状态的改变，则需要做简单神经系统检查。寻找危及生命的伤口。这时需充分暴露患儿以评估所有创伤。可要求患儿父母协助，因为大多数儿童都被教育过不要让陌生人脱去他们的衣服。你不能评估看不到的东西。按照快速创伤检查的顺序，从头到脚、从前到后地检查，这可以减少遗漏致命性创伤的可能。

快速检查头颈部有无受伤，如淤伤、擦伤、撕裂伤和穿透伤。注意有无颈静脉怒张或气管偏移。看似轻微的颈部创伤可能会危及生命，因为颈部的任何出血或肿胀都可迅速压迫并阻塞患儿的气道。

注意视、听及触诊胸部。观察有无胸部畸形、挫伤、擦伤、穿透伤、烧伤、触痛、撕裂伤和肿胀（DCAPBTLS）。听诊两侧的呼吸音并注意有无异常。触诊时有无触痛、不稳定或捻发音（TIC）。如果尚未完成，让同事稳定连枷区，封闭开放性伤口或减压张力性气胸。

轻触腹部并注意有无挫伤、擦伤、穿透伤或腹胀。腹部严重损伤的儿童可能会因为疼痛而不能深呼吸，就像阑尾炎患儿会因为疼痛而不能跳跃或行走一样。如果患儿未诉盆骨部位疼痛，轻触骨盆并注意有无TIC。快速评估四肢有无明显的创伤。

当完成快速创伤检查后，将儿童转移至脊柱运动限制（SMR）装置上。记住搬运时，像对待成人患者一样，采用滚动的方式（见第10章）。对在急救人员到达前已经能够起身走动的儿童、有轻微损伤但没有精神状态改变并且没有任何相关阳性体征的儿童，或者只有穿透性损伤且没有神经缺陷的儿童，都不需要进行SMR。由于这方面的证据不足，SMR仍被推荐用于任何精神状态改变、多系统损伤、神经缺陷或严重注意力不集中的儿童。这时候要仔细检查孩子背部有无任何损伤。如果有大小合适的颈托，应给患儿佩戴，先将身体固定，然后将头部固定到 SMR 装置上。如果没有硬质颈托，可以用大毛巾卷来帮助固定儿童的头颈部。

严重创伤

严重创伤的患儿需迅速转移。将患儿包扎固定好后，应尽快离开现场。记住在患儿躯干下下方垫一个垫子，以使患儿颈部保持中立位。大小适当的硬质颈托十分有用，对大于 1 岁的患儿更是如此，颈托能提醒患者和救护者不要移动头部。不要仅依赖颈托，也可以使用胶带、头部运动限制装置或大毛巾卷来限制头部移动。在现场执行的急救程序很少。时间很重要，尤其对儿童患者来说，要争分夺秒。建议现场逗留时间不超过 5 分钟。

对所有可能存在严重创伤的患者，给予 100% 的氧气吸入。有十分有力的证据证实，对于能在较短时间内即能送达合适急诊室的危重患儿，与气管插管相比，更推荐使用 BVM 通气。

在考虑转运方案时，救护者应考虑当地的资源和政策，包括考虑选择适合特定患者的目的地（最近的急诊科或地区儿科创伤中心）及选择最佳的转运方式（基础生命支持救护车、高级生命支持救护车或救援飞机）。基本原则是，任何有危及生命的损伤或血流动力学不稳定的儿童，都应尽快转送至能进一步稳定患儿病情的最近的医疗机构。表 18-3 列出了部分损伤机制，这些损伤机制是将患儿送往具有儿科资质的急诊科或儿科创伤中心的标准。

表 18-3　转运至具有儿科急救资质的急救部门或儿科创伤中心的建议标准
标准
气道阻塞 需要气道干预 呼吸窘迫 休克 意识状态改变 瞳孔扩大 格拉斯哥昏迷量表评分＜13 分 儿童创伤评分＜8 分 严重创伤相关的损伤机制（较不可靠指标） 　　从 3m（10ft）或更高处坠落 　　出现人员死亡的车祸 　　车祸中，患儿从汽车内被弹出 　　车祸中，乘客客舱被严重侵入 　　行人或骑自行车者被汽车撞到 　　多肢体骨折 　　多器官系统严重创伤

如果需对患儿进行操作，必须决定是否值得花费这个时间。需要考虑完成此操作所需的时间、操作的迫切程度、对比在现场和救护车内或在医院完成该操作的困难程度，以及它将使确切治疗延迟多少时间。在 ITLS 初步评估时发现的问题一定要得到纠正。如果患儿能充分面罩通气，则不必立即现场气管插管。如果有一个 3 分钟的操作（静脉通路）和 30 分钟的转运过程，则应在转运途中开通静脉通路。如果正在等待直升机的到来，也可以尝试这些操作，但需保证患儿已被固

定好，已做好转运前的相关准备。有些操作最好在去医院的途中于救护车上进行。提前打电话通知急诊科，使他们准备必要的设备和人员。如果有时间，在途中先进行ITLS持续评估和进一步评估。

如果在完成ITLS初步评估后没发现有严重的创伤，则将孩子放在背板上，并做一个系统的ITLS进一步评估。

ITLS进一步评估

同成人一样，儿童ITLS进一步评估包括准确记录生命体征、简单采集病史，以及包括详细神经系统查体在内的全身体格检查。在神经系统查体过程中，注意患儿的行为和对周围环境的反应（警觉和寻找妈妈等），计算格拉斯哥昏迷量表评分（GCS），如果患者小于5岁，计算婴儿和儿童的GCS评分（表18-4）。完成包扎和夹板固定后，在连续监测的情况下转运患儿。通知医疗指导。

表 18-4　格拉斯哥昏迷量表

		＞1岁	＜1岁	
睁眼反应	4	自然睁眼	自然睁眼	
	3	呼唤会睁眼	大声叫喊可睁眼	
	2	疼痛刺激会睁眼	疼痛刺激会睁眼	
	1	无反应	无反应	
最佳动作反应	6	可依指令动作		
	5	对疼痛有明确的定位	对疼痛有明确的定位	
	4	疼痛刺激时肢体会退缩	疼痛刺激时有正常的反应	
	3	疼痛刺激时肢体会屈曲（去皮质强直）	疼痛刺激时肢体会屈曲（去皮质强直）	
	2	疼痛刺激时肢体会过伸（去大脑强直）	疼痛刺激时肢体会过伸（去大脑强直）	
	1	无任何反应	无任何反应	
		＞5岁	2～5岁	0～23个月
最佳语言反应	5	说话有条理，可以交谈	适当的单词和短语	适当的微笑、哭泣、发出"咕咕"声
	4	言语交谈没有条理	发出不恰当的单字	哭泣
	3	发出不恰当的单字	哭泣和（或）尖叫	不恰当的哭泣和（或）尖叫
	2	发出不可理解的声音	呻吟	呻吟
	1	无反应	无反应	无反应

可能危及生命的创伤

失血性休克

所有的出血应在初诊中用直接按压和（或）止血带处理。内出血可能是一个更微妙的问题。儿童严重内出血的常见部位为胸部、腹部、骨盆和长骨（股骨骨折）。颅内出血很少引起失血性休克。即使存在危及生命的出血，儿童也能维持血压稳定。因此，与成人相比，儿童早期休克（或称代偿性休克）的诊断更加困难。对于儿童休克，持续心动过速是早期休克最可靠的指标。

对一个特定的儿童而言，个体差异和环境因素可能会导致一些休克指标变得很微妙，导致识别休克早期的征象更有难度。心动过速可能是由恐惧或发热引起的。年龄小于 6 个月的婴儿，皮肤上的瘀斑、斑点可能是正常的，特别是暴露在较冷的环境温度下时。四肢末梢冰冷可能是因为暴露在寒冷环境中。对于受凉的儿童，毛细血管充盈时间可能会延长。尽管所有这些都是正确的，但血液循环不良的孩子会出现以下多个征兆之一：心动过速、瘀斑、四肢发凉、毛细血管充盈时间延长。总之，应对儿童进行仔细评估。如果存在持续心动过速或外周血液灌注不足（毛细血管充盈时间延长，外周脉搏微弱，四肢冰冷或花斑）的情况，则应考虑有休克的可能。

低血压是休克晚期（或称失代偿期）的一个标志。不要因为血压正常而放松警惕。血压正常的儿童仍有可能存在严重的创伤，而代偿性维持血压正常。测量儿童血压时，经验性选用能与患者上臂紧贴的最大袖带。如果周围噪声太大，可以通过触诊来测量血压。找到桡动脉搏动，往袖带里打气，直到摸不到脉搏为止，缓慢放气，同时关注血压计刻度，记录下你首次感受到脉搏时的血压值，标记为"P"，这是患者的收缩压。它较听诊的结果仅稍低一点。通常估计新生儿（＜30 天）收缩压的下限（第五百分位）接近 60mmHg，婴儿（1 个月至 1 岁）收缩压的下限为 70mmHg；对于 1 岁及以上儿童，收缩压下限为（70＋2×年龄）mmHg（请记住，这些都不是正常值，而是应引起你注意的非常低的值）。如果收缩压比这些值低，则应视为失代偿性休克。这意味着患儿已丢失大量血液。

常规测量每一个儿童的血压，这对提高技术十分有效。这样就能快速且有效地测量受惊吓或严重受伤儿童的血压。在健康儿童身上反复实践能使你在面对困难情况时更泰然自若。

液体复苏

如果怀疑休克（血压正常的代偿期或血压下降的失代偿期），则患儿需要液体复苏。需要快速建立血管通路，并补充液体。尽快给予生理盐水 20ml/kg。如果治疗没有效果，则再给予 20ml/kg 的生理盐水。数据表明，对两次输注大剂量后仍有休克迹象的患儿应该使用血液制品（Polites et al., 2018）。

当考虑经外周静脉输液时，尝试插入可供使用的最大直径的导管，以更快地补充液体。如果患儿存在休克，则可能很难看到或感受到周围静脉。对于病情不稳定的危重患儿，需要骨髓穿刺（见图 18-7 和第 5 章）。目前，并没有科学数据表明失血性休克的儿童不能给予静脉输液。请记住，心排血量等于每搏输出量×心率。儿童不能增加每搏输出量，因此，在低血容量或回心血量减少时，只能通过血管收缩和增加心率来维持血流灌注。严重休克患者有时也会表现为心动过缓，而这可以导致严重的、常是致命的血流灌注减少，需早期治疗低血容量。

头部外伤

在儿童患者中，颅脑创伤（TBI）是最常见的死亡原因。与成人相比，儿童头颅所占的比例较大。因此，儿童创伤中需要最先关注颅脑创伤。颅脑创伤的处理目标是双重的。首先，应快速识别所有危及生命的颅内紧急情况。其次，注意预防颅脑二次损伤。尽管一部分脑损伤是由最初的撞击引起的，但进一步的脑损伤（继发性脑损伤）却是由一些可预防的因素引起的，如缺氧和休克。为了减少这些

液体复苏：当患儿出现低血容量休克时，应用晶体液进行补液。

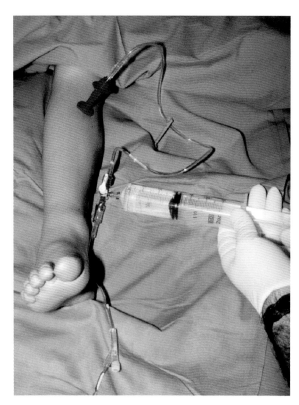

图18-7　应用骨穿针经患儿胫骨骨穿开放静脉通路
（*Photo courtesy of Bob Page，MEd，NRP，CCP，NCEE*）

风险，应遵守以下三个简单原则。

（1）给氧：颅脑创伤增加了脑细胞的代谢率，减少了部分脑血流。所有头部受伤的患儿应接受100%的氧气。因此，与成年人一样，对于所有颅脑创伤的儿童，应给予100%的氧气。除非患儿存在脑疝，否则不应过度通气（第12章）。如有条件，记住通过呼气末二氧化碳波形图来监测通气。

（2）保证充足的脑血流灌注：必须确保脑部的血氧供应。因此，发现休克的早期征象（心动过速和灌注不良），积极纠正低血容量十分重要。记住婴儿（＜1个月）收缩压小于60mmHg，1个月至1岁的婴儿收缩压小于70mmHg，1岁以上幼儿收缩压小于（70＋2×年龄）mmHg均应视为低血压。低血压为脑外伤患者预后不良的预测因子。

（3）做好防止误吸的准备：颅脑创伤的患儿经常呕吐。要做好随时对头部受伤患儿进行负压吸引的准备。

意识水平改变是诊断头部创伤的最好指标。在急救室处理GCS由13分降至10分的患者和处理GCS由7分升至10分的患者的方法是完全不同的。用"半昏迷"这样语义模糊的词进行评估是无效的。应注意特异性较强的表现，如患儿的警觉性和互动性，有无寻找父母（可表现为哭闹）行为，有无伸手去抓父母的行为，以及能否对疼痛或声音刺激做出反应。

对于存在意识水平改变的患儿，检查瞳孔非常重要，这和成人一致。还需注意检查患儿的眼球是可以左右移动，还是固定在某一位置不能移动。检查眼球运动时需固定头部。

能完成简单指令的儿童，其中枢神经系统并无损伤，脑血流灌注充足。总而言之，在现场评估儿童头部损伤的严重程度可能十分困难。因此，总是假定受伤儿童可能有严重的头部创伤。首先要做的是防止继发性脑损伤，并将患者迅速转运至设备完善并能提供相应治疗的创伤中心。

胸部外伤

胸部外伤的患儿可出现呼吸窘迫的征象，如呼吸急促、"呼噜声"、鼻翼扇动和吸气性凹陷。吸氧有助于缓解受伤患儿的呼吸窘迫表现。应注意，儿童正常呼吸速率较成年人快（表18-2）。儿童呼吸快于40次/分或婴儿呼吸速率快于60次/分时，通常存在呼吸窘迫。

呼吸窘迫的其他体征包括鼻翼扇动（鼻子像兔子一样扇动）和吸气性凹陷。吸气性凹陷是指在吸气时胸骨上窝、肋间隙和锁骨上窝下陷。"呼噜声"往往意味着存在明显的呼吸窘迫并且提示需要机械通气支持。注意观察患儿的呼吸节律。浅呼吸、呼吸暂停（呼吸消失10～20秒）和濒死呼吸都提示存在呼吸衰竭并需要机械通气。

胸部钝伤的患儿有气胸的风险。突然的氧合下降、呼吸窘迫增加、呼吸不对称是气胸的典型表现。在BVM通气或插管后突然恶化的患儿需要与此鉴别。然而，因为儿童胸廓较小，其双侧呼吸音的改变可能较成人更微妙，听诊时更难鉴别。即使经过仔细的听诊也可能难以发现其差异。幼儿张力性气胸的诊断也较为困难，因为其颈部常粗短，可掩盖颈静脉怒张和气管移位。如果张力性气胸持续加重，气管将移至病变对侧，虽然这是一个很晚期的表现。对于成人和儿童患者，胸腔穿刺术均可以挽救生命，在锁骨中线第 2 肋间或腋中线第 4、5 肋间减压应有效（见第 7 章）。

　　青春期前儿童的胸壁弹性较好，故肋骨骨折、连枷胸、心脏压塞和主动脉破裂这类疾病的发生率较大龄儿童和成人的发生率低。但是，肺挫伤十分常见。如果患儿存在肋骨骨折或连枷胸，则表明胸部遭受巨大创伤，在未能明确病情时应假定其存在严重内伤。

腹部创伤

　　儿童创伤性死亡的第二大原因为腹部钝性损伤引起的实质脏器的损伤和出血。常见的原因有机动车碰撞、自行车相撞、运动所致和儿童虐待。儿童的肝、脾相对较大，且都突出于肋下，故这些脏器易受到钝伤。

　　现场诊断腹部创伤十分困难且常漏诊，因为其表现可能很轻微。儿童在腹痛的表达上存在困难，其年龄和受到的其他创伤也可影响病史的采集。对任何一个自诉腹痛的受伤儿童，都应假定其存在腹内创伤。患儿的恐惧、疼痛及年龄也增加了查体的挑战性。从外表上看，轻伤的患儿也可能存在严重的腹部创伤。体格检查中提示存在明显腹部创伤的发现包括腹部压痛、淤伤及休克体征。腹部存在安全带压迹和自行车把手压迹也需要引起注意。如果腹部存在青紫或安全带压迹，应高度怀疑腹部创伤。

　　对患儿的评估必须要迅速而彻底。如果钝伤患儿出现休克且无明显的出血部位，则应考虑存在内出血，这就需要立即做出处理决定并执行。记住正常的生命体征（心率和收缩压）并不能排除严重腹内创伤。

　　如果患儿有休克的迹象（心动过速、灌注不良），需要开放静脉通路并进行液体推注。如果患儿没有心动过速或灌注不良，那么可以在短途运输后再进行静脉注射。如果孩子的精神状态改变、心动过速并且灌注不良，需要考虑进行 IO 通路。任何长时间哭闹或存在腹部损伤的儿童都有可能会出现腹胀和呕吐，要做好这方面的准备。

脊柱外伤

　　尽管儿童颈短、头大、韧带松弛，但在青春期前仍很少出现颈椎外伤。当发生颈椎外伤时，小于 9 岁的儿童多为上颈段损伤（$C_{1\sim3}$），而年长儿及成人则多出现下颈段损伤（$C_{5\sim7}$）。有明显头部损伤、精神状态改变或局灶性神经功能缺陷的患儿尤其需要考虑脊柱损伤。目前并没有在现场明确儿童脊柱情况的明确设备。如果患儿头部已适当地制动于衬垫装置中，则没有必要使用颈托。对待有明显脊柱损伤但意识清醒、警惕性较强的患儿，应转移其注意力，试着让患儿觉得你之所以包裹他只是为了和他做一个游戏。承诺患儿在把他包裹好之后就奖励他乘坐救护车。尽量请患儿父母或其他家人帮忙。确保你的操作不会限制患儿的胸廓运动。如前所述，年龄在 8 岁以下的孩子需要在躯干下置放垫子以保持颈部位于中立位置。

　　对任何通过病史或体格检查提示有短暂神经功能缺陷的儿童都应该进行 SMR，并谨慎维护。虽然，没有放射学异常的脊髓损伤现场诊断（SCIWORA）指的是有一过性神经功能缺陷（感觉异常）或神经功能异常的病史或体征，但 X 线片和 CT 扫描结果正常。MRI 可显示部分患者脊髓损伤。

SCIWORA：指的是 X 线片或 X 线轴向分层造影上无损伤表现的脊柱外伤，这些字母代表的意思是 X 线照相无异常的脊髓外伤。

儿童安全座椅

儿童安全座椅：儿童坐的一种安全设备，用于在汽车碰撞时保护儿童。它必须适合儿童，儿童必须被正确地绑在座位上，以使其有效。

在儿童安全座椅上正确约束的儿童，其在车祸中发生严重创伤的可能性大大低于其他没有被约束的乘客。然而，存在许多汽车座椅约束儿童方法不正确或汽车座椅本身固定不正确的问题。正确使用汽车安全座椅能预防外伤，急救医疗系统能通过公众教育达到此目的。

应使用大小和年龄相适应的约束系统，将儿童正确地固定在救护车婴儿床或担架上，以将其运送到救护车上。

如果孩子没有受伤，并且没有其他合适的约束系统，则可以使用孩子的汽车安全座椅，只要它没有损坏并被正确固定在救护车上即可。将填充物放在儿童的头部周围，并直接用胶带将头部固定于座位上（操作步骤图18-1）。这种转运方式仅用于经全面评估未发现创伤的儿童。请咨询当地准则和规程，以获取最终指导。如果有证据表明患儿存在严重创伤，则将患儿从汽车座位上移开，并根据检查和外伤情况将患儿正确包扎固定。

操作步骤图18-1　将一个无明显受伤的儿童固定于汽车座椅上

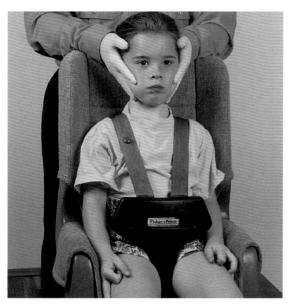

18-1-1　医疗急救员（EMT）将汽车座椅固定于直立位，在整个脊柱运动限制（SMR）过程中应用和维持线性稳定手法

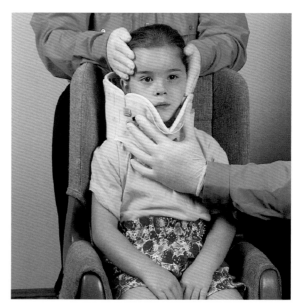

18-1-2　另一个 EMT 负责给患儿佩戴适当大小的颈托。如果没有的话，可临时用一个卷起来的毛巾代替

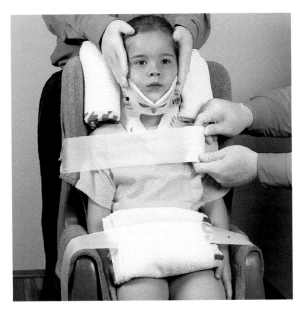

18-1-3　佩戴完颈托后将一条小毯子或毛巾置于儿童大腿上。然后用绑带或宽胶带将患儿胸部及骨盆绑到座位上

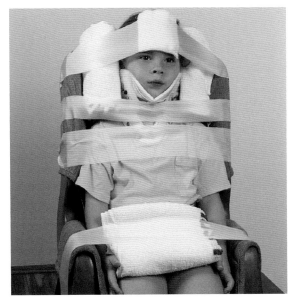

18-1-4　最后将两条卷起来的毛巾置于患儿头部两侧，以填充头部和座椅间的空隙，用胶带分别绕过前额及颈托以固定头部，但不要绕过下颌，以免对颈部造成压力

案例分析（续）

一场车祸中，坐在汽车座椅上的10个月大婴儿被甩到后排座椅前面。患儿爷爷说患儿车祸后间断哭闹。初始检查（用儿童评估三角图）正常，急救人员进一步详细检查。记住患儿是约束在汽车座椅上的，座椅本身未固定牢，因而掉到后排位置上。注意可能有多系统创伤。

让患儿继续坐在汽车座椅上，和她说话，当她笑的时候，挠她的足。用手电筒转移她的注意力，然后轻轻触诊腿和臀部。轻轻触诊腹部使她哈哈大笑而不造成痛苦。拉开连身衣拉链，发现躯干无压迹，尿垫是湿的。

患儿胸腹部随呼吸活动自如，没有外伤的表现。呼吸频率为30次/分。当准备叩诊胸部的时候，患儿不玩手电筒，来抓听诊器。患儿头部向前及两侧自如。头部没有压迹，扒开头发未发现外伤、压痛或肿胀。上肢活动自如，肱动脉有力，约120次/分。

当下应该确定：患儿无外伤或痛苦表现，并且由于未固定在汽车上的儿童座椅可能已经损坏，需要在救护车中使用儿童约束系统运送儿童。向孩子的祖父母（正在由另一名救护人员治疗）表示，孩子没有发现重大伤害，将被送往医院。

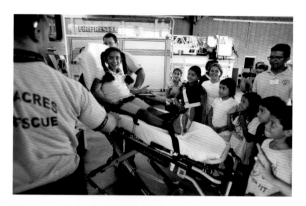

图18-8　组织并参与教育孩子们如何免受伤害和进行卫生保健宣教活动非常重要（©*ZUMA Press，Inc/Alamy*）

总结

　　向患儿提供优质的创伤急救需要有合适的设备，懂得如何与惊恐的家长沟通，熟知不同年龄段儿童的正常生命体征范围（或将该范围值贴在你的急救箱中），并熟悉常见于儿童的创伤。幸运的是，儿童与成人的创伤评估顺序相同。优质的评估可以让你获得正确处理患儿所需的信息。专心做好患儿气道（同时制动颈椎）、呼吸和循环的评估及管理可尽可能地改善患儿预后。

　　评估和治疗受伤儿童是救命的技能，所有参与重伤儿童急救的人员也应关注如何预防创伤。汽车安全座椅、自行车头盔、安全带、全地形车伤害、饮水安全、烫伤烧伤、枪支安全和消防演习都是我们关注的领域。我们应花时间进行安全宣教（图18-8），同时也呼吁建立相关的法律（婴儿约束座椅、安全带、酒后驾车），以挽救生命。

（译者　王　强　孙　昇　刘定武　文玉伟）

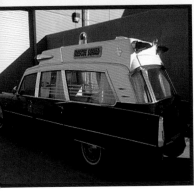

(Courtesy of Roy Alson, PhD, MD, FACEP, FAEMS)

第 19 章

老 年 创 伤

Leah J. Heimbach, JD, RN, EMT-P

Jonathan G. Newman, MD, MMM, EMT-P, FACEP

Jere F. Baldwin, MD, FACEP, FAAFP

关键词

意识状态改变

抗凝药物

慢性病

代偿

后凸畸形

骨质疏松

老年病理生理学

学习目标

学完本章后，应该能够做到：

1. 了解衰老过程中的变化。

2. 解释这些变化如何影响对老年创伤患者的评估。

3. 了解衰老如何影响对老年创伤患者的评估和管理。

4. 解释衰老如何影响老年患者对创伤和休克的代偿。

章节概述

据联合国统计，全球有6亿以上的人口年龄超过65岁。美国65岁以上的公民占总人口的14%，而且预计在未来的25～30年，这个人群的数量将翻番，其中85岁及以上的人群是增长最快的。需要由救护车转运的患者中，老年患者占很大部分。在美国，30%以上由救护车转运的患者是65岁以上的老年人。

在美国，"老年人"通常被定义为65岁及以上者，因为退休福利由此开始。然而，不能单纯依靠年龄来定义"老年人"，而应更多地考虑随年龄的增长而导致的生理学上的变化，如神经元数量减少、肾功能减退、皮肤和组织弹性降低。

作为一个群体，与年轻人相比，老年（也称为老年人）患者对损伤的反应往往较差。与一般人群相比，受伤的老年患者在特定损伤中的死亡率更高。美国外科医师学会和东部创伤外科协会发布的指南中要求，55岁以上的创伤患者应被送往创伤中心（ACS TQIP）。

据美国国家安全委员会统计，跌倒、热损伤和机动车碰撞已被确定为老年人创伤性死亡的常见原因。这是一个令人担忧的问题，因为作为一个群体，老年人继续更积极的生活方式使他们更容易受伤。

跌倒是导致老年人受伤的一个主要原因，通常这种跌倒是在地平面上，尽管不属于高能损伤，但由于生理学变化，这些损伤仍可导致严重的损伤，最常见的是髋部骨折、股骨骨折、创伤性颅脑损伤及腕部骨折。虽然老年人通常只是短距离开车，但仍有约25%的老年人死于机动车交通事故。老年人车祸发生率比其他年龄段更高，仅次于25岁以下人群。8%的老年人死于热损伤，包括吸入性损伤、接触热源导致的烫伤、火焰烧伤及电击伤。

与同样受伤的年轻患者相比，老年患者的治疗结局更差、病死率更高。了解随年龄增长出现的正常生理学变化有助于发现老年患者细微和隐匿的损伤、提供最佳的救护措施及选择最合适的救治机构。

EMS通过其预防方案，可以对患者产生重要的影响。与其他医务人员不同的是，EMS通常需要进入患者家，并可以观察到患者存在的危险和其他危险因素。随着EMS的发展和社区护理项目的拓展，老年患者可以从家庭安全评估和药物审查中受益匪浅，其目标是防止受伤，进而改善结果。将患者转运至恰当的救治机构和降低风险是EMS的职责。

本章将主要讨论衰老进程，强调老年人易患的疾病，并阐述其在老年创伤患者的评估和管理中的挑战性。

案例分析

您是一辆高级生命支持（ALS）救护车上的医务人员，您被派往一起多辆机动车交通事故的现场，负责现场急救。抵达现场时，您看到了一辆翻转的罐车，现场的消防人员告知小的泄漏已经控制住。您被指引到一辆轿车边，去救治一名坐在副驾驶座上的女性，您注意到她那一侧的挡风玻璃有裂缝，患者是一位80岁老年女性，身上有白色粉末（气囊里的玉米淀粉），系有安全带。她对声音有反应，但看起来意识不清，反复在问："发生了什么事？"当靠近她时，您注意到她右侧头部的血肿越来越大。

在实施救治前，以下问题需要考虑：

- 您应该进行哪种创伤评估？
- 患者是否比年轻人更容易发生隐匿性损伤？
- 患者是否应在脊柱运动限制（SMR）的情况下进行治疗？
- 患者是否需要立即转运？

带着这些问题阅读本章，然后在本章结尾了解急救服务人员是如何管理这类患者的。

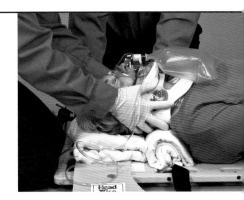

老年病理生理学

老年病理生理学是一个身体功能随年龄逐渐变化的进程，这些变化在一定程度上加剧了老年人受伤的风险。

老年机体

1.气道

老年患者气道改变主要包括牙齿松动、牙龈疾病，还有义齿的使用。牙冠、齿桥、义齿及牙齿填充物都可能造成老年创伤患者气道堵塞。另外，下颌骨和颈部活动度降低也为老年人气道管理带来挑战。

2.呼吸系统

呼吸系统的衰退开始于青中年时期，60岁以后进程明显加快。肺循环减少30%肺泡二氧化碳和氧气交换能力明显降低；胸壁运动和肌肉弹性减弱，将缩短吸气时间导致呼吸加快；残气量（深呼气后肺内残留的气体量）增加导致潮气量（每次呼吸的气体交换量）减少，呼吸深度和频率下降；如果还有吸烟史或污染环境工作史，呼吸系统功能的衰退将更加明显。肋骨骨折的发生增加患者的病死率，它们可能与潜在的器官损伤如心脏、大血管、肝、脾、肺的损伤有关。吞咽困难会增加误吸的风险。

3.心血管系统

心脏和血管的退变导致血液循环功能的减退。心排血量和每搏输出量减少、心脏传导系统退化、心脏瓣膜功能减退，这些改变使老年患者易罹患充血性心力衰竭和肺水肿。随着年龄增长，越来越多的动脉出现硬化，导致周围血管阻力增高（可能是收缩压升高）。老年人通常会有血压高的现象，与年轻人相比，如果老年人因为创伤导致血压从160mmHg降至120mmHg时，会出现严重的心排血量减少、组织灌注不足。

4.神经和感觉功能

随着年龄增长，大脑会出现一些改变，老年人存在脑萎缩，但颅脑最外层的硬脑膜却保持（依然）牢固地黏附于颅骨上，这使得脑组织与颅骨之间的空

老年病理生理学：是指随着年龄增长，身体各脏器正常功能逐渐衰退的过程，它可能是老年创伤的高危因素。

隙或间隙增大。穿过这个间隙的静脉可能会被拉伸，甚至在轻微创伤的情况下出血，增加硬膜下血肿的风险。另外，许多老年患者正在接受某种类型的抗血小板或抗血栓治疗，并延迟了凝血，进一步增加了脑出血的风险。由于动脉硬化、狭窄或弹性减弱下降，很轻微的外伤就可能导致大脑血管破裂及隐匿的颅内出血。

随着年龄增长，视觉和听觉功能都有所下降，因此，老年患者可能看不到潜在的危险或听到警告，从而更容易受到伤害。由于平衡和反射减弱，老年患者跌倒的风险明显增加。由于骨质疏松症和其他器官老化，站立位跌倒甚至都可能导致严重的损伤。

脑供血的减少使得患者的感觉变得迟钝，如痛觉迟钝、听力和视力下降及其他感官功能减退。许多老年人由于常年受关节炎的折磨或长期的药物治疗，对疼痛有很高的耐受力，这使得他们不能正确地判断哪里受伤。随着年龄增长，脑循环减少的一些其他的体征包括意识模糊、易激惹、健忘、黑白颠倒，还有心理功能障碍如记忆缺失和行为退化，这些使得他们应对损伤的能力减退，甚至不能代偿休克。

一些老年患者会发展为老年痴呆症或其他精神疾病，从而导致对他们的神经状态评估存在一定的挑战性。对其家庭成员或护理人员的询问、核实在判断患者是否存在精神状态方面有很大帮助。

5.体温调节

老年人维持正常体温的调节机制可能无法正常发挥作用，患者可能对感染没有发热反应，或者在受伤时可能无法保持正常的体温。一名髋部骨折的老年患者躺在室温64 °F（18℃）的地板上都可能出现低体温症。

6.泌尿系统

老年患者功能性肾单位数量的减少会导致肾滤过率减少，以及排尿、排出药物的能力减弱。因此，老年患者可能对镇静药物更加敏感，建议将这些药物的剂量减少20%～40%，以降低药物过量的风险。

7.肌肉骨骼系统

老年患者往往有体型上的改变，会因椎间盘退行性病变导致身高降低、髋关节和膝关节轻度屈曲、肌肉力量减退，这些体型变化可能导致脊柱后凸畸形或"S"形侧弯，而通常这些只能在佝偻病患者身上看到。许多老年患者均存在骨质疏松，骨密度的降低使得骨皮质变薄，更容易发生骨折。65岁以上的人患颈椎骨折的风险增加。另外，由于老年人较普通人群更容易受到低强度创伤，单独的损伤机制可能不足以预测受伤的可能性。

通常情况下，老年人因皮下组织减少，在发生跌倒或钝性损伤时，不能起到很好的保护作用，这种改变还会降低人对温度变化的反应能力。同样，由于皮肤失去弹性，也就失去了作为天然衬垫的保护作用，增加罹患压疮的风险，应使用合适的衬垫和尽早从硬物上移开，如长脊板，可以降低这种风险。最后，由于体育锻炼减少，老年人的肌肉力量和骨强度都有所减弱，这也使得老年人可能因轻微跌倒而发生骨折。对于老年创伤患者，意识或认知水平的降低具有更重要的意义，可以作为其他医务人员评估患者的基准。

8.胃肠系统

随着年龄增长，唾液分泌能力、吞咽功能减弱及胃液分泌减少导致营养吸收能力减弱。便秘和粪便堵塞在老年人很常见。当生病或营养不良时，肝脏将变大，甚至发生肝衰竭，这同时也导致肝脏代谢药物的能力减弱。如果摄入量不足，特别是液体摄入不足，可导致老年患者脱水，从而增加休克的危险性。

代偿：机体本能适应各种情形的能力，对于老年人来说，代偿休克或其他损伤的能力减弱，甚至缺失。

提示

意识状态改变

老年患者意识状态改变，应除外低血糖、休克或头外伤情况，而不应简单地认为是老年因素。

意识状态改变：是认知能力或意识水平下降，其范围从轻度的意识模糊到昏迷，提示药物治疗效果、脑损伤、氧气或营养物质运输不足。

后凸畸形：因腰椎间盘变窄和骨质疏松性胸椎椎体逐渐塌陷引起的一种脊柱畸形，常见于老年人，通常表现为驼背，其脊柱呈"S"形变性。

骨质疏松：一种在老年人比较常见的由于钙质流失导致骨骼质量和密度减低的状况，易发生骨折。

9.免疫系统

随着衰老进程的进展，老年患者抵抗感染的能力也将下降。营养不良的患者更容易因开放性伤口、静脉输液、肺和肾的炎症而导致感染。一旦免疫系统被破坏，即使是很微小的创伤，老年患者也可能死于败血症。

10.其他变化

老年人体内水分总量和总的体细胞数量减少，而脂肪含量却在增加，这些会导致老年人适应疾病和损伤的能力减弱。

表19-1对一些影响老年患者创伤的年龄相关变化进行了总结。

表 19-1 影响老年患者创伤的一些年龄相关变化

机体系统	变化
气道	义齿可能堵塞气道 脊柱固定使气管插管更具挑战性
心血管系统	基础血压可能较高，对于年轻患者是"正常的血压"，但对于老年患者已经是低血压了 所使用的药物可能会减弱心血管系统对创伤的反应
呼吸系统	肺活量减低
中枢神经系统	脑萎缩增加颅内出血的风险 使用抗凝剂会增加颅内出血的风险 认知障碍 平衡能力下降，增加跌倒风险
视力	视力受损会增加跌倒的风险
骨骼系统	骨质疏松症增加了轻微创伤导致骨折的风险

药物

老年患者服用的许多药物都会干扰创伤后机体的代偿功能，抗凝药物有增加出血的风险；降压药物及血管扩张剂会阻碍低血压时的血管收缩；β受体阻滞剂可以抑制心脏增加收缩速率的能力，即使在低血容量休克中也会发挥同样的作用。镇静或镇痛药物会降低患者的意识水平，导致对头部损伤的评估更具挑战性。这些药物可能会改变老年患者对外伤的反应，因此了解患者正在服用的药物可以提醒您，患者的病情可能比当前的体征和症状更严重。

抗凝药物：阻止血液凝集的药物。

老年与损伤

许多老年的进程都会增加老年人受伤的可能性，如下所示。

- 反应较慢
- 视力下降
- 听力下降
- 关节炎
- 皮肤和血管弹性减低
- 骨骼脆弱
- 认知功能衰退

一些特殊的损伤与老年相关，如被家具绊倒和从楼梯上摔下，研究表明，这些损伤与老年特有的感觉功能减退相关，如周边视力丧失、晕厥、姿势不稳、一过性脑供血不足、饮酒及服用药物。感觉的改变和对刺激的不灵敏都可能导致老年性损伤。在处理创伤患者时，老年人并没有优先权，但必须考虑以下四方面的重要问题。

- 老年人的各个器官系统不能像年轻患者一样有效地发挥功能，特别是心血管系统、呼吸系统和泌尿系统。
- 大多数老年患者可能有慢性疾病，这使得创伤的救护过程变得复杂。
- 轻微的暴力就可能导致骨折，髋部及股骨骨折即使得到很好的救护，也有生命危险。
- 潜在的医疗问题，如心血管疾病或糖尿病，可能是导致患者发生创伤的原因。

评估和管理

老年患者的评估和其他患者的评估一样要重视优先次序、干预措施和危及生命的状况。但是，与年轻患者相比，必须清醒地认识到老年患者可能死于不是很严重的创伤。另外，老年和慢性疾病的影响与创伤的后果很难区分。往往患者主诉很轻，是因为他们的主要症状没有被真实地表述出来，必须寻找重要的症状和体征。对于老年人来说，同时患有几种疾病或多个部位的创伤是很常见的。请记住，老年患者对疼痛、缺氧及血容量不足的反应与年轻患者不同，不要低估患者的伤情。

与老年患者的交流会有困难，这可能与患者感觉减退、听力和视力下降有关。然而，不应以屈尊的态度对待老年患者，不要让其他人从能够并愿意表达可靠信息的患者那里接管事件报告。不幸的是，患者可能会因为害怕不能自理、卧床不起、被收容，或是失去自立感，从而隐瞒甚至否认症状。在开始体格检查前，您必须向患者详细交代每一个动作，包括脱掉衣服。

在对老年创伤患者进行评估时还需要考虑其他因素，外周脉搏可能难以触及；老年患者经常穿着比较多，这可能会妨碍对身体的评估。您还须学会区分慢性病和急性疾病的症状和体征。例如，老年患者可能有非病理性啰音，皮肤弹性减弱和经口呼吸，但这不一定代表存在脱水，单纯水肿可能继发于静脉功能不全伴静脉曲张或肢体不活动，而不是充血性心力衰竭。

对于老年患者，需要更多地关注其生命体征和其他身体评估结果与预期范围的偏差。对于青年人来说，损伤往往都是局部的、不复杂的；但这种损伤可能会导致老年人各方面的衰竭，这可能是由于患者的整体状况、防御能力降低或无法将损伤的影响局限化。

在获取患者既往史时，留心患者可能服用什么药物非常重要，如前所述，药物可以掩盖或抑制创伤的反应。

慢性病：一种长期或反复发作的疾病，可能会导致需要急救的严重病因。慢性病和创伤之间的体征和症状可能需要加以甄别。

ITLS初步评估

1.现场评估

现场评估可确定现场是否安全、患者数量及受伤机制。观察周围环境是否有迹象表明患者能够生活自理；是否有酗酒或服用多种药物的迹象；是否有暴力、虐待或无人照顾的迹象。不幸的是，虐待和无人照顾是很常见的。当您对患者和周围环境的评估怀疑存在虐待或无人照顾时，应向相关部门报告。一定要收集患者所有的药物并带到医院。

2.初始检查

与任何外伤患者一样，您应该从总体印象开始，寻找危及生命的大出血。当您评估气道时，您应该在评估初始意识状态改变的同时，保持脊柱固定，与年轻患者相比，这一点对老年患者更为重要，因为在随后的治疗中，医务人员可能将意识水平下降归因于先前存在的状况，而不是创伤，如果您没有明确表述患者在现场是意识清楚、查体配合的，则更可能发生这种情况。

如果患者对开始的口头问答可以做出恰当的回应，则气道是通畅的、意识是清楚的。如果没有做出回应，则需通过改良双手托颌法轻轻打开气道，同时使颈部保持在中立位。由于关节炎和脊柱后凸（脊椎过度前曲、头部前倾），保持中立位可能存在困难。重要的是要明确这一点，不要强行将枕骨平放在脊柱固定板或地面上，应当在脊柱固定板上放置合适的衬垫以维持患者正常的脊柱位置，此时使用负压脊柱板是非常有帮助的。脊柱前凸（低位脊椎过度弯曲）也可能导致将患者置于救护车担架（或脊柱固定板或铲式担架）上非常困难，在空隙处填充衬垫对保持脊柱正常位置和患者的舒适性很重要。

气道可能发生部分堵塞，首先要清理气道，特别要注意由牙龈疾病导致的牙齿碎片或如牙冠、齿桥、义齿、牙齿填充物等物品，查看口腔中是否有食物或胃反流物。

看、听、感觉呼吸，确保呼吸频率、深度是足够的，遇到呼吸困难无法改善或意识水平下降的老年患者，应立即转运。这种情况下，要反复监测呼吸和观察意识水平、检查血糖，并做好随时进行气管插管的准备。

将您的脸置于患者口唇上方，观察胸廓起伏，听呼吸的声音，感受呼吸的力量。如果呼吸频率快，以至于气体交换不充分（＞20次/分），或过缓（＜10次/分），或换气不足，就要提供100%氧气辅助通气。二氧化碳波形图是一种监测呼吸状况的有效手段。

检查桡动脉脉搏次数及强弱（如果不能触及桡动脉搏动，可触摸颈动脉），评估皮肤的颜色及状态，扫视患者有无外出血，如有，给予加压止血。

3.快速创伤检查或局部检查

实施快速创伤检查还是局部检查取决于受伤机制和（或）初步评估的结果，如果存在严重、广泛的受伤机制，如汽车碰撞或高处坠落，或患者无意识，应进行快速创伤检查；如果是孤立的局部损伤（如大腿枪伤或胸部刀刺伤），可以进行局部检查，检查仅限于受伤区域。

如果没有明确的受伤机制，并且初步评估患者病情稳定（患者意识清醒，且没有意识丧失病史，呼吸正常，桡动脉搏动＜100次/分，未诉呼吸困难或胸、腹、骨盆疼痛），可直接根据患者主诉进行局部检查。需要提醒的是，老年患者外伤后心动过速不一定是由年龄或药物因素导致的。

快速创伤检查应检查头、颈、胸、腹、骨盆和四肢，即简要地评估头颈部创伤，并查看颈静脉是否怒张、气管是否居中，如果颈部有触痛，此时应使用颈托或其他脊柱固定措施。通过观察胸廓起伏、感觉呼吸频率及听诊呼吸音等方法检查是否存在呼吸不对称或反常呼吸。留心观察肋骨是否随呼吸而起伏，或是否只有腹式呼吸。查找钝性损伤或开放性创口的体征，感受有无触痛、不稳定或骨擦音，听诊双肺呼吸音是否存在且对称。

对于胸部损伤的老年患者，应给予适当的干预措施，因为老年患者肺储备功能差，胸部损伤后可能会导致严重的问题。要特别警惕患有慢性胸部疾病的患者，这些患者在没有受伤时就处于缺氧的边缘。简要地听诊心音，对基础心音有所了解，以便低钝的心音发生变化时有所发现。迅速查看腹部（腹部膨隆、挫伤、穿透伤），然后轻轻触诊，了解有无压痛、肌紧张、板状腹。检查骨盆和四肢是否有伤口、有无畸形、压痛、反常活动及骨擦音。将患者转移至长脊板前检查患者手指、足趾是否能够活动。

4.关键的转运决定

现场的一些救治措施是必要的，但不可以延误患者转运。以下关键的救治措施可以在现场进行。

- 控制大出血
- 提供气道管理
- 辅助通气
- 开始心肺复苏
- 开放性气胸封闭
- 解除张力性气胸
- 固定穿刺物

还要考虑进行上述现场急救是否会耽误患者转运，在现场时间越长，生存概率越低。不论是老年人还是年轻人，快速转运同样重要（见第2章）。请牢记，老年患者可能不会对损伤出现明显的反应，但这并不能说明损伤不严重，所以必须确保老年患者尽快转运。如果出现紧急情况，应立即将患者转移到带有适当衬垫的救护车担架上；如需要，给予氧气；将患者转移至救护车上，并迅速将其运送至最近的适当的创伤医疗机构。

5.固定和转运

老年患者的固定和转运准备要尽可能快速和轻柔，对脊柱固定的老年患者要给予额外的救护措施，颈托可能不适合老年患者，因此急救人员可能不得不临时使用软颈托、毛巾卷、头枕进行头部固定，需要使用衬垫对随着年龄增长而出现的身体间空隙进行填充。脊柱后凸的老年患者要在头颈和肩下垫衬垫，保持颈部处于中立位（图19-1）。如果强行使颈部处于中立位或前伸位，患者将会感觉非常痛苦。此外，仰卧位可能增加老年患者的呼吸困难。当救护车担架头部抬高时，是可以保持脊柱固定的。请牢记，治疗和转运老年外伤患者应该像对待所有外伤患者一样，要轻柔而迅速（图19-2）。

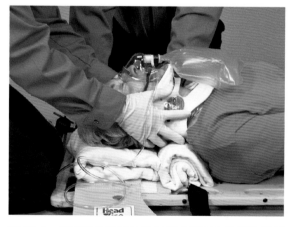

图 19-1　患有后凸畸形的老年患者需要在头部和肩部以下放填充物，以保持脊柱正常排列

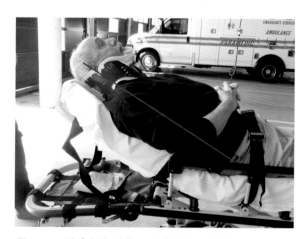

图 19-2　抬高担架头部，改善呼吸。脊柱仍保持固定

持续评估

如果患者病情稳定，可以在现场进行ITLS进一步评估。否则，立即对患者实施转运并在转运途中进行ITLS进一步评估。要反复对患者进行持续评估。如果需要，在去医院的途中就应建立静脉通路，如果进行快速静脉输液，要密切监测输液情况。对有潜在心血管疾病的患者，大量输液可能引发充血性心力衰竭。但是，对于有低血容量休克征象的患者，必须给予静脉输液，如果需要，可以少量、重复输液。要经常评估患者的呼吸状况，包括双肺呼吸音和心律。条件允许时，所有的老年患者均应进行心电、脉搏血氧饱和度和二氧化碳波形图监测。

案例分析（续）

一个多车碰撞现场，您被指派去评估和救治一名坐在副驾驶位的老年女性，她所乘坐的车与一辆行驶的摩托车相撞，她的丈夫坐在驾驶位上，正在由另一组急救人员对肢体骨折进行评估。当您接近患者时，您注意到她的反应有些迟钝，她的头部右侧有血肿，气道是通畅的，呼吸频率15～20次/分，她不断地反复询问发生了什么情况。在一名EMT人员对她实施颈椎固定时，您向她解释有人会固定她的头部以防头部活动过大，您检查了她的桡动脉搏动，发现脉搏有力但不规则，约84次/分，同时您发现她的右前臂有挫伤，另外，她的皮肤颜色没有苍白或发绀，温度凉爽干燥。

在回答问题时，患者说她认为自己可能已经昏过去了，她承认血肿部位疼痛，但并没有觉得其他部位受伤，对颈部、胸部、腹部、骨盆及四肢的快速触诊显示均无压痛或骨擦音。为尽快评估和解救后座的患者，您决定快速将她转移至长脊板上。您为她上了颈托，按程序将她转移至担架、运至急救车，并且解释她的丈夫会被其他急救人员照顾。

一旦上了急救车，您就可以小心翼翼地从她足侧撤出长脊板，将其固定在担架上。您把她的头部和躯干固定在担架上，并抬起担架的头侧时，她对您表示了感谢。然后您解释说将进行快速的从头到脚的检查，以发现她是否有其他损伤。她表示同意。您小心地剪开她的衣服，发现颈静脉轻度怒张。她说自己有高血压、轻度充血性心力衰竭、心律不齐，并服用降血糖药。她的药物在自己的皮夹子里，包括β受体阻滞剂（降压药）和治疗心律不齐的华法林。当您继续快速检查患者伤情时，发现患者胸骨和髂棘有淤青（安全带导致？），就在您的同伴准备为其测量生命体征和血氧饱和度，并进行心电监护时，患者突然无反应，并出现短暂强直性癫痫发作。

您重新进行了初始评估，发现患者无反应，气道通畅，呼吸快速，脉搏60次/分，血压164/60mmHg。您检查瞳孔，发现右侧瞳孔散大（扩大且无反应），神经学检查发现她对疼痛无睁眼或言语反应，只有右侧手臂和腿可以活动（左侧没有活动）。您怀疑患者脑出血（考虑到患者开始可能就存在意识丧失，出现一段清醒期，又突然意识丧失，因此可能是硬膜外血肿），决定立即将其转运至创伤中心。

转运途中您联系创伤中心并汇报患者情况，作为常规，您已经给予患者高流量吸氧，并准备辅助通气，已经建立了静脉通路，您准备进行快速顺序插管，但考虑到转运时间短，决定用球囊面罩进行通气支持。抵达医院时，您向创伤小组进行了简要汇报。头颅CT显示硬膜外血肿和蛛网膜下腔出血，患者接受了血肿清除术，较长时间住院治疗后，她被转到康复机构进行康复锻炼。

小结

　　您将被派遣去救治和转运越来越多的老年创伤患者，虽然与年轻患者相比，他们的受伤机制可能不同，但评估和治疗的优先次序是相同的。通常而言，老年患者会有更严重的损伤和并发症。有学者建议，年龄超过60岁者就应该送往一级创伤中心。老年的病理生理学改变和已有的疾病使得评估和治疗更加困难。必须意识到这些差异，并提供最佳的治疗方案。

（译者　陈瑞丰）

孕妇创伤

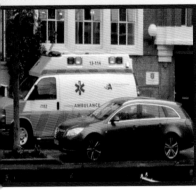

Walter J. Bradley, MD, MBA, FACEP

关键词

胎盘早剥
家庭暴力
生理学变化
仰卧位低血压综合征

学习目标

学完本章后，应该能够做到：
1. 了解在妊娠创伤患者管理中的双重目标。
2. 描述与妊娠相关的生理变化。
3. 了解妊娠创伤患者对低血容量的反应。
4. 列出妊娠创伤患者最常见的损伤类型。
5. 描述妊娠创伤患者的初步评估和管理。
6. 讨论妊娠创伤的预防。

章节概述

　　妊娠与创伤同时出现是一种独特的挑战。妊娠创伤患者的易损性及对胎儿的潜在伤害提醒我们要照顾到母亲和胎儿两方面。另外，孕妇在意外创伤中更容易发生危险。晕厥次数增加、过度换气、过度劳累通常与早孕有关，与之同时发生的生理学改变也影响平衡与协调，使风险增加。

　　创伤是妊娠群体致病和致死的主要原因。虽然因其他原因所致的孕产妇死亡率（如感染、出血、高血压、血栓栓塞）多年来一直在下降，但由于穿透伤、自杀、凶杀和机动车车祸伤所致的孕产妇死亡人数却逐步上升。在美国，有6%～20%的孕妇经受过一定程度的创伤，且并非所有的创伤都是偶然发生的。约每12个受伤患者中就有1个是重伤。每100例分娩中就有3～4例因损伤需要入住ICU。车祸伤占妊娠创伤患者的2/3。摔伤、遭受虐待、家庭暴力、穿透伤和烧伤也很常见。由于轻伤很少会给紧急医疗服务提供者带来问题，接下来将着重讨论孕妇遭受严重创伤的情况。一些因素严重影响妊娠创伤和胎儿的发病率和死亡率，包括缺氧、感染、药物影响和早产。

案例分析

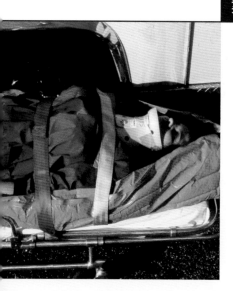

　　一辆高级生命支持（ALS）救护车在单辆小汽车碰撞事故现场。小汽车司机为了避开小狗而突然转向，结果以约30迈（约50km/h）的速度撞到了树上。安全气囊从方向盘弹出使患者活动受限。现场是安全的，执法者正在询问司机，司机可以活动。司机怀孕8个月，要求急救医疗服务人员对她进行评估，因为她关心腹中的宝宝。她否认意识丧失，否认头部、颈部或背部疼痛。只说有点腹痛。经检查，在她腹部有一块水平的表浅的皮肤擦伤。

　　在继续评估之前，考虑以下问题：

　　• 可能是什么导致皮肤擦伤的呢？

　　• 这个患者需要转运到急诊科或医院的分娩中心进行评估吗？

　　• 这起事故会导致早产吗？

　　• 如果她发动分娩，胎儿出生后可以存活吗？

　　• 这个患者能不做脊柱运动限制（SMR）处理吗？如果要对孕妇患者进行脊柱运动限制，应考虑哪些特殊的预防措施？

　　阅读本章时要牢记这些问题。在本章最后，找出救援人员是如何处理这位患者的。

妊娠

胎儿发育

　　创伤对孕妇的影响取决于胎儿的胎龄、创伤的类型和严重程度，以及创伤对正常子宫和胎儿生理功能的破坏程度。胎儿在妊娠前3个月逐步发育。妊娠3个月以后，发育成形的胎儿与子宫快速增大，至妊娠5个月子宫底平脐，妊娠7个月子宫底达上腹部（图20-1和表20-1）。在卫生保健系统发达的国家，胎儿在妊娠20周即被认为可以存活，且早产存活率超过50%［美国妇产科学会将足月定义为（40±1）周］。

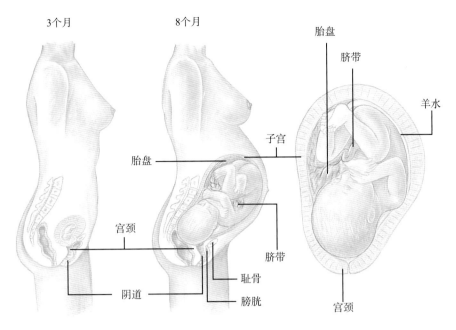

图 20-1　妊娠解剖：妊娠 3 个月与妊娠 8 个月的子宫

表 20-1　妊娠评估			
	妊娠早期 （1 ～ 12 周）	妊娠中期 （13 ～ 24 周）	妊娠晚期 （25 ～ 40 周）
存活力	胎儿不能存活	可能存活	能存活
阴道出血	可能流产	可能流产	可能早产
胎心音	无法持续听到	120 ～ 170 次 / 分	120 ～ 160 次 / 分
耻骨联合上方宫底高度	很难测到	妊娠 16 周约在脐耻之间；妊娠 20 周约平脐	妊娠 37 周前每周增长约 1cm，继而随着胎儿入盆，宫底下降

妊娠期生理学改变

妊娠期间身体会发生显著的生理学变化。这些变化可以影响，有时甚至会改变母亲和胎儿的生理学反应。这些变化包括血容量（增加）、心排血量（增加）、血压（下降）（图 20-2）。由于不断增大的子宫使膈肌抬高，减少了胸腔的容积，呼吸系统也发生了很大变化。为了维持每分通气量，孕妇会出现代偿性呼吸频率增加，诱使患者出现过度通气，导致妊娠相关性碱中毒。此外，妊娠期间红细胞总数和血浆容量均有增加。由于血浆的增加量超过红细胞增加量，孕妇可能出现妊娠期生理性贫血。然而，许多患者在妊娠期间营养摄入不足，加上胎儿会从母体摄入铁，最终导致患者绝对性贫血。妊娠期间胃动力减低，所以孕妇总觉得胃有胀满感。需要警惕呕吐和误吸。表 20-2 说明了妊娠期间的这些变化。

生理学变化：妇女妊娠期间身体发生的正常变化。可以影响血容量、生命体征，甚至引起低血容量。

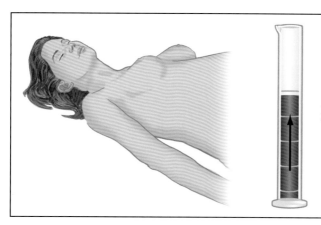

血容量约增加45%。血浆量增加多于红细胞增加，导致血液稀释，出现"妊娠贫血"

A

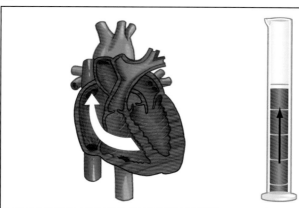

心排血量在妊娠早期增加1.0~1.5L/min，妊娠中期末达6~7L/min，并基本维持在这个水平直到分娩

B

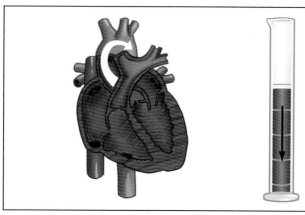

每搏输出量在妊娠早期升高后逐步降低直至足月。然而心率在妊娠晚期平均增加10~15次/分

C

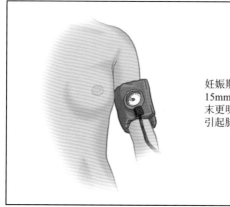

妊娠期血压平均水平会显著降低10~15mmHg，这种下降通常在妊娠早期末更明显。由于舒张压降低更明显，引起脉压增大

D

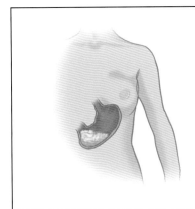

胃肠蠕动减慢，餐后数小时胃内仍有食物。要警惕呕吐和误吸

E

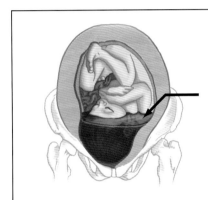

子宫和骨盆损伤可导致大出血

F

图 20-2　妊娠期生理学改变

表 20-2　妊娠期生理学改变		
监测参数	女性正常值	变化
血容量	4000ml	增加 40% ～ 50%
心率	70次/分	增加 10% ～ 15%
血压	110/70mmHg	下降 5 ～ 15mmHg
心排血量	4 ～ 5L/min	增加 20% ～ 30%
血细胞比容/血红蛋白	13/40	降低
PCO_2	38mmHg	降低
胃动力	正常	减弱

低血容量反应

急性失血可引起循环血容量减少。心排血量随静脉回流减少而降低。低血容量导致动脉血压下降，并引起迷走神经张力减低和儿茶酚胺的释放。从而导致血管收缩和心动过速。

子宫的血流量在很大程度上依赖于灌注压。任何导致全身灌注减少的因素，如休克，都会严重影响胎儿的血供。子宫血管收缩可以导致子宫血流量减少20% ～ 30%。由于妊娠期间血容量增加，在血压可以检测到变化前，患者可能会

提示

低血容量

- 请不要误将孕妇的正常生命体征当作休克征象。孕妇正常安静时的脉搏比非妊娠期快10 ～ 15次，血压比非妊娠期降低10 ～ 15mmHg。然而很重要的一点，我们应当意识到，上述变化会导致在血压发生显著变化前，患者的失血量可达30% ～ 35%。因此，要特别警惕所有休克征象，持续监测生命体征，并反复使用国际创伤生命支持（ITLS）持续评估。

- 孕妇心搏骤停的处理与其他患者一样。除颤的使用和药物剂量也相同。对于低血容量性心搏骤停，所需的液体容量增加，在转运过程中需尽可能快地输注4L生理盐水。

失血多达1500ml。胎儿对低灌注的反应是动脉血压下降和心率减慢。继而由母亲循环为胎儿提供的氧减少。因此，为了给胎儿提供充足的氧，让母亲吸入100%的氧气尤为重要。80%的胎儿死亡与母亲的休克状态有关。

评估和处理

特殊注意事项

护理妊娠创伤患者的主要目标是评估和稳定。ITLS初步评估对妊娠患者与其他患者是一样的（见第2章）。所有院前干预措施都是为了最大限度地优化母儿结局。如果患者怀孕了，意味着你需要处理两名患者。恰当地治疗母亲就是对胎儿最好的照顾。迅速给氧（100%非循环呼吸式面罩或者气管插管）。迅速建立静脉通路并输液。妊娠期的解剖学和生理学变化使得创伤评估更加困难，因此需要立即并持续对患者进行监测。

随着子宫的增大，腹腔内容物会发生移位。除了已经提到的对呼吸的影响外，妊娠子宫引起的器官移位可能会改变触诊时患者感到疼痛的位置，因为器官不在它们"通常的位置"上。

妊娠创伤的患者，尤其是妊娠早期以后，在快速创伤检查中，检查会阴以发现出血、流液甚至胎先露是很重要的。这些发现可能提示临产、胎膜破裂、前置胎盘或子宫破裂。腹部检查时，应触诊子宫以评估是否有宫缩，尽管在移动的救护车上这可能很困难。如果患者正在分娩，请遵循您的产科/分娩常规。

特别指出，孕妇因静脉回流减少而出现的急性低血压称为仰卧位低血压综合征。通常出现在妊娠20周及以后（子宫底约平脐）的患者处于仰卧位时（图20-3）。增大的子宫压迫下腔静脉，导致静脉回流减少，进而心排血量降低。这会导致孕妇低血压、晕厥，最终导致胎儿心动过缓。子宫左侧移位（经腹壁向左侧推子宫）可以使母体心排血量增加30%，并恢复血循环。在孕妇复苏、转运及非产科手术的围术期，子宫都应一直保持在此位置。因此，如无禁忌证，在所有妊娠创伤患者转运过程中，均应采用下列方法之一减轻腔静脉受压。

- 用毛巾将患者右臀抬高10～15cm（4～6in），用手将子宫推向左侧（图20-4）。

仰卧位低血压综合征： 妊娠20周以上的妇女仰卧时出现血压下降。妊娠子宫压迫下腔静脉，致使回心血量减少30%，引起低血压。

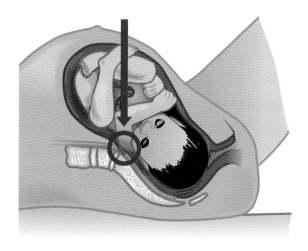

图20-3 胎儿压迫下腔静脉可使母体的回心血量下降30%。将患者向左倾斜，或用手将子宫推向左侧

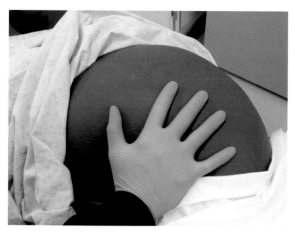

图20-4 用手法将患者的妊娠子宫向左移位

- 将床板向患者左侧倾斜或旋转15°～30°。如无必要，患者不应离开床板。

当要将妊娠晚期的孕妇抬上救护车担架时，你必须非常小心。如果不固定在担架上，许多患者会滚到救护车地板上。真空脊柱板更舒适，并且它能更容易地保持对妊娠患者的脊柱运动限制。表20-3显示了子宫大小的评估及对妊娠患者的处理效果。

表 20-3　ITLS 对子宫大小的初步评估	
子宫大小＜20周	子宫大小＞20周
宫底未达脐 ↓ 妊娠管理不变 ↓ 产妇稳定	宫底平脐或更高 ↓ 子宫侧移 ↓ 如果有可能，简单确认胎心 ↓ 母体稳定 其次是胎儿稳定

创伤类型

1.机动车车祸伤

虽然相对轻微的腹部外伤也能导致胎儿死亡，但母亲死亡仍是导致胎儿死亡最常见的原因。在北美，机动车碰撞（MVC）占妊娠相关创伤的65%～75%。胎儿窘迫、胎死宫内、胎盘早剥、子宫破裂（图20-5）和早产常见于遭受MVC的妊娠患者。文献回顾表明，在车辆轻微损坏的事故中，只有不到1%的孕妇患者受伤。

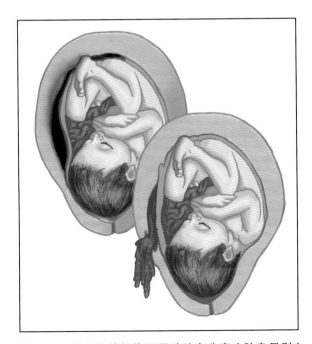

图20-5　子宫钝性损伤可导致胎盘分离（胎盘早剥）或子宫破裂。可能会发生大出血，但早期可能看不到阴道出血

在MVC中，颅脑损伤是妊娠患者最常见的死亡原因，其次是无法控制的出血。MVC中受伤孕妇相关的损伤，如骨盆骨折，往往导致腹膜后间隙隐匿性出血。腹膜后区域，因为存在低静脉压系统（译者注：建议不按照原文而翻译成"疏松结缔组织而易形成腹膜后血肿"），可容纳4L或更多（8U或更多）失血到该区域而几乎不表现出临床症状。同时使用肩带和腰带的三点式安全带可以显著降低患者死亡率，且不增加子宫损伤。由于安全带越过妊娠的腹部使患者感到不舒服，在妊娠后期，许多妇女要么不系安全带，要么不正确地佩戴安全带。这种行为会增加受伤的风险。

2. 穿透伤

穿透伤（枪伤和刺伤）对孕妇来说是毁灭性的。如果穿透伤进入子宫的路径在子宫底以下，子宫通常为母亲提供保护，吸收子弹或刀子的力量。上腹部伤口常损伤肠管，因其被子宫推挤而向上移位。研究表明，孕妇腹部的枪伤会导致很高的胎儿死亡率（40%～70%）。而母亲的死亡率较低（4%～10%），因为增大的子宫保护了重要脏器。刺伤的结局与枪伤类似，胎儿死亡率约为40%。最终的护理方案取决于几个因素，包括休克程度、相关器官损伤和孕周。

3. 家庭暴力

大量的妊娠妇女遭受家庭暴力，且随妊娠的进展更加频繁。估计有1/10的妇女在妊娠中期和妊娠晚期遭受过虐待。相较于意外创伤，躯体虐待多见于远端受伤，更可能表现为近端和中线部位损伤。最常见的部位是面部和颈部。家庭虐待还与低出生体重相关，这会给孩子带来问题。妊娠患者在巨大的压力下会产生对妊娠有负面影响的激素（如循环中肾上腺素水平升高）。按民间传统，孕妇应该避免受到惊吓或焦虑，这可能是有道理的。家庭暴力事件中，70%～85%的施暴者是配偶或伴侣。急救人员应与执法部门合作，确保家庭暴力受害者有一个安全的去处。

> 家庭暴力：指来自配偶或伴侣在家中的躯体虐待。估计有1/10的妇女在妊娠中期和妊娠晚期遭受过躯体虐待。

4. 摔伤

跌倒的发生率随着妊娠的进展而增加。这在一定程度上是由于患者重心的改变。严重伤害的发生率与撞击力和承受撞击的特定身体部位成比例。盆腔损伤可导致胎儿损伤和胎盘早剥（胎盘与子宫壁分离导致胎盘出血，致使胎儿缺氧甚至死亡）。胎盘早剥以剧烈腹痛为特征，伴少量或者不伴阴道出血。在妊娠期间，建议即使是轻微的腹部外伤也需要急诊科评估和胎儿监测。

5. 烧伤

在美国每年220万烧伤患者中，不到4%是孕妇。孕妇因烧伤造成的总死亡率和发病率与非妊娠患者无显著差异。然而，应当牢记，烧伤孕妇的液体需要量较非妊娠妇女要大。当母体体表烧伤面积超过20%时，胎儿死亡率增加。孕妇和胎儿暴露于一氧化碳（CO）时非常危险，因为CO会优先与胎儿血红蛋白结合。任何暴露于CO的孕妇都应该给予面罩吸入100%纯氧，急救人员应该考虑将其转送至可提供高压氧治疗的医疗中心。

6. FAST检查

超声波扫查正在成为创伤患者在院前、院内评估和治疗的主流。创伤的超声聚焦评估简称为"FAST"，其是由外科医师、急诊科医师和训练有素的护理人员对胸腹器官周围的血液进行的快速床旁超声筛查。

FAST检查是评估四个经典区域的游离液体，而这些游离液的存在通常是因为出血。四个区域如下。

- 肝周间隙
- 脾周间隙

- 心包
- 骨盆

这项无创检查没有射线，也比CT扫描费用低廉，可以在床旁或野外进行，可以为血流动力学不稳定的患者提供快速评估。这项技术已被广泛用于妊娠创伤的护理。FAST检查提供了一种有效方法来解决双重危险这个概念，即在妊娠创伤中有母亲和胎儿两位患者。

扩展的FAST检查，或称"E-FAST"，可以通过双侧前胸超声检查对双肺进行额外评估。尽管FAST在创伤护理评估中是一项附加的辅助手段，但对于护理人员来说，认识到它在孕妇中使用的合理性、误区和技术局限性非常重要，尤其是在妊娠导致腹腔器官移位的情况下。此项检查的应用很大程度上取决于检查者的经验。

此外，胎心在救护车嘈杂的环境中很难听到，而超声检查则可以让急救人员评估胎儿心率。正常胎心率为120～160次/分。胎心率减低提示胎儿供血或供氧不足。请给母体吸氧。通过液体复苏维持足够的灌注，并将该情况通知接收机构。

7. 心肺复苏

外伤引起的心搏骤停的预后很差（见第16章）。如前所述，在妊娠创伤患者中，由于子宫增大引起的腹腔内容物移位和腔静脉受压导致静脉回流减少，心肺复苏可能不太有效。对母亲进行复苏是复苏胎儿的最佳方法。尽早通知接收医院是很重要的，这样如果需要的话，他们就可以准备进行濒死期剖宫产。

妊娠创伤的预防

在回顾了造成妊娠创伤的主要原因后，很明显，有些具体的建议可以减少妊娠创伤，如乘坐汽车时正确使用安全带，对家庭暴力进行汇报和心理辅导，以及普及多种与妊娠相关的生理、解剖和情绪变化的知识。有些患者几乎得不到产前检查，甚至得不到产前教育。当你看诊这些患者时，如果当时情况不是很危急，你应该毫不犹豫地教育她们。

案例分析（续）

一辆高级生命支持（ALS）救护车在车祸现场，肇事车以每小时30迈（48km/h）的速度撞上了树。急救护理人员评估现场风险和损伤机制后，发现司机是一个妊娠8个月的孕妇，安全气囊从方向盘弹出使患者活动受限。患者否认意识丧失，否认头部、颈部或背部疼痛。她唯一的主诉是腹部有一块横向的表浅的皮肤擦伤并伴有压痛。

由于致伤机制，该团队进行了快速创伤检查，除了全腹压痛、无反跳痛以外，一切正常。子宫底位于剑突下。生命体征正常。患者的安全带横跨在腹部而不是骨盆，可能会导致子宫或宫内损伤，因此将患者以半斜卧位放在救护车担架上，无须脊柱运动限制，非紧急运送至她产检的医院。在急诊科进行了超声检查，未见异常，并做了胎儿监护，患者留院观察一晚。患者在夜间早产，分娩了一个5磅6盎司（2.4kg）的健康男婴。产后一切正常，她和宝宝都很健康。

小结

　　处理妊娠创伤患者需要掌握妊娠期发生的生理学变化。为了稳定病情，对妊娠患者需要快速评估和快速干预，包括积极给氧和液体复苏。为预防上腔静脉压迫综合征，在固定和转运过程中需要专门的技术。由于早期诊断困难，如果存在任何可能发展为失血性休克的风险，应降低负荷阈值并尽快转运。有严重损伤的妊娠患者都应直接转运到有能力处理复杂患者的创伤中心。对胎儿的治疗必须基于对母亲的最佳治疗。

（译者　冯　迟）

第 21 章

受酒精和（或）药物影响的患者

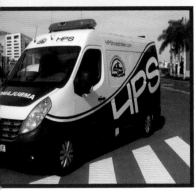

（Courtesy Roy Alson, PhD, MD, FACEP, FAEMS）

Jonathan G. Newman, MD, MMM, FACEP, EMT-P

关键词

能力
封闭式问题
兴奋型谵妄（EXD）
互动方式
患者约束
不合作的患者

学习目标

学完本章后，应该能够做到：

1. 掌握在酒精（乙醇）和（或）药物影响下患者的症状和体征。

2. 描述你会采用的一些策略，以助于确保在评估和处理过程中取得受酒精和（或）毒品影响患者的合作。

3. 定义兴奋型谵妄。

4. 列出对怀疑有物质滥用患者的评估和处理的特殊注意事项。

5. 描述你需要采取哪些步骤，以保护自己在现场免受可能的药物滥用。

章节概述

　　酒精和创伤之间的关系是有据可查的。世界卫生组织指出，每年有135万人死于道路交通事故。年轻人是受影响最大的人群。约1/3的此类事件涉及酒精或其他物质的滥用。有关物质滥用者的研究指出，他们受伤的风险比一般人群更大，并且更容易反复受伤。

　　毒品和酗酒是世界性难题。物质滥用包括酗酒或吸毒，或两者兼有。它与一些创伤性事故有关，这些创伤往往是由意外、车祸、自杀、凶杀和其他暴力犯罪造成的。此外，《美国外科医师学会杂志》中的一份研究报告发现，死于创伤的患者中，使用酒精和非法毒品的比率较高。因此，发现一些严重创伤者受到酒精或其他物质的影响不足为奇。这类创伤患者常带来一些特别挑战，即在良好的ITLS护理的同时，还需要一些特殊的病患处理技术。随着世界的工业化，近年来药物滥用有所增加，包括处方药物和非法药物。在美国，这种药物滥用"流行病"造成的死亡人数实际上比机动车碰撞事故还要多（美国国立卫生研究院，2017）。这些药物的使用导致创伤性损伤的增加，这些损伤或来自直接损害，或来自与贩毒有关的暴力。

案例分析

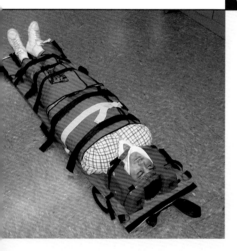

　　你在救护车上被派去处理一辆汽车撞到电线杆上的撞车事故。安全气囊已经打开。电线杆看起来完好无损，没有电线的移动。那辆车已经被警察拦下。当你接近车辆时，发现患者表现为无反应。当你到达车辆时，一名警官从他的口袋里掏出一个纳洛酮鼻喷剂并给患者用了药。你听到"呼噜"声，看到乘客座位上有一根没有盖子的针头，还有一袋溢出的白色粉末。

　　在开始救治前，要考虑以下问题：你会如何处理这名患者？你在找什么重要体征？一些醉酒效应是否酷似创伤后的症状体征？这是需要复苏后立即转运的患者吗？现场形势是否会发生变化并变得不安全？在阅读本章过程中，请思考这些问题。然后，在本章结尾，看一看急救人员是如何处理这名患者的。

物质滥用

　　高度怀疑结合体检结果、患者或旁观者提供的病史及现场证据，可提示患者是否受到酒精或毒品的影响。表21-1包括常见滥用物质，以及使用后出现的症状和体征。

　　处方药都是经过精心配制而成的，若含有一定量的毒麻药物，会列在标签上，而街头毒品则没有。这些毒品往往是混合或"削减"别的活性毒麻药物或无效填料而成的。被削减了主要成分的毒品将会改变毒效，也会改变患者的体征和症状。所使用的填料改变了包含在每剂里的主要毒麻药物的量。因此，患者报告用了多少量有助于预期出现什么症状，但不是完全可靠的指标。

　　例如，甲基苯丙胺可以与"浴盐"（合成兴奋剂药物）混合，可以见到各种体征和症状的加重。通常用无活性或部分活性物质削减海洛因，如芬太尼（一种强

表 21-1　常见的滥用物质及其相关的症状和体征

物质类别	通用名	使用或滥用后的体征和症状
酒精	啤酒，威士忌，葡萄酒，漱口水	精神状态改变，意识混乱，多尿，言语不清，昏迷，高血压，体温过高
苯丙胺，甲基苯丙胺类	氨基丙苯兴奋剂，冰毒，快速丸，兴奋剂，右旋苯丙胺，迷幻药，摇头丸，阿得拉，浴盐，晶体	兴奋，多动，瞳孔散大，高血压，心动过速，震颤，癫痫发作，发热，偏执，精神错乱
可卡因类	可卡因，crack，blow，rock	除与苯丙胺相同的体征和症状外，还有胸痛、致命性心律失常
致幻剂类	迷幻药，麦角酸二乙基酰胺（LSD），五氯苯酚，佩奥特掌，迷幻蘑菇	幻觉，头晕，瞳孔散大，恶心，讲话漫无边际，精神错乱，焦虑，恐慌
大麻类	大烟草，大麻麻醉剂，大麻，大麻茶，大麻草，K2 和香料（含合成的大麻化合物）	欣快感，瞌睡，瞳孔散大，口干，食欲增加
麻醉药/阿片类	海洛因，二乙酰吗啡（horse），达尔丰，可待因，吗啡，二乙酰吗啡（stuff），吗啡，芬太尼，羟考酮，欧帕钠	精神状态改变，瞳孔缩小，心动过缓，低血压，呼吸抑制，低体温
镇静药和影响精神活动的药物	γ-羟丁酸；巴比妥类药物，苯二氮䓬类药物（如氯氮䓬、地西泮、阿普唑仑、氯羟安定、氟硝西泮） 抗抑郁药：阿米替林、氟西汀、多塞平、文拉法辛 抗精神病药物：氯丙嗪、奥氮平、阿立哌唑	意识状态改变，瞳孔散大，心律失常，低血压，呼吸抑制，低体温

效合成麻醉剂）。有时被削减的量低于通常量。当患者按自己通常的量使用这类毒品时，会体验更极端的症状和体征，并使死亡率增高。最近，阿片类药物过量导致死亡的增加是由于廉价芬太尼的使用，将它替代或与海洛因混合会导致使用者过量服用，往往导致死亡。

目前出现了一些新兴毒品，如"鳄鱼（Krokodil）"，即二氢脱氧吗啡。二氢脱氧吗啡自 21 世纪初在俄罗斯就有使用。2013 年美国首次报道使用二氢脱氧吗啡，它具有类似海洛因的效果，但持续的时间较短。它的使用与组织损伤相关，并可能导致皮肤溃疡和坏疽。有时需要截肢。

"核弹（N-bomb）"包括一组被称为 25B-NBOMe、25C-NBOMe 和 25I-NBOMe 的人工合成毒品。这些毒品针对 5-羟色胺受体而引起幻觉。患者将出现类似表 21-1 中所列的致幻剂症状和体征。然而，少量的这种毒品也会导致癫痫发作、心搏骤停和死亡。

鼠尾草是一种致幻性植物，见于墨西哥南部。它可以改变患者对客观现实的感知，无法与其周围环境进行适当互动。使用者可有头晕、行走困难及言语不清。

人工合成的大麻素已经变得很流行，而且经常通过电子烟摄入。它们能产生幻觉。2018年，美国疾病控制与预防中心报告称，当大麻素与和华法林（warfarin）相关的灭鼠剂溴鼠灵混合使用时，可以延长合成大麻的药效，使用者会出现凝血功能障碍，这在创伤时可能很危险。

评估和处理

ITLS初步评估和进一步评估应遵循本书所描述的ITLS指南（第2章）。当接近患者时，注意现场安全。不带帽的针头可能会刺伤医务人员并传播疾病。粉末状药物，如芬太尼，如果吸入或意外摄入，可引起相应的症状。使用个人防护装备（PPE）保护自己。

急救人员在对那些怀疑有物质滥用的患者进行检查时，要注意一些特殊问题。要特别注意意识状态、瞳孔、言语和呼吸，并注意任何可能发现的针扎痕迹。各种形式的物质滥用都可以看到精神状态的变化。但请记住，意识水平改变总是由颅脑损伤、休克或低血糖引起，直到证明并非如此。还要记住所有患者都有紧急医疗状况，直到证明并非如此。

吸食过阿片类毒品的患者往往出现瞳孔收缩。瞳孔散大常见于苯丙胺、可卡因、致幻剂、大麻暴露的患者。使用巴比妥类药物的患者一开始瞳孔会收缩，但如果大剂量使用，瞳孔最终固定并扩大。使用酒精饮料或镇静药的患者言语含糊不清，受致幻剂影响的患者说起话来似乎语无伦次。使用阿片类药物和镇静药会明显抑制呼吸。兴奋药如可卡因，可引起心动过速及高血压，这会使鉴别隐匿性失血变得更加困难。很多药物滥用也会减轻患者对疼痛的感知和反应，让评估更具挑战性。

对于精神状态有改变的患者，应评估低血糖和阿片类药物或镇静剂等其他药物中毒的可能性。在意识水平下降、呼吸下降和针尖样瞳孔的情况下，可以考虑为阿片类药物中毒并给予纳洛酮。纳洛酮可静脉、肌内或鼻内给予。请记住，纳洛酮的作用时间很短，而许多阿片类药物的持续时间更长，所以当纳洛酮逐渐失效时，患者可能会再次显示出阿片类药物的作用。在这种情况下，可能需要重复给药。

如果纳洛酮服用过快，可能会导致急性戒断，导致患者烦躁和好斗。急救人员可能希望静脉滴注纳洛酮剂量以改善呼吸。需要记住的是，对于一些新型合成阿片类药物，可能需要更高剂量的纳洛酮。美国心脏协会/国际复苏联络委员会（2015）指南支持在怀疑阿片类药物过量的心搏骤停患者中使用纳洛酮。

由患者或旁观者提供的病史有助于确定患者是否涉及物质滥用。尝试查出服用了什么，何时服用的及服用了多少。确定是否属于故意服药过量事件也很重要。如果你知道所服用的毒品名称，可能需要联系当地的中毒控制中心，因为即使是处方药被滥用的数量也有几百例，其中很多有严重的毒性作用。

但是要知道，患者往往会否认他们使用或滥用任何物质。如果可能的话，在患者周围寻找使用毒品或酒精的线索。注意任何含酒精的饮料瓶、药盒、注射器、吸烟或吸食用具，或异常的气味。这可能是你发现无反应患者可能药物中毒或过量的唯一线索。

在酒精或毒品影响下的外伤患者，可能不仅以他们的创伤，还以他们的态度来挑战救援人员。物质滥用患者是否会与你合作可能取决于你与他的互动方式。怎么对他们说话可能与为他们做什么同样重要。如果你们的互动方式是冒犯的，会让患者变得不合作，使双方丧失黄金期的宝贵时间。如果互动方式是积极和非

提示

在酒精或毒品的影响下

要区分受到酒精或毒品影响的患者与处于医疗和（或）创伤紧急状况的患者非常困难。可能需要改变惯用处理技术。许多患者一开始会拒绝治疗。你可能需要咨询当地的处置方案、医疗指南，并向合适的执法人员寻求帮助。

提示

态度

使用标准的ITLS处置方法护理患者会收到很好的效果，即使是受酒精或毒品影响的患者。你的态度有助于确定患者是否会接受你的处置方法。你的态度应该是积极的和非武断的。

互动方式：是你与患者互动时的言语和身体语言。一个积极的、非武断的互动方式有利于评估和干预，同时减少现场时间。

武断的，患者会更容易合作，并同意所有合理的医疗干预，从而减少现场停留时间。正如前面提到的，所有的物质滥用都可导致精神状态的改变。与患者交流时，必须做好准备去应对患者的欣快感、精神错乱，偏执或意识混乱和定向错误。

下面有几种有助于取得患者合作的互动策略。

- 向患者表明自己的身份并帮助其确认周围环境。告诉他们你的名字和职务（如护理人员）。询问他们的名字，以及他们喜欢别人怎么称呼他们。避免使用一般性的名字，如"老弟"或"亲爱的"。对于这类患者，可能有必要多次告诉他所处的方位、日期和正在发生的事情。患者反复提问更可能是脑外伤信号，而不是中毒表现。

- 以尊重的方式治疗患者，避免做评判。缺乏尊重往往可以从你说话的语气或你如何叙述事情中听出来，而不是通过你说话的内容传递出来。不要忘了你在拯救生命，这包括所有患者。你不是警察，而且你也不应对患者的社会价值做判断。但也要注意，不要毁灭证据。

- 承认患者的关注及其感受。如果你认识到并说出患者的感受，受到惊吓或困惑的患者对正在发生的事情可能会感觉好一些。态度温和但要坚定。在进行治疗干预前，要向患者解释所有治疗措施。对患者要坦诚，长脊板和颈托会不舒服，静脉注射会疼痛。

- 要让患者知道对他的要求是什么。当试图将他固定时，他可能感到疑惑，而且没有意识到对他不能乱动。

- 询问患者病史要用封闭式问题。封闭式问题都要用"是"或"否"来回答。患者的注意力也许只能集中较短时间，当询问一个需要完整答案的开放式问题时，他可能会絮絮叨叨。从患者亲属、朋友或旁观者那里尽可能多地收集病史资料，会有助于提高收集信息的可靠性。要获取尽可能多的相关病史，但不要延误患者的转运。

> **封闭式问题**：可以用"是"或"否"回答的问题。对于受到酒精或毒品影响的患者，由于他们集中注意力的能力有限，封闭式问题往往是最好的办法。

不合作的患者

少数患者可能会不太合作。你对他们必须态度坚决。要限制他们的行为，并且要让他们知道他们的哪些举止不恰当。只有当你无法获得足够的合作以提供恰当的护理时，才考虑物理性或化学性的患者约束。要经常直接表达而非对抗，也许足以说服不合作的患者接受医疗措施。回应攻击性陈述，但不要采用攻击性言语或姿态。不要争论，因为这会增加紧张气氛。对待中毒的患者，你不得不常重新指示他们，让其回到要求他们做的事情上。

为防止事态升级，急救人员还可以做的事包括避免对患者大喊大叫，尊重患者的个人空间，以及避免以居高临下的方式跟患者谈话。了解患者的顾虑，并尽量保持目光接触。

你应当留意有关肢体暴力的线索，如患者的口头威胁、攻击性姿态、眼球的快速运动及握紧拳头。如果出现肢体暴力，你要退回到安全地点，让执法人员来行使他们的职责。鉴于一些创伤事件包括车祸或暴力行为，如暴力袭击，现场执法是一个好办法。执法的实际调度受到本地处置方案的管理，但如果你觉得必要就别犹豫，请求他们的支援。

对如何处理有行为问题或药物滥用问题的患者进行适当的培训，将有助于急救人员为这类患者提供有效的护理。许多司法管辖区已经建立了危机干预培训项目，以帮助执法人员和其他应对人员处理这些具有挑战性的情况。

> **患者约束**：指限制患者活动和移动的方法，以防止其对自己或他人造成危害。
>
> **不合作的患者**：指为患者自身和照顾者的安全而做出的合理要求与限制时，对此不能做出回应的患者及举止不当的患者。在保证患者安全、评估和护理的情况下，依据司法权限，有几种限制患者意愿的办法。

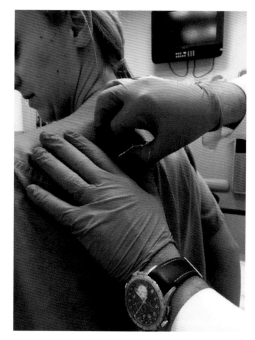

图21-1 泰瑟针的移除（*Courtesy Roy Alson, PhD, MD, FACEP, FAEMS*）

兴奋型谵妄（EXD）：表现为交感神经系统兴奋伴心动过速、高热和高血压的一组综合征。患者常出现幻觉和躁动不安，有心律失常和死亡的危险。

能力：患者了解自己的情况，并有做出有关他们治疗的明智决定的能力。

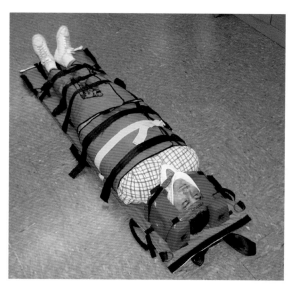

图21-2 Reeves套筒

兴奋型谵妄

兴奋型谵妄（EXD）是以躁动和攻击行为为特点的一组综合征。该综合征常会导致患者死亡，特别是受到人身限制时。患者表现出心动过速、高热、多动，常出现幻觉。这些患者往往可以显示出惊人的力量，所以很难处理。过去认为死亡是由于患者被置于俯卧位绑缚，双手被绑到后面，双腿屈曲（"驮马缚体位"），导致体位性窒息。然而，现在认为是兴奋药（可卡因、甲基苯丙胺或其他毒品）导致心律失常，以及心律失常的表现反映出交感神经系统的过度刺激。通常情况下要安全制服这些患者，可授权使用非致命性武器，如辣椒喷雾剂或泰瑟枪。如果患者被喷了辣椒喷雾剂，要为他（她）清除。因患者心动过速，需进行心脏监测，尽管出汗可能导致粘贴困难。在大多数情况下，泰瑟枪针头可以直接拔除（图21-1）。

管理这些患者很具挑战性。防止伤到自己和其他急救人员是很重要的，同时也要保护患者免于进一步伤害。迅速给予患者镇静药是控制局面的最有效方法。使用肌内注射苯二氮䓬类药物和氟哌啶醇的效果都不错。最近的研究显示，肌内注射氯胺酮效果良好。根据本地的处置方案确定可使用的药剂。对竭力挣扎的患者要小心，避免被针刺伤。

这类患者的接触计划。当需要对患者的意愿做出限制时，首先请核查当地司法权限，以确定必须运用的处置方案。许多地方允许警察拘留那些对自己或他人安全构成威胁的人。拒绝或不配合护理的严重创伤患者，可以看作是对其自身的一个威胁。

患者是否拒绝治疗的判定是基于患者的拒绝能力。各地规定会有所不同。对于急救人员的治疗，患者必须同意接受。在许多地方，昏迷患者的急救是根据默示同意的概念来的。这些都是假定一个理性的人需要治疗的情形，这种情况下不接受治疗是有明显风险的。对于拒绝治疗的患者，他们必须有能力拒绝。这意味着患者有无意识状态改变，如头部外伤、中毒、缺氧或低血糖，他们能够了解拒绝治疗的风险和可能造成的不利后果（包括死亡）。

对急救人员来说，这是一个非常困难的局面，因为他们是在那里提供帮助。患者是否有能力拒绝治疗，这一判定要记录在病案中。

约束患者的决定一经做出，必须谨慎施行。对患者进行人身限制的实际过程超出了本课程范围，但机构应对急救人员进行这种培训，这也是他们工作所需要的。在最简单的层面，用颈托和头部固定器将患者牢固约束到长脊板上，这种方法可约束大多数患者。一定要注意，不要加重任何现有损伤或人为造成任何新的损伤。一旦出现这种状况，往往没有很好的解决办法。被制动的患者可能会奋力挣扎，使得脊柱运动限制（SMR）失效。有几种能同时提供约束和脊柱运动限制的有效装置，Reeves套筒是其中之一（图21-2）。

被约束的患者出现呕吐时，必须始终有急救人员监护气道。如果不需要 SMR，患者可被限制在救护车的担架上，头部垫高。一定要检查受到限制的四肢末梢脉搏和感觉运动功能，作为持续监测的一部分。

急救小组应负责计划和实施约束患者的程序，理想的做法是与当地执法机关合作。创伤现场不是学习新技能的地方。要反复多次评估被约束的患者。受到约束的患者在 EMS 救护全程必须有急救人员监护。他们也要带上相应的监护仪器。中毒患者，尤其是那些兴奋药中毒者，在运送过程中有死亡风险。

用标准的 ITLS 处置方法护理患者会收到很好的效果，即使是受到酒精或毒品影响的患者。要确保现场的安全性，确定患者人数，并找出受伤机制。要注意应用标准预防措施，因为这类患者包括感染乙肝、丙肝和艾滋病病毒的高危人群。遵循第 2 章的 ITLS 初步评估和进一步评估步骤。请记住，要留心任何可能与物质滥用有关的精神状态的改变。

进行 ITLS 进一步评估时，一定要确保包括能提供物质滥用线索的特定区域。同所有创伤患者一样，治疗要考虑给予氧气、建立静脉通道、心电监护及血氧饱和度或呼气末二氧化碳监测。要为所有意识状态改变的患者检查血糖。

表 21-2 列出了药物类别和怀疑有物质滥用时的相关具体治疗或需要密切注意的方面。美国国家药物滥用研究所（NIDA）根据 2015 年的一项青少年调查得出如下结论：很多药物的使用呈下降趋势。然而，他们报告认为 3，4-亚甲二氧基甲基苯丙胺（MDMA 或迷幻药）有危害的观点正在减少，这也许是此种药物使用增加的一个前兆。NIDA 也表达了对麻醉毒品维柯丁（氢可酮）和奥施康定（羟考酮）的非医疗使用的关注。

提示

处置

- 对有意识状态改变的患者进行指尖血糖检查和心电监护。

- 在这一患者群体中，常见低体温、低血压和呼吸抑制，必须积极治疗。如果患者服用了你不熟悉的毒品，要尽早联系中毒控制中心。

表 21-2　药物的类别及可考虑的具体治疗方法或需密切评估的方面	
药物类别	**具体治疗方法和需评估的方面**
酒精类	静脉给予维生素 B_1 和葡萄糖；如果有必要，给予 50% 葡萄糖注射液；观察低体温情况
苯丙胺、甲基苯丙胺类	监测癫痫发作和心律失常；用地西泮和劳拉西泮治疗癫痫发作
可卡因类	监测癫痫发作和心律失常；治疗心律失常。避免使用 β 受体阻滞药，因为可能会加重心肌缺血。苯二氮䓬类可以镇静
致幻剂类	给予安慰，苯二氮䓬类可以镇静
大麻类	给予安慰，苯二氮䓬类可以镇静
麻醉毒品、阿片类	尝试使用纳洛酮*，观察低体温、低血压、呼吸抑制（二氧化碳监测）等情况
镇静药类	尝试使用纳洛酮*，并考虑氟马西尼**，观察低体温、低血压、呼吸抑制（二氧化碳监测）等情况

*纳洛酮应根据患者的呼吸给药。因为麻醉毒品的效应比纳洛酮持续时间更长，所以需要反复给药。

**氟马西尼的使用是有争议的，它可诱发苯二氮䓬类药物依赖患者的癫痫发作。此外，氟马西尼的使用可能会导致使用苯二氮䓬类药物预防癫痫发作的患者和过量服用三环类抗抑郁药的患者的癫痫发作。氟马西尼只能在医疗指导直接做出指示的情况下使用。

案例分析（续）

ITLS 的初步调查显示患者为一名无反应而有气道危险的患者。注意药品和随身物品的存在，你要戴上手套和口罩，以防药粉受到污染。第二名急救人员在支撑颈椎的同时打开气道。

执法人员给予纳洛酮后，患者开始苏醒。他开始说话，尽管很困惑，他还是推了第二名急救人员。他还是对人或地方不熟悉，但他说他很好，他想开车回家。他朝 EMS 人员大喊，辱骂他们。你尝试让他相信他需要评估。你坚定且反复地告诉他需要进行评估。尽管你态度从容，但他开始变得激动。因为他已经以同样的方式对待消防人员，消防官员曾呼叫警方处理。现在一名警官告诉患者，他可以跟救护车走，也可以跟警车走，但他喝醉了，拒绝治疗。患者勉强同意接受评估、转运。ITLS 评估显示他只是面部浅表灼伤，无哮鸣音、喘鸣或其他呼吸受损迹象。在转运过程中，患者数次尝试离开担架，但当礼貌而坚定地让他坐下时，他每次都能照着做。

医院急诊科对他进行了评估，并治疗浅层皮肤烧伤，还让其"睡觉"解除醉酒。尿液药检查出大麻，但没有查出其他毒品。急诊科的工作人员告诉他关于酗酒和滥用毒品及其治疗方案的信息，因为这不是他第一次因醉酒到医院就诊。患者在父亲的照顾下离开医院，父亲因不得不在半夜接他出院而感到不满。

小结

掌握酒精和毒品滥用的症状和体征可以帮助鉴别受其影响的患者。评估本章列出的患者症状和体征有助于证实你的怀疑。确定患者滥用某种物质可以使你注意特定的重要变化，并提供可能针对个别物质的干预措施，以挽救生命。处理受到酒精或毒品影响的患者时，使用一些互动策略改善患者合作度非常重要，但这些策略也应用于所有患者。请记住，首要关注的问题应该是患者的安全。如果为了患者的安全必须要约束他（或她），要对患者的需求保持高度敏感，有计划地进行急救。

（译者　陈世铮　孙知寒）

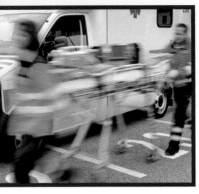

（CandyBox Images/Shutterstock）

标准预防

Katherine West, BSN, MSEd, CIC
Howard Werman, MD, FACEP
Richard N. Nelson, MD, FACEP

编辑的提醒：本附录分为两部分。附录 A-1 包括对血源性病原体和标准预防的基本原则的回顾。其他传染病和预防措施见附录 A-2。

关键词

卡介苗（BCG）
血液和 OPIM
乙型肝炎病毒（HBV）
丙型肝炎病毒（HCV）
人类免疫缺陷病毒（HIV）
暴露后预防（PEP）
标准预防措施

学习目标

学习完本附录及在线部分后，应该能够做到：

1. 讨论急救人员在抢救患者过程中最常见的 3 种血源性病毒疾病。

2. 描述急救人员可以采取的预防措施，以避免或减少接触血液及其他潜在传染性物质（脑脊液、关节滑膜液、羊水、心包积液、胸腔积液及任何明显含有可见血的液体）。

3. 描述急救人员如果意外暴露于应遵循的规程。

4. 除了日常患者救护所需的基础装备外，能识别需要更高级别个人防护装备的情况。

5. 列举推荐给急救人员的疫苗及免疫接种。

6. 讨论经空气和飞沫传播疾病的症状和体征，并描述预防措施，以减少接触的可能性（仅见于在线版本）。

7. 讨论多重耐药菌并描述在治疗多重耐药菌疾病和空气/飞沫传播疾病中的防护措施（仅见于在线版本）。

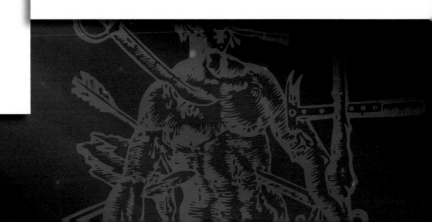

概述

任何职业都存在一定的风险，对紧急医疗服务系统（EMS）来说，职业风险主要包括公路灾害、火灾、掉落的电线、有毒物质和现场安全问题等。为患者提供救治可能造成暴露于血源性疾病的风险。幸运的是，正确有效的预防措施能够显著减少这些风险的发生。另外，如果尽管采用了个人防护设备但仍发生了暴露，暴露后医疗处置仍可以减少患病的可能性。而且，疫苗及免疫接种可以保护个人免于罹患暴露所致疾病。如果受到疫苗的保护，则暴露导致的风险就会降低。暴露并不意味着感染，暴露可以得到有效的预防和治疗。

关于您可能接触到的所有疾病的讨论超出了本附录的范围。然而，三种最常见的血源性病毒感染适合结合创伤处理进行讨论，因为它们的传播方式主要是受污染的血液和其他潜在感染性物质（OPIM）。它们是乙型肝炎病毒（HBV）、丙型肝炎病毒（HCV）和人类免疫缺陷病毒（HIV）感染。

在这里往往存在一个误区：所有的体液都存在潜在的感染性；其实体液，如眼泪、汗水、唾液、尿液、粪便、呕吐物、鼻腔分泌物和痰液本身并不存在传染HBV、HCV 和 HIV 的危险性，除非它们含有可见的血污染。同样需要关注的是，阴道分泌物和精液仅在通过性接触传播时存在风险。唾液还可以防止某些疾病的传播，如艾滋病病毒的传播。

本附录回顾了三种最常见的血源性病毒感染，并（在线）简要回顾了空气传播疾病和飞沫传播疾病，这些疾病可能对急救人员构成风险。这些空气和飞沫传播疾病包括肺结核、麻疹、腮腺炎、风疹、水痘和流感。最近，由于保护力度随着时间推移而逐渐减弱和儿童不接种疫苗运动，这些疾病的病例数量有所增加。这一增长归因于疫苗接种率的下降。

值得关注的疾病

表 A-1-1 列举了最常见的传染病及它们的传播途径。

血源性疾病

1. 乙肝

病毒性肝炎通常是指因肝炎病毒感染而引起的肝脏炎症性疾病，目前已知的至少有甲、乙、丙、丁、戊 5 种肝炎病毒，其中甲型和戊型肝炎在发展中国家最常见，主要通过粪-口途径传播。丁型肝炎病毒主要通过血液在已经感染乙型肝炎的患者中传播。乙型肝炎往往通过血液及体液传播。医务人员由于频繁接触血液和针头，感染乙型肝炎病毒的概率较高。幸运的是，乙肝疫苗可以有效地预防乙肝。如今，在美国及许多国家，乙肝疫苗已经普及接种。美国自 1982 年开始对医务人员进行乙肝疫苗接种，而从 1990 年开始，美国所有的新生儿都会常规接种乙肝疫苗，2000 年以后，所有中学生和大学生也进行了广泛的疫苗接种。通过这一系列的措施，职业获得乙型肝炎感染减少 95%，全美的乙肝感染率也有所下降。

乙型肝炎病毒（HBV）是一种通过血液和性传播的病毒。它也是导致急慢性肝炎、肝硬化及肝癌的主要原因。目前市面上有三种主要乙肝疫苗，它们分别是 Recombivax-B 疫苗、Engerix-B 疫苗、Heplisav-B 疫苗。急性感染后，有 3%～5% 的乙肝患者会变成慢性病毒携带者，这些病毒携带者都是潜在的传染源。

提示

EMS 预防标准

所有患者都是病原体的潜在携带者，这就是为什么我们的防护措施是 EMS 的标准。

乙型肝炎病毒：通常是通过接触受感染的血液与体液传播的一种病毒。

表 A-1-1 常见传染病和传播途径

血液传播	空气传播	飞沫传播
艾滋病	水痘	流感
乙型肝炎	麻疹	百日咳
丙型肝炎	结核病	风疹
狂犬病		流行性腮腺炎
炭疽		细菌性脑膜炎（脑膜炎奈瑟菌）
病毒性出血热		严重急性呼吸综合征（SARS）
		埃博拉出血热
		白喉
		新型流感病毒（H1N1）

　　2011年，美国疾病控制与预防中心报告指出，已经极少发生通过职业暴露感染乙肝的事件。HBV的传播途径有污染的血液或潜在传染性物质（OPIM）传播、性传播、直接接触受污染的物品和破损皮肤传播。感染通常发生在被污染的针刺伤或者性接触。职业获得性乙肝只对没有接种疫苗且未上报职业暴露的人员存在风险。在上述情况中，如果病毒携带者处于病毒复制活跃期，有6%～30%的概率被感染。

　　如果没有接种疫苗的急救人员上报暴露后，他（她）可以接受有效的治疗。针对那些之前没有接种疫苗提高抗体反应的暴露者还有一个特别的治疗方案。

　　除接种疫苗，其他措施也可以降低急救者的感染风险。根据2000年针刺伤安全和预防法案的规定，需要使用安全针或无针装置（图A-1-1）尽量减少针刺伤。自立法以来，锐器伤减少了50%以上。传染也可以通过破损的皮肤和黏膜接触血性分泌物产生。所以使用标准预防措施是降低感染的关键。另外自从对献血者HBV的常规检测后，输血引起的HBV感染也很少见到了。

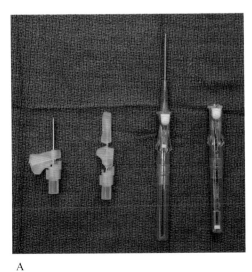
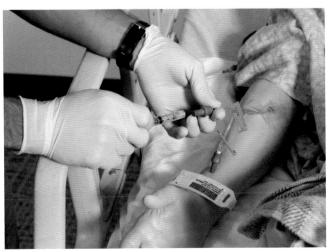

A　　　　　　　　　　　　　　　　　　　　　B

图 A-1-1　A.安全针头；B.无针头医疗处置系统（*Photos courtesy of Stanley Cooper，EMT-P*）

另一种防护措施是接种乙肝免疫球蛋白（HBIG）。它包含HBV抗体，可针对HBV提供暂时的被动防护，但其有效率只有70%，且只能提供4～6个月的保护。HBIG只在没有抗体的人接触到乙肝病毒时使用，但可结合使用疫苗，以提供病毒接触后的全覆盖免疫。

2. 丙肝

丙型肝炎病毒（HCV）是一种传染性病毒，主要通过血液传播。HCV是在1988～1989年被人们认知的，在这之前其被认为是非甲非乙型肝炎病毒。该病的潜伏期为6～9周，HCV感染的早期临床症状往往较HBV轻。然而，丙肝更容易慢性化，有20%～80%的丙肝患者会出现肝衰竭和肝硬化。

丙肝的职业传播率低，通常与针刺伤有关。医务人员可能因为被带有高载荷丙肝病毒血液的空芯针头刺伤而感染，而因为针刺伤而感染HCV的概率为1.3%，幸运的是，安全针头装备的使用已大大降低了这一风险。

2017年，美国有超过2000例HCV新发携带者。值得注意的是，有相当一部分患者是由于患病的医务工作者没有严格遵守感染控制规定而感染的。

在1992年之前，大部分的丙型肝炎是由输血引起的。现如今，我们可以对献血者进行HCV检测，因此输血不再是丙型肝炎的主要传播途径。和HBV一样，HCV现在更多的是通过共用注射针头、性接触、文身和身体打孔等途径传播。

目前还没有疫苗预防HCV感染。而且，证据表明，暴露后应用免疫球蛋白也不能起到保护作用。然而，我们可以对传染源患者进行HCV快速检测。如果检测结果为阳性，暴露后的医务人员需要做本底检测和在暴露事件后3周进行病毒复测。这也是职业安全与健康管理局（OSHA）根据疾控中心（CDC）暴露后管理指南（在HCV暴露后，需要对源患者进行HCV快速检测）强制执行的。患者如果因为暴露事件而接触HCV的话，他（她）将会接受为期8～12周的药物治疗，而且大部分的患者也是可以被治愈的。数种药物可用于HCV治疗。

3. 人类免疫缺陷病毒（HIV）感染

由于HIV对免疫系统的影响，HIV感染者往往伴随着各种各样复杂的感染。而这些感染在同龄的健康人中往往都不容易看到，被统一称为"机会感染"，其是一种主要和患者相关而非与医务人员相关的感染。肺孢子菌肺炎（PCP）就是一个典型的例子，大部分健康人的肺里都有这种类酵母真菌，但正常的免疫系统会抵抗它而使我们的身体免受感染，因此PCP也不会从感染患者传染到拥有正常免疫系统的医务人员身上。另一个典型的机会致病菌感染的例子就是非典型分枝杆菌感染，它也是患者感染，但不会对健康的医务人员构成风险。

HIV感染者可以出现各种各样的临床症状，早期症状就像很多病毒性疾病一样，貌似流感。许多HIV感染者并没有症状。有些化验呈HIV阳性的患者，只能表明他们曾接触过HIV，但并未患病，也不会传染给他人。目前HIV患者的药物治疗可以清除血液中的病毒循环，因此也就不能传播感染。这意味着通过治疗可以预防阻断。通常在治疗48周后，约96%的患者血液中没有循环病毒。2017年10月，医学界认同了该项研究。认识到患者HIV阳性可能不足以评估感染风险。可能需要对源患者的血液进行病毒载量测试，以确定接触后的传播风险。

HIV的传播方式类似HBV，尽管各种体液内均可培养出病毒，但是该病毒在工作场所只能通过血液传播。这是因为其他体液不能携带足够的病毒微粒进行传播，精液及阴道分泌物只能在性行为中传播病毒。没有证据表明HIV可通过偶然接触或完整皮肤上的血液传播。

医务工作者只有在意外针刺伤或黏膜和开放性伤口暴露于大量受感染的血液时才可能会被感染，资料数据显示因针刺伤而感染占总职业暴露感染人数的

丙型肝炎病毒：导致丙型肝炎的病毒。

人类免疫缺陷病毒（HIV）：一种可以降低人体免疫力的病毒，使患者容易受到各种不寻常的感染。

0.23%，而黏膜暴露占 0.09%。有记载的案例显示，一位患有广泛皮炎的医务工作者由于经常不采取适当的普通预防措施，造成受损皮肤接触感染血液而感染。

HIV 在两个方面与 HBV 不同：①HIV 在体外不能生存，常规清洁消毒剂就可将其杀死；②HIV 的传染性远低于 HBV。

感染 HIV 的高危人群已经被公认，包括男同性恋者或双性恋者、静脉注射吸毒者、1992 年前接受输血或混合血浆产品的患者（如血友病患者）、与异性 HIV 阳性者进行性接触的人等，然而由于对 HIV 是否感染很难判断，所以，对所有接触血制品及可能传染物质的情况均视为潜在病毒暴露。该概念（所有患者的血液及除汗液以外的其他潜在感染物都具有潜在感染性）就是标准预防措施被普遍应用的原因。

目前还没有疫苗可以预防 HIV 感染。抗逆转录病毒药物方案虽不能达到治愈，但可以将 HIV/ 获得性免疫缺陷综合征（AIDS）患者的生存期延长到疾病被诊断后 50 年。因此，现如今的 HIV 感染已经成为一种慢性疾病。一些研究表明，医务工作者在大量接触 HIV 感染的血液和 OPIM 时，72 小时内应用抗逆转录病毒药物能有效地减少 HIV 病毒传播的风险。而这些治疗措施要根据暴露的性质、患者感染 HIV 的可能性、暴露时间长短及被暴露的医务工作者授权而实行。总体而言，接触在患者静脉或动脉中使用过的大号空芯针头比固体器械（如手术刀）更容易感染。

如果暴露程度达到疾控中心的暴露后预防（PEP）标准，暴露后预防需要在暴露后 72 小时内启动。这个时间窗可以适当调整。而且要在暴露人员开始治疗之前给他们提供详细的药物使用说明并告知他们药物可能出现的不良反应。与此同时，相关的实验室检验工作也需要同时开展。可通过对传染源患者进行快速 HIV 检测避免急救人员在等待血液检验的过程中服用不必要的药物。

HIV 的快速检测也是暴露后处置的关键一环。快速 HIV 检测不仅成本低，而且检测仅需要 10 ～ 20 分钟。由于 HIV 患者往往合并感染梅毒，如果 HIV 是阳性，也有必要对其进行梅毒相关检查。如果有 PEP 药物可以立即应用，北美的经治医师应拨打免费 PEP 热线 1-888-448-4911，咨询下步治疗意见。在世界其他地区，经治医师在 PEP 药物使用前都应遵循所在机构的规程。请记住，所有暴露后的医疗随访都是从检测源患者开始的，而不是暴露的急救人员。只有源患者检测呈阳性时才需要基线血检。

空气传播疾病

结核病（TB）

结核病是一种由结核分枝杆菌导致的细菌性感染，感染者经由空气，特别是咳嗽或打喷嚏等方式传染易感人群。它并不是一种高传染性的疾病，结核病传染往往需要长时间的直接接触，如长期共同家庭生活。只有活动性肺结核或喉结核的人才会传播结核病。

从 1985 年到 1993 年，美国活动性结核病的发病率显著上升，已经超过 25 000 例。结核病发病率上升是因为感染艾滋病的人数增加，还有一个原因是从结核病流行地（亚洲、拉丁美洲、加勒比地区、非洲）移民过来的人数增加。由于更好的公共健康措施，在过去的几年中，结核病人数一直在下降，1997 ～ 2009 年，感染病例下降了 84% 以上，2016 ～ 2017 年又下降了 2.9%。事实上，在 2017 年，有报道的美国结核病人数达到最低点。

易患肺结核的危险人群包括无家可归的人、一些移民人口（非洲和亚洲）、HIV 感染风险患者和一些生活在人口聚集场所（惩教机构、养老院、收容所）的人。曾经全球定下了在 2015 年之前消灭这种疾病的目标。但是，因为流行地的战乱、药物短缺、检测试剂短缺等原因，这个目标并没有实现。这是美国移民和海

标准预防措施：每个医护人员采取的措施，以保护他（她）自己和患者不接触感染源；包括把每个患者和他（她）自己当作感染性疾病个体来对待。

血液和 OPIM：血液和其他可以携带感染性病原体的体液或组织

暴露后预防（PEP）：对接触病原体的人进行药物治疗防止发生感染。

提示

结核病

如果患者有持续性咳嗽和其他结核病的临床症状，应给患者而不是您戴上外科口罩。如果患者需要吸氧而不能戴口罩，那么您应该佩戴 N95 口罩。

提示

紧急医疗服务人员职业暴露通报

美国公法101-381 中，Ryan White综合艾滋病资源紧急法案提出，要求所有应急响应人员，包括消防人员、急救医技员、急救医务人员、执法人员、志愿者，对血液或空气传播性疾病暴露事件应执行暴露后医疗上报流程。

卡介苗（BCG）：由牛型结核分枝杆菌株制成的结核病疫苗已被削弱，在美国不常用。

关执法局（ICE）的责任。

只有活动性结核患者才会传染结核病。典型的临床表现，包括咳嗽咳痰持续超过3周，结合以下两个或更多症状：胸部疼痛、咳嗽痰中带血、虚弱或疲劳、不明原因的消瘦、食欲缺乏、发热、寒战、盗汗或声音嘶哑。

自1995年以来，美国疾病控制与预防中心（CDC）建议给疑患结核病的患者佩戴外科口罩。CDC建议EMS人员在治疗活动性结核或者疑似患者的过程中，应当佩戴外科口罩并在转运车辆中使用排气扇（注意，美国职业安全健康管理机构指南仍推荐佩戴N95口罩）。医务人员在上岗前应接受结核菌素皮肤试验，并根据在他们工作区中的结核病风险评估，周期性地接受结核菌素皮肤试验。

治疗结核病要用抗生素。结核菌素皮肤试验（TST）阳性提示暴露/感染过结核菌（TB感染），但它并不一定表明结核是活动性的。结核病一般指活动性结核。如果皮肤试验呈阳性，但没有迹象显示活动性结核，可以用短疗程的异烟肼（INH）或利福平治疗，一般每周1次，持续12周。如果被确诊为活动性结核病，就需要更广泛和长期的抗生素治疗。目前结核病的血液检测比皮肤检测更加精确，这也是CDC目前推荐医务工作者使用的检测方法。

多重耐药结核病是一种更为严重的结核病，是指病原菌对两种一线结核用抗生素产生耐药。现有其他药物可用于治疗常规和多重耐药结核病。

在美国以外，一般都使用卡介苗（BCG）来预防结核病。在欧洲和亚洲的部分地区接种卡介苗是预防标准。但疫苗提供的保护并不是终身的，目前关于疫苗预防作用的研究结果也是不一样的。应当指出，如果一个人接种过卡介苗，那么他将始终在纯蛋白衍生物（PPD）试验中呈阳性。即使接种了卡介苗，急救人员也应在救护疑似结核患者时，使用适当的个人防护装备（外科口罩）、排风扇或者将暖气或空调设备设定为非再循环模式，以及采取标准预防措施。

操作步骤

一般注意事项：

1. 熟悉了解HBV、HCV、HIV所致感染。包括这些病毒所致疾病的病因学、症状体征、传播途径及流行病学（影响疾病传播相关的因素）知识。

2. 如果您的身上有开放性或渗出性损伤，必须采取特殊的防护措施来避免这些位置暴露于血液及OPIM中（详见 表A-1-2）。损伤部位应该使用绷带覆盖，新刺文身也需如此处理。如果损伤不能够得到有效的保护，那么相关工作就应该严格限制。避免侵入性操作、其他直接的患者救护活动及患者救护所用设备的操作。

3. 在接触患者前后要常规洗手。接触过血液或OPIM后要尽快洗手，摘下手套后也要洗手，室外现场最好用含乙醇的泡沫或凝胶，急救医务人员不应戴人工指甲或留长指甲，因为指甲缝隙中会掩藏潜在传染性物质，并且不易清洗。真菌感染通常与这些指甲有关，并可传染给患者。

4. 如果您没有乙肝病毒、水痘、麻疹、腮腺炎和风疹的获得性免疫保护，就要注射相应疫苗，包括百日咳混合疫苗加强针。

5. 将暴露事件报告给指定的感染控制官员（DICO）。

操作步骤（续）

表 A-1-2　防止 HIV 和 HBV 院前传播的工作人员个人防护装备推荐表 *

工作或活动	一次性手套	隔离衣	口罩	护目镜
控制喷射性出血	需要	需要	需要	需要
控制少量出血	需要	不需要	不需要	不需要
紧急分娩	需要	需要	需要	需要
抽血	需要	不需要	不需要	不需要
建立静脉通路	需要	不需要	不需要	不需要
气管插管或应用盲插入气道装置（BIAD）	需要	不需要	不需要，除非可能喷溅	不需要，除非可能喷溅
口鼻腔吸引，手法清理呼吸道	需要	不需要	不需要，除非可能喷溅	不需要，除非可能喷溅
处理清洁微生物污染的器械	需要	不需要，除非可能受到污染	不需要	不需要
测血压	不需要	不需要	不需要	不需要
测体温	不需要	不需要	不需要	不需要
注射	不需要	不需要	不需要	不需要

*来自疾病控制与预防中心的公共安全人员指南和美国职业安全与健康管理局（OSHA）指南。

（译者　瞿　杰）

附录 A–2

标准预防

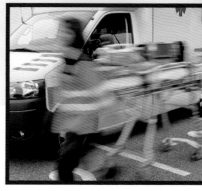

(*CandyBox Images/Shutterstock*)

Katherine West, BSN, MSEd, CIC
Howard Werman, MD, FACEP
Richard N. Nelson, MD, FACEP

编辑的提醒：本附录分为两部分。附录 A-1 包括对血源性病原体和标准预防的基本原则的回顾。其他传染病和预防措施见附录 A-2。

关键词

接触传播预防措施
飞沫传播预防措施

学习目标

成功完成本附录后，您应该能够做到：

1. 描述现场控制疼痛对患者的益处。

2. 讨论使用镇痛药的适应证、禁忌证和可能的并发症。

3. 列出什么时候使用特定的药物来控制疼痛。

注意：本章中给出的剂量仅为指南，并在发表时为现行剂量。提供者应咨询当地医疗控制部门确定的给药剂量和给药指南。

血源性疾病（续）

埃博拉出血热（病毒性出血热）

埃博拉出血热，或称病毒性出血热，是一种源自部分非洲国家的罕见的致命性疾病，由一种丝状病毒（埃博拉病毒、苏丹病毒、本迪布焦病毒或塔伊森林病毒）感染引起。它通过直接接触患者的血液或体液传播。它也通过接触被体液污染的物体（如针头）或被感染的动物传播。

埃博拉病毒的潜伏期通常是8～10天，个别潜伏期能够在2～21天。疾病终末期病毒载量最高，人传人的风险也最大。埃博拉在潜伏期（出现发热或其他症状之前）没有传染性。症状包括发热、头痛、关节和肌肉疼痛、咽喉痛、乏力，随后出现腹泻、呕吐和胃痛。一些患者可以出现皮肤红疹、眼部充血和内外出血。

筛查流程如下

紧急医疗服务系统（EMS）通信部门及EMS相关人员应遵循以下筛查流程（EMS相关人员执行该筛查时应保持2m距离）：如果一个患者出现高热（超过38.5℃）并同时伴有任何以下症状，应怀疑其为埃博拉疑似患者并采取相应的预防措施。

- 严重头痛
- 肌肉疼痛
- 呕吐
- 腹泻
- 腹痛
- 不明原因出血

接下来，您应该询问患者："您最近去过海外旅行吗？"

如果患者回答"是"，您应该紧接着询问："您所去的地方21天内是否报告过埃博拉病例？"

如果上述问题患者均回答"是"，那么就应该假定他（她）感染了埃博拉病毒。

对于埃博拉病毒和任何其他疑似病毒性出血热，必须遵守本附录后面讨论的接触、呼吸和飞沫传播预防措施。

空气传播疾病

水痘（水痘-带状疱疹）

水痘被认为是一种具有高度传染性的疾病。它主要通过吸入气溶胶或接触疱液造成人际传播。潜伏期为暴露事件后的10～21天。被感染的人可能在皮疹出现前的1～2天就能传播疾病，直到所有疱疹结痂干燥才不具有传染性。

如果个人无水痘免疫力，则其最主要的预防措施是疫苗接种。

麻疹（红麻疹/硬麻疹）

麻疹是主要通过空气传播的病毒。自从1963年开始麻疹疫苗接种计划以来，该疾病已经可以预防。因为担心麻疹、风疹、腮腺炎（麻风腮，MMR）三联疫苗与自闭症有关，近年来疫苗接种率下降，因此麻疹病例数也出现了增加。然而，这种担忧未得到任何临床证据支持。

所有卫生保健工作者均应接种麻疹疫苗。2019年，由于父母拒绝让他们的孩子接种疫苗，导致麻疹的病例数增加。

飞沫传播疾病

百日咳（鸡咳）

百日咳是由细菌感染引起的，是一种高度传染性的疾病。在2018～2019年冬季，疫苗接种率的下降造成报告病例数增加，美国出现了严重的百日咳疾病暴发。

百日咳的特点是不受控制的剧烈咳嗽，往往会导致呼吸困难。咳嗽发作后，随之是一次深长吸气，发出类似鸡鸣的声音，"鸡咳"因此得名。随后患者可能会出现呕吐的症状。

百日咳多发生于婴幼儿，因其呼吸道较小，更易受损。大多数成年人和卫生保健工作者在11～14岁以后就没有接种百日咳疫苗了。在2005年和2011年，CDC建议所有卫生保健工作者都应接种百白破（百日咳、白喉和破伤风）加强针。

如果感染了百日咳或接触了百日咳患者，可以使用抗生素治疗。疑似或确诊的百日咳患者应佩戴外科口罩。如果患者不能佩戴口罩，医务人员应该戴外科口罩，最重要的是要接种疫苗。许多医疗机构及EMS机构都将百日咳混合疫苗接种作为招聘雇员的必要条件，以此防止医源性传播。

流行性腮腺炎

流行性腮腺炎是由病毒感染引起的儿童疾病。这种疾病的症状和体征包括发热和唾液腺炎症。脱水通常是由于液体摄入量不多，多见于年幼的孩子。

自从1963年MMR疫苗接种项目实施，美国流行性腮腺炎病例显著下降。但是，在2008～2009年再次暴发了流行性腮腺炎疫情并持续至今。在2017年，流行性腮腺炎病例数增加了4000例。而这些情况的发生竟然是因为人们毫无根据地担心MMR疫苗的安全性而使疫苗接种率下降。

流行性腮腺炎的首要预防方法是接种疫苗。如果接种者没有患过流行性腮腺炎，医务工作者应确保他们接种2剂腮腺炎疫苗。接种2剂疫苗后，保护水平可达79%～95%。这是一种减毒活疫苗，建议有备孕计划的育龄女性在接种疫苗后4周内不要妊娠。

对于医务工作者来说，接种免疫疫苗是非常重要的。暴露后接种疫苗是无效的。如果医务工作者没有流行新腮腺炎的免疫保护，接种疫苗是最佳保护方法。如果医务工作者未接种疫苗并且要运送疑似感染患者，那么请给患者戴上外科口罩。

风疹（德国麻疹）

风疹也被称为三日麻疹或德国麻疹。本病是病毒感染引起的，是MMR疫苗覆盖的第三种疾病。该病通常是预后良好的轻症。然而，孕妇感染风疹可导致胎儿出生缺陷，包括失明、耳聋、智力低下、先天性心脏病等。风疹的潜伏期为12～23天。一旦皮疹发作，该患者就被认定为具有传染性。风疹的症状和体征包括发热、皮疹和淋巴结肿大。

在2005年，美国宣布已消除风疹。随着疫苗接种率的下降，风疹再次出现。MMR疫苗是有效的，且保护作用持久，所有的医务工作者都应具有抵抗风疹的免疫能力。从未感染过风疹的医务人员的首要防护措施是注射疫苗。

脑膜炎（病毒性或细菌性）

脑膜炎是一种由覆盖大脑和脊髓的保护膜（脑脊膜）的炎症引起的疾病，脑膜炎分为2种：病毒性脑膜炎和细菌性脑膜炎。在美国，病毒性脑膜炎病例占90%以上。与此相反，细菌性脑膜炎或流行性脑膜炎是通过直接接触感染患者的口腔分泌物或通过呼吸道飞沫传播的。疾病预防控制中心将细菌性脑膜炎暴露定义为密切接触脑膜炎双球菌病患者。密切接触包括家庭成员、儿童护理中心接触者、大学宿舍室友和直接暴露于患者口腔分泌物（接吻、口对口人工呼吸、气管插管、气管插管护理）的人员等。与那些流行性脑膜炎患者密切接触的人员需要用短疗程抗生素治疗。疾病预防控制中心推荐13岁开始预防接种细菌性脑膜炎疫苗。脑膜炎疫苗并不推荐给医务人员接种。

脑膜炎感染的特点是突然发作的发热、头痛、颈部僵硬。其常伴有其他症状，如恶心、呕吐（喷射样）、畏光（对光线敏感）、精神状态改变、突然发作的发热和颈部僵硬。

流感

流行性感冒（流感）是由流感病毒引起的一种呼吸道传染病，分为甲、乙两型。流感发病从轻症到重症均可，有时会导致死亡。在世界范围内，流感每年夺走20多万人的生命，比本附录中讨论的其他任何疾病都要多。老年人、小孩、孕妇、免疫力低下的人都属于严重流感并发症的高危人群。流感并发症包括细菌性肺炎、中耳炎、鼻窦炎和脱水。流感也可以加剧慢性疾病如充血性心力衰竭、哮喘、糖尿病等。流感患者常感到部分或全部下列症状：发热、畏寒、咳嗽、咽痛、头痛、全身酸痛（肌肉疼痛）、疲劳和流鼻涕。

流感病毒主要是通过流感患者咳嗽或打喷嚏传播给他人。一个人可能因接触表面覆有流感病毒的物体，然后触摸自己的口、眼或鼻而传染。每年接种疫苗是预防流感的最佳方法，通过每年接种流感疫苗，一个人的免疫系统就可以抵御更多不同种类的季节性流感病毒。这也有助于减少疾病和劳动者的缺勤。

如果患流感的工作人员来上班，应遵守CDC的工作限制指南。工作限制的重要性在2009年和2010年的H1N1流感暴发期间引起重视。流感疫苗不仅仅能保护医务工作者的安全，还能为患者提供保护。现在有新的不含汞或抗生素的流感疫苗可供使用，而且不是基于鸡胚的。所以，更多的医务人员可以参与该计划。问题是，EMS是遵守年度疫苗接种活动最低的群体之一。

医疗机构现在要求签署流感疫苗拒绝表的急救人员在进入医疗机构时佩戴外科口罩。

多重耐药菌

自20世纪60年代早期，多重耐药菌（MDRO）感染的数量一直在增加。首次报道发生于医院内，目前也会发生在一般人群当中。目前医院获得性感染（HAI）是导致住院时间延长、费用增加的主要原因，很多卫生保健系统正在积极努力地降低医院获得性感染率。医院获得性感染是指入院2天后发生的与入院诊断无关的感染。过去耐甲氧西林金黄色葡萄球菌（MRSA）是医院获得性感染的最主要的病原菌。现在，一个社区获得性MRSA菌株较医院获得性菌株更常见，也更容易传播。这个新的社区获得性菌株被称为USA 300或USA 400，它会通过皮肤有缺损的人传染，或者是通过摔跤、踢足球等紧密接触的体育运动传染，还有个人卫生较差的人也易受感染。家庭宠物也被认定为是一种传染源。这些感染往往被误

提示

预防脑膜炎传播
给疑似脑膜炎患者戴外科口罩，如果患者不能佩戴，医务工作者应该戴外科口罩。现场很难分辨病毒性脑膜炎和细菌性脑膜炎，因此，对所有疑似脑膜炎患者使用PPE防护措施是有必要的。

提示

流感传播
每年接种流感疫苗是预防流感的第一道防线。给疑似流感患者佩戴外科口罩，如果患者不能佩戴，卫生保健工作者应佩戴外科口罩。

诊为"蜘蛛咬伤"。

认为MRSA仅对耐甲氧西林耐药其实是一种误解。MRSA菌株目前对多种抗生素都具有耐药性，包括青霉素、苯唑西林和阿莫西林。医院获得性MRSA往往也对四环素和红霉素耐药。通常它表现为局部软组织感染（脓肿），并且经切开引流很容易处理。然而，该菌株可以影响器官和关节。MRSA感染的并发症包括感染性心内膜炎、坏死性筋膜炎、骨髓炎、脓毒病和死亡。

院前医疗人员在执行工作任务时并不是MRSA感染的高风险人群。手套、良好的洗手、清洁的表面和设备对于保护患者和医务人员非常重要。日常的清洁消毒对预防MRSA同样重要，EMS机构应该制定规范的消毒指导，用以加强对工作人员的保护。目前没有MRSA暴露后处置推荐。

耐万古霉素肠球菌

肠球菌是消化道和泌尿道的常见细菌，有时会引起感染。万古霉素是治疗这种感染的首选药物。在某些病例中，肠球菌对万古霉素出现耐药，这种肠球菌被称为耐万古霉素肠球菌（VRE）。VRE主要是一种医院获得性感染，常见于尿路和血流感染。VRE可以在物体表面存活很长一段时间，所以患者出院后的清洁工作非常重要。VRE是通过受污染的表面或设备与患者的伤口直接接触传播的。卫生工作者只有存在开放性伤口或溃疡才会造成病原体进入。

预防VRE包括使用标准预防措施，包括在接触患者的伤口引流物、尿液或粪便时要戴手套和洗手。如果EMS人员工作服可能要接触伤口引流物，则只需要加穿一件隔离衣。在转运疑似VRE患者之后，对救护车所有表面及接触患者的相关设备进行清洁是非常重要的。重点关注高接触性的物品，使用标准表面消毒剂清洁VRE污染表面就足够了。

VRE可以使用较新的合成抗生素治疗。身体健康的人是没有感染危险的。然而，医疗工作者如果不认真执行洗手等感染控制措施时，他们将会是VRE的传播者。VRE的传播方式是用手直接接触被VRE感染患者粪便污染的物体或医疗设备。目前没有VRE暴露后医疗随访推荐。

难辨梭状芽孢杆菌（C-diff）

其不是多重耐药菌，但它一直被当作多重耐药菌来处理。它是长期应用抗生素导致的结果，并通常造成患者住院时间延长。C-diff取代了正常的肠道菌群，导致绿色的恶臭味水样泻、发热、恶心、食欲缺乏和腹部疼痛/压痛等症状。长期护理的患者（LTC）也是C-diff的易感人群，因此LTC在急救转运的时候应该提醒EMS人员做好防护措施。

一般来说，这种疾病在停用抗生素后2～3天就能治愈。感染C-diff后的并发症包括假膜性结肠炎、脓毒症和结肠穿孔。使用手套，用温水及肥皂仔细洗手，用含氯消毒剂清理受污染的表面是降低疾病传播风险的重要因素。含有乙醇的洗手液不能杀灭C-diff，应该使用肥皂和温水洗手。

医务工作者应报告并记录开放性皮肤区域的污染。目前没有医疗随访推荐意见。

耐碳青霉烯肠杆菌

耐碳青霉烯肠杆菌（CRE）是最新进入北美的耐药菌，而这种耐药菌是由为求低价的医疗服务到美国境外进行"医疗旅游"的人带回美国的。这种细菌主要是由一些国家滥用抗生素导致的。目前这种细菌见于患有脓毒症、尿路感染及存在体内留置装置的患者。这种细菌基本上对所有的抗生素都耐药，因此对其的治

提示

耐万古霉素肠球菌（VRE）暴露
如果您确定直接接触了VRE感染的开放性伤口或体液，请通知感染控制人员并完成报告。无暴露后医疗处置推荐意见。

提示

难辨梭状芽孢杆菌清洁
含酒精的消毒剂对难辨梭状芽孢杆菌暴露后的表面消毒无效，难辨梭状芽孢杆菌是一种产孢子细菌，因此必须用含氯消毒剂。

疗也是相当棘手。

当评估脓毒症患者时，旅行史很重要。您应该询问患者以下问题"过去6个月里，您有在美国境外住院过夜吗？"为了防护，EMS人员应戴手套并仔细洗手。如果患者有引流，可能需要穿隔离衣。

如果发生暴露，请向您指定的感染控制官员（DICO）报告，但不需要或不建议进行医疗处置。疾病预防控制中心声明：健康人不会感染CRE。

预防传染性病原体的注意事项

标准预防措施是指把每个人（包括您）当作有传染病的人对待。您的目标是防止您和患者之间病原体的相互传播，在目前的环境中，必须根据每个患者的不同治疗需要采取适当的预防措施。根据所执行的任务考虑使用个人防护（表A-2-1）。

表 A-2-1 传染性疾病及传播途径

血源性（包括体液）	空气传播	飞沫传播
艾滋病	水痘	流感
乙型肝炎	麻疹	百日咳
丙型肝炎	结核	风疹
狂犬病		流行性腮腺炎
皮肤炭疽		脑膜炎（细菌性脑膜炎）
病毒性出血热（埃博拉）		严重急性呼吸综合征（SARS）
		埃博拉
		白喉
		新型流感（H1N1）

操作步骤

一般注意事项

1.熟悉了解HBV、HCV、HIV所致感染。包括这些病毒所致疾病的病因学、症状体征、传播途径、以及流行病学（影响疾病传播相关的因素）知识。

2.如果您的身上有开放性或渗出性损伤，必须采取特殊的防护措施来避免这些位置暴露于血液及其他潜在感染性物质（OPIM）中。损伤部位应该使用绷带覆盖，新刺文身也需如此处理。如果损伤不能够得到有效的保护，那么相关工作就应该严格限制。避免侵入性操作、其他直接的患者救护活动，以及患者救护所用设备的操作。

3.在接触患者前后要常规洗手。接触过血液或OPIM后要尽快洗手，摘下手套后也要洗手，室外现场最好用含乙醇的泡沫或凝胶，急救医务人员不应戴人工指甲或留有长指甲，因为指甲缝隙中会掩藏潜在传染性物质，并且不易清洗。真菌感染通常与这些指甲有关，并可传染给患者。

4.如果您没有乙肝病毒、水痘、麻疹、腮腺炎和风疹的获得性免疫保护，就要注射相应疫苗，包括百日咳混合疫苗加强针。

5.将暴露事件报告给指定的感染控制官员（DICO）。

提示

暴露报告

任何可能暴露于感染者血液或者OPIM的事件都应该报告给您指定的感染控制官员（DICO）〔清楚DICO是谁及他（她）的全时段联系方式〕。根据新的Ryan White疾病清单，如果所属医务人员运送了疑似或诊断为空气传播或飞沫传播疾病的患者，医疗机构必须通知DICO。

提示

强制报告

在美国暴露于HBV、HCV、HIV，以及空气传播和飞沫传播的疾病是需要被强制上报的，该措施在过去的15年时间里显著降低了医务工作者感染的发生和传播。

基于传播的预防措施

当一种疾病的传播方式被确定时，就会有特定的方法来防止传播。这些方法被称为基于传播的预防措施。现有3种传播预防措施-接触传播预防、飞沫传播预防和空气传播预防。请注意，这些总是与标准预防措施相结合使用。

1.接触传播预防措施　接触传播预防措施是为了降低通过直接或间接接触造成微生物传播的风险，包括胃肠道疾病（诺如病毒）、多重耐药菌、皮肤及伤口感染、头虱和埃博拉。除标准预防措施，接触传播预防措施如下。

（1）戴手套。

（2）在暴露的环境中接触人或物体表面时，穿隔离衣。

（3）清洁和消毒所有可重复使用的设备仪器，如血压袖带和听诊器。

（4）严格执行车辆表面清洁方案，使用适当的清洁剂。

2.飞沫传播预防措施　某些疾病可通过飞沫传播，如流感、百日咳、流脑和埃博拉。因此，除标准预防措施，飞沫传播预防措施如下。

（1）当距离患者（患有或疑似飞沫传播疾病）1m（天花患者为2m）以内，请戴外科口罩。

（2）如果患者咳嗽或打喷嚏时产生大颗粒飞沫，请给患者戴上外科口罩以便转运。如果患者不能佩戴，那您自己就要戴上外科口罩。

（3）如果是您自己患病，咳嗽或打喷嚏时请注意礼仪。遵循工作限制指南。

3.空气传播预防措施　当空气中含有已知或疑似的传播颗粒时，如肺结核、麻疹、水痘等，就应该采取相应的预防措施。

在接触如水痘等分泌物时，必须佩戴手套。必须给患者佩戴外科口罩，并在转运车辆中打开排气扇。如果条件不允许，应该将空调调节至非循环模式，并同时佩戴外科口罩。

记住，急救车厢内的排风扇可以保证每隔2分钟完全换气一次。

接触传播预防措施：卫生保健工作者可以采取的措施，保护自己和患者不感染通过直接接触感染患者或材料传播的疾病。

飞沫传播预防措施：卫生保健工作者可以采取措施保护自己和患者不感染通过飞沫传播的疾病，如鼻或呼吸道分泌物；包括使用口罩、隔离衣和护目镜。

如先前讨论的一样，一些疾病可能需要不止一种传播预防措施，如埃博拉出血热。医务人员在处理埃博拉出血热的过程中，就需要同时使用准预防措施、接触传播预防措施及飞沫传播预防措施。请参考您所在机构的方案或国家卫生局获取当前指南，也可以从疾病预防控制中心获取，网址：https://www.cdc.gov/vhf/ebola/clinicians/emergency-services/ems-systems.html.

处理或清洁接触过血液或OPIM的器械

1.应用安全针头或无针头装置以防止锐器伤。这是法规，也最符合您的利益。

任何一次性的用具，如口罩、隔离衣、手套、口腔用品和呼吸道用具，如果已被血液或OPIM污染，就要放在不透水的塑料袋里，这种塑料袋要依据所在州对医疗废弃物的定义进行处置。非一次性的隔离衣/床单应在医院或EMS机构清洗，上述机构应有指定的亚麻布袋或容器放置污染的隔离衣等。

2.对于那些不经常与皮肤和黏膜接触的非一次性设备表面上的污染物，应使用低泡中性清洗剂清洗。然后将该设备用1∶100稀释的家用漂白剂溶液（或70%异丙醇）浸湿或浸泡。因为在这种浓度下，漂白剂不会腐蚀金属物体。CDC提示，使用预混消毒湿巾擦拭10分钟的方法可以有效减少测量/稀释消毒溶液时的误差风险。

3.对于需要高水平消毒的物品（喉镜叶片），请遵循制造商的消毒建议，否则影响保修。如果适用，在清洗后，将这些器械浸泡在2%碱性戊二醛（如Cidex）或类似溶液中30～40分钟或更长时间，用无菌水冲洗，包装直至重复使用。许多部门现在都在使用一次性产品，这些产品不会被视为医疗废弃物。

操作步骤

接触患者时的自我防护

遵循标准预防措施和基于传播的防护措施（见表 A-1-2）。

1.如果要接触血液或OPIM时，应事先戴上手套。在进行侵入性手术或处理任何与血液或体液污染有关的事情前，一定要采取这种预防措施，因为救护几乎所有的创伤患者都有接触血液或体液的风险。

2.在广泛接触血液或体液前，穿一次性隔离衣，戴口罩、护眼镜是必要的。建议在进行可能通过空气传播血液或体液的操作（如气管插管、插入气道装置、阴道分娩、严重创伤）时，也要采取这样的预防措施。

3. 在治疗呼吸系统疾病患者时，应给患者戴外科口罩或非循环式氧气面罩。了解旅游史也很重要。

4. 尽管美国心脏协会（AHA）指南规定在进行心肺复苏时可能需要行直接的口对口人工呼吸，但实际上并不提倡，在需要人工呼吸时可选用一次性通气用具。

操作步骤

汇报意外接触血液或 OPIM 器械

1.当接触血液或污染性体液时，要及时彻底清洗或冲洗暴露区域。在美国，当这种情况发生时，您必须上报指定DICO官员。所有医务工作者的美国雇主都必须按照Ryan White救护法案 G部分的规定指定DICO。当您将患者转运到医院急诊部时，应立即联系DICO，DICO将依此介入事件和医疗机构。

2.DICO的任务是第一时间判断是否发生了职业暴露，并在第一时间通知可疑暴露的接收机构。DICO将要求机构配合查清传染源的血清学情况。您要了解当地的法律、法规和岗位职责。现在大多数医疗机构都签署了一份全面同意书，其涵盖HIV检测。

3.要尽快完成报告，报告中需要记录的信息至少包含图A-2-1中的内容。在美国，您需要填写一份保密的暴露报告表，只有暴露的医护人员、DICO和经治医师可以看该表，并参与沟通过程。暴露的急救医务人员已经变成了患者，并且他们有隐私权。

4.暴露的急救医务人员进行血液检测（如果有），该检测依赖源患者的血清学检测结果。如果HIV和丙肝快速检测的结果是阴性的，则没有对急救医务人员进一步检测的必要。

如果源患者HIV检测呈阳性，那么暴露的医务人员应在暴露后尽快接受HIV血清学检测。再次检验工作应在第6周和第4个月进行。第4个月应行快速检测。如果源患者丙肝检测阳性，那么暴露的医务人员应在暴露后3周内接受丙肝RNA检测。如果源患者乙肝阳性并且暴露的医务人员无乙肝免疫力，医务人员应接种乙肝疫苗并在第6个月时接受检测。

是否给予乙肝免疫球蛋白应根据传染源（如果可能）和暴露的医务人员双方的血清学测试结果及传染源接触风险评估。如果医务人员的抗体滴度报告为阳性，则无须处置。

5.暴露计划必须要求DICO与医疗机构之间相互沟通。除EMS提供的急救医务人员暴露报告，这一机制应包括当医疗机构在事后发现急救人员可能接触他或她运送的患者的传染病时，通知DICO。

血液或OPIM暴露报告表

EMS人员的姓名：_____

EMS服务机构的名称：_____

社会安全生活补助（SSI）：_____

EMS服务地址：_____

电话号码（家庭）：_____（工作）：_____

暴露日期：_____暴露时间：_____

患者姓名：_____

患者就诊ID号码：_____

患者地址：_____

电话号码（工作）：_____（家庭）：_____

暴露途径：_____

（　　）非胃肠道接触（针刺伤或锐器伤）

（　　）黏膜

（　　）破损皮肤

（　　）完好的皮肤

（　　）其他_____

液体类型：

（　　）血　　　　（　　）呕吐物　　　　（　　）唾液

（　　）粪便　　　（　　）尿　　　　　　（　　）其他_____

暴露源：

艾滋病病毒：　　（　　）是　　（　　）否　　（　　）未知

乙型肝炎：　　（　　）否　（　　）急性　（　　）慢性携带者　（　　）未知

丙型肝炎：　　（　　）否　（　　）急性　（　　）慢性携带者　（　　）未知

结核病：　　　（　　）否　（　　）是

风险因素：

（　　）同性恋　　　　　　（　　）静脉注射吸毒

（　　）血友病　　　　　　（　　）透析患者

（　　）与以上人员的性接触

（　　）其他_____

艾滋病病毒测试：（　　）阳性　　　（　　）阴性　　　（　　）未知

艾滋病病毒测试日期：

乙肝表面抗原：（　　）阳性　　　　（　　）阴性　　　（　　）未知

乙肝表面抗原测试日期：_____

描述暴露的周围环境，（包括）暴露后所采取的措施：

_____

_____

_____

通知的机构：_____

医生或负责人：_____

通知日期：_____通知时间：_____

暴露员工姓名：_____日期：_____

签名：_____

图 A-2-1　报告表样表

（译者　瞿　杰）

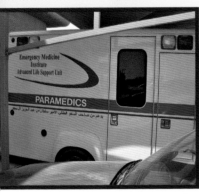

(*Courtesy Roy Alson, PhD, MD, FACEP, FAEMS*)

创伤患者的镇痛

Roy L. Alson, PhD, MD, FAEMS

关键词

分离麻醉剂
内啡肽
麻醉剂
阿片制剂

学习目标

学完本附录后，应该能够做到：

1.描述现场控制疼痛对患者的益处。

2.讨论使用镇痛药的适应证、禁忌证和可能的并发症。

3.列出何时使用特定的镇痛药。

注意：本章中给出的剂量仅供参考，在发布时为最新。提供者应咨询当地医疗控制部门以了解确切剂量和管理指南。

概述

外伤会导致疼痛。减轻疼痛是受伤患者的需求之一，减轻患者疼痛是良好创伤治疗的一部分。多年来，急救部门的运作都是在错误的假设下进行的，即通过使用镇痛药，急救人员会"掩盖"损伤，进而难以识别损伤，进而伤害患者。幸运的是，这种教条已经被证明是错误的。此外，随着许多国家阿片类药物成瘾的增加，许多医疗保健提供者出于对患者上瘾的错误担忧，一直不愿意使用镇痛药。

控制疼痛可提高患者的舒适度，减少焦虑，并使急诊医护人员更容易提供优质的治疗。本附录简要回顾了疼痛的生理学，以及急救人员可以用来控制疼痛的技术和药物。该讨论仅限于控制创伤后的主要疼痛，而不是针对轻伤的疼痛控制。因此，不包括口服和非处方药。提供者应在开始任何治疗之前始终咨询当地医疗控制机构。

疼痛的生理学

人体对痛苦刺激的反应很复杂。疼痛感知是由神经细胞（神经元）和传递到大脑的信号介导的。利多卡因等局部麻醉剂可在此水平发挥作用，以阻止疼痛感和神经冲动的传递。我们还可以通过改变其在大脑中的知觉来控制疼痛。

内啡肽：大脑中分泌的激素，可激活人体的阿片受体并引起镇痛作用。

麻醉剂：一种能降低意识并减轻疼痛的来源于阿片的药物。

作为对疼痛的反应，身体会释放内啡肽，这是一组激素，通过与大脑中的阿片受体结合来阻止身体对疼痛的感知。阿片类麻醉剂也与这些阿片受体结合，从而降低痛觉。疼痛信号由两种类型的神经纤维传递到大脑。快速纤维携带来自皮肤和四肢的信号，允许身体在受到有害刺激时反射性地移动身体部位。缓慢的纤维倾向刺激内脏器官，产生更弥漫和微弱的疼痛。这两种纤维的一个例子是阑尾炎。在阑尾发炎的早期，患者往往会抱怨腹痛。一旦发炎的阑尾碰到壁腹膜，疼痛就会变得非常局限，通常位于右下象限。

院前环境疼痛控制的药理学

急救人员使用的理想镇痛药应该起效快，易于服用，副作用少，作用时间短或中等。尽管有几种可用的药物确实具有许多这些理想的特性，但尚无这种完美的药物。我们的讨论将仅限于非口服药物，因为许多口服药物的起效时间过长，无法在大多数紧急救治情况下使用。需要注意的是，许多军事和灾难医疗队通常有更长的运送患者的时间，由于易于给药，他们使用口服药物治疗疼痛。

下面的讨论既考虑了阿片类和非阿片类镇痛药，也考虑了能够在野外环境下帮助疼痛控制的非药物干预措施。

疼痛评估

疼痛程度是非常主观的。请记住，患者对疼痛的反应会受到先前经历、文化因素、是否有麻醉物质及您的行为方式的强烈影响。人们应该使用OPQRST记忆法来了解疼痛的性质（表B-1）。

让患者用0～10的范围量化疼痛程度来评估疼痛的严重程度，0表示"没有疼痛"，10表示"您能想象到的最严重的疼痛"（图B-1）。患者报告的疼痛程度应记录在救护车呼叫记录中。

表 B-1	OPQRST 记忆法
O	疼痛的发作，快还是慢？
P	引起或减轻疼痛的因素
Q	疼痛的性质
R	放射痛
S	疼痛程度
T	疼痛的时间

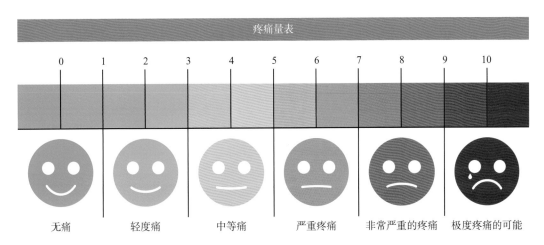

无痛　　　轻度痛　　　中等痛　　　严重疼痛　　非常严重的疼痛　　极度疼痛的可能

视觉模拟量表

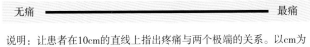

说明：让患者在10cm的直线上指出疼痛与两个极端的关系。以cm为单位测量从左手边到标记点的距离，得到评分。

说明：让患者在量表上注明疼痛的严重程度，其中10分被认为是可以想象到最严重的疼痛。

颜色等级表

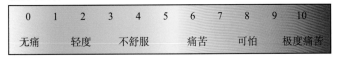

数字等级表

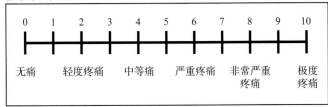

图 B-1 视觉和模拟疼痛量表的例子，可以帮助量化患者报告的疼痛水平（*Top:EduginKa/Shutterstock*）

疼痛控制的非药物方法

非药物方法可以由任何级别的医护人员提供，并且可以迅速启动。无论患者的疼痛程度如何，均应将其用于所有患者，并且应与所提供的任何药物治疗配合使用。所有这些都是良好的基本的患者护理技能。即使您的患者意识不是完全清晰，也要与他或她交谈并向他们告知您将干什么。如果您准备执行可能引起疼痛的程序，如开始静脉（IV）注射或骨内（IO）注射或移动骨折的肢体，这尤其重要。对于肢体受伤的患者，冰敷是一种有效的疗法。表B-2列出了一些非药物控制疼痛的方法。

表 B-2 疼痛控制的非药物方法

支持性行动包括以下几点。
- 同情也可以减少患者的焦虑。
- 分散注意力可以帮助患者将精力集中在其他事情上而不是痛苦上。
- 将患者置于舒适的位置可以减轻患者的痛苦。例如，帮助腹部疼痛的患者弯曲膝盖。
- 夹板固定骨折，减少骨端的运动，以减少疼痛。
- 在四肢损伤中应用冰块。
- 保持患者温暖干燥，避免体温过低。
- 消除疼痛的根源。

疼痛的药物管理

疼痛的药理管理有多种选择。选择取决于患者的病情及当地政策批准的镇痛技术。

吸入性镇痛药

一氧化二氮（N_2O）是一种有机气体，自19世纪初期以来一直用作麻醉剂。一氧化二氮通常被称为"笑气"，大多数人知道它是因为牙医经常使用一氧化二氮。它起效迅速。N_2O可以填充含气空间（肠等），因此不应在气胸或肠梗阻等情况下使用。缺氧是其使用的主要并发症，也可能具有致畸作用。因此，应避免在没有清除系统来清除泄漏的一氧化二氮的密闭空间中使用，如救护车。

急救医疗系统使用的笑气输送系统由患者自行管理。该系统被设置为输送N_2O和氧气的50：50的混合物。如果氧气流量下降，系统关闭。操作人员无法调整。患者将面罩戴在他或她的脸上，并使用药物直至疼痛缓解或入睡，然后将面罩从他们脸上摘下来。在过去的25年中，这种类型的系统已被许多急救医疗系统成功使用。

麻醉性镇痛药

从罂粟中提取阿片类药物被用于控制疼痛已有数千年的历史了。它们可有效阻止大脑的疼痛感、诱发欣快感并引起中枢神经系统抑制。现代阿片类药物是阿片类生物碱的半合成衍生物。作为一个类别，阿片制剂和阿片类药物可导致组胺释放，但影响可能是可变的（Baldo和Pham，2012）。

阿片制剂：一种来自鸦片的具有镇痛作用的药物。

阿片类药物在给药后也会引起低血压，因此在低血压的创伤患者中使用阿片类药物可能会导致不良后果。过量阿片制剂可导致呼吸抑制，但纳洛酮可逆转此现象。

阿片类药物可以通过多种途径给予，包括口服、灌肠、吸入给药、肌内注射、皮下注射和静脉注射，并且起效迅速。

吗啡和芬太尼是急救医疗系统中最常用的两种药物。

1. 吗啡

- 起效时间：静脉输注小于 5 分钟，肌内注射 10 ～ 20 分钟。
- 峰值效应：20 分钟。
- 持续时间：6 小时。
- 常规静脉注射剂量：2.5 ～ 10.0 mg（儿科用量为 0.1mg/kg 至成人剂量）。

2. 芬太尼

- 起效时间：静脉注射即刻起效，肌内注射 5 ～ 10 分钟
- 峰值效应 3 ～ 5 分钟。
- 持续时间：30 ～ 60 分钟。
- 典型的静脉注射剂量：成人 25 ～ 100μg（儿科用量为 1 μg/kg 至成人剂量）。

非麻醉性镇痛药

酮咯酸是一种非甾体抗炎药，用于短期镇痛。像所有的非甾体抗炎药一样，它能引起血小板抑制，所以它不是创伤患者的理想药物。然而，它对输尿管绞痛患者的疼痛控制非常有用。

- 起效时间：静脉注射小于 30 分钟，肌内注射为 30 分钟。
- 峰值效应：45 ～ 60 分钟。
- 持续时间：4 ～ 6 小时。
- 典型静脉注射剂量：30mg。

对乙酰氨基酚注射液是一种镇痛和解热药，也可用于缓解轻度至中度疼痛或退热。它也与阿片类药物联合用于更严重的疼痛患者。但是，这种药物的较高成本限制了其在许多机构的使用。

氯胺酮是一种分离麻醉剂，与苯环利定（PCP）有关，后者是一种引起幻觉和激动的非法街头毒品。低剂量的氯胺酮具有镇痛作用而无分离作用。在较高剂量下，它可引起麻醉而不会抑制呼吸，故可在药物辅助插管过程中用于诱导。氯胺酮还可用于镇静躁动的患者，包括兴奋性谵妄患者，这种情况可能是由使用兴奋剂引起的。使用氯胺酮后会发生紧急反应（激动和好斗）。苯二氮䓬类药物可以帮助解决这一问题。长期以来，报道的氯胺酮治疗后颅内压升高，与缺氧对创伤性脑损伤的影响相比，没有临床意义（见第 12 章）。

> 分离麻醉剂：一种麻醉剂，它将大脑对刺激的感知分开，使使用者感到与自己和环境分离。

氯胺酮给药途径包括肌内注射、吸入给药、骨髓腔内给药或静脉注射。常用剂量如下所示。

- 成人疼痛控制：0.2mg/kg 静脉注射或成人骨髓腔注射或 0.5mg/kg 吸入给药；最大剂量 25mg；10 分钟后可重复至最大剂量 50mg
- 儿童疼痛控制：与成人剂量相同，最大剂量为 25mg；10 分钟后可重复，最大剂量为 0.4mg/kg。
- 镇静，成人：4mg/kg 肌内注射用于兴奋性谵妄；可能在 5 分钟内重复，图 B-2 显示了急救系统疼痛管理方案的样本。

圣地亚哥县卫生与公众服务局紧急医疗服务

圣地亚哥县紧急医疗服务
政策/程序/协议
主题：疼痛管理之儿科治疗方案

序号：S-173
页数: 1/1
日期:05/18/2018

基础生命支持	高级生命支持
·疼痛评估 ·使用冰敷、固定及夹板（如有需要）创伤肢体抬高（如有需要）	·继续监测并适当地重新评估疼痛。 对于有充分灌注迹象的疼痛治疗： ·吗啡静脉注射 或 ·吗啡肌内注射 或 <10kg ·芬太尼静脉注射或吸入 ≥10kg ·芬太尼静脉注射或吸入最大剂量75μg 或 <2 岁 ·禁忌对乙酰氨基酚静脉注射 ≥2 岁 ·对乙酰氨基酚注射时间大于 15 分钟 特别注意事项 1.更改给药途径需要遵医嘱（如从静脉注射到肌内注射或从鼻内吸入到静脉注射） 2.在治疗患者时改变镇痛剂需要遵医嘱（如从吗啡变为芬太尼） 需遵医嘱处置的情况如下 ·慢性疼痛状态 ·孤立性头部损伤 ·急性发作性剧烈头痛 ·药物/乙醇中毒 ·多发伤，格拉斯哥昏迷量表评分<15分 ·疑似主动分娩

图 B-2　加利福尼亚州圣地亚哥的急救医疗系统的疼痛管理方案样本

　　注：静脉注射对乙酰氨基酚应使用注射器从小瓶中取出，并稀释在 50ml 或 100ml 生理盐水袋中，并按照儿科药物表指示的剂量给药 15 分钟以上。

（译者　周必业）

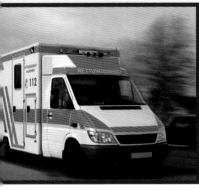

（*Courtesy Roy Alson, PhD, MD, FACEP, FAEMS*）

多伤员事故与伤员分类

Roy Alson, PhD, MD, FAEMS
David Maatman, NRP
John T. Stevens, NRP
Jere F. Baldwin, MD, FACEP, FAAFP

关键词

灾难
事故指挥系统（ICS）
多伤员事故（MCI）
控制范围
检伤分类

学习目标

学习完本附录后，应该能够做到：
1. 掌握灾难分类和多伤员事故的定义。
2. 明确"控制范围"的定义。
3. 描述SALT检伤分类方案。
4. 按0、1、2、3、4确定优先级。

紧急医疗服务系统（EMS）的作用

EMS 的创伤救援现场常不止一名伤员。然而，大多数日常医疗程序只适用于单一伤员事故。在所有的急救服务活动中，安全、组织和沟通是至关重要的。面对多伤员时，对安全、组织和沟通的需求显得更重要。急救服务中各组成部分（安全、组织和沟通）应行之有效，且急救系统各部门需根据统一计划进行工作。

EMS 隶属于事故指挥系统（ICS），是创建上述统一计划的重要前提。医疗部门根据其职责可分为医务主任、检伤分类、治疗、转运、外勤。即使是单一患者的事故，这五个组成部分仍存在，但通常是一人负责全部职责。医务主任（组长）负责患者的监护，分类主管优先评估伤员并分类，治疗主管对伤员提供治疗，转运主管制订转运目的地及方式，外勤主管负责部署现场车辆从安全口出入。

作为 ICS 的一部分，医疗部门可在 EMS 应对多伤员事故（MCI）时提供可靠的、多次的援助。对于 ICS 的其他组成部分，医疗部门应做到既能被新手熟知，也可应用于其他相关部门应对更大的事故。

事故指挥系统

ICS 最初旨在协助应对野外火灾，但很快被广泛地用于为公共安全应急人员提供有效、有组织的事故管理。在美国，ICS 逐渐发展为国家事故管理系统的事件指挥系统（NIMS ICS）。NIMS ICS 起源于美国国土安全部（DHS）联邦应急管理署（FEMA）。更多的信息可以在 www.fema.gov/NIMS 查找。世界各国也都应用了类似的系统，如英国的重大事故管理系统（MIMS）。急救人员能够熟练掌握，并按照该机构的指挥控制系统进行操作是很重要的。

事故指挥系统的基本架构及各部门主要功能

ICS 主要由以下五个部门构成：指挥部门、执行部门、计划部门、后勤部门、财务管理部门（图 C-1）。无论事件规模大小，若要成功应对，都应在行动中强调这五项部门的功能。

ICS 的典型现场操作部门由事故指挥、消防部门、救援部门、执法部门、医疗部门组成。ICS 的结构灵活性可使其适应于多种紧急事故：消防、救援、执法和多伤员事故。由于其模块化设计，ICS 的结构可以根据事故的不同情形扩展或压缩。从事 ICS 的工作人员必须来自急救服务机构。

> 事故指挥系统（ICS）：在紧急事故中辅助管理设施、设备、人员、程序和通信操作等资源的组织机构。应用于各类紧急事件，同时适用于各种程度大小及复杂的事故。
>
> 多伤员事故（MCI）：涉及大量伤员且超出 EMS 系统常规应对程序范围的事故。这类事故可归入灾难，但并非所有灾难都是多伤员事故。

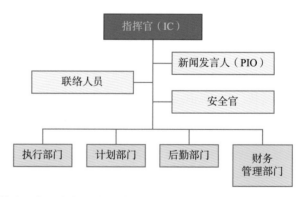

图 C-1　ICS 基本架构及各部门主要功能（*基于洛杉矶消防局备灾科，2005.*）

如果未能及时建立一个现场事故指挥系统，其他救援人员的独立行动将导致其间的相互冲突。那些独立行动可能会威胁并破坏进行现场组织和问责制的建立。没有组织和问责制，将会有太多的人试图指挥事故而造成混乱。如果不能控制局面，形势将会失控。

注意：指挥官（IC）直接监督四部门的负责人。这体现了控制范围的原则。ICS 的其他关键组成如下。

- 统一指挥：只向一人直接汇报工作。
- 目标管理：对于事故的处理目标由 IC 制定。
- 灵活与模块化：ICS 可根据事故的不同类型和具体需要进行扩展或压缩。
- 共同的术语：所有相关人员和机构使用相同的术语，以消除混乱。

检伤分类

检伤分类是将患者分类以达到伤员救治最大化的过程，这就是 EMS 每天都在做的事。检伤分类人员识别最重要的患者，我们再竭尽所能进行治疗。当整个系统的需求超出资源承受的范围时，救援人员必须将其关注点切换为"灾难"模式。当一次多伤员事故（MCI）中的伤员数目超出了资源能提供的救援能力，救援目标不再是竭尽所能地救治每一个伤员，而是应将救援重点转换为"群体"，救援目标应为争取最多人的最大利益。

救援人员此时不仅要考虑损伤和疾病的严重程度，而且要考虑现有资源下的生存概率大小。例如，若救援一名烧伤面积 90% 的患者，根据烧伤补液公式计算，进行液体复苏需用尽现场所有液体，而另一名轻度休克的患者会因为不能进行液体复苏而转变为中度甚至重度休克。因此，在这一次 MCI 中，这名烧伤面积 90% 的患者应被列为优先 4 级。

检伤分类是一动态过程。随着更多救援物资抵达现场或更多患者的出现，患者的优先级别都会发生改变。负责检伤分类的救援人员应经验丰富，有能力迅速实施评估。此外，由于救援物资的变化与干预措施的影响，在事故现场与在医院进行的检伤分类是大不相同的。

世界各地有多种分类方案和标记系统，都取得了不同程度的成功。目前面临的一大问题是，不同的 EMS 机构可能应用不同的标签或评价系统，这导致多机构合作救援时易出现混乱。所有的方案在决定患者的优先级别时都有着相似的原则，即根据伤员的呼吸状态、循环灌注和意识程度（依指令动作）确定伤员的治疗优先级。START 方案、JumpSTART 方案（儿童版 START 方案）、Triage Sieve 方案（英国）和 SMART Triage（英国）都关注了这些基本功能并进行定量评估。SALT 方案（评估、复苏干预及治疗/转运）则使用了定性的评估方式。

依据受伤的严重程度对患者进行分类：

- 优先 0- 放弃抢救：黑色标记；死亡。所有生命体征消失。
- 优先 1- 急待救治：红色标记；病情严重，不稳定但可挽救（迅速转运）。
- 优先 2- 留置观察：黄色标记；病情较重，潜在不稳定。
- 优先 3- 轻微损伤：绿色标记；病情稳定，轻伤，"可行走的伤员"。

某些检伤分类系统增加了一类。

- 优先 4- 预后不良：灰色标记；病情危重，不稳定且现有资源无法逆转病情。此类患者虽有生命体征，但生还概率很小，除非消耗巨大的医疗资源。根据可用资源、接触患者的方式、治疗的时间与救援人员训练的水平

控制范围：治疗主管负责伤员人数的范围，通常表示为治疗主管与伤员人数比例（在美国"国家突发事件管理系统"，适当的控制值是 1∶3 ～ 1∶7）。

提示

检伤分类的科学依据
没有研究证明任何一种检伤分类系统优于其他系统。

检伤分类：对伤员以黑色、红色、黄色、绿色、灰色表示，对应 0、1、2、3 和 4 优先级。
灾难：是指扰乱社区正常运行，危及公民生命、财产及安全的紧急事件。灾难最好通过可用资源来定义，当需求大于资源时，启动灾难救援模式。

不同，具体的分类情况是灵活的、动态的。

SALT方案

SALT方案是由美国疾病控制与预防中心制定的共识，目的是帮助救援人员迅速识别急需治疗的患者（图C-2和图C-3）。该方案基于"在现场与在伤亡收集点或接收设施进行的检伤分类是不同的"这一概念。

现场分类，又称为初级分类，重点在识别病情危及生命、需要立即干预的患者。

第一步，到达现场的急救人员必须承担分类主管（TO）的职责，并启动SALT方案。TO使用扩音器指挥所有能听到指令的人走到急救人员指定的地点，以迅速识别未受伤者。能走到指定地点的人表示循环灌注与意识状态良好，暂无生命危险。完成这一步，TO即可检出病情稳定的绿色标记患者。接下来，TO发出指令，要求剩余受伤不能行走的患者举手，能遵嘱举手的患者通常循环灌注良好。此时TO即可开始评估既不能行走又不能举手的患者。

第二步为个人评估，紧接着进行拯救生命的干预措施。这一步是以第一步的调查为基础的。包括使用止血带控制迅速大量的失血，开放气道。若无自主呼吸，则认定患者死亡，但儿科患者需进行2次人工呼吸（JumpSTART方案）。

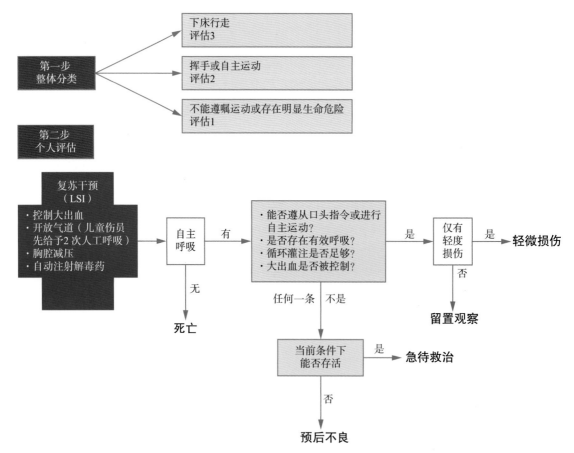

图C-2　SALT方案一般流程（基于FICEMS，2014. *National Implementation Of the Model Uniform Core Criteria for Mass Casualty Incident Triage from www.ems.gov*）

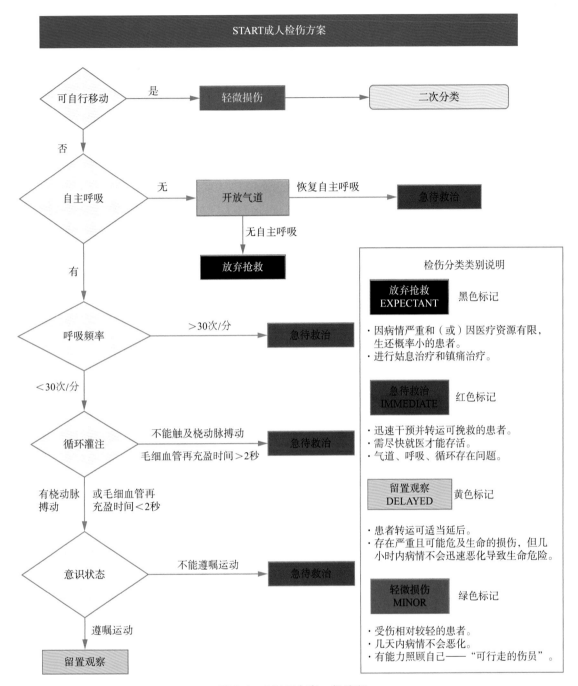

图 C-3　SALT 方案一般流程

　　请参照图 C-2 的步骤进行 SALT 方案的检伤分类，注意需结合现有医疗资源的多少评估生存率。一些机构使用 START 方案或类似的检伤分类算法来评估。最后一步是按优先顺序列出需进行转运的患者，这一步同样需考虑现有医疗资源情况。

　　目前存在很多标签系统，每种都各有利弊（图 C-4）。救援人员应熟练掌握该机构使用的检伤分类系统，最好的办法是每月演习一天，在转运的患者身上练习应用标签。这也有助于接收单位习惯应用标签。

　　任何事件，无论其规模大小，都应当将安全性、组织性及伤员护理放在首位。若要提供最有效的伤员护理，必须以安全且有组织的方式进行。时常演习有助于提高效率，也能减少检伤分类的高估或低估发生的概率。

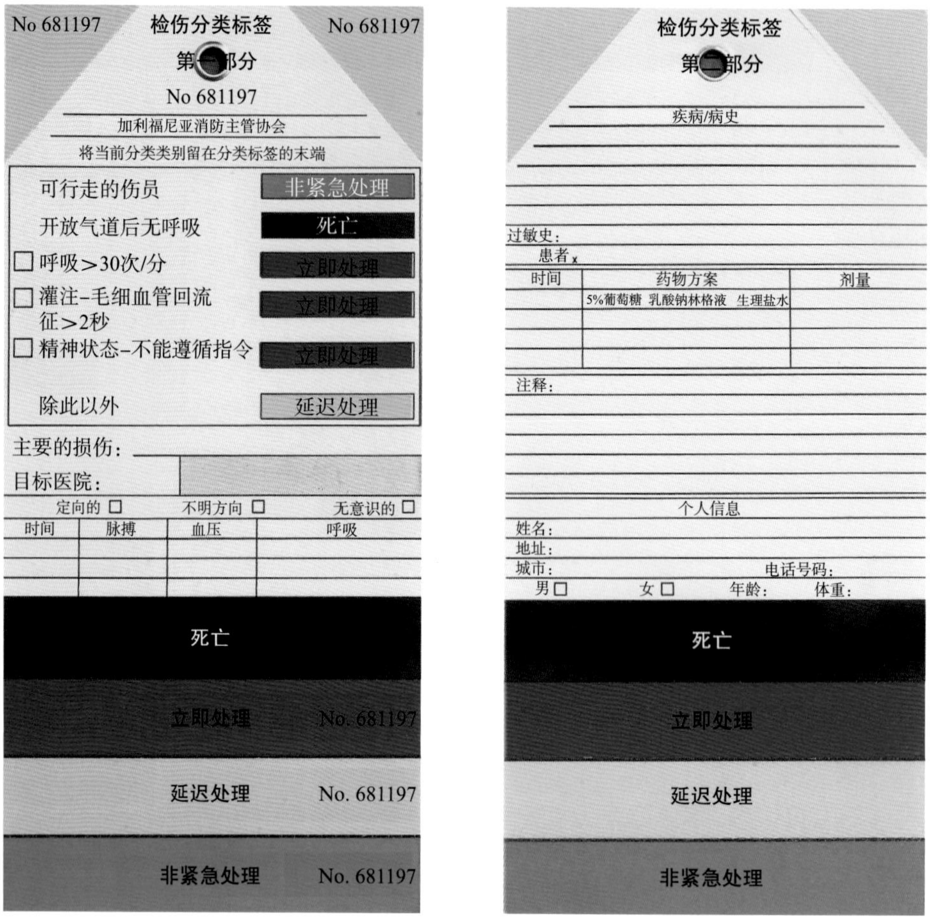

No 681197	检伤分类标签	No 681197

第●部分

No 681197

加利福尼亚消防主管协会

将当前分类类别留在分类标签的末端

可行走的伤员	非紧急处理
开放气道后无呼吸	死亡
□ 呼吸>30次/分	立即处理
□ 灌注-毛细血管回流征>2秒	立即处理
□ 精神状态-不能遵循指令	立即处理
除此以外	延迟处理

主要的损伤：_____

目标医院：_____

定向的 □	不明方向 □	无意识的 □
时间	脉搏	血压	呼吸

死亡

立即处理　　No. 681197

延迟处理　　No. 681197

非紧急处理　　No. 681197

检伤分类标签

第●部分

疾病/病史

_____

过敏史：

患者 x

时间	药物方案	剂量
	5%葡萄糖 乳酸钠林格液 生理盐水	

注释：

个人信息

姓名：

地址：

城市：　　　　　　　　　电话号码：

男 □	女 □	年龄：	体重：

死亡

立即处理

延迟处理

非紧急处理

图C-4　检伤分类标签示例

（译者　何忠杰　黄立锋）

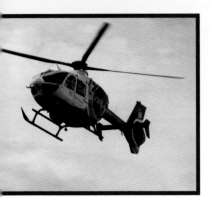

医疗直升机的角色

Russell B. Bieniek, MD, FACEP
Pam Gersch, RN, CLNC

学习目标

学完本附录后，应该能够做到：
1. 讨论医疗直升机的不同角色。
2. 讨论医疗直升机服务较地面转运的优势。

医疗直升机服务

在美国与韩国、越南的军事冲突中，空中医疗直升机被广泛用于受伤军人的转运，从而缩短从受伤到治疗的时间，降低发病率和死亡率。1972年10月12日，在科罗拉多州丹佛圣安东尼医院作为第一所为生命而飞、基于民用航空医疗直升机服务的医院开始投入使用。在随后的几年里，类似的计划在美国及遍布世界各地的多个医院和其他各种组织中执行。

根据航空医疗服务协会的报道，2009年，美国大约有867架专门用于急救的直升机，每年运送38.8万名患者。根据美国联邦航空管理局（FAA）的数据，2015年这一数字已经超过了1500架。在欧洲和其他地方，直升机的数量有所增长，但没有美国那么多。这些航空医疗程序的结构和作用发生了很大的变化，他们组成了地方的紧急医疗系统，并参与到创伤救治中。

医疗直升机服务的主办机构和组织部门类型包含了一个宽广的范围。他们可能是军队或者其他的政府服务——联邦的州/省/地区或地方性的。他们可能是独立的，也可能是与地方医疗服务者合作来承担救治或转运受伤的患者。这些成员随时待命，直升机需要随时配备或添加承担飞行任务的设备。在不久的将来，我们要配备专门转运危重伤员的直升机，并且采用专业医务人员来承担一对一的直升机转运任务。

医疗直升机的特定任务可能是承担院际间转运（医院到医院），或者现场转运（场地到医院），或者更常见的情况是两者兼有，只是各自所占比例不同。参与直升机转运可能是地方急救系统开展的，也是现场急救的一部分。

转运服务的患者类型通常是临床各种基本类型的混合，包括新生儿、儿童、孕妇、心脏病患者、孕妇、体检患者及外伤患者。服务可能转运所有类型的患者，可能会限制转运患者的特定类型，或可能有具体的团队服务各类临床患者的转运。飞机上的医疗人员也可能随着患者的类型而随时变化。根据AAMS常见问题解答网页（https://aams.org/member-services/fact-sheet-faqs/）显示，美国大多数医疗直升机项目配备2名服务人员。医疗人员的资质差别很大，从急救护理员到医生都有。最常见的配置是由1名护士和1名护理人员组成，2名服务人员组合的设计大概占组成的2/3。在世界其他地方，如欧洲，医生通常是临床护理团队的一部分，人员的组成也可能随着专用直升机承担特殊医疗任务的类型有所变化。

了解你所在区域是否有医疗直升机服务，并预先指导用它转运病例的类型是很重要的。你也应知道如何进行服务，如何在转运过程中改进患者的治疗。

多因素影响医疗直升机的可用性，包括定期维修、机械因素、天气和任务前的委托。这个资源对于紧急医疗服务和患者是非常有益的，但不应该去依赖它。直升机可能无法承担责任，或者不得不在途中取消。应急计划必须到位。

关于安全，医疗直升机服务需要提前进行教育和培训。教育包括学习适当的地面和空中的通信，选择和描述一个安全的地面区域。协调飞机的卸载和装载（图D-1）。罕见但有可能发生的是，当飞机发生事故时，懂得直升机相关正确知识对飞机的成员及地面人员都是极为重要的。安全是首要的前提，在国际创伤生命支持培训中就提到：现场环境安全吗？

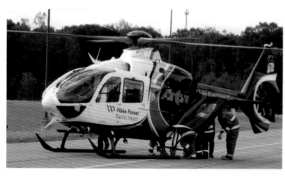

图D-1　消防人员协助机组人员装载患者。在机组人员告知安全后再接近飞机（*Photo courtesy of Roy Alson, MD*）

医疗直升机和创伤患者

照顾创伤的患者是极具挑战性的。然而，如果在适当的地方和事情的各个组成部分都做得很合适，那么这个挑战是很小的。当医疗紧急系统建立资源构成时，医疗直升机能通过提供两地之间的援助改善患者的预后。第一就是转运的速度，第二就是引进更高水平的临床专业知识、设备、在现场的程序或者去医院的路线。

很明显，直升机在超长距离转运中比陆地转运要更快。这是由于它们有更高速的飞行能力并且直线飞行，不受道路条件限制，无论是环境还是交通。与一辆急救车快速通过有其他车辆或者行人繁忙的街道相比，采用医疗直升机减少了公众的暴露或者医疗人员自己的潜在危险。

在美国和世界的很多地区，创伤现场只能提供基础生命支持。医疗直升机服务应尽可能在现场及向医院转运途中提供高级生命支持。通常，在进行高级生命支持的过程中，医疗直升机上的人员可能会提供一些抢救措施、技术和（或）设备，包括但不限于以下操作：如环甲膜穿刺或切开术、胸腔穿刺术、骨膜穿刺术、心包穿刺术和各种各样的药物治疗。如头外伤的患者为了控制气道和防止颅内压增高，给患者应用镇静和化学麻醉剂。另外的设备可能包括血氧的测定、呼气末二氧化碳的测定、正压通气、多普勒辅助血压检测仪装置，或者更多，还有现场的输血治疗。医疗直升机服务人员可比一般地面转运机构的人员抢救更多危重伤员，他们在工作中应该更加熟练、更懂得安慰患者。

对于院际转运来说，患者通过所在医院护士和医生的评估，决定患者是否需要进一步评估和（或）将患者转运至资源更广、能控制严重创伤的医院。医疗直升机服务提供车、人员、速度，并在转运途中提供连续的紧急医疗救助环境。

直升机转运对患者预后的影响

目前还没有明确的研究能够完全解决这个非常简单的问题，即直升机运输对患者预后有什么影响？部分原因为创伤护理是一个多学科的问题，很难控制所有因素，而航空运输是唯一的变量。

随着海拔的升高，周围的气压会降低。这导致吸入空气中的氧气浓度较低，同时由于外部空气压力较低，与外部不连通的空腔结构将会膨胀，对于创伤患者，这会导致气胸扩张、气管插管上的气囊扩张。对于大多数民用医疗直升机来说，它们作业的高度不够高，不足以造成这些问题。但是，如果患者是在海拔5000ft（1500m）以上的高空由飞机运输，应考虑用生理盐水替换气管插管气囊和其他导管气囊中的空气，气胸患者在转运前应放置胸腔导管。

国际创伤生命支持和医疗直升机

国际创伤生命支持技术提供了一个通用的标准，用于对严重创伤的患者进行一系列治疗。这需要在一定范围内协调进行教育和训练，并尽可能通过医疗服务者本身提供教育规划。创伤患者应该在现场由院前急救人员进行快速、精确、完整的评估，是否在本区域进行医疗直升机服务一部分基于评估结果、其他特殊创伤评分、受伤类型和损伤机制，而这个制定计划也逐渐成熟化。易懂的评估和初步治疗应该在医疗直升机到达前进行。他们使用相同的技术，所以报告应很快完成。直升机医疗人员快速进行国际创伤生命支持评估并开始转运，如有需要可在现场或转运途中进行下一步治疗。

必须在给创伤患者做快速评估时持续地评估你的操作技术。当进行转运交接时，如医疗直升机转运服务，你不能像亲自将患者送进医院那样立即得到患者预后的反馈信息。医疗直升机服务就作为你与医院之间的纽带，帮您获得这些重要信息。当进行病例回顾时，国际创伤生命支持评估和初步管理将作为一个与真实治疗对比的标准。

医疗直升机服务是对于你和医院来讲有用途的工具之一。正如所有的工具一样，需要初步的继续教育和培训来确保其使用的恰当和安全。这将改善你服务地区的资源利用，并帮助实现患者利益最大化的共同目标。

（译者　韩鹏达）

创伤评分在院前救治评估中的应用

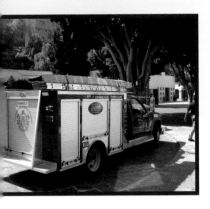

Leah J. Heimbach, JD, RN, EMT-P

学习目标

学完本附录后，应该能够做到：

1. 讨论成人和儿童的格拉斯哥昏迷量表评分。
2. 讨论修订创伤评分和儿童创伤评分。
3. 讨论创伤领域的决策方案。
4. 为创伤患者选择合理的目的地转运。

创伤评分系统

创伤评分系统是由一个数值分配等级或者根据各种临床表现（如生命体征和疼痛反应）进行评分而组成的系统，适用于评估严重的创伤，特别是对多发伤患者的创伤评估。创伤评分系统在各级的创伤系统中都有重要的应用，包括医院内评估、院前评估及所有的卫生保健系统分析。有一些是针对儿童或者成人严重外伤的评分方法，包括格拉斯哥昏迷评分和修订创伤评分（表E-1～表E-4）。最近使用的一些检伤分类的工具中包含的信息就来自这些评分系统。

表 E-1　格拉斯哥昏迷量表评分

报告三个组成部分的得分和总分					
睁眼反应	**得分**	**语言反应**	**得分**	**肢体运动**	**得分**
自然睁眼	4	说话有条理	5	可依指令动作	6
呼唤会睁眼	3	应答混乱	4	对疼痛有明确定位	5
疼痛刺激会睁眼	2	说出不恰当的单字	3	疼痛刺激时肢体会回缩	4
无反应	1	发出不可理解的声音	2	疼痛刺激时肢体会屈曲	3*
		无任何反应	1	疼痛刺激时肢体会过伸	2**
				无任何反应	1

* 去皮质强直姿势。

** 去大脑强直姿势。

表 E-2　修订创伤评分

	得分	修订创伤评分
格拉斯哥评分总分（见表E-1）	13～15	4
	9～12	3
	6～8	2
	4～5	1
	3	0
收缩压（mmHg）	＞89	4
	76～89	3
	50～75	2
	1～49	1
	未测得	0
呼吸（次/分）	10～29	4
	＞29	3
	6～9	2
	1～5	1
	未测得	0

　　这两个评分的信息已经实施，以帮助创伤系统确定患者转移目的地。图 E-1 展示了最初由美国外科医学院在 1986 年制定并在 2006 年和 2011 年由疾病控制与预防中心（CDC）的国家伤害预防和控制中心修订的现场检伤分类决策程序。

表 E-3 儿童格拉斯哥昏迷量表评分

		> 1 岁	< 1 岁	
睁眼反应	4	自然睁眼	自然睁眼	
	3	对口令会睁眼	呼唤会睁眼	
	2	有刺激或痛楚会睁眼	有刺激或痛楚会睁眼	
	1	对于刺激无反应	对于刺激无反应	
		> 1 岁	< 1 岁	
最佳肢体运动	6	可依指令动作		
	5	施以刺激时，可定位出疼痛位置	施以刺激时，可定位出疼痛位置	
	4	对疼痛刺激有反应，肢体会回缩	对疼痛刺激有正常的反应	
	3	对疼痛刺激有反应，肢体会弯曲（去皮质强直）	对疼痛刺激有反应，肢体会弯曲（去皮质强直）	
	2	对疼痛刺激有反应，肢体会伸直（去大脑强直）	对疼痛刺激有反应，肢体会伸直（去大脑强直）	
	1	无任何反应	无任何反应	
		> 5 岁	2 ~ 5 岁	0 ~ 23 个月
最佳语言反应	5	说话有条理，可以交谈	可说出适当的单词或句子	适当的微笑，哭泣，发出"咕咕"声
	4	言语交谈没有条理	发出不恰当的单字	哭泣
	3	发出不恰当的单字	哭泣或者尖叫	不恰当的哭泣和尖叫
	2	无法表达的声音	发出"咕噜"声	发出"咕噜"声
	1	无反应	无反应	无反应

表 E-4 儿童创伤评分

分值	＋2	＋1	−1
体重	> 44lb（> 20kg）	22 ~ 44lb（10 ~ 20kg）	< 22lb（< 10kg）
气道	正常	口咽通道或鼻咽通道	气管插管或气管切开
血压	可触及桡脉搏，> 90mmHg	颈动脉或股动脉触及明显脉搏，50 ~ 90mmHg	未触及脉搏，< 50mmHg
意识水平	完全清醒	反应迟钝或意识模糊	昏迷
开放性伤口	无	伤口小	伤口大或穿透伤
骨折	无	闭合性骨折	开放性或多发骨折

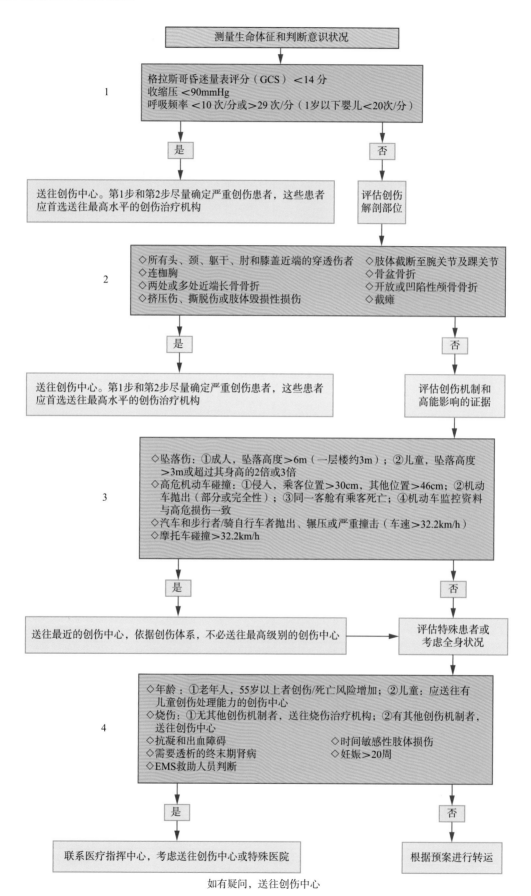

图 E-1 现场检伤分类决策程序

创伤评分的应用

在院内，创伤评分应用广泛，包括如下情况。

1.在医疗机构对伤员进行检伤分类（决定何时适合将患者转送至创伤中心）。

2.配置医疗资源。

3.评估医疗机构对患者提供服务的整体效果。

4.指导评估（确定创伤事件后对患者生存率的评估）。

5.在详细的创伤评分基础上预测患者的发病率和死亡率。

院前急救人员不应该对于完成创伤评分的患者延迟转运，创伤评分系统能对检伤分类患者给予客观的合理的评定（包括患者是否该被转送去创伤中心，以及被转送去哪一级的创伤中心）并且通知伤势的严重性，应用普通话与治疗团队的其他人进行沟通。在这个领域中，创伤评分记录对于分析和研究紧急医疗系统也是有用的。同时这个分析能应用在院前医疗满足紧急医疗系统需要的决策中。

国际创伤生命支持患者的评估（包括神经系统的评估）使用 AVPU 模式（有意识、对声音刺激有反应、对疼痛刺激有反应、没有反应），根据患者的情况确定是否要将患者及时转送。将此信息连同患者受伤的情况通知接收医院，使医院相关人员能准备必要的医疗资源，以优化治疗。

创伤评分在院前环境中应用有时有些混乱，而此时患者评估、创伤管理及与接收医院的沟通都需要简明扼要的报告。建议你使用简单格式向接收医院报告下列资料（见第 2 章）。

1.年龄、性别和主诉。

2.受伤机制。

3.意识水平。

4.生命体征，包括最低血压和最高心率。

5.提供的治疗和治疗的反应效果。

6.做出患者立即转运决定的依据。

许多急救系统将需要在院前环境中使用某种类型的创伤评分系统，以方便患者护理和（或）促进院前研究。格拉斯哥昏迷量表评分见表 E-1；修订的创伤评分示例见表 E-2。儿童格拉斯哥昏迷量表（PGCS）评分和儿童创伤评分的示例见表 E-3 和表 E-4。当你记录和报告昏迷指数分数时，一定要给出分数表各个部分的个人分数（睁眼反应、语言反应、运动反应），以及总分。

一些文献质疑 GCS 和 PGCS 的可靠性，主要是由于评估的执行者和提供者之间的一致性问题。几项研究表明，无论是成年人还是儿童，格拉斯哥昏迷指数评分能准确评估严重创伤性脑损伤的程度。进行运动评估比完成全部昏迷评分要快。在儿科患者中，人们担心许多现有的评分系统并没有针对具体年龄进行调整，这可能限制了它们的预测价值。很可能成人和儿童创伤评分系统将继续进行修订，以便更准确地预测与创伤有关的死亡率。

总结

创伤评分系统对受伤患者进行客观评估和比较，使得施救者能够更好地确定哪一个患者应被运送到创伤中心，并接受医疗设施检查，以确定反应水平。

虽然环境管理体系提供者可能由于实践范围的限制而无法启动某些治疗，但他们获得的信息可以帮助提供者启动更高水平的治疗。例如，他们可以完成血液消耗评分（ABC），这是一种快速、迅速地确定哪些患者需要大量输血的方法，然后将这一信息转发给接收机构。由于急诊医护人员现在对失血性休克患者的复苏更加积极主动，大量输血程序（MTP）的开始是一个重要步骤（图E-2）。

ABC 评分
每项1分
收缩压＜90mmHg
心率＞120次/分
FAST查体阳性
躯干穿透伤
2分或者提示需要大量输血

图E-2　ABC 血液消耗评分

ABC分数为2或2以上表示需要启动 MTP。由于库存血流失了许多凝血因子并且血小板缺乏，MTP 提供了填充细胞、血小板和冰冻血浆，其比例为1∶1∶1。虽然一些急救机构现在正在运送血液，但大多数没有。紧急护理人员在计算 ABC 分数后，仍然可以提醒接收机构患者的状况，这样接收机构就可以调动他们的 MTP。

（译者　张召蒙）

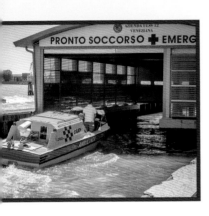

溺水的初始管理

Justin Semsprott, MD, FACEP

关键词

溺水

非致命性溺水

个人漂浮装置（PFD）

学习目标

学完本附录后，应该能够做到：

1.讨论溺水受害者的一般处理。

2.叙述为什么对于溺水者，仅仅做心肺复苏是无效的。

3.理解非致命性溺水，以及对这些患者的管理。

溺水

非致命性溺水：溺水者存活。

溺水：溺水是指因浸入/浸没于液体中导致呼吸损害的过程。

PFD：个人漂浮装置

在美国，每年有约3500人死于溺水，因非致命性溺水接受紧急救护的数字大概是17 500例（2016年美国疾病控制与预防中心统计的数字）。这些受害者中相当大的比例是儿童，这是4岁以下儿童意外死亡的第二大原因。在中低收入国家，溺水是意外死亡的主要原因，其死亡率高达美国的10倍。据WHO报告，"溺水是全球意外伤害死亡的第三大主要原因……"，2015年全球约360 000人死于溺水。溺水是指因浸入或浸没于液体导致呼吸损害的过程。浸没和浸入的细微差别是，浸没是指人完全在水下。浸入发生于气道被水阻塞，如海洋中或激流中的人，身体并非必然浸没，但是他们的呼吸仍然受到了损害。溺水后可能发生以下三种情况：①死亡；②疾病或受伤；③健康未受到损害。这些结果与经历心搏骤停、脑卒中、机动车碰撞、枪伤或任何其他医疗/创伤伤害的人的结果相同。任何这些病因的存活都不称为"临界"心搏骤停"延迟性"脑卒中或"继发性"枪伤。同样地，旧的"临界溺水""湿性溺水""干性溺水""继发性溺水"或"迟发性溺水"也不准确，不应再使用；在溺水中幸存的人发生的是非致命溺水。

与心搏骤停相似，有一个溺水的生存链（图F-1）。最简单地说，这个链条强调预防、救援和医疗。减少溺水发病率和死亡率的最有效方法是预防。4岁以下儿童，溺水最常见的原因包括如下几种情形：在游泳池、浴缸、海滩等处对儿童的短暂的失管失察。在18～44岁的年龄段中，溺水的最常见原因与划船和娱乐活动有关，通常发生在自然水域中，往往涉及酒精或冒险行为。老年人是溺水患者中数量增长最快的群体，由于使用多种药物及患有多种疾病，老年人溺水通常发生在浴缸、游泳池和自然水体中。综合性溺水预防策略不在本附录的范围之内。简言之，针对最年轻年龄组的干预措施集中在直接监督、增加水池障碍物和游泳课程上。对于中等年龄组，干预措施包括使用个人漂浮装置（PFD或救生衣）、遵循安全划船惯例、避免饮酒和避免使用麻醉剂。老年人的溺水预防包括加强交流、避免服用导致嗜睡的药物、佩戴个人漂浮装置及练习安全的划船练习。

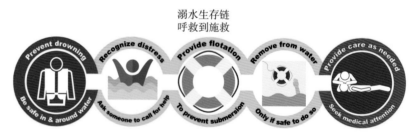

溺水生存链
呼救到施救

图F-1　溺水生存链

Prevent drowing：预防溺水－水中；Be safe in & around water：水边要注意安全；Recognize distress：识别溺水；ask someone to call for help：让人去呼救；Provide flotation：提供漂浮物；To prevent submersion：预防浸没；Remove from water：移出水面；Only if safe to do so：仅在安全时实施；Provide care as needed：按需施救；seek medical accention：寻求医疗帮助

溺水的病理生理学

当气道位于液体表面以下时，溺水就开始了。溺水者最初屏住呼吸，通常在 30 ~ 60 秒失去知觉。在失去知觉之前，患者会吐出水或吞咽水进入口中。主动或被动喘气通常只会导致少量水（少于 60ml）进入肺部。患者变得越来越缺氧，不久他们就会失去知觉。随着缺氧的进展，从心动过速到心动过缓到无脉电活动（PEA），最终缺氧导致心搏骤停。在失去意识和死亡之间，仍有保护性气道反射，可导致大量水在进入口咽时被反射性吞下。

在整个历史中，术语"湿"和"干"溺水的非专业定义各不相同，没有公认的医学定义。许多溺水患者只吸入了少量水，最初的复苏重点是逆转脑缺氧。水是否进入肺部之间的区别不再像以前那么重要，特别是在复苏的急性阶段。即使少量水被吸入肺部（低于 2ml/kg），也会导致表面活性物质的损失、肺泡的塌陷，并最终发展为急性呼吸窘迫综合征（ARDS）。吸入的水可能含有可导致感染的微生物或有害化学物质，这可能使复苏后的管理更加复杂。在急性期，淡水溺水和海水溺水的区别并不重要，特别是电解质的变化并不像以前认为的那样普遍。关键信息是溺水是一种缺氧事件，会影响心脏和大脑。溺水是一种伴有肺部并发症的脑部问题，而不是相反。

> **提示**
>
> **溺水**
> 溺水是一种影响心脏和大脑的缺氧事件，而不是肺部问题。

初始管理

必须先把患者从水中救出来。有许多善意的，但未经训练的，业余的和专业的救援人员在试图救援时死亡的案例。救援人员的安全是最重要的（表 F-1 和图 F-2）。在院前阶段，逆转缺氧是首要关注的问题。患者的生存取决于你对气道、呼吸和循环（ABC）的快速评估和管理，以及尽快提供氧气。

溺水患者很少发生颈椎损伤，发生率不到 1%。当一个人跳入浅水或从高处跳入水中（成人落差大于 20ft，儿童跌落大于自身身高的 3 倍）时，此类伤害更为常见。在那些怀疑由存在局灶性神经功能缺损或冲浪、潜水等造成的高冲击机制而导致的颈椎损伤患者，仍应首先解决气道问题。

表 F-1　急救步骤	
伸	伸出一根杆子、桨或树枝，让溺水者抓住
扔	向溺水者扔一些浮在水面上的东西，如船垫、个人漂浮装置、救生圈（有绳或无绳）或任何能浮在水面上的东西
划	使用一个划艇到达溺水者，让他们抓住船的后部。别让他们弄翻了船
去	非专业人员请勿入水，去寻求帮助。如果你必须下水，试着在你和受害者之间保持一个漂浮装置的距离

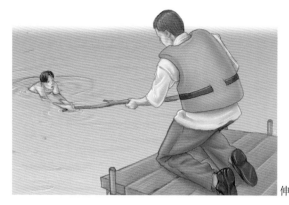
伸

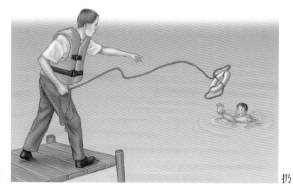
扔

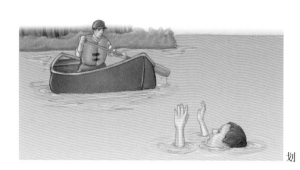
划

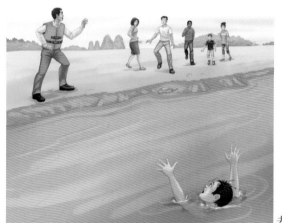
去

图 F-2 急救步骤

无反应

虽然对心源性心搏骤停的按压式CPR和C-A-B顺序已给予了适当的重视，但对溺水者的复苏仍应遵循传统的A-B-C方法。例如，欧洲复苏委员会、北卡罗来纳州紧急医疗服务系统（EMS）办公室、加利福尼亚州公园紧急医疗服务机构和一些救生员机构非常重视这一点，他们在开始通常的CPR或人工呼吸比之前先进行5次人工呼吸（图F-3）。专业救援人员应该考虑进行水下救生呼吸训练，这已被证明可以提高存活率。胸部按压不能在水中进行，因为它们是无效的，但是一旦患者在救生艇上或在适当的坚固表面上，就可以进行。

呕吐在需要复苏的溺水患者中很常见，发生率接近90%。大量非心源性肺水肿，以下称为泡沫，使得气道管理更加复杂。这种泡沫是吸入的水与肺表面活性剂混合的结果。泡沫和呕吐物的存在会使气囊面罩通气和气管插管困难，同时也会妨碍声门上气道装置（SGA）的良好密封。呕吐物会阻塞气道，必须吸出或清除。清除泡沫需要更细致的方法，不能影响供氧。这似乎违背了院前必须保持呼吸道畅通的原则。实际上，溺水者可能正因为大脑缺氧而濒临死亡。泡沫不会阻塞气道，从上呼吸道清除泡沫并不能将其从肺泡清除。利用呼气末正压（PEEP），泡沫可以在初始复苏时"装袋"，以向大脑提供氧气（有关气道管理的进一步讨论见第6章和第7章）。

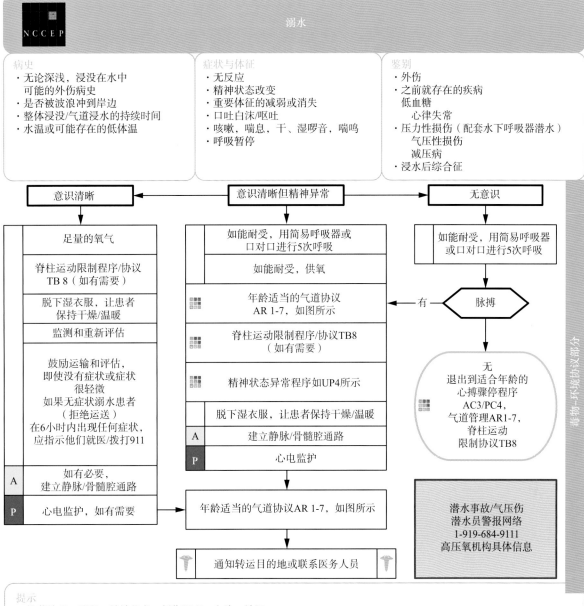

图 F-3　溺水救治流程图，美国认证的EMS人员

清醒时精神状态改变（AMS）

处于清醒状态且精神状态异常的患者，精神状态范围从清醒、易怒或意识错乱到嗜睡伴呼吸微弱。以最高可用浓度开始供氧。通常，这首先需要使用球囊面罩（BVM）来完成，可逐步降级为非循环呼吸器、局部循环呼吸器、简单面罩或鼻导管。这些患者通常会在开始的几分钟内好转或恶化。应小心为进一步的失代偿做准备。最重要的关键行动是尽快提供最高流量可用的氧气。

清醒时精神状态正常

处于正常精神状态的清醒患者的存活率为95%～99.5%，包括那些可能在离开水后有轻度至重度咳嗽，口或鼻有泡沫，胸痛或轻度至重度呼吸困难的患者。治疗应侧重于通过面罩或鼻插管提供可用的最高浓度的氧气。这类患者对救援人员和非专业媒体造成了很大的困惑，因为他们经常被错误地归为"继发性""延迟性""干燥性"或"停车场"溺水，原因是患者最初表现良好，后来发生失代偿。事实上，这些患者会有某种程度的轻度呼吸困难，在接下来的2～3小时会好转或恶化。通常他们会在急诊室留观4～8小时，然后如果他们没有症状，请出院。没有公开的病例表明获救的溺水者完全没有症状，后来又出现了呼吸窘迫或其他症状。如果发生这种情况，则考虑其他诊断，如气胸、肺炎或心肌炎。

低体温

从水中救出的许多人都体温过低，这可能会使救援和复苏变得复杂。应注意使溺水者恢复温暖并保持正常体温。虽然有许多病例报告，人们掉进冷水后尽管长时间浸泡在水中仍得以幸存，这实际上是极少数的情况，并不能反映在冷水中溺水的人的典型情况。哺乳动物的潜水反射是退化的反射，可引起低代谢状态的心动过缓和氧气利用减少。在这种情况下，它通常被认为是生存的原因，但仅在少数人群中存在。即使是那些有完整的哺乳动物潜水反射的个体，但一旦告别童年，它就会减弱到消失的程度。经过Meta分析，年龄、盐度和水温对溺水者的预后均无影响。仅溺水持续的时间长短是生存的主要决定因素。决定开始复苏或进行身体恢复是复杂的，超出了本附录的范围。不管水温如何，已知的溺水时间超过25分钟时，预后几乎普遍较差，溺水超过60分钟的几乎无存活可能。

小结

溺水是一个伴随肺部并发症的严重问题。潜水时间决定了大脑缺氧的时间，因此是唯一有效的预后预测指标。患者获救后，治疗应集中于尽快提供最高可用浓度的氧气。应在医疗环境中观察获救后出现轻微呼吸道症状的患者是否恶化。对于抢救后完全无症状的患者，在数小时至数天后出现症状，应寻找引起症状的其他疾病。

（译者　周必业）

战术紧急医疗救援

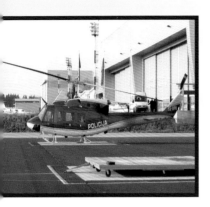

William P. Bozeman, MD, FACEP

Nicholas Petit, MD

Sean Ochsenbein, MD

Walter J. Bradley, MD, MBA, FACEP

John Wipfler, MD, FACEP

William Pfeifer, MD, FACS

关键词

战术紧急伤员救护委员会（C-TECC）

Hartford 共识

远程评估医学（RAM）

救援特遣队（RTF）

特殊武器与战术部队（SWAT）

战术紧急伤情救护（TCCC）

战术紧急医疗救援（TEMS）

学习目标

学完本附录后，应该能够做到：

1. 描述战术紧急医疗救援（TEMS）的目标。

2. 解释 TEMS 的需求。

3. 描述 TEMS 实施者的目的。

4. 讨论 ABC 何时应转为 CAB。

5. 了解旨在提高大规模伤亡枪击事件生存率的《Hartford 共识》。

6. 了解战术紧急伤员救护委员会（C-TECC）：将战术紧急伤情救护（TCCC）指南演化并应用到民用高危医学。

简介

战术紧急医疗救援（TEMS）：在通常存在高危及资源受限的战术环境下提供急救医学服务。

战术紧急医疗救援（TEMS）是急诊医学和急救医疗服务的一个正在不断发展的子专业。暴力犯罪、恐怖行为和大规模枪击事件的增加表明，所有急救服务实施人员都需要对战术紧急医疗救援的概念和原则有一个基本的了解。执法战术训练和行动期间所面临的危险气氛通常会导致警察、人质、嫌疑人、旁观者和其他人（包括可能涉及的医务人员）受伤的重大风险。遗憾的是，最近的可利用的院前急救往往是在数个街区以外、等待现场变得"安全"的急救车。此外，传统的急救系统可能没有被纳入执法部门的响应中，从而延误了对执法者、受害者甚至犯罪者的救治。这种使用标准EMS实施人员的老式"传统"方法可能会使院前人员面临危险。另外，传统的EMS安排没有将医疗队纳入战术计划，往往会扰乱或危及执法战术任务。

特殊武器与战术部队（SWAT）：一个指定的执法小组，其成员经过招募、挑选、训练、装备和分配，以解决涉及公共安全威胁的重大事件［仍未超出传统执法第一反应人员和（或）调查单位的能力］

执法机构越来越认识到必须立即提供紧急医疗服务，并将其与行动结合起来。为了满足这些需求，精心挑选、经过专门训练和装备的院前医务人员与急诊医生被越来越多地派到战术部队进行支援，也称为特种武器与战术部队（SWAT）。TEMS已在许多城市建立起来，并在世界各地日益普及。提供战术紧急医疗救援的医疗人员需要特殊装备，并接受训练，具备一定的现场应用技能，这样才能满足执法战术小组的作战支持需求。以下是对这些独特方面的讨论，目的是为战术EMS提供知识基础。

什么是战术紧急医疗救援？

战术紧急医疗救援（TEMS）是指在执法和军事特种行动中提供紧急医疗服务，并不断向战术单位成员提供全面的医疗保健，维持他们的身心健康以优化战术团队的表现。

TEMS的目标与特警部队的目标相同：在对团队行动不造成伤亡的情况下完成执法任务，保护每个人的生命和安全。

现代特种武器与战术部队（SWAT）团队

一般公众有时会对战术团队产生负面的印象，这可能是因为电视节目和电影把特警队描绘成简单地展示和"干掉"坏人。事实上，现代战术团队是由训练有素、经验丰富、可靠的"精英"执法人员组成的，他们尽其所能解决危险情况，而不会伤害任何人。事实上，特警部队拯救了生命。在美国，约95%的特警出动都是和平解决的。实际上，一个特警小组是作为一个危机干预和救援小组，具有攻击和谈判能力。

战术团队通常包括以下职位。

- 事件/单位指挥官：在指挥所监督整个行动。
- 队长：亲自指挥团队，并可随突击小组一起进入现场。
- 战术队员：战术小组成员。通常情况下，一个突击小组有4～8名小组成员，并且可能配置2个或2个以上的突击小组或营救小组。在队员中可以分配几个特定的角色，如破门手、干扰设备部署员、非致命攻击手、嫌犯抓捕员等。
- 医疗/战术急救人员：为患病或受伤的团队成员、嫌疑人、受害者或旁观者提供即时医疗支持；其他职责包括提供预防性医疗。TEMS实施人员的主要职责是确保队员的健康和安全。训练伤实际上比行动中受伤更常见。

- 狙击手/观察员：提供远距离观察，并通过无线电向事件指挥官和队长传达信息；必要时执行击毙任务。
- 谈判团队：通常通过电话或投递电话系统进行沟通。危机谈判解决了大部分特警行动。

战术紧急医学救援的演变

民用TEMS的起源借鉴了军事医学的经验。拿破仑军队的外科医生Dominque Larey被认为开发出第一套现代野战医疗后送系统，并将其整合到作战部队中。在美国内战期间，Clara Barton帮助展示了在从受伤地点运送伤员之前和期间为伤员提供医疗稳定的好处。她尽快处置士兵的理念（"负伤处开始救治"）引领了现代军事和民用院前救治系统。

多年来，军事特别行动单位在其组织结构中纳入了医疗保障，因为他们认识到这种支持，特别是在秘密行动或战术行动中，可以提高任务成功的概率。

重大的历史事件使人们对经过特殊训练的战术部队产生了越来越多的兴趣：奥斯汀大学钟楼枪击案（1966年8月1日一名枪手造成15人丧生，35人受伤），以及1965年和1992年的洛杉矶瓦茨骚乱。这些事件使民间执法机构大吃一惊，迫使它们考虑如何应对自己管辖范围内的暴力行为。这促进了现代特警队的发展，而战术紧急医疗救援是作战设计的其中一部分（Carmona，2011）。

为什么需要战术紧急医疗救援

TEMS形成的原因很容易解释。恐怖爆炸、绑架、劫持人质的银行抢劫、暴乱、使用全自动武器的毒贩、携带武器的情绪失常者及其他暴力行为越来越多地出现在我们的日常生活当中，在美国和世界各地也越来越普遍。我们的社区公民期望执法机构能够迅速和安全地解决这些事件。执法机构通常有一支训练有素的应对潜在暴力紧急情况的人员队伍，但此类事件中警员（和其他人）的伤亡风险也很高。

2018年，仅在美国就发生了323起大规模枪击事件（定义为事件中超过4名死者，不包括枪手）。类似的重大事故在世界各地发生的频率越来越高。一旦发生这种情况，就迫切需要执法人员做出反应，而参与行动的警员也越来越需要医疗支持。表G-1中的事实支持了TEMS的概念。

表 G-1　战术紧急医疗救援的合理性

- 综合性TEMS单位可以使战术团队风险更低、收益更大。
- 整合医疗保障小组后，战术行动的安全性得到加强。
- 如果使用常规的EMS救治，则会出现救援时间延迟（"等待现场安全"通常太迟）。
- TEMS训练和调遣中的预防医学可减少伤害和疾病。

战术紧急医疗救援的作用

战术紧急医疗救援实施人员通常为民事执法战术团队和其他执法团队提供支持，如防爆小组和拆弹小组。参与该领域的院前医疗提供者有一个简单的目标，即预防伤害和疾病，以及在受伤和疾病发生时提供尽可能最好的医疗救治，为任务成功完成做出贡献。医疗支持在以下三个关键时段提供。

- 执行任务前
  - —在训练期间为团队成员提供全面的医疗支持，最大限度地提高任务执行能力。这包括预防医学、健康维护和损伤控制（团队的"医生"）。
  - —为在训练期间受伤或生病的队员提供即时医疗救护（许多特警队员在战术训练中受到严重伤害）。
  - —教导特警队员战斗医疗的自救互救。
  - —参与任务规划和医疗威胁分析（MTA）。
  - —准备医疗威胁分析。
  - —在对任务保密的同时提供适当的医疗建议，以避免任何信息泄露。
  - —让TEMS团队准备处理预期现场会出现的相关医疗威胁和危险。
- 执行任务期间
  - —主要为战术小组成员和执法人员提供即时医疗服务。
  - —其次，为现场的旁观者、嫌疑犯或其他有需要的人提供紧急救护。
  - —向指挥人员提出有关医疗问题的建议，并提供医疗咨询。
  - —对任何处于暴露位置的倒地伤员执行远程医学评估（RAM）。
  - —与当地急救系统、医院，以及其他公共安全和执法机构的官员保持联络。
- 任务完成后
  - —执行事件回顾并协助指挥人员分析行动/训练事件。
  - —记录和审查所有与行动或训练任务有关的医疗记录。
  - —通过与医院、医生、家属和警察局官员的合作（同时遵守患者保密规定），适当优化受伤警员的治疗、康复和心理健康。
  - —在对事件进行回顾和分析后，提供改进政策的建议。

战术紧急医疗救援模型

多年来，已开发出许多不同的TEMS单元。但没有一个"最佳"的战术紧急医疗救援模型能够满足所有机构需求。所有模型都有其优缺点，并且必须使用可用资源来定制每个程序以适合特定机构的需求。多年来，许多不同的TEMS单元模型已经发展了一个共同的主题，即没有单一的"最佳"战术EMS模型可以满足所有机构的需求。所有的模型都有自己的优点和缺点，所以必须使用可用资源来量身定制每个程序，以满足特定机构的需求。

实施人员模型

谁是"战术医生"的理想人选？一般来说，如果在从事医疗专业的人群中挑选TEMS实施人员，然后让这些人接受执法和战术医疗保障的再培训，则更容易且成本更低。执法机构要想使他们自己的一名警员成为能够执行高级生命支持（ALS）的医务辅助人员，培训和维持技能需要花费1000个小时或者更多时间，这样不但费用昂贵，也不现实。相反，医务人员/医务辅助人员可以参加一个精简的执法培训课程学习执法的基本知识，并辅以TEMS培训课程，以提供基本的战术紧急医疗救援知识库。这种方法的优点是，医务人员或其他医疗专业人员每天常规从事医疗工作，因此能够保持医疗技能，也更容易遵守国家EMS法规和认证。

一些执法机构已经对其战术人员进行了基本生命支持（BLS）培训和认证，使他们成为医疗急救员（EMT）。这种方法至少提高了紧急医疗救护的训练水平，降低了重要信息意外"泄露"的可能性，并消除了战术团队中"平民"的存在。然而，如果使用这种方法，那么将几个战术人员指定为"仅用于医疗的TEMS"仍然很重要，尽管大多数警员都不愿意担任该角色（因为他们更喜欢逮捕或消灭嫌疑人）。虽然不是强制性的，但许多TEMS实施人员将被指定或认证为某种类型的执法人员（通常是辅助性的、经认证的兼职警员，很少是全职的）。这一安排可以使责任和保险获益扩展到每个TEMS人员身上，并增加执法训练机会。

理想的情况值得商榷，并取决于许多当地因素，但总的来说，如果医务人员能够成为兼职或辅助警员/副手，则TEMS单位将得到更好的整合和支持。这一安排允许TEMS成员接受额外的训练，增加"团队精神"，并允许解决大多数责任问题。医疗事故不一定在市政府管辖范围内，而且各种情况不尽相同。一些州已经通过立法，在医务人员协助或向执法人员提供医疗支持时，对他们给予保障。

部署和定位

战术医生的最佳位置在哪里？这是一个值得商榷的话题，但总的来说，当战术行动开始，特警部队进入时，TEMS实施人员的最佳位置是最安全的位置，且该位置足够近，以便能够在快速（不到30秒）响应时间内到达战术小组所处位置或任何受伤警员处。理想情况下，这是一个让医务人员能够看到战术小组确切进入点的位置。这一概念被称为"相对安全点"。如果现场不安全，但条件允许将伤者转移至医务人员和坚固掩体后，他们可能会被转移以获得稳定的急救。每种情况都是不同的，可能会有一些情况需要TEMS实施人员站出来协助倒地警员。

一般来说，在最初的特警出动组织阶段，医疗队最好设在指挥部（帐篷、车辆、房间），在那里他们可以根据需要提供医疗支持，参与解决突发事件，并很好地掌握行动细节。当战术小组就位后，TEMS实施人员可以前移到相对安全的地方，在坚固掩体后面待命。然而，有些小组把他们的医务人员留在指挥部，而另一些小组则把训练有素的医务人员带到他们的突击小组。

这些制度有利有弊，每个单位都需要根据有关人员和部门的选择自行决定。总的来说，每个TEMS单位都需要与战术单位密切合作，以确定有关其医务人员部署地点的政策和程序。有几个地方可以安置TEMS人员。TEMS人员的确切位置将根据当地战术单位的偏好、战术呼叫的类型及TEMS培训的水平而有所不同。三个经典区域描述如下。

- 在外周界（冷区）。这通常是TEMS人员最初的最佳位置，也是事故指挥中心或战术作战中心（TOC）的通常位置。
- 内周界外（温区）。与前一个区域一样，一旦特警队进入内周界，这是一个很好的位置。TEMS部队通常随战术小组接近建筑物或构筑物，然后当到达坚固掩体（即装甲车、砖墙或其他阻止子弹的物体）的近距离观察点时，TEMS人员会留在那里，理想的情况是与1～2名能提供安全保障的执法人员一起。
- 与特警突击小组一起进入内周界（热区）。这是有争议的，可能取决于TEMS附加训练和（或）经验的水平。一些特警队在突击小组中配有一名训练有素的医务辅助人员或急救医助，作为突击小组最初进入大楼的第四或第五个人。这有立即就医的优势，但TEMS医务人员的风险相对较高。对于较小建筑物或单体建筑，一种更安全的方法是让医疗队隐蔽在战术小组附近的掩体中，只有在需要时才呼叫TEMS人员。

意外情况罕见，但仍有可能发生，因此所有战术团队都应该针对意外情况进行训练。这类事件包括一栋有多个房间和楼层的大型建筑中有已知的伤员，嫌疑人可能仍在大楼内。针对这种情况，许多TEMS单位都接受了训练，在救援队中发挥作用，并与战术队员合作清理建筑物，同时为发现的任何伤员提供医疗救护。

解救与转运

TEMS人员不一定具有自己转运伤患的能力。如果他们没有，他们可能需要借助当地EMS系统运送受伤的特警队员或非执法人员。这在制订计划方案和程序时必须特别留意，尤其是TEMS单位的位置和转运工作的协调。

是否装配武器

是否应该允许战术医务人员接受适当的培训并授权携带枪支，以保护自己和患者的人身安全？这对一些机构来说是有争议的，而其他机构则乐于花费时间和精力武装他们的医护人员，以应对危险的战术环境。国家培训机构在这一问题上的官方立场是中立的。如果不允许TEMS实施人员携带武器，或TEMS实施人员不愿意携带武器，则必须对他们做出可靠的安全安排，以便在特警出动期间照看和保护他们。我们付出努力建立新的TEMS单位，不要让这个争论阻碍TEMS的成立和发展，许多团队已经成功地建立了TEMS工作关系，装配武器问题在相互尊重和理解的基础上正得到更好的解决。

专用 TEMS 设备和战术

设备和用品

除了急救人员通常使用的设备外，战术医务人员还应配备一些专用设备和用品以协助他们完成任务。这些设备和用品列举如下。

1.制服、防护设备和医疗用品

制服、防护装备、医疗设备和医疗用品因TEMS单位而异，表G-2中所列的一些建议可供参考。这些是可供参考的简单装备，每个TEMS单位在每一个设备的选择上会稍有不同。

表 G-2   个人制服和保护性装备

- 制服（适用于训练和执行任务的机构制服）
- 靴子（具有良好的踝部支撑、良好的全地形抓地力、防水、耐体液腐蚀）
- 防弹背心（首选Ⅲa级，亦可考虑带侧面防护和陶瓷片的Ⅳ级防弹背心）
- 头盔（凯夫拉）具备稳定的悬挂系统
- 黑色头套（保护现场身份，防止面部烧伤）
- 带侧面遮挡的护目镜（透明聚碳酸酯镜片，防止飞溅的碎片/外伤）
- 护耳用具（泡沫耳塞、射击耳罩）
- 手套［橡胶手套（理想的是丁腈手套），以及皮革或Nomax纤维外层手套］
- 标准医疗防护装备：面罩/面屏、手套、必要时所需的危险品处理设备
- 防毒面具（如有需要，带光学插件）

2.专用设备

提供医疗支持的医疗装备/药物可以以多种不同的方式组织和（或）携带。一般来说，每个单位的做法都不同。一些TEMS单位采用了这样一个简单的理念：

"所有可能需要的东西都要随身携带"。例如，一些TEMS单位采用三级体系。前两级设备包始终由TEMS人员随身携带，而第三级设备（大型战术医疗高级医疗包）通常放置在附近或车内。

- 一级：战术医疗包

战术医疗背心：可与防弹背心结合，或在防弹PPE外穿上单独的医疗背心。

　—丁腈手套、带眼罩或护目镜的面罩。

　—出血控制：止血带（2个或以上）、压力敷料、绷带（3个）、布基胶带、止血剂（Combat Gauze或Celox；2袋）。

　—气道管理套件：环甲状膜切开牵拉钩、手术刀、便携面罩、张力性气胸减压套件、止血钳、气管插管导管（6.5号和7.5号）、探针、口咽通气道、28号鼻咽通气道、3号叶片喉镜、声门上气道、带通气阀的球囊面罩。

　—穿透性胸部创伤密封贴（2个）。

　—创伤剪刀，多功能折叠刀。

　—手铐、枪套和防御性武器（手枪）、弹药、额外的弹夹（如果当地协议允许）。

　—通信：带耳机的无线电、手机、寻呼机。

　—手电筒。

　—用于远程评估和观察的小型双筒望远镜；考虑具有夜视功能的单筒式或头戴式。

- 二级：战术医疗背包

　—额外的止血带、止血敷料、绷带、止血剂。

　—第二套（备用）高级气道管理套件，包括第二套一级气道用品、球囊面罩、Magill钳、1号和3号喉镜叶片、全套气管插管导管（成人和儿童）、声门上气道。

　—大号弯止血钳、手术刀。

　—1L静脉输注用乳酸钠林格液2袋，带静脉输液管的静脉输液套件，加压输液袋。

　——次性加热包（在寒冷天气操作中保持静脉输液温度）。

　—高级生命支持药物：阿托品、肾上腺素、利多卡因、50%葡萄糖、氨甲环酸。

　—血压袖带和听诊器。

　—轻伤医疗包：外科免缝胶带、安息香、聚维酮碘、Neosporin抗菌止痛膏、创可贴、绷带。

　—常见病药品：布洛芬、对乙酰氨基酚、抑酸剂等。

- 三级：战术医疗高级急救包

此包可锁在受控环境内。急救包内包括一些要求妥善保存、需要控制并受强化药物管理（DEA）的药物（表G-3）。另外，非常重要的一点，是要避免高温以防敏感药物失效。许多团队已经与医院或EMS机构建立了补充更换机制，定期"补充"并在过期前回收药物，将净"成本"控制在极低水平。高级医疗补充套件中包含的其他物品如下。

　—注射器和针头，酒精消毒湿巾。

　—缝合包（2个）和小型外科急救用品——纱布、弯盘、无菌手套、缝合材料、聚维酮碘棉签。

　—额外的静脉输液液体和静脉输液器，静脉输液套件。

　—Anderson爆炸冲击波计量器。

表 G-3　TEMS 高级急救包内需要控制和管理的药物 *

症状/分类	药　物
感冒/流感样症状	镇咳药 伪麻黄碱/愈创木酚缓解鼻腔充血药（20 片） 去氧肾上腺素喷鼻剂（1 瓶）
轻度疼痛镇痛药	布洛芬 400mg/片（30 片） 对乙酰氨基酚 500mg/片（30 片）
重度疼痛镇痛药	吗啡，静脉/肌内注射
过敏/过敏性反应	肾上腺素 1∶1000，2ml/支（3 支） 苯海拉明胶囊 25mg/粒（20 粒） 泼尼松 20mg/片（10 片） 沙丁胺醇气雾剂（1 支），亦用于哮喘的治疗
轻度胃肠疾病	洛哌丁胺片（20） 碱式水杨酸铋片（约 20 片） 抗酸药片（约 20 片）
无反应患者	含氨的胶囊（2 支） 50% 葡萄糖注射液，50ml 注射器（1 支） 口服葡萄糖糖浆（1 瓶） 纳洛酮，2mg/支（2 支）
高级生命支持药物	1% 利多卡因（2 支），10ml 注射器 阿托品，1mg/支（2 支），注射器 肾上腺素 1∶10 000，1mg/支（4 支），10ml 注射器 硝酸甘油舌下喷雾剂 儿童剂量阿司匹林，81mg/片（用于治疗胸痛）
控制癫痫	地西泮，10mg/支（1 支），静脉注射或肌内注射
快速诱导插管药物	地西泮，10mg/支 依托咪酯，静脉注射用于镇静 氯胺酮，静脉或肌内注射（1 支） 罗库溴铵（Zemuron），5ml/瓶（2 支）
眼/耳疾病	庆大霉素眼药膏（2 支） 庆大霉素眼药水（2 瓶） Cortosporin（译者注：主要成分包括抗生素和激素）滴耳液（1 瓶）
皮肤病	克霉唑倍他米松霜，10g/支（3 支） 0.1% 曲安奈德软膏，10g/支（3 支） 防晒霜，SPF30（1 支）
抗感染治疗	头孢氨苄，500mg/片（10 片） 左氧氟沙星，750mg/片（10 片） 头孢唑林注射液（2g，加入 50ml 生理盐水静脉输液） 头孢曲松（2g，加入 50ml 生理盐水静脉输液）
其他药物	Oralgel（牙科镇痛药）（1 支）

*仅在医师指导下使用。

—用于冲洗/清洁伤口的无菌生理盐水（2 瓶）。

—牙科套件：镜子、牙线、丁香油、表面麻醉药、压舌板、造口蜡、临时填充材料。

—其他创伤用品：消毒湿巾、压缩弹性绷带、创伤垫、眼部敷料、脱脂棉棉签、SAM 夹板、三联抗生素软膏、创可贴、胶带、不粘纱布、纱布垫、防水疱垫、冲洗注射器／溶液、聚维酮碘和洗必泰（氯己定）擦洗刷、冰袋、加热包、保鲜膜，张力性气胸2套。
—额外的听诊器、笔式手电筒、创伤剪刀、刀具／多刀工具。
—无菌和非无菌检查手套；面罩／防护屏。
—记号笔、防水纸、单位成员病历。
—患者身份／检伤分类标签、急救保暖毯（2个）、频闪灯。
—医疗废物袋、收集一次性医疗锐器的硬质塑料容器。
—体温计和特殊的低温温度计。

训练注意事项

　　战术医学实践中不可或缺的大量知识与标准院前急救和急诊医学培训完全不同。这些主题来自各种医学学科和执法／军事行动，由众多专门从事战术医学训练的高质量培训机构（表G-4）教授。TEMS实施人员的最大利益是完成一个正规的TEMS教育课程，然后在与战术部队的日常训练中利用独特的技能和知识，以熟悉和相互尊重各自的角色和能力。

表 G-4　TEMS 特殊要点

- 行动注意事项
  - 召集战术小组的指征
  - 领导角色和职责
  - 战术小组进入的方式：公开地或秘密地
  - 犯罪现场行动
- TEMS小组或实施人员的部署注意事项
  - 筹划，与EMS整合
  - 战术环境的现场安全
  - 声光限制下的战术转移
  - 精通武器，以及缴械和掌管
- 沟通
- 战术环境中的紧急医疗救治
  - 火线救治和标准流程的修改
  - 警官倒地场景——快速反应操练
  - 医疗威胁评估（MTA）
  - TEMS解救和撤离注意事项
  - TEMS转运注意事项和与EMS交接
- 其他医疗救治要点
  - 预防性处理和健康维护
  - 创伤后应激反应汇报和心理护理
- 致命性威胁处理和自卫
  - 暴力或潜在暴力疑犯的识别和处理
  - 罪犯的抵抗和威胁；交流和策略
  - 持续使用武力
  - TEMS实施人员使用致命性武器的注意事项
- 战术环境下其他特殊威胁的处理
  - 恐怖主义与TEMS实施人员
  - 生物恐怖主义
  - 化学恐怖主义
  - 爆炸伤、烧伤和爆炸恐怖主义（自杀性炸弹）
  - 穿透伤—弹道学
  - 秘密药物实验室、冰毒实验室

特殊战术医疗程序

在提供任务支持的过程中，TEMS实施人员需要了解并精通几个主题。

1. 在治疗前解除武装，确保现场安全

- 如果警员受了重伤，首先移除武器（不要忘了备用枪、爆炸物、化学武器）。如果警员受轻伤、清醒，且仍面临威胁，则考虑让其保留武器，以保护自己和TEMS人员。
- 所有嫌疑犯都应该被认为有隐藏的武器、手铐钥匙、皮下注射针头和其他危险。一定要在他人协助下解除嫌疑犯武器。务必要小心！

2. 战创伤伤员救治

在特警执行任务期间，TEMS实施人员可能会被要求救治中弹或受伤的人员。战术指挥官及其团队必须致力于安全完成任务，包括在需要时寻求额外帮助、确定火力优势、消灭威胁和预防额外伤亡。这与保持现场更安全是一致的。在这种情况下仅提供简要的医疗救护，必须认真权衡干预需求和医疗救护者的安全需求。

3. 战术战伤救治/战术紧急伤员救治的重点

经典的创伤救治是在一个安全的环境中对ABC进行顺序评估。然而，战术环境下的第一步是压制或者消除威胁。这可能涉及在枪击案中将犯罪人逮捕或致残，或者在不稳定的结构或车辆中稳定或快速转运伤员。一旦威胁解除（或伤员脱离威胁），死亡的主要原因就是未控制的出血。第二位的可预防性死因是气道梗阻。因此，正如前文中多次指出的，经典的ABC方法被修改为C-ABC（TCCC使用缩写MARCH-E；见表G-5）。首先要立即使用绷带或止血带控制致命性大出血，然

表 G-5　救治优先顺序

XABC	对民用EMS的说明/调整	MARCHE（TCCC）
EXsanguinating hemorrhage（致命性大出血）	• 识别和处置大出血；处置包括止血带和压力敷料	Massive hemorrhage control（控制大出血）
Airway（气道）	• 开放气道，确保足够的通气及氧合；注意，并不一定需要有创气道，基础生命支持中的开放气道手法经常就足够，如提颌法、气道辅助装置（鼻咽通气道/口咽通气道）或球囊面罩	Airway control（气道管理）
Breathing（呼吸）	• 针刺减压处理张力性气胸 • 警惕过度通气，可能导致静脉回心血量降低，加重创伤性脑损伤	Respiratory support（呼吸支持）
Circulation（循环）	• 评估和纠正休克，表现为低血压、心动过速或二氧化碳波形图低平 • 除创伤性脑损伤外，低血压复苏有助于减少进一步出血和减少晶体灌注 • 如有可能，考虑使用氨甲环酸和输注血液制品	Circulation and shock management（循环及休克管理）
	• 尽量减少低体温，以防止凝血障碍和出血增加 • 维持中枢神经系统灌注和氧合	Hypothermia（低体温） Head injury（头部损伤）
	• 环境（体温过高、体温过低） • 眼损伤 • 准备转运 • 镇痛 • 如有指征，使用抗生素	Everything else（其他事项）

后快速评估气道（A）、呼吸（B）和循环（C）。

军用战斗敷料在这种情况下是非常有效的。几种方便使用（如有效的止血带）易于获取且适合战术 EMS 使用。记住要脱掉防弹衣和衣服以暴露枪伤或刀伤伤口，以便更准确地评估和放置压缩敷料、胸部密封贴（见第8章和第9章）及其他止血剂。军队已经成功地开发和部署了几种用于治疗失血性出血的新型止血剂和敷料（见第5章）。这些也同样可以考虑在民用 TEMS 系统中使用。

如果患者有明显的严重损伤迹象且已无生命体征，那么进一步的医疗救护是徒劳的（见第16章）。如果在受到直接敌对威胁的内边界内发现没有脉搏或自发呼吸的重伤警员，救治人员应判定他们已经死亡。在敌对环境中，除非警员、嫌疑人或其他人能够安全撤离或消除所有威胁，否则不考虑心肺复苏。

4.快速撤离

一旦实际情况允许，尽快将伤员撤离到安全区域，以提供高级医疗救护并运送到医疗机构。做好计划和快速反应演习是非常必要的。要制订一个计划，包括知道去哪里、走哪条路到那里、您将使用什么类型的车辆，以及在去医院的路上可以提供哪些医疗手段。这将有助于拯救生命。

战术紧急伤情救护（TCCC）与战术紧急伤员救治（TECC）

战术紧急伤情救护（TCCC）是由美国国防部（DOD）制定并于1996年颁布的野战医疗指南体系（Butler，2017），它基于对军事战伤统计的回顾性调查。由于民用机构没有现行的、普遍接受的指南协议，战术医学界广泛采用了 TCCC。虽然 TCCC 的许多规定直接适用于民用战术医学场景，但显而易见，在美国大城市开展行动的特警队将面临与作战区士兵截然不同的挑战。基于这些差异，2011年成立了战术紧急伤员救护委员会（C-TECC），该委员会随后发布了一套针对民用战术医学从业人员的指南。这两套指南的最终目的是相同的，而且由于 TECC 指南是基于 TCCC 制定的，相互对照会发现许多相似之处。TCCC 是由军方设计的，供军队医务人员救治战伤伤员使用；TECC 指南针对军人和平民在患者数量、可用资源、救治人员的执业范围、责任等方面的差异来进行区分，如此等等。确定 TCCC 和 TECC 之间的所有具体差异超出了本次更新的范围，但完整的 TECC 指南可在 C-TECC 网站上查阅（www.c-tecc.org）。

战术紧急伤情救护（TCCC）：在战斗环境中为伤员提供救治的指南，包括火线救治、战术区域救治和战术后送救治。

战术紧急伤员救护委员会（C-TECC）：使 TCCC 的原则适应民用高威胁环境。

TEMS 重要的注意事项

没有人愿意在不安全的情况下提供医疗服务。在患者需要医疗救治的任何情况下都必须仔细评估提供医疗救治所涉及的风险。如果患者安全且病情相对稳定，则可以让其平躺直到威胁解除。如果患者身受重伤，奄奄一息，但其正处于火力威胁下而得不到医疗救助，这时就需要做出困难的决定：到达患者身边展开救治的风险有哪些？现在救治患者的益处有哪些（与将患者转移去其他安全区域相比较）？救治人员因此致死的概率有多高？这个决定很难做出，但是有一些原则指南可作为参考。救治所有战术伤员的重要原则如下。

- TEMS 实施人员必须时刻评估战术情况。不要危及您或您的团队成员。如果罪犯仍具有直接威胁性，则在解除威胁前与其保持距离或隐蔽。
- 接近伤员时低语或说"我是医务人员"来告知您接触他（她）的目的。如有可能，迅速评估，使其脱离危险。应去相对安全的区域。
- 当您面对战术伤员时：看—听—思想—行动！

尽管战术医疗实施人员既往伤亡极少，但有些错误可能会涉及，以下是四种最常见的错误。

- 未能识别威胁。不要低估女性嫌疑人、精神不稳定嫌疑人、老年人和吸毒者的暴力可能性。

- 搜查不当或未搜查。千万不要相信其他警员的搜查，在救治和转运之前再次搜查；小心并严密关注简易武器和隐藏武器。
- 未能请求支援。切勿单独进入建筑物或构筑物。约20%枪击致死的警察死于自己的配枪。
- 没有行动计划。您和搭档是否有一套应急计划？您和搭档是否有应对人质被劫持的计划？如果您失去了SWAT的护卫，谁会来掩护您？

此外，战术医务人员应记住以下几点。

- 为意外情况做好准备（这是有可能发生的）。
- 预先确定掩护物。
- 识别医疗问题。
- 准确快速地进行检伤分类。
- 保持镇定。

TEMS医疗威胁评估

医疗威胁评估（MTA）是指收集可能对战术团队和团队负责的其他人员的身心健康和任务执行产生影响的医学情报。所有战术行动都需要MTA，包括高风险的搜查行动、围捕嫌疑人、训练演习和保护细节。

远程评估医学

远程评估医学（RAM）：在不进行身体接触的情况下评估受伤的患者或团队成员。

远程评估医学（RAM）是战术医学的一个独特内容，它可以在不直接接触的情况下，从远处对受伤的警员或嫌疑人/旁观者进行评估。通常使用的光学设备是双筒望远镜，但也可以使用观测镜或步枪瞄准镜。

围捕医学问题

SWAT小组常执行围捕犯罪嫌疑人的任务，如挟持人质的银行劫匪。该类案件90%以上都可以和平解决，但是经常有以下情况，人质的基础性疾病在应激状态下加重或受枪伤或其他创伤，需要稳定医疗支持。如果嫌犯能被说服，这些人则可能有希望被释放。尽管如此，如果受伤或患病的受害者必须留在"被封锁的银行"里，那么可能需要向里面的群众发出医疗救治指示。

特殊医疗操作技术

- 气管插管方法调整。由于接触潜在患者的条件受限，TEMS实施人员必须练习并准备在特殊情况下气管插管，如受害者躺在地面上（保持低位），并使用手指引导插管技巧及使气管插管有特殊的弯曲，以使其能正确放置。
- 复苏限制。每个场景均有不同。宣布一个人死亡与否的决定是复杂的，涉及许多因素（见第16章）。TEMS实施人员必须能熟练迅速判断一个人是已经死亡或是存在致命伤。
- 灯光限制。夜间行动可能导致一种战术情况，即嫌疑人向警员手电筒/光源开火，但也有需要医疗救治的枪伤患者，他们都躺在嫌疑人的射击范围内。这些情况需要救援人员在没有可见光线的黑暗中工作。在低光或无光的条件下进行医疗救治需要用手来触摸评估患者、应用工具和展开治疗。
- 声音限制。与前一种情况类似，如果嫌疑人有武器，可能朝有声响的方向开枪，保持安静是很重要的。交流可能仅限于手势或使用低噪声无线电麦克风。

持续任务的医疗问题

如果一支战术部队投入行动，问题在4.5小时内（实际平均任务完成的时间）得以解决，那么团队成员通常能够回到日常工作岗位，而不会给自己或家人带来太大压力。然而，当进行长时间的战术行动时（如12～18小时以上），战术队员会感到疲倦、饥饿、疼痛、失去耐心、厌倦、想家、发凉或燥热。因此在执行长时间的任务时，TEMS实施人员应尽其所能提供支持和预防性医疗帮助。在长时间行动的情况下，医务人员是巨大的财富。TEMS实施人员不仅要准备好处理后续的疾病或其他可能发生的情况，还可以向突发事件的指挥官建议采取措施以预防冷热损伤（使用适当的衣物或装备），避免疲倦（公平、经常地轮换警员），防止脱水（提供优良的饮水或补水措施）。

应事先与红十字会、灾害支持机构、当地餐馆和供应商店制订应急储备计划。为进一步行动准备好装有必需品的预包装套件，并在需要时提供。要考虑派遣TEMS实施人员去面对具体任务，还要考虑为他们回来休息提供特殊帮助及12小时后去轮替最初的TEMS实施人员。

保存证据

任何经鉴定和收集的证据都必须有一个严格的、有充分记录的证据链，并且要储存在正确的容器中以便在法庭上举证。一般来说，TEMS实施人员应避免由于训练不足，以及未来时间和出庭的需求而卷入证据链中。

有毒物质危害

美国（尤其是农村地区）日益增长的威胁之一是"冰毒实验室"，即地下毒品实验室（CDL）。购买价值100美元的化学品，非法制成一种合成型甲基苯丙胺，然后以10万美元的价格出售，这是完全可能的。由于这一事实，并且由于这种物质的潜在成瘾性，以及获得生产所需材料和设备相对容易，执法部门正在越来越多地发现这些"地下毒品实验室"。这些"实验室"往往会设置陷阱并且与危险罪犯相关联，他们中的许多人装备了全自动武器，这使得去寻找和调查这些"实验室"成为一项非常危险的职业。因此，对于TEMS实施人员来说，应熟悉"地下毒品实验室"的特殊危害并做好应对危险品相关伤害、火焰烧伤、吸入性损伤、酸烧伤、穿透性创伤和爆炸伤的准备（知识和医疗设备）。危险品管理的全面讨论超出了本章的范围。TEMS实施人员应确保人员在没有适当的个人防护设备（PPE）的情况下不要进入污染区域。TEMS实施人员应具备对暴露人员进行全面或紧急去污的知识。

如果在行动前就知道"实验室"，许多美国执法机构会请缉毒署（DEA）一起调查和清理"地下毒品实验室"。然而，有时这些实验室是在房屋失火或战术进入时意外发现的。如果可行，战术小组应立即撤离并控制该区域，同时等待DEA或其他训练有素的人员处理"实验室"。

特殊问题

任何参与提供战术紧急医疗救援的人都应了解一些超出介绍性章节范围的特殊问题。包括许多重要的支持，法律和行政管理问题，其中一些是对TEMS实施人员的医疗指导和行政管理考虑；组建和维持TEMS单位的行政管理考虑；扩大执业范围；战术医师助理、护士和医生的独特培训考虑。这些话题在TEMS相关教材中有深入的讨论。

Hartford 共识

在过去的20年里，美国发生的大规模伤亡枪击事件影响了社会的各个阶层。其对医疗、经济支出和生存的影响促成了美国国内、国际的执法机构、军队、红十字会和消防/救援/急救机构组成联合委员会。美国外科医师学会和联邦调查局联合制定了旨在提高受害者存活率的政策。制定政策的目标是提供一个或多个机构同步执行的计划，以帮助任何遇到此类灾难的社区。

Hartford共识：一个基于共识的处理大规模枪击事件的医学方法指南。

2013年4月2日，上述机构共同建立了一个概念，并制定出一份旨在提高大规模伤亡枪击事件中生存能力的战略共识文件。这份文件被称为Hartford共识。这份文件已经成为美国和其他行政辖区对大规模枪击事件做出医疗反应的依据。作为指南的一部分，以缩略词的形式概述了对蓄意枪击和大规模伤亡事件的反应步骤。

缩略词"THREAT（威胁）"是指：

1.Threat suppression（压制威胁）

2.Hemorrhage control（控制出血）

3.Rapid Extrication to safety（快速解救至安全区域）

4.Assessment by medical providers（医务人员评估）

5.Transport to definitive care（转运至确切治疗机构）

委员会评估了来自军事和民事经验的数据，并将该类事件所涉及的多个不同机构也考虑在内。该文件旨在促进地方、州、联邦和国家政策，以提高恐怖事件中患者的生存率。

委员会努力取得最理想的结果；不同公共安全机构之间的专家交流对于服务的无缝衔接和协调是必要的。Hartford共识发出了行动呼吁，并提出了所有机构的更综合的应对措施，以提高大规模杀伤性射击事件的生存率，降低死亡率。根据这一共识，救援特遣队（RTF）的概念得以发展。

救援特遣队（RTF）：一个由急救人员和执法人员组成的小组，在发生枪击事件时为受害者提供撤离和即时救治。

在现代社会，地区急救人员必须做好准备，在由主动袭击者造成的大规模伤亡事件（MCI）中拯救生命（Bachman et al.，2018）。RTF由2～4名消防/急救人员和3～4名警察组成（Nguyen et al.，2018）。他们在主动袭击事件发生后迅速集合，目的是进入现场，立即提供救生措施并疏散伤员。需要注意的是，RTF小组仅考虑进入执法人员已经进入和初步清理的区域，即"温区"［美国国家消防局（NFPA），2018年］。RTF的执法队员提供武装保卫，而不是医疗救治。如果该区域被提升为热区（主动威胁交战），RTF会在执法队员实施掩护时撤离或隐蔽（NFPA，2018）。最近发生的校园枪击事件和2016年佛罗里达州奥兰多Pulse夜总会袭击事件表明，RTF在协调应对方面是有效的（奥兰多消防局，2018）。

对近期MCI事后报告的系统回顾表明，由于缺乏清晰的部署方案，派遣的一些RTF小组被滞留在冷区（Straub et al.，2017）。为了使RTF概念正常发挥作用，各方必须进行定期的多机构协同训练（Braziel et al.，2015）。执法部门、应急管理系统和消防机构的领导应制定联合协议，以帮助事件指挥官快速部署小组（Straub et al.，2017）。RTF成员应通过适当训练，并配备个人防护设备和可快速获得的大规模伤亡急救套件（如止血带、压力敷料、胸部密封贴、检伤分类标签、止血纱布等）（奥兰多消防局，2018）。

TEMS 培训的额外资源

为特种执法和军事战术部队提供近距离战术紧急医疗救援，可能可以部分弥补他们所面临的日益危险的环境。该亚学科最近的发展明确了战术医学实施人员所需的独特知识、设备和技能。在一个不断变化的世界里，在犯罪分子、毒品、"冰毒实验室"的流行、学校暴力、恐怖主义和其他事件的挑战下，现在的军队和执法特别行动队越来越多地添设TEMS人员。

本文介绍了战术医学实施人员必须了解和准备的许多重要事项和主题。对于训练有素的TEMS实施人员队伍来说，独特的知识、技能、装备和所需的团队工作必须优化。随着医务人员与他们所在社区的执法战术单位或军事特别行动队进行例行训练，相互尊重和理解将会加深。出于挽救生命的优先考虑，"热点区域"的威胁必须被妥善处置，因此必须修改标准的民用EMS救治方案。

希望了解或深入研究具有挑战性的战术医学领域的EMS实施人员可通过寻求合格的教育课程和资源来获得最好的教育。TEMS原理下的基础教育对于建立您的技能基础很重要，但同样重要的是常规的每月战术训练及与TEMS实施人员所在地的战术执法单元相整合。经过反复的实际训练、演习及最终的执行真实任务，TEMS实施人员将成为公认的值得信赖的专业人士，能够帮助以尽可能安全和减少伤亡的方式完成解决危机的任务。在执行任务前、任务中和任务后，TEMS实施人员都是一笔宝贵的财富，因为他们可以就地提供对疾病和外伤的预防建议，在需要时迅速进行紧急救治，以及安全有效地转运患者，从而挽救更多的生命。

（译者　单　毅）

附录 H

高 温 疾 病

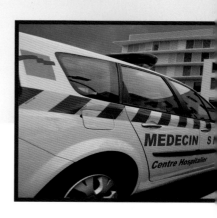

Roy L. Alson, PhD, MD, FAEMS

关键词

康复
热衰竭
热射病

学习目标

学完本附录后，应该能够做到：

1. 识别高温相关疾病患者。
2. 列举高温相关疾病的症状体征。
3. 描述高温相关疾病的现场处理。
4. 讨论高温相关疾病预防的重要性。

简介

虽然高温相关疾病在创伤患者中并不常见，但在许多急救和救援行动中，急救人员往往需要穿戴许多防护设备，因此对他们来说这可能是一个大问题。作为急救人员，我们不仅要照顾患者，还要照顾好同事和自己。任务人员的健康和安全是我们工作的重要内容。本简介不是对高温相关疾病的全面回顾，而是旨在为急救人员提供信息，以识别和救治出现热失调的患者或任务人员。

人类是哺乳动物，因此体温波动范围相对较窄。当体温过高或过低时，就会引起生理功能紊乱。人体具有控制核心体温的机制。实际体温取决于人体在新陈代谢过程中产生的热量和从环境中散失（或获得）的热量。根据体温调节保存或散失机体热量。

体温下降会引发一些反应。例如，皮肤的血管收缩有助于防止热量散失，寒战（非自主肌肉收缩）会产生更多热量。我们也会做出一些行为上的改变，如多穿衣服或者通过加热来控制室温。当我们太热时，我们会扩张皮肤血管以增加血液流量，并将更多的热量传递到皮肤表面。我们也开始出汗，汗液的蒸发帮助我们降温。随着温度升高，血管会扩张，我们通过增加心率以维持灌注。

人体通过几种机制散热（表 H-1）。

有许多因素会增加患高温相关疾病的风险；表 H-2 列出了这些因素。

表 H-1 热散失机制

机制	描述	注释
辐射	热量从高温物体向低温物体转移	随着环境温度升高，辐射效力变低
传导	直接接触传热	通常只有身体的局部与其他物体直接接触。浸泡在水中时，全身皮肤都会接触到水，因此快速的热量损失导致浸泡性体温过低症
对流	皮肤周边空气被加热，当空气流动时带走热量	高蓬松度服装使温暖的空气紧贴皮肤，有助于防止体温过低
蒸发	当体温升高时就会产生汗液；当汗液从液体转化为蒸汽时，人体会失去热量	这就是雾扇帮助降温的方式。任务人员穿戴的个人防护装备具有蒸汽屏障作用，导致出汗无效
呼吸	当我们吸气时，空气被加湿加温；呼气时，热量和水分就会流失	对人类的影响很小。像犬这样的毛皮动物非常依赖这种机制

表 H-2 高温相关疾病的高危因素

高危因素	原因
年龄	随着年龄的增长，代偿机制下降。老年人可能收入有限，没条件给住所降温
基础病	内分泌和循环系统疾病增加风险
药物	会减弱心血管对高温的反应（利尿剂导致脱水）或增加产热（如安非他明类兴奋剂）
体力活动增加	产生更多热量
个人防护装备（PPE）	可能会储存热量并限制散热能力

热失调

热衰竭

热衰竭：与热环境中体液流失相关的体温轻度升高。

热衰竭是身体暴露在高温下失去水分和盐分时引起的。体温可能正常或稍有升高。患者可能会感到虚弱、恶心或肌肉痉挛。该类患者通常出现心动过速，随着进一步脱水，可能会出现低血压，但通常存在意识和定向力。

热衰竭的治疗方法是将患者从热源中移开，补充失液量。对于轻症患者，可以通过口服稀释的"运动饮料"来完成。对于重症患者可以胃肠外补液。始终监测患者的体温。出现症状的任务人员不应在没有充分休息、补水和生命体征正常化的情况下返回工作岗位（Barr et al.，2016）。

预防是处理热衰竭的关键。人员应定期轮换到恢复区，以防止热失调（美国消防局，2008）。

热射病

提示

热射病
时间就是脑细胞
精神状态随体温升高而改变：
排除中暑监测核心体温。

热射病：因产热过多或无法散热而引起的致命性体温升高，其特征是体温明显升高和精神状态改变。

热射病是一种真正的医疗急症，其特征是体温升高超过40℃（104℉）、精神状态改变。经典型热射病是人们暴露在高温环境中数天所致。老年人、服用某些药物（包括但不限于抗组胺药、减肥药、利尿剂、心血管药物和降压药）的人和慢性病患者的热射病风险增加。常在一个社区同时发生多个病例。这些患者通常有严重的电解质紊乱且可能无法再出汗。

相反，劳力型热射病（见于运动员和任务人员）是由身体无法散热而产生的热量增加所致。这些患者可能仍能出汗。热射病患者表现为身体虚弱、头晕、口渴，随着热射病的进展，患者失去意识，可能伴有癫痫发作。

康复：为现场任务人员提供休息、补充液体和医疗评估的过程。

热射病的治疗方法是快速降温。冷水浴浸泡是有效的降温手段，但在野外很难做到。蒸发冷却和喷雾风扇也有效。在患者的腹股沟、腋窝和颈部放置冰袋也是有效的方法。应持续降温，直到患者的体温降至38.5℃（101℉）。患者应被转运到能够提供持续降温救治的医疗机构。

所有系统都应该制定任务人员康复计划，EMS应该成为该计划的一部分。热射病预防比治疗容易得多。预防热射病的方法包括穿轻便宽松的衣服、使用防晒霜、摄入大量液体（甚至是运动饮料）、使用预防药物、时常休息（在一天中较热的时段），以及在可能的情况下适应较热的气候。

（译者　单　毅）

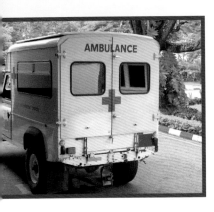

冻伤和低体温症

Peter Symons, EMT-P

关键词

体外膜肺氧合（ECMO）

冻结伤

冻疮

原发性低体温症

继发性低体温症

死亡三角

学习目标

学完本附录后，应该能够做到：

1.解释身体对寒冷的反应。

2.了解低体温症的四个阶段。

3.了解原发性和继发性低体温症。

4.解释死亡三角。

5.讨论低体温症患者的治疗。

6.了解浅表冻伤。

7.解释"冻结－解冻－再冻结"的概念。

概述

原发性低体温症：暴露于寒冷环境后，机体核心温度低于35℃（95℉）的状态。

继发性低体温症：由先前的疾病或由医疗目的而导致的体温过低状态。

冻伤可以是局部的，如冻疮。在原发性低体温症中，它可能是由一个主要原因引起，如环境暴露，也可能是继发于先前的疾病或由于药物治疗（继发性低体温症）。此外，所有与寒冷有关的损伤都会因创伤而大大复杂化，所有创伤患者都可能合并低体温症。严重损伤的创伤患者可能失去体温调节能力，而且由于运动经常受到限制，产热也会减少。

低体温症

低体温症是指人体核心温度低于35℃（95℉）的状态。很难获得全球范围内与低体温症相关的死亡统计数据，因为在大多数国家，低体温症不是强制报告的案例。有文献报道，尽管数字相差悬殊，美国每年大约因低体温症死亡700人，加拿大每年约8000人，英国每年约300人（Agaba 和 Barrera，2018）。

身体对寒冷的反应是通过寒战增加热量的产生。此外，人们会穿上更多的衣服或移至更暖和的地方。增加活动是主动尝试产生更多热量的一种形式，而血管收缩和寒战则是非主动的尝试。在热暴露中，身体会主动减少活动，不自觉地出汗和血管扩张，从而达到相反的效果。

人体冷却的速度因环境而各不相同，但必须注意的是，冷水浸泡造成的热损失比冷空气造成的热损失快25倍以上。

死亡三角：低体温症、凝血功能障碍和代谢性酸中毒构成致命性三联征。

创伤性低体温症患者还存在其他并发症。除了低体温症，还有血液凝结能力大大降低（凝血功能障碍）和代谢性酸中毒，这被称为死亡三角（Mitra et al.，2012）。与常温患者相比，低体温症患者需要更多的输血量。创伤后体温低于32℃（89.6℉）者预后极差，而同一温度下，非创伤性低体温症患者预后通常很好。因此，大多数创伤性低体温症患者的情况较非创伤性低体温症患者更严重。

现场救治

脱离寒冷环境并不能防止热量进一步丢失。对于穿着干燥或稍湿衣物的患者，首先保留衣物，并覆盖"复温毯"（Giesbrecht 和 Wilkerson，2006）。这种复温毯可以是商业化的，也可以用某种隔热材料、防潮层和热源制成。衣物完全浸湿患者的治疗取决于转运时间。

体外膜肺氧合（ECMO）：血液通过泵进入"人工肺"，然后返回身体的过程。

如果转运时间少于30分钟，请将着衣物的患者置于复温毯中转运；如果转运时间超过30分钟，应保护患者免受环境影响，并在将其放入复温毯前脱掉衣物。把患者送到合适的创伤中心对其生存至关重要。体外膜肺氧合（ECMO）是非创伤性严重低体温症患者治疗的金标准。ECMO期间，血液通过一个"人工肺"由泵循环，然后返回人体。使用ECMO治疗患者的预后明显优于传统有创复温方法。将患者转运至具备ECMO条件的治疗中心可能需要延长基础生命支持和（或）心肺复苏（BLS/CPR）的时间。值得注意的是，心肺复苏的持续时间并不是预后的关键因素，许多患者在心肺复苏超过2小时后可以完全康复。患者的管理和救治总结见表I-1。

表 I-1　低体温症分级系统

传统分级	分级系统	意识水平（AVPU）	寒战	生命体征	体温℃（℉）	现场处置
轻度	HT-1	清醒（A）	有	存在	35～32（95.0～89.6）	置于温暖环境；放置在隔热层内，安全时脱掉湿衣服。热饮。可以治疗或回家
中度	HT-2	模糊（VP）	通常无	存在	32～28（89.6～82.4）	做心电图，增加运动，卧位转运，主动体外复温，微创复温
重度	HT-3	无意识（U）	无	存在	28～24（82.4～75.2）	在 HT-2 处置基础上＋气道管理，如果心功能不稳定或难以救治，采用 ECMO/CPB
极重度（重度且无脉）	HT-4	无意识（U）	无	无	＜24（＜75.2）	在 HT-2 和 HT-3 处置基础上＋转运至 ECMO/CPB 中心行 CPR/ACLS；限休克 3 级，直至核心体温＞30℃（86 ℉），禁止头部加热
死亡	HT-5	无意识（U）	无	无，血钾＞12mmol/L	＜10（＜50）	考虑不进行复苏。心搏骤停发生在低体温前，无法救治的损伤，不可进行胸部按压，核心体温＜10℃

局部冻伤：冻疮、冻结伤和壕沟足

冻疮是暴露的皮肤血管收缩导致的，并且在这个暴露区域可以看到冻斑。需要注意的是，冻疮的皮肤并没有发生实际的冻结或损伤；在现场，用温暖的手或腋窝可以很容易地对该区域进行复温。冻疮不同于冻结伤，但可能先于冻结伤。

冻结伤：是组织的实际冻结。冷冻可以是细胞内的，也可以是细胞外的，这取决于冷冻的速度。与烧伤相似，冻伤的损害取决于冻结的程度和深度。冻伤在院内分为一级、二级、三级和四级。对于现场评估，首选术语为浅层（一级和二级）或深层（三级和四级）。

冻结伤由浅到深，症状和体征包括疼痛到麻木，尽管受影响区域下的组织仍然柔韧，皮肤上的灰色或黄色斑块可能呈蜡状外观。随着冻伤的加深，该区域会变得麻木，触诊时会感到坚硬（图 I-1）。壕沟足（浸没）是由于组织长期浸泡在冰点以上温度的水中［通常低于10℃（50℉）］。这导致血管收缩长时间收缩，伴有组织浸渍和皮肤坏死。治疗方法是脱离潮湿的环境，保持足部干燥，并可能清创坏死组织（图 I-2）。

现场救治

在处理冻结伤时，最重要的一个考虑因素是防止"冻结-解冻-再冻结"。已经解冻的区域再冻结会大大增加发病率（Giesbrecht 和 Wilkerson，2006；McIntosh et al.，2014）。如果存在重新冻结的风险，则不应尝试现场复温。相反，应保护该区域，并将患者送往医院。许多治疗冻结伤的地区建议每天给予布洛芬 12mg/kg，分 2 次给药，最大剂量 2400mg，以减少对组织的损害。

冻疮：暴露皮肤上的血管收缩，没有实际的冻结伤或组织损伤；在这个暴露区域可以看到冻疮；在现场用温暖的手或腋窝可以很容易地对该区域进行复温；也可能发生在冻结伤的前期。

冻结伤：细胞内或细胞外组织的冻结取决于冷冻的速度；组织损伤取决于冷冻的程度和深度；在现场，分为浅层（一级和二级）或深层（三级和四级）。

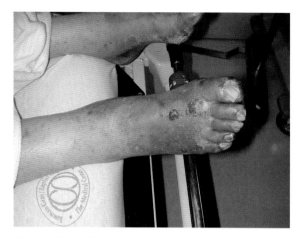

图I-1 深部冻伤（*Photo of Roy Alson, PhD, MD, FACEP, FAEMS*）

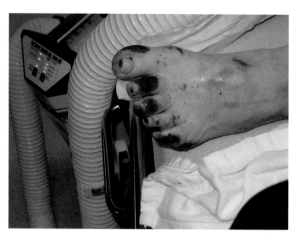

图I-2 壕沟足。患者是一个患有低体温症的无家可归的人（*Photo of Roy Alson, PhD, MD, FACEP, FAEMS*）

如果无重新冻结的风险，则应将受损区域浸入水中，但最好在受控环境中进行。目前建议的水温为37～39℃（98.6～102.2℉）。局部应用芦荟软膏可能对减轻全身性症状有好处。住院治疗包括使用前列环素加强疼痛管理、抗生素、水化和溶栓治疗。

感觉异常是冻结伤的早期症状，应立即进行检查和处理，但对于所有与浅表冷相关性损伤，预防是关键。适当的准备和尽量减少环境暴露是至关重要的。其他提示包括穿多层衣服，使用化学或电加热装置，保持手足干燥并避免直接暴露在风中，以及经常进行包括足在内的冻伤检查。

重要的是要记住，有局部冻伤的患者也可能存在低体温症，两种情况的治疗可以同时进行。

（译者 陈瑞丰）

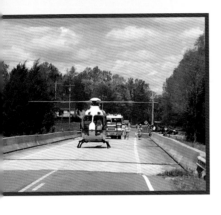

选 修 技 能

S. Robert Seitz, M.Ed., RN, NRP
Donna Hastings, EMT-P
Roy L. Alson, PhD, MD, FACEP, FAEMS

注：院前医疗服务的提供者的执业范围在不同地区有所不同。本附录中提供的信息不构成对执行这些操作的许可。请咨询系统医疗负责人。

选修技能 1：手指插管

学习目标

学完本技能站后，应该能够做到：

1. 了解进行手指插管的适应证。

2. 用手指插管方法行气管插管。

气管内插管的最初方法是通过"触觉"或"手指"技术。插管者仅用手指摸到会厌，并将气管导管通过声门滑入气管。最近，该技术已经得到改进，并被证明可用于各种成人患者，特别是在救援和战争医疗环境中。声门上气道也适用于这些情况（见第6章和第7章）。

适应证

经口手指气管插管适用于深度昏迷或心搏骤停的患者，这些患者

—难以在直接喉镜下观察正确定位。

—有些难以接近救援者的全貌。

—可能有颈椎损伤的风险。

—面部受伤，使解剖结构变形。

—有大量口咽出血或分泌物，难以观察。

—当喉镜失效或不能立即使用时。

所需设备

手指插管需要以下设备。

—气管导管，内径7.0mm、7.5mm或8.0mm（成人）。

—可塑性管芯（注：有些人喜欢在没有管芯的情况下进行操作）。

—水溶性润滑剂。

—10ml注射器。

—用于放置在患者牙齿之间的牙垫、张口器等（出于操作者的安全考虑）。

操作技巧

1. 执行第7章所讲的常规准备程序。

2. 准备气管导管，插入已润滑的管芯并将气管导管塑形成"J"形。管芯不应超出气管导管管尖，但应至少到达侧孔。另一种方法是将气管导管和管芯弯曲成"猪尾巴"形状。

3. 在气管导管的尖端和套囊处大量涂抹水溶性润滑剂。

4. 戴上手套进行自身保护。如有较多的血液或其他体液，应戴护目镜和口罩。

5. 如果可能的话，从患者左侧开始，面对患者的头部。如果有条件的话，在患者的臼齿之间放置一个牙垫、张口器（图J-1A）。

6. 用左手的示指和中指沿着舌头的中线"行走"，同时一直向前拉动舌头和下颌。这是一个最重要的动作，其作用是在手指所及的范围内将会厌抬起来。

7. 用中指触诊会厌。它的感觉很像耳郭。

8. 用中指提起会厌，在左侧口角将导管插入口腔（图J-1B）。用示指将管尖抵在中指的一侧（中指仍在触诊会厌），这将引导管尖到达会厌。你也可以将管子的

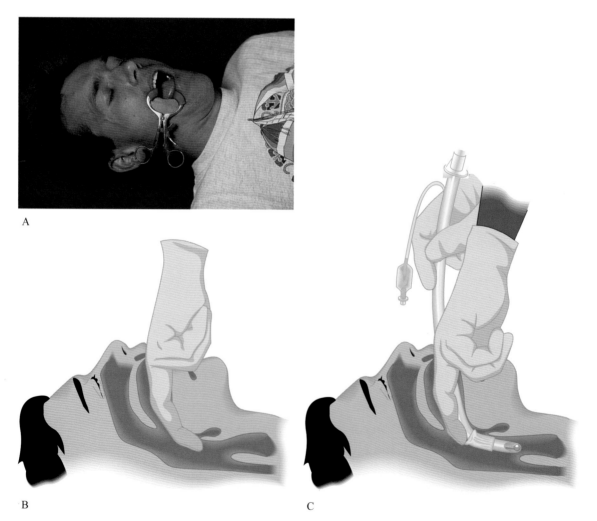

A

B   C

图 J-1　A.手指插管。操作前准备，放置口（牙）垫保护插管者，防止被咬。B.将示指和中指插入患者口中，用中指抬起会厌。C.用示指和中指引导气管导管向前进入声门开口

侧孔作为一个标志，以确保你始终知道气管导管尖端的位置。这是该技术的一个重要原则。

9. 用中指和示指引导管尖靠在会厌上（图 J-1C）。会厌在前，手指在后。用右手将导管通过声门向远方推进。用左手的示指和中指向前按压，以防止管子从后方滑入食管。注意：此时，管子－管芯组合可能会遇到阻力，特别是当管子远端的角度过大时。这通常意味着管尖压在甲状软骨的前壁上，稍微向后拉动管芯，这样导管就会符合解剖结构，然后会滑入气管。

10.用第 6 章和第 7 章中所提到的方法确认气管导管的位置，并固定导管。

11. 有些操作者主张先使用手指技术置入探条，然后通过探条将气管导管置入。

选修技能 2：透光法气管插管（发光探条或光棒）

学习目标

学完本技能站后，应该能够做到：

1. 描述该技术的优势。

2. 用透光法进行气管插管。

透光法或发光探条/光棒法气管插管是通过颈部软组织看到喉部或气管内的亮光来引导插管的方法。这允许在没有看见声门的情况下引导导管尖端通过声门。它被称为"间接视觉"方法，并且在一些研究中被证明是可靠、快速和无创伤的。它特别适合创伤患者，因为这种方法似乎比传统的经口气管插管方法更少移动头部和颈部。

所需设备

—探条。发光探条（图 J-2）是连接近端电池壳和远端灯泡的可塑性导线，上面覆盖有一层坚韧的塑料涂层，可防止灯光与导线分离。在电池外壳的近端有一个开关。

—气管导管。使用的导管内径应为 7.5 ～ 8.5mm。

—其他设备是任何气管插管的标准设备：吸引器、氧气、手套、润滑剂等。

操作技巧

透光法的成功与否取决于以下因素。

—环境中的光线。光线应减至正常的 10% 左右，或者将患者颈部的直射阳光或明亮的日光遮住。虽然即使在光照下，瘦弱的患者也能看到透光，但在较暗的环境中，成功的可能性会更大。由于不可能控制日光，这种技术最好在较暗的环境光下使用。

—向前拉动舌头（或者舌头和下颌）将会厌提起来。这对该方法是至关重要的（图 J-3）。

—弯曲的气管导管和探条。将气管导管和探条弯曲到管口的近端。过于近端的弯曲将导致导管紧贴咽后壁，并阻止导管进入声门（图 J-3）。将润滑后的探条置入气管导管，并紧紧靠住电池外壳，同时弯曲导管和探条。如果患者不是处于嗅物位置，则应加大导管和探条的弯曲。

请参照以下步骤进行透光法或发光探条法气管插管。

1. 执行第6章和第7章中所提的常规气道准备步骤。

2. 面对患者的头部，站立或跪在任意一侧。戴手套进行操作。打开发光探条。

3. 抓住患者的舌头（或者抓住舌头和下颌会更容易操作）轻轻地向前抬起，同时将充分润滑的气管导管和探条组合滑过舌头。

4. 使用"汤勺"动作，用气管导管和探条"钩"住会厌。然后可以看到中线位置透出光亮。在喉结水平出现一个环形的光区表示导管位置正确或已经置入声门（图J-4）。如果出现一个暗淡、弥漫和难以看到的光区，表明气管导管置入了食管（图J-5）。

5. 当你看到光时，牢牢握住探条，用另一只手的手指握住气管导管，将气管导管沿着探条推入气管内。

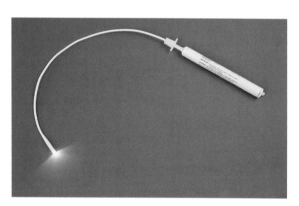

图J-2　发光探条

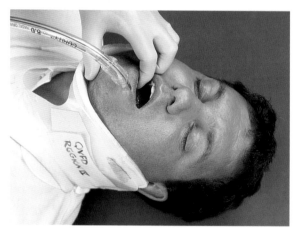

图J-3　向前拉动舌头和下颌，抬高会厌，便于插管。管芯的弯曲不能太近，以免撞击后咽壁。注意，应使用手套和其他适当的个人防护装备

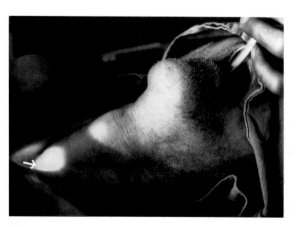

图J-4　正确的气管导管位置。当探条在或已经置入声门时会出现明亮的光斑

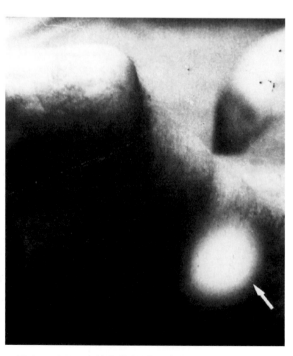

图J-5　不正确的导管位置，右侧梨状窝透光清晰

6. 用第 6 章和第 7 章中所提到的方法确认气管导管的位置。

选修技能 3：环甲膜穿刺术（经喉喷射通气）

学习目标

学完本技能站后，应该能够做到：

1. 讨论该手术的适应证。

2. 进行经喉部喷射通气。

当由于声门以上的梗阻或部分梗阻而不能维持气道时，就需要在声门以下建立气道和通气。环甲膜穿刺术，也称为经喉喷射通气术，提供了一种快速、可靠、相对安全的供氧方法，尤其是在创伤患者中。关于这项技术，一直存在着许多的误解和错误的印象，医学文献对此也有不同的看法。动物实验和临床经验表明：

　　—用这种技术可以给患者供氧，它可以提供 100% 的氧气，容量高达每秒 1L。

　　—只要使用正确尺寸的套管针和适当的驱动压力，供氧可以持续地进行。

　　—应使用 14 号或更大的带侧孔的套管。

　　—必须使用至少 50psi（小孩为 30psi。译者注：1psi ＝ 6.895kPa）的驱动压力来提供足够的容量，以确保充分的氧供。

　　你不能使用连接有持续流量氧气的小口径套管为患者通气。如果你要安全有效地使用该技术，必须遵守上述原则。使用 3mm 气管导管的接头将静脉输液插管连接到球囊活瓣面罩上，将无法为患者提供长期、足够的氧气。

所需设备

经喉喷射通气术所需的设备均应提前准备好，并存放在一个小袋子或工具包中。这些设备包括以下内容。

　　—14 号或 13 号带有侧孔的套管针（图 J-6）。这是能充分通气所需的最小尺寸。侧孔特别重要，因为它可以防止套管紧贴气管壁，让其受到突然的压力而破裂。

　　—手动喷射通气装置。这种装置可以在市场上买到，它带有一个阀门，当按下按钮时，允许高压氧气通过它。它的高压管应该用特殊的紧固件和胶带连接牢固。

　　—扳手。一个小扳手应该安装在喷气装置的管路上，这样就可快速连接上氧气罐或打开氧气罐。

操作技巧

识别环甲膜是这项技术的关键，虽然放置在气管环之间可能也不会导致严重的并发症（图 J-7）。

　　1. 在继续通气和供氧的同时，用套管针穿刺环甲膜，套管针连接一个装有 1～2ml 生理盐水的 5ml 注射器（图 J-8）。

　　注：可以用 2% 利多卡因代替生理盐水，以在穿刺区域远端的黏膜上产生表面麻醉。

　　2. 带负压将套管针朝向患者脚部的方向穿刺，当你吸出气泡时可迅速确定套管针已进入喉部。此时，如果注射器中含有利多卡因，可以将其注入喉部，以提供一些表面麻醉，并防止咳嗽的发生。

3. 当套管针进入喉部时，将套管从针头上滑下，并将其固定，同时将经喉高频喷射通气导管（TLJV）连接到套管的近端端口（图J-9）。

4. 立即用50 psi压力以1～5秒的喷氧频率行手动喷射通气给患者供氧。以1∶4的吸气/呼气比，以每分钟10次的频率提供"呼吸"（图J-10）。如果条件允许，使用二氧化碳检测仪监测。

5. 建议使用球囊活瓣面罩通过3.0mm气管导管的接头将空气推入针头，但它的高阻力使注入氧气变得困难。

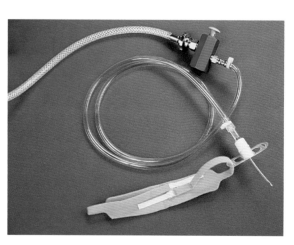

图J-6　一种专为经喉喷射通气而设计的13号口径的套管针。它被连接到一个50psi的氧气源中，以便充分地通风和氧合

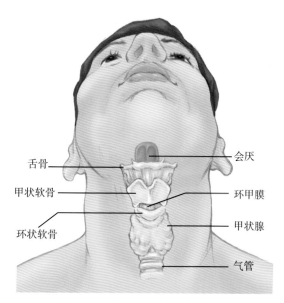

图J-7　环甲膜穿刺术的体表标志

舌骨　会厌
甲状软骨　环甲膜
环状软骨　甲状腺
　　　气管

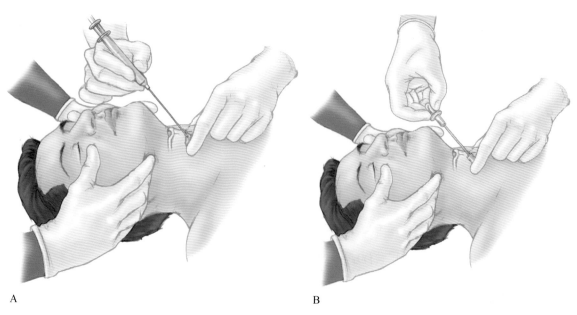

A　B

图J-8　A.环甲膜穿刺定位；B.沿着针推进导管

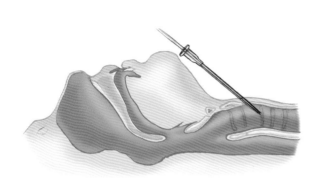

图 J-9　TLJV 装置连接导管

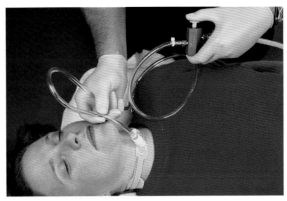

图 J-10　用 50psi 的氧源以 1 ～ 5 秒的喷氧频率给患者通气

选修技能 4：外科环甲膜切开术

学习目标

学完本技能站后，应该能够做到：

1. 讨论实施外科气道的适应证。
2. 进行外科环甲膜切开术。

适应证

实施外科气道的适应证是无法通过任何其他方式获得通畅气道。这是一个时间非常紧迫的过程，因为当紧急护理人员确定需要进行手术时，患者已经有很长一段时间没有通畅气道了。

所需设备

外科环甲膜切开术所需的设备均应提前准备好，并存放在一个小包或工具包中。这些设备应包括以下内容。

—手术刀（以11号或15号刀片为佳）。

—个人防护设备：手套和护目镜。

—无菌铺巾。

—对于成人来说，一个内径为 6.0mm 的带套囊的气管导管（较小的尺寸可以使用，但可能会限制气流）或一个内径为 6.0mm 的气管造口管。

—固定管子的方法。

—气管拉钩、扩张器或止血钳。

—有一可获取的插管探条。

操作技巧

环甲膜的识别是该技术的关键。它位于甲状软骨和环状软骨之间（参考图 J-7）。一旦找到环甲膜，用非优势手固定甲状软骨。

—保持颈部中立位，消毒皮肤。

—沿中线垂直切开甲状软骨的下端到环状软骨顶部的皮肤 2 ～ 3cm（图 J-11）。

—用手术刀刀柄或止血钳钝性分离皮下组织，以暴露环甲膜。

—横向切开环甲膜 1 ～ 2cm。小心不要切到甲状腺或环状软骨（图 J-12）。

—将止血钳、戴手套的手指、气管钩或扩张器插入切口以保持气道开放。也可以将手术刀刀柄插入切口并旋转90°打开气道（图J-13）。

—将气管拉钩插入切口，钩住环状软骨然后提起。将气管导管、气管造口管或探条朝患者足端置入切口（图J-14）。如果是使用探条，一旦探条进入气管，就将气管导管沿着探条置入气管。

—如第6章和第7章所述，给气管导管套囊充气并确认其在气道中。

—固定导管（图J-15A和B）。

注意：如果您的单位使用的是市售的环甲膜切开术装备，您应遵循制造商的使用说明。

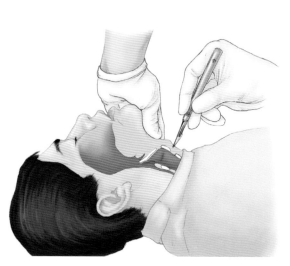

图J-11　用非优势手固定甲状软骨，垂直切开皮肤2～3cm以显露环甲膜

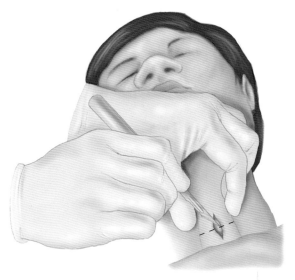

图J-12　在环甲膜上做一个1～2cm的横切口

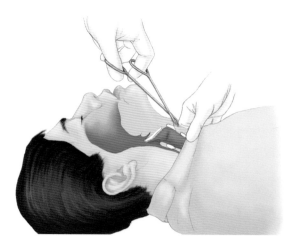

图J-13　将止血钳或扩张器插入切口以保持气道开放，也可以将手术刀刀柄插入切口并旋转90°打开气道

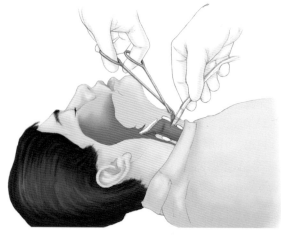

图J-14　将气管导管、气管造口管或探条朝患者足端置入切口

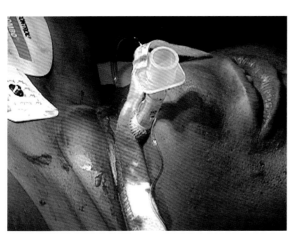

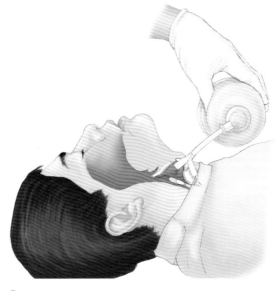

A　　　　　　　　　　　　　　　　　　　　　　B

图 J-15　A.固定导管；B.如第 6、7 章中所述确认气管导管位置（*Courtesy of Roy Alson, PhD, MD, FACEP, FAEMS*）

选修技能 5：指式胸腔造口术

学习目标

学完本技能站后，应该能够做到：

1. 讨论该手术的适应证。

2. 如果在你的执业范围内允许，行指式胸腔造口术。

适应证

　　指式胸腔造口术的适应证与针式胸腔造口术的适应证相同：张力性气胸或创伤性心脏停搏（见第 7、8、16 章）。这是一个非常紧急的手术，因为如果张力性气胸得不到纠正，患者就会死亡。这个操作已经获得了军事和战斗救护人员的青睐。它比针式胸腔造口术更具优势，如不会造成针式胸腔造口术中的导管打结，而且胸腔的通气孔也不容易凝结和重新封闭。针式胸腔造口术中在减压部位导管也有可能不能进入胸膜腔，而指式胸腔造口术则没有这样的问题。

所需设备

　　—手术刀（以 11 号或 15 号刀片为佳）。

　　—大号弯夹（止血钳）。

　　—个人防护设备：无菌手套和护目镜。

　　—无菌铺巾。

操作技巧

　　—患者仰卧，张力性气胸侧的手臂抬高至患者头部上方。

　　—定位于腋中线的第 4 或第 5 肋间（图 J-16）。

　　—用消毒液消毒皮肤。

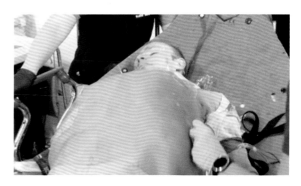

图 J-16　左侧指式胸腔造口位置（*Courtesy of Roy Alson, PhD, MD, FACEP, FAEMS*）

—在皮肤上做一个5cm（2in）的垂直切口。

—使用大钳子，钝性分离皮下组织直到达到胸壁肌肉。

—将钳子穿过切口下肋骨上方的肌肉。当钳子尖端通过肌肉进入胸腔时，会感觉到"啪"的一下。

—保持钳子的尖端在胸腔内，继续打开钳子，这可以使空气流动。保持钳子在打开状态，并将其从切口中取出。这应该能够产生一个足够大的通气孔，以防止它重新关闭。

—将戴着手套的手指穿过切口，然后触诊，以确保手指已经进入胸膜腔。

—如果有的话，用透气的胸腔封条覆盖伤口。也可以使用闭塞性敷料。一些紧急救护人员主张置入气管导管以保持胸腔造口的开放。

选修技能 6：短背板

学习目标

学完本技能站后，应该能够做到：

用短背板进行SMR。

操作技巧

请记住，完成评估和管理是优先于使用SMR设备的。要应用短背板，请按照操作步骤图J-1中列出的步骤进行。请记住，短背板是一种转移装置，旨在帮助将疑似脊柱损伤的患者从坐姿安全地转移到运输担架上。

操作步骤图J-1　标准短背板的使用

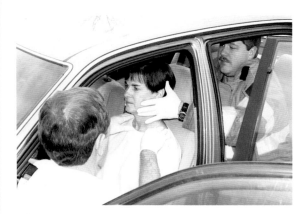

J-1-1　稳定颈部并进行ITLS的初步调查

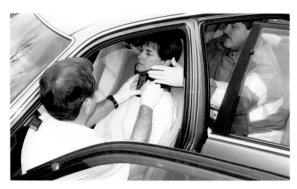

J-1-2　应用硬质的颈托

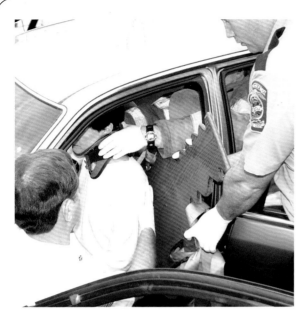

J-1-3　将短背板放在患者身后协调所有的运动，最大限度地降低脊柱的运动

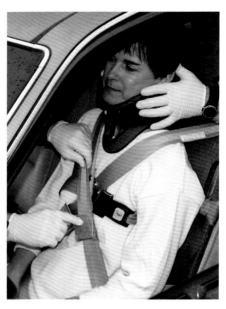

J-1-4　系上带子并牢固地系紧

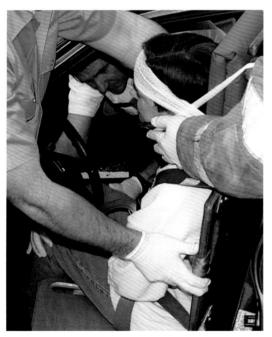

J-1-5　小心地转动患者的身体，然后把患者放到背板上

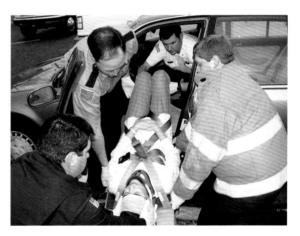

J-1-6　将患者从短背板滑到长背板上。松开肩带，让腿部放松地向外展，然后再系紧带子。把患者和短背板固定在长背板上。应用衬垫式SMR装置固定患者的头颈部

（译者　左明章）

刷二维码可浏览主要参考文献